国家出版基金项目 NATIONAL PUBLICATION FOUNDATION

临床手绘手术图谱丛书

名誉总主编　陈孝平　赵继宗　韩德民　宋尔卫　范先群

执行总主编　徐国成

骨科
手绘手术图谱

精准手绘＋操作视频＋要点注释

顾　问　吴新宝

主　编　路　磊　徐国成　韩秋生

副主编　李长有　方　斌　邵　强
　　　　齐亚力　李　鑫　关子辰

人民卫生出版社
·北京·

编　者

（按姓氏笔画排序）

马建军　浙江大学医学院附属邵逸夫医院

方　斌　浙江中医药大学附属第一医院

冯明录　中国医科大学绍兴医院

齐亚力　中国医科大学医学人文学院

关子辰　沈阳医学院基础医学院

李　江　绍兴市中医院

李　鑫　中国医科大学附属第一医院

李长有　中国医科大学附属第一医院

何　勇　中国医科大学绍兴医院

余　建　中国医科大学绍兴医院

邹卫东　中国医科大学医学人文学院

邹玉彬　中国医科大学绍兴医院

张晓辉　中国医科大学绍兴医院

邵　强　中国医科大学绍兴医院

赵培安　中国医科大学绍兴医院

袁　唯　上海市第四人民医院

徐国成　中国医科大学医学人文学院

韩秋生　中国医科大学医学人文学院

曾瑞霞　锦州医科大学基础医学院

谢建新　中国医科大学绍兴医院

路　磊　中国医科大学绍兴医院

出版说明

每一位手术医师的成长都需要资深专家的言传身教，但大型三甲医院资深专家直接带教的资源非常有限。高质量的出版工作无疑是解决这一矛盾的重要抓手。

高质量大型丛书的编写，需要一大批来自不同领域的高水平专家充分发挥各自的优势，并最终实现彼此优势的互补和融合。对于临床手术操作类的出版物，以手绘图为基础，文、图和手术视频的有机结合无疑是最佳的呈现方式。要实现这种呈现方式，需要不同领域专家的优势互补。

为了做好丛书的顶层设计，并保障内容的科学性和权威性，12位院士担任了丛书的名誉总主编和名誉顾问，来自全国30多家单位的40多位国家重点学科带头人担任了各分册的学术顾问。为了实现丛书文、图、视频的有机融合，丛书的作者队伍由来自全国50多家院校的268位医学专家、医学绘图专家和医学教育技术专家共同组成。考虑到绘图和录像制作过程中需要反复的沟通，具有医学绘图优势的中国医科大学和中国人民解放军北部战区总医院的一线骨干专家承担了较多的具体工作。各分册的主编由医学绘图专家和临床专家共同担任，考虑到插图绘制工作需要投入更多的时间，各分册的第一主编大多是绘图专家。

丛书涵盖普通外科、神经外科、胸外科、心脏外科、骨科、整形外科、泌尿外科、妇产科、眼科、耳鼻咽喉科以及肛肠外科共11个手术学科，内容涉及临床常见手术1 000余种，每个手术的内容包括适应证、禁忌证、术前准备、麻醉、体位、手术步骤/要点以及术后处理等，相应的内容都配有手绘插图（手绘插图10 000余幅），并通过二维码融入手术视频近200个。该丛书的内容充分展现了医学与美学、基础医学与临床医学、纸质载体与数字出版的完美结合。

初稿完成后，经过层层筛选和评审，该丛书获得了国家出版基金的资助。这充分体现了行业主管部门和相关评审专家对该丛书编写工作的肯定和支持。期待丛书出版后能得到每一位读者的肯定和支持。

丛书编写委员会顾问

名誉顾问（按姓氏笔画排序）

马 丁 院士　　王 俊 院士　　田 伟 院士　　胡盛寿 院士

郭应禄 院士　　黄荷凤 院士　　戴尅戎 院士

顾问（按姓氏笔画排序）

马建民	首都医科大学附属北京同仁医院	**冯杰雄**	华中科技大学同济医学院附属同济医院
王 硕	首都医科大学附属北京天坛医院	**朱 兰**	北京协和医院
王宁利	首都医科大学附属北京同仁医院	**庄 建**	广东省人民医院
王雨生	空军军医大学西京医院	**刘中民**	上海市东方医院
王国斌	华中科技大学同济医学院附属协和医院	**刘伦旭**	四川大学华西医院
王建六	北京大学人民医院	**刘继红**	华中科技大学同济医学院附属同济医院
王深明	中山大学附属第一医院	**李华伟**	复旦大学附属眼耳鼻喉科医院
王辉山	中国人民解放军北部战区总医院	**李青峰**	上海交通大学医学院附属第九人民医院
毛 颖	复旦大学附属华山医院	**吴文铭**	北京协和医院
毛友生	中国医学科学院肿瘤医院	**吴新宝**	北京积水潭医院
孔维佳	华中科技大学同济医学院附属协和医院	**谷涌泉**	首都医科大学宣武医院

辛世杰	中国医科大学附属第一医院	敖英芳	北京大学第三医院
沈　铿	北京协和医院	徐国兴	福建医科大学附属第一医院
张建宁	天津医科大学总医院	翁习生	北京协和医院
张潍平	首都医科大学附属北京儿童医院	郭　卫	北京大学人民医院
陈　忠	首都医科大学附属北京安贞医院	唐康来	陆军军医大学西南医院
陈规划	中山大学附属第三医院	龚树生	首都医科大学附属北京友谊医院
邵增务	华中科技大学同济医学院附属协和医院	董念国	华中科技大学同济医学院附属协和医院
金　杰	北京大学第一医院	蒋　沁	南京医科大学附属眼科医院
胡三元	山东大学齐鲁医院	蒋　青	南京大学医学院附属鼓楼医院
姜春岩	北京积水潭医院	雷光华	中南大学湘雅医院
贺西京	西安交通大学第二附属医院	魏　强	四川大学华西医院

丛书目录

序

手术是外科、妇产科、眼科、耳鼻喉科等专科治疗疾病的主要方法，也是每一位手术医师必备的能力。这种能力的培养是一个循序渐进的过程，需要将前辈们的学术思想、人文精神、临床经验及手术技巧等提炼并加以融合，精益求精，旨在提高手术治疗的效果。

手术技术的传承需要传帮带，需要良师益友，需要一本好的手术图谱以供参考。要把临床手术以深入浅出的方式讲明白，一定要"图文并茂"，如果能做到图、文和视频相结合则是最理想的呈现方式。随着数码技术的发展，手术照片图的获取比较容易，但对于初学者和低年资医师来说，照片图对手术野解剖结构的呈现不够清晰，手绘线条图则能更好地帮助读者明确手术区域的解剖结构，掌握手术的基本操作步骤。此外，手术操作从某种角度来说是一个局部结构重塑整形的过程，带着美术创作的理念进行手术操作也是每一个优秀的手术医师需要培养的软实力。再者，对于读者来说，手术全过程的浏览，有助于把握手术的全貌，是非常必要的。

为了解决以上核心问题，该套丛书的编写团队不仅包括外科知名专家团队，还组建了优秀的医学美术团队，以及手术视频制作的IT技术团队。10 000余幅手绘插图精准地展示了手术入路和解剖层次结构，1 000余种手术要点的讲解凝聚了编者多年的临床经验，100多种常规手术操作视频呈现了临床手术的全程操作技巧。该丛书以图、文、视频全面展示的方式，将手术操作理论与实践有机结合，将医学与美学完美融合，让读者在掌握手术操作的同时也感受到美学的熏陶，并将美学逐步内化到具体的手术操作中去。

善于继承才能善于创新，基于本来才能开辟未来。该丛书的编写是基于前辈智慧的传承与创新，是在继承中转化，是在学习中超越。丛书体现了每位编者的创新性，更体现了编写团队300多位专家充分沟通、密切合作的集成性。丛书编写的背后凝结了全体创作者多年的心血和汗水，蕴含了临床专家、医学美术和视频拍摄人员的精诚合作，体现了薪火相传的大国工匠精神。

期待该丛书能在知识的传播、文化的传承中结出硕果，以更好地满足人民对医疗卫生服务的新期待！

陈孝平
中国科学院院士

前　言

骨科涉及的范围广泛，手术的种类繁多，专业性极强，新的治疗方案和新的手术术式层出不穷，因此，规范手术操作就显得尤为重要。骨科的手术立体感强，解剖复杂，单纯冗长的文字叙述使人难以理解，学习手术难度较大。而一本图文并茂的手术图谱，对骨科医师尽快掌握手术无疑有巨大帮助。有鉴于此，从骨科临床实践出发，参考国内外资料，结合自己多年的临床经验和体会，我们编写了这本骨科手绘手术图谱，衷心希望这本书能对本专业的同事们有所帮助。

本书基本按照解剖部位编排，分为脊柱（颈椎、胸椎、腰骶椎、脊柱结核和脊柱肿瘤）、上肢（肩、上臂、肘、前臂、腕和手）、下肢（骨盆、髋、大腿、膝、小腿、踝和足）等部位的手术。为了便于总结，我们将周围神经损伤手术、骨与关节化脓性感染手术和截肢术独立成章。本书基本收集了骨科专业的常规手术，并适当增加了近年来发展迅速并且成型的器械固定技术和显微微创技术。全书采用图片与文字叙述相结合的方式，力求做到层次分明，简明扼要，重点步骤全部配图并重点叙述。每个手术均包括适应证、禁忌证、术前准备、麻醉、体位、手术步骤、术中要点和术后处理等部分。针对骨科手术特点，每一章的第一部分都先叙述该部位的手术入路。在重点讲解手术操作步骤的同时，也对围手术期的相关内容作了较系统的介绍。另外，书中还针对十多个重点手术制作了手术视频。

随着科学的发展和医疗技术的进步，新的手术术式不断出现，手术操作技巧及术式也在不断完善。鉴于我们的经验和编写水平有限，书中一定存在许多不足甚至错误之处，恳请各位同道批评、指正。

编　者

2023 年 2 月

目　录

第一章
颈椎手术

视频目录

扫描二维码，
观看本书所有
手术视频

第一节 上颈椎显露途径

一 前正中入路

适 应 证
❶ 类风湿关节炎、颅底凹陷和造成骨畸形或软组织压迫颈髓的非类风湿关节炎病变。

❷ 寰枢关节脱位切开复位植骨融合术。

❸ 寰枢椎肿瘤切除术。

❹ 寰枢椎结核病灶清除术。

麻　　醉
气管切开插管后全身麻醉。

体　　位
仰卧，肩部垫软枕，颈呈后伸，头向后仰，持续颅骨牵引。

手术步骤
❶ 以自动牵开器使口开大，用牵引器或舌钳将舌根压下，从鼻孔各放一根红色橡胶导管（图1-1-1），拉紧系住，注意用力不要太大，以免鼻中隔软骨坏死，再将腭垂缝于软腭上，进一步扩大手术视野。如果需要向头侧显露更多，切开软腭并分离硬腭的后部（图1-1-2）。

❷ 自寰椎到第3颈椎上方纵向切开咽后壁，用双极电凝止血，注意不要电灼过度，以免产生组织坏死，增加感染的危险。

❸ 在咽后壁切口内用骨膜剥离子进行骨膜下剥离，显露寰椎前结节到枢椎前侧，使用高速磨钻、咬骨钳和刮匙仔细地对颈1、2做清创。当到达后纵韧带时，换用钻石牙钻去除最后的残余骨组织。一旦彻底清除了感染骨和坏死软组织，也就解除了上颈髓的压迫（图1-1-3）。

❹ 如果上颈髓需要前路融合，则从髂嵴切取骨块，修整成合适形状后植入（图1-1-4）。因这种术式的低融合率及较高的植骨融合失败率，因此，经口咽手术完成后应随即进行后路脊柱固定术。

术中要点
❶ 寰椎前结节是一个十分重要的解剖标志，手术时应首先显露，以前结节为中心向两侧显露1～1.5cm，这样不会损伤椎动脉、咽鼓管或舌下神经。

❷ 手术完成后用抗生素溶液冲洗创口，防止感染。

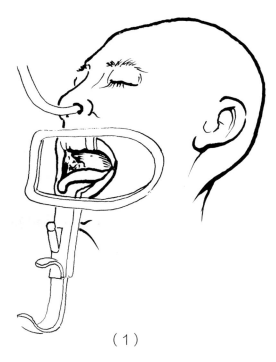

（1）

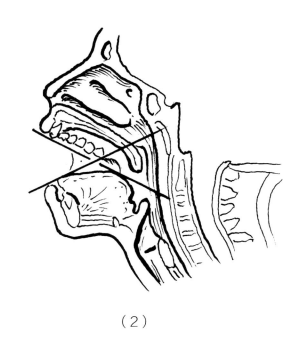

（2）

图 1-1-1

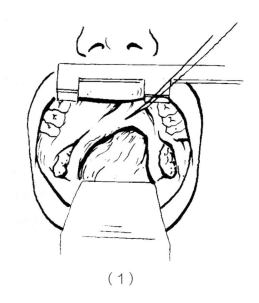

（1）

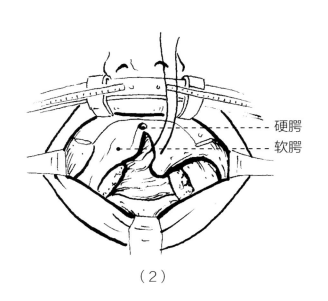

硬腭
软腭

（2）

图 1-1-2

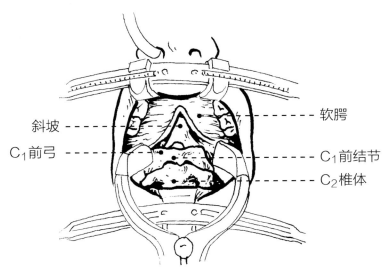

斜坡
C₁ 前弓

软腭
C₁ 前结节
C₂ 椎体

图 1-1-3

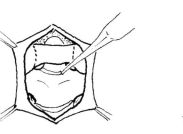
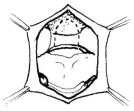

003

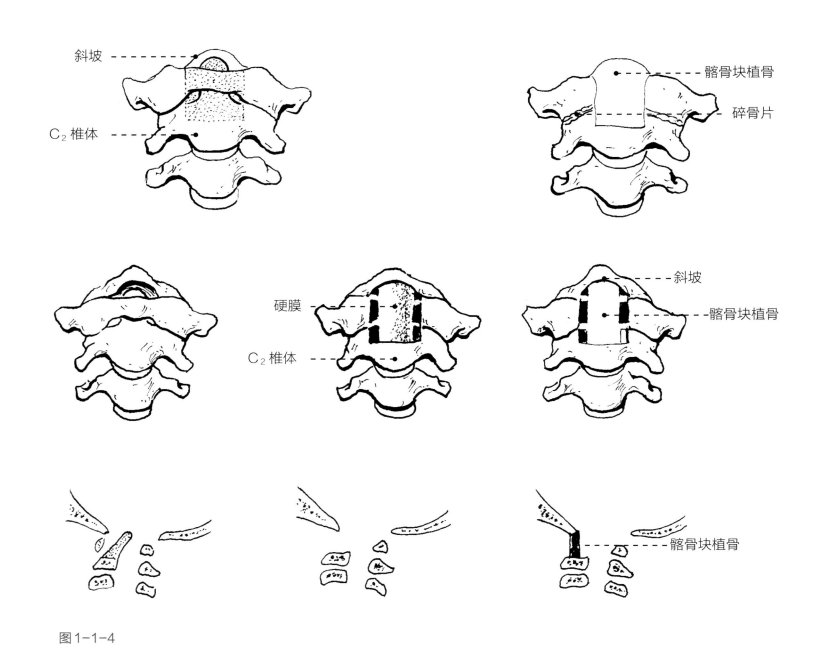

斜坡

C₂椎体

髂骨块植骨

碎骨片

硬膜

C₂椎体

斜坡

髂骨块植骨

髂骨块植骨

图 1-1-4

二　　前内侧入路

适 应 证	同前正中入路。
麻　　醉	局麻下为患者实施光导纤维经鼻气管插管，气道建立后患者全麻，口中不应有各种管道。
体　　位	仰卧位，最好用牵引弓或头颅环维持牵引，卧于翻转架上。
手术步骤	❶ 在右侧下颌下区，做一横行皮肤切口，再做一纵行延长切口，其长度需满足充分显露的要求（图1-1-5）。
	❷ 沿切口方向切开浅筋膜、颈阔肌，结扎下颌后静脉的上端，向深层解剖，保护面神经浅支，触感颈动脉搏动，必要时可切除下颌下腺（图1-1-6、图1-1-7）。
	❸ 显露并向上牵开二腹肌和茎突舌骨肌（图1-1-8），必要时可切断前者，标记前者腱性部分，向上牵拉茎突舌骨肌时可能损伤面神经。将舌骨和下咽部拉向内侧，显露舌下神经，向上牵开（图1-1-9）。分离颈动脉鞘与咽喉部之间的间隙（图1-1-10），结扎颈总动脉和颈内静脉的分支，增加显露（图1-1-11）。二腹肌切断者如图1-1-12所示。

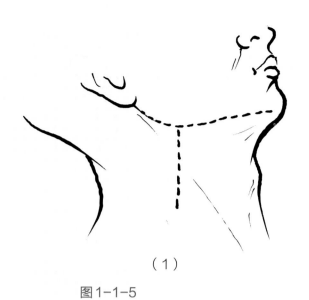
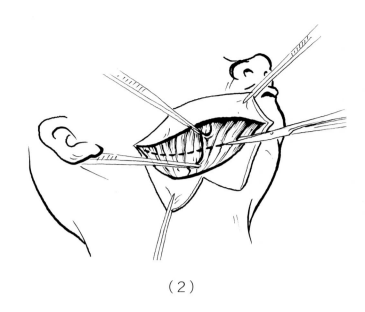

（1）

（2）

图 1-1-5

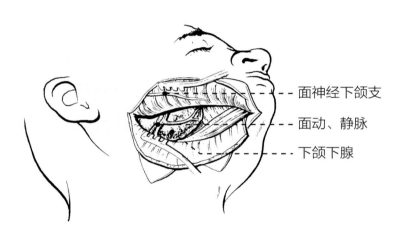

图 1-1-6

面神经下颌支

面动、静脉

下颌下腺

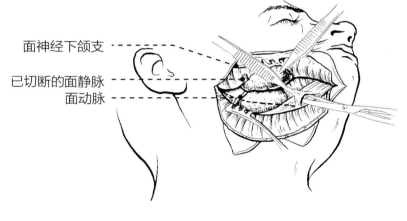

图 1-1-7

面神经下颌支

已切断的面静脉

面动脉

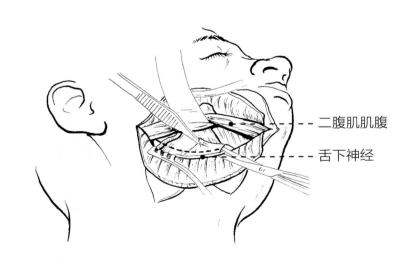

图 1-1-8

二腹肌肌腹

舌下神经

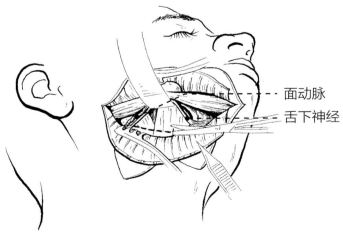

图 1-1-9

面动脉

舌下神经

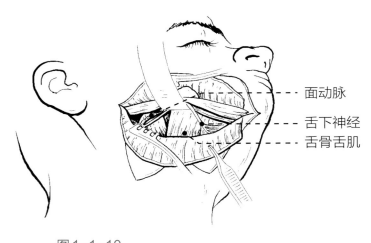

面动脉

舌下神经

舌骨舌肌

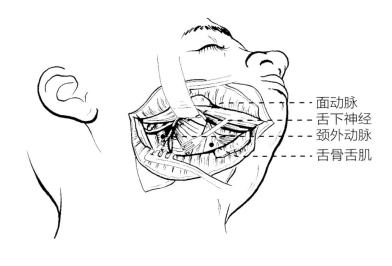

面动脉

舌下神经

颈外动脉

舌骨舌肌

图 1-1-10

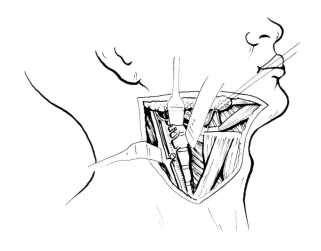

图 1-1-11

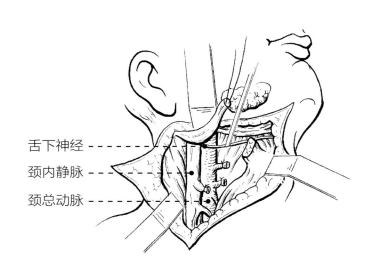

舌下神经

颈内静脉

颈总动脉

图 1-1-12

④ 将颈动脉鞘充分拉向外侧，纵向切开翼膜状椎前筋膜，显露颈长肌。从寰椎前弓到枢椎椎体前面，骨膜下剥离颈长肌，避免损伤椎动脉，清除受累的骨性结构，如果需要，可取自体髂骨或腓骨进行植骨（图 1-1-13）。

术中要点

❶ 注意勿损伤面神经的下颌支，如果不慎损伤，因口轮匝肌瘫痪，将导致同侧口角下垂，该神经通常位于颈浅筋膜的颈阔肌深面、下颌下腺上方，沿下颌角下缘前行。

❷ 因为两侧颈长肌会合于寰椎前结节，故通过两侧颈长肌的会合点来确定正中线的定位，此定位对手术医生是非常重要的。

❸ 可通过触摸下颌骨的颏隆凸来测量头部自中线旋转的范围，因为行寰椎前弓融合时头部不能有任何旋转。

❹ 手术全过程都要保持颈椎中线定位，使减压范围足够宽，且不伤及椎动脉。

❺ 显露钩椎关节有助于正中线定位和在最少失血量下显露后纵韧带，同时为医生提供一个立体的深度概念。

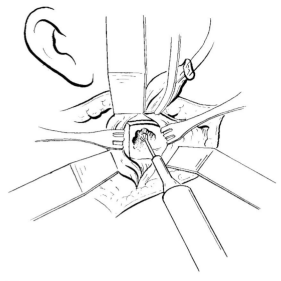

图 1-1-13

三　前外侧入路

适 应 证	同前内侧入路。
麻　　醉	同前内侧入路。
体　　位	仰卧位，颈部后伸并向对侧旋转大约30°，为了更好地显露，可将耳垂翻转缝合于皮肤上。
手术步骤	❶ 做一"曲棍样"切口，先横行绕过乳突后方，然后沿胸锁乳突肌前缘继续向远端切开（图1-1-14）。
	❷ 沿皮肤切口分离皮下组织及颈阔肌，注意保护耳大神经。切断或部分切开胸锁乳突肌，显露寰椎横突、颈总动脉、颈内静脉和多个淋巴结，注意保护副神经（图1-1-15、图1-1-16）。
	❸ 在横突前缘和颈动脉鞘后缘之间向内侧进一步分离，应避免椎动脉损伤。通过界面间疏松组织的钝性分离，将放置于对侧横突的牵开器远端撬起，即可获得寰枢椎复合体的前面观（图1-1-17）。
术中要点	❶ 注意勿损伤上述耳大神经、副神经及椎动脉。
	❷ 由于存在咽后水肿的危险，气管插管或气管切开应一直保留，直到术后患者水肿消退满意，吞咽功能评估良好后拔除。

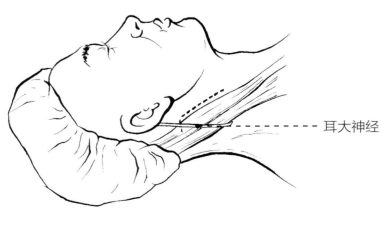

耳大神经

图 1-1-14

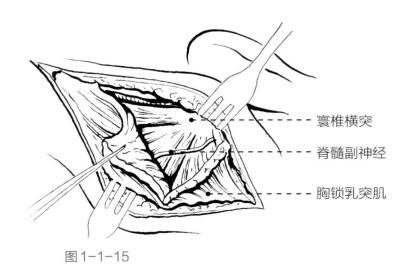

寰椎横突

脊髓副神经

胸锁乳突肌

图 1-1-15

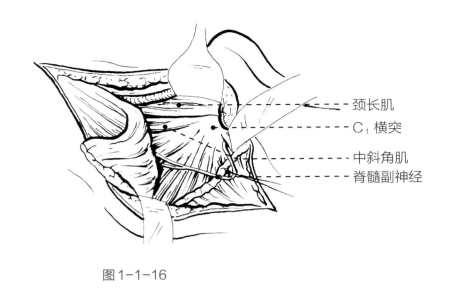

颈长肌

C₁横突

中斜角肌

脊髓副神经

图 1-1-16

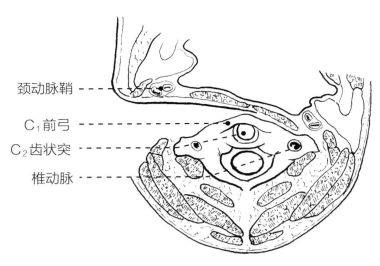

颈动脉鞘

C₁前弓

C₂齿状突

椎动脉

图 1-1-17

四　　后侧入路

适 应 证　　上颈椎不稳行固定、融合术。

麻　　醉　　气管内插管全身麻醉。

体　　位　　大多数患者应俯卧位，有两种俯卧位方式：一是俯卧于四点支持架上，双下肢与躯干平行；二是俯卧于胸膝卧位架上，髋膝关节均屈曲90°，由膝支撑腹部和下肢。

手术步骤　　❶ 切口自颅底至颈₂棘突下方 1～2 横指，沿中线通过项韧带可减少手术出血，显露过程要使用自动拉钩，通过对肌肉的压迫进行止血。

❷ 向深部解剖时，确定颈₁后弓非常重要，安全的方法是轻柔地牵开肌肉和用电刀解剖，而不是粗暴地进行骨膜下剥离。

❸ 同样，颅底也要行骨膜下剥离，寰枕、寰枢后膜非常薄弱，必须轻柔剥离，避免不慎穿透。骨膜下剥离颈₂、颈₃的关节突外缘时也要慎重操作（图 1-1-18）。

术中要点　　❶ 上颈椎显露的关键在于颈₁侧方的显露范围，因椎动脉走行于颈₂横突孔至颈₁后弓的侧方，继而沿中线向头侧进入枕大孔。椎动脉沟可在寰椎后上方中线外侧 1.5～2cm 处。

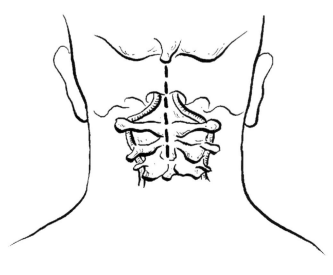

图 1-1-18

❷ 上颈椎后方存在大量的静脉丛，显露时首先遇到在动脉内侧的椎静脉，如果静脉损伤，通常可压迫并用止血药控制，而动脉出血，则需直接修补或结扎来控制出血。

第二节　下颈椎显露途径

一　下颈椎前内侧入路

适应证　　❶ 颈椎间盘突出前方减压椎体间植骨融合术。
　　　　　❷ 颈椎病钩椎关节清除术及横突孔开大术。
　　　　　❸ 颈椎骨折脱位的前方减压、椎体间植骨。
　　　　　❹ 颈椎椎体肿瘤切除术。
　　　　　❺ 颈椎椎体结核病灶清除术。

麻　醉　　局部浸润麻醉，颈丛阻滞麻醉，气管内插管全身麻醉。

体　位　　长圆柱形枕头置于上胸椎下方，使颈部轻度过伸和双肩下沉。

手术步骤　❶ 切口可选用横切口和斜切口，由于横切口与皮肤纹理一致，我们主张横切口，不同节段的切口高低不同（图1-2-1）。
　　　　　❷ 沿切口切开皮肤、皮下组织及颈阔肌。将颈阔肌向上、下分别游离到环状软骨及胸骨柄缘，显露甲状腺前的胸骨甲状肌、肩胛舌骨肌和胸锁乳突肌。沿右侧胸锁乳突肌前缘进行分离，切开颈深筋膜（图1-2-2）。
　　　　　❸ 将胸锁乳突肌向右侧牵开（勿损伤该肌中点后缘出现的副神经），甲状腺、胸骨甲状肌向左侧牵开，对于低位颈椎可显露肩胛舌骨肌并于中间

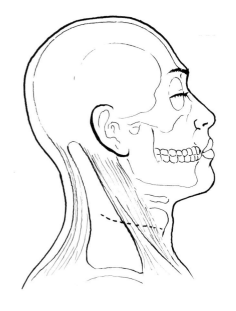 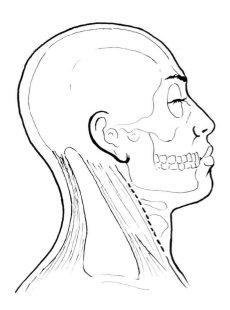

图1-2-1

切断，各缝合一针向两侧牵开，从而显露颈动脉鞘，如其影响操作，则在远离甲状腺处切断、双重结扎（勿损伤喉返神经）（图1-2-3）。

❹ 将甲状腺前肌群牵开，显露椎前筋膜及两侧颈长肌。正中切开椎前筋膜，并向两侧剥离，显露前纵韧带、椎体及椎间盘。可用深叶片自动拉钩显露颈椎（图1-2-4、图1-2-5）。

术中要点

❶ 进入胸锁乳突肌内侧间隙后，将颈动脉鞘和胸锁乳突肌拉向外侧，无须打开颈动脉鞘。

❷ 内侧拉钩不能太用力，深叶片拉钩手术时间长时应松开休息，以免喉头水肿及食管损伤。

❸ 向两侧剥离椎前筋膜时，如需超过两侧颈长肌，应注意勿损伤椎动脉。

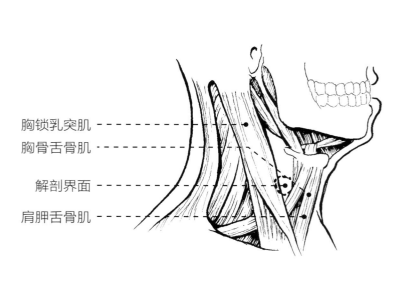

胸锁乳突肌 - - -
胸骨舌骨肌 - - -
解剖界面 - - -
肩胛舌骨肌 - - -

图1-2-2

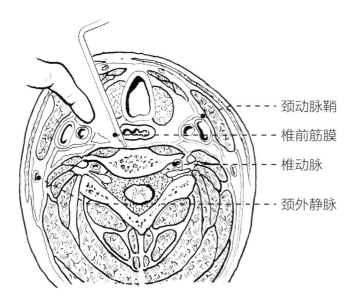

- - - 颈动脉鞘
- - - 椎前筋膜
- - - 椎动脉
- - - 颈外静脉

图1-2-3

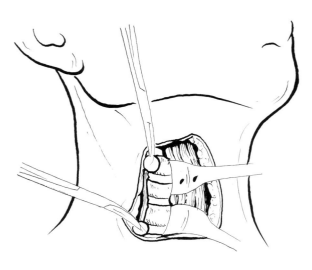

图1-2-4

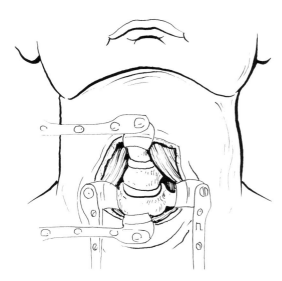

图1-2-5

二　　下颈椎前外侧入路（可充分显露椎动脉、钩椎关节）

适应证

❶ 椎动脉探查减压。

❷ 椎间孔狭窄，钩椎关节增生明显需要前方减压。

麻　　醉　　气管内插管全身麻醉。

体　　位　　同颈前内侧入路。

手术步骤　　❶ 明确相应病变节段后，行横切口或斜切口，于胸锁乳突肌前缘切开皮肤，可向近端沿乳突方向延伸（图1-2-6）。

❷ 对于行椎动脉探查减压者，可于血管鞘与胸锁乳突肌之间分离，到达横突前方（颈前外侧入路），或者于血管鞘和内脏鞘之间分离，到达椎体前缘（同颈前内侧入路）。对于前者的入路，可直接到达横突前方，但需注意勿损伤第11对颅神经，以免引起Horner's综合征；对于后者的入路，需显露并切断肩胛舌骨肌，同时下颈椎手术需结扎甲状腺下动脉，中上位颈椎手术需结扎甲状腺中静脉或甲状腺上动脉，将颈长肌向内侧牵拉，从颈长肌外侧缘显露横突前方。此时将所需减压节段的横突孔前壁磨除，即可显露椎动脉（图1-2-7）。

❸ 对于行钩椎关节减压者，同颈前内侧入路分离至椎前，显露并切除相应节段的椎间盘，通过内侧向外侧清理钩椎关节骨赘，必要时可切除部分该节段的椎体，钩椎关节清理后行颈前路植骨融合术（图1-2-8）。

术中要点　　❶ 分离椎动脉时需先明确横突前方的骨性结构，骨膜下操作，切记直接在椎间隙水平分离椎动脉，以免损伤。

❷ 磨除横突孔前壁时，以神经剥离子保护椎动脉，以免损伤。

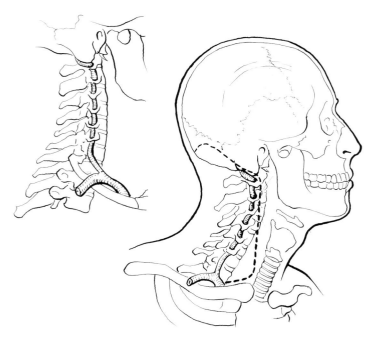

图1-2-6

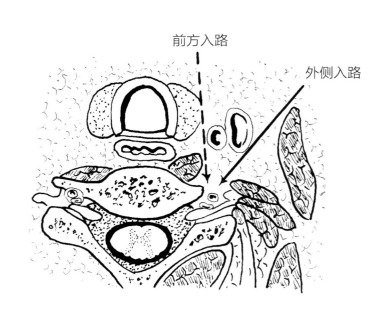

图1-2-7

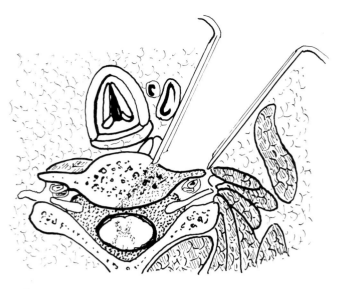

图 1-2-8

三　下颈椎后侧入路

适 应 证	❶ 颈椎病后方椎管扩大成形术。
	❷ 颈椎管狭窄椎管扩大成形术。
	❸ 颈椎骨折脱位后方复位、固定、融合术。
麻 醉	气管内插管全身麻醉。
体 位	大多数患者应俯卧位，有两种俯卧位方式：一是俯卧于四点支持架上，双下肢与躯干平行；二是俯卧于胸膝卧位架上，髋膝关节均屈曲90°，由膝支撑腹部和下肢。
手术步骤	取后正中切口，切开皮肤、皮下，骨膜下剥离，可显露颈$_3$～颈$_7$的任何位置（图1-2-9、图1-2-10）。
术中要点	❶ 尽量避免显露颈$_2$棘突，因为该处有大量肌肉附着。
	❷ 勿向关节突外侧显露过多，会引起出血及椎旁肌失神经支配，而且在横突孔间操作时会损伤椎动脉。

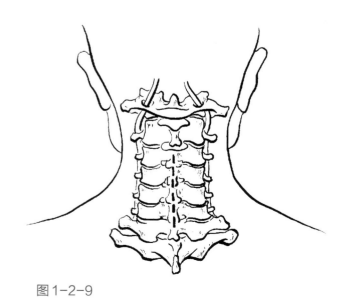

图 1-2-9

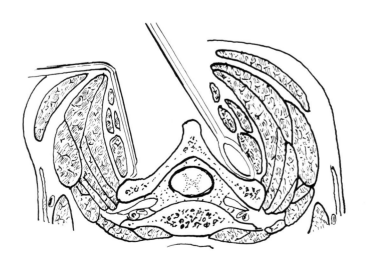

图 1-2-10

第三节　上颈椎疾病的手术治疗

一　枕颈病变融合内固定术

适 应 证

❶ 枕寰关节脱位和骨折脱位，牵引复位后，病情稳定已度过危险期。

❷ 各种病因的寰枢关节脱位，若已不能整复，在颅骨牵引使脊髓受压症状消失或基本消失后行融合术。

❸ 伴发于枕骨寰椎先天性融合的寰枢关节脱位，或伴有寰椎后弓发育不全者。

❹ 寰枢椎结核，枕寰关节受累者。

❺ 寰枢关节脱位伴脊髓受压，需行枕骨大孔后缘与寰椎后弓切除减压者。

禁 忌 证　无明显禁忌证。

术前准备

❶ 术前2～6周颅骨牵引，脱位基本整复，或虽未整复满意而神经症状消失。

❷ 准备好术后所用的头顶胸石膏或Halo架。

麻　　醉　气管内插管全身麻醉。

体　　位　俯卧位，颅骨牵引下手术。

手术步骤

❶ 切口　枕部后正中切口，上自枕外隆凸上3cm，下至颈$_4$～颈$_5$棘突（图1-3-1）。

❷ 显露　切开头颅部皮肤直达帽状腱膜下骨膜，向下切开颈项部皮肤及项韧带。在颈项深部向远端逐个显露至颈$_4$棘突（图1-3-2）。骨膜下分离，显露枕外隆凸两侧各3cm及枕骨大孔上缘。解剖寰枢椎后结节，并向寰椎后弓两侧扩展1～1.5cm；在C$_2$棘突周围，用电刀沿骨膜下将深部肌肉从棘突上剥离（图1-3-3）。

❸ 钢板固定　将软组织从骨表面剥离，去除关节突关节及骨表面的皮质骨。融合骨床准备好后，试放钢板及螺钉。移植骨置于钢板及需要融合

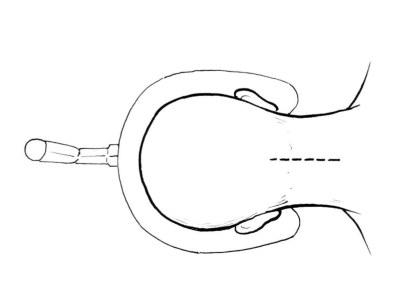

图1-3-1

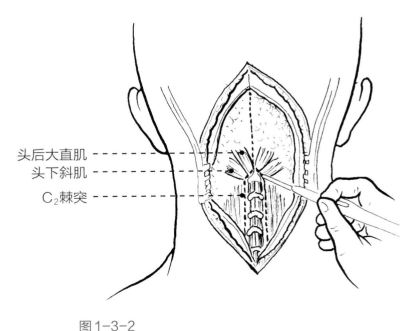

头后大直肌 - - - -
头下斜肌 - - - -
C$_2$棘突 - - - -

图1-3-2

013

的骨表面之间并压紧，螺钉通过钢板孔拧入枕骨和颈椎。常见的枕颈钢板可分为单板、双侧板、钛板、普通钢板、"Y"形踝重建板、弧形骨盆重建板和可调节的骨固定板。通常枕下区最厚的骨质位于枕外隆凸中线附近，螺钉固定深度可达8mm。寰枢椎螺钉操作见后续章节（图1-3-4 ~ 图1-3-7）。

术中要点	❶ 寰椎后弓剥离过程中必须始终保持与骨面接触，以免损伤椎动脉。
	❷ 寰枢后方有大量静脉丛，避免损伤。
术后处理	颈托固定3个月，植骨融合后去除外固定。

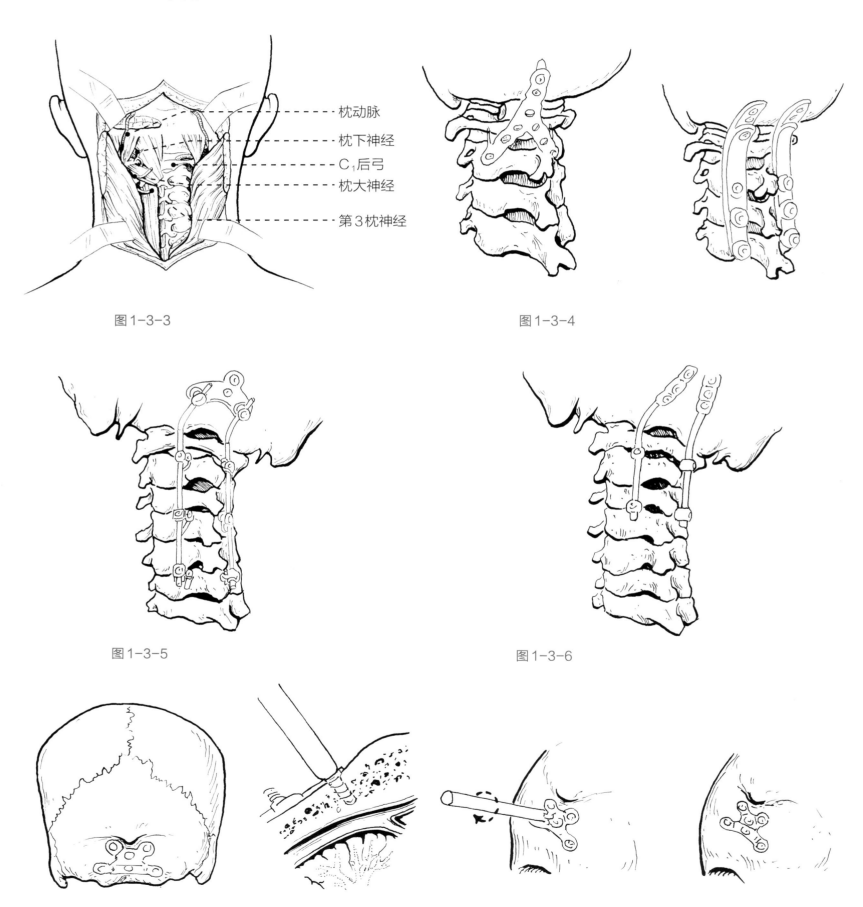

图1-3-3

枕动脉
枕下神经
C₁后弓
枕大神经
第3枕神经

图1-3-4

图1-3-5

图1-3-6

图1-3-7

二　寰枢椎后弓钢丝固定植骨融合术（Gallie技术）

钢丝固定因力学不稳定，单纯使用已逐渐淘汰，目前主流为钉板/棒系统固定，钢丝固定多作为植骨融合的辅助技术。

适 应 证	❶ 寰枢关节不稳定。
	❷ 复发性寰枢关节脱位或陈旧性脱位。
	❸ 枢椎齿状突Ⅱ型骨折。

禁 忌 证　纵向不稳定或后方结构破坏的病例应避免使用钢丝固定。

术前准备　颅骨牵引2～3周，床边X线片证实寰枢椎基本复位。

麻　　醉　气管内插管全身麻醉。

体　　位　俯卧位，头面部放在小脑手术架上，持续颅骨牵引。

手术步骤　❶ 切口　上颈椎后正中切口，上自枕外隆凸上2cm，下至颈5棘突水平。

❷ 显露　切开项韧带，紧靠枢椎棘突切断其上肌肉起点，骨膜下剥离棘突和椎板。分离寰椎后弓，切开骨膜，用小型骨膜剥离器在接近中线处分离后弓背面与上下缘的骨膜，再用小型弯头器械（如牙科器械或折曲的神经剥离器）剥离后弓前面的骨膜（图1-3-8）。

❸ 钢丝固定　把钢丝折成适当弯度，穿过寰椎后弓（图1-3-9）。再将钢丝套住或穿过枢椎棘突并拉紧（图1-3-10）。

❹ 植骨　取含有松质骨髂骨外板骨块，修剪成形，利用上述钢丝固定于寰椎后弓和枢椎椎板上（图1-3-11）。

❺ 缝合　冲洗伤口并常规缝合。

术中要点　❶ 寰枢后方有大量静脉丛，避免损伤；显露时不要剥离枕骨和第3颈椎，以免该处自发融合。

❷ 分离寰椎后弓上缘时，成人不能超过距中线1.5cm，儿童不能超过1cm，以免损伤椎动脉及动脉外侧的枕下神经。而分离下缘时，成人不能超过距中线2cm，儿童不能超过1.5cm，以免损伤穿过寰枢后膜的枕下神经。

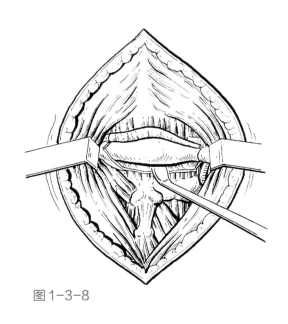

图1-3-8

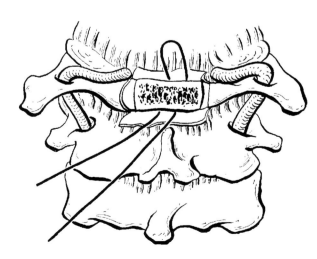

图1-3-9

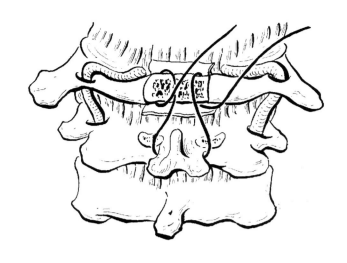

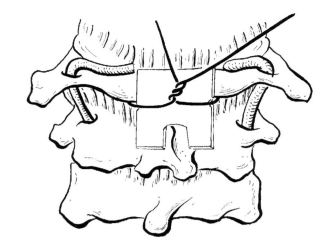

图 1-3-10   图 1-3-11

❸ 穿钢丝时应严格仔细操作，避免钢丝穿透寰枕后膜及寰枢后膜。

❹ 在齿状突骨折或缺失的寰枢关节不稳定的患者，要避免把钢丝扭结过紧，以免寰椎向后移位。如果寰椎前脱位已不能纠正，可以原位融合。

术后处理 一般作为钉板/棒系统固定的补充，在行钉板/棒系统固定后的患者，颈托固定3个月，骨块愈合后去除颈托。

三　　C$_1$侧块及C$_2$椎弓根螺钉固定（Harms技术）

适 应 证 同Gallie技术。

禁 忌 证 颈椎侧块畸形，无法植钉患者慎重。

术前准备 同Gallie技术。

麻　　醉 同Gallie技术。

体　　位 同Gallie技术。

手术步骤 ❶ 切口及显露　同Gallie技术。

❷ 植钉　①C$_1$钉道方向在前后位内倾5°～10°，在矢状位与C$_1$后弓下缘平行（图1-3-12）。在透视下，钻头尖端准确指向C$_1$前结节。通过测量C$_1$侧块后侧皮质到对侧皮质的距离确定螺钉长度，将合适长度的长柄微型万向轴螺钉经双皮质拧入C$_1$侧块。②C$_2$入钉点及钉道通过解剖标志容易判断。椎弓根垂直中线与C$_2$椎板水平中线交叉形成4个象限，交叉点及内上象限是螺钉植入的最佳区域（图1-3-12）。冠状位，钉道方向参照显露出的C$_2$椎板内侧界，内倾25°（图1-3-13）。矢状位，钉道方向头倾20°～30°，将合适长度的微型万向轴螺钉经双皮质拧入两侧椎弓根。③另一个备选或补救技术是将万向轴螺钉以交叉方式拧入C$_2$两侧椎板。切除C$_2$棘突的上半部分有利于颈椎板螺钉的植入（图1-3-14）。

❸ 融合　磨除C$_1$后弓及C$_2$椎板表面的皮质骨，直到点状出血。用胶原蛋白将C$_1$～C$_2$之间的硬膜囊轻轻覆盖保护。将取自髂后上棘的自体松质

骨块放置在已去皮质的后方结构上，不要压到硬脊膜，钢丝固定。对于 C_1 或 C_2 椎体后部结构缺如的患者，可通过去除关节面的皮质骨及关节间植骨获得 $C_1 \sim C_2$ 关节间融。

术中要点

❶ 显露 C_1 侧块螺钉入钉点之前，必须小心游离 C_2 神经节并轻轻向尾侧牵开。为避免 $C_1 \sim C_2$ 外周静脉丛大量出血，先用双极电凝轻度烧灼止血非常重要，手术常用的一些止血材料也有助于止血。

❷ 植钉钻孔前，入钉点用精细的高速钻头做一标记，以防钻头侧滑。

术后处理 颈托固定3个月，骨块愈合后去除颈托。

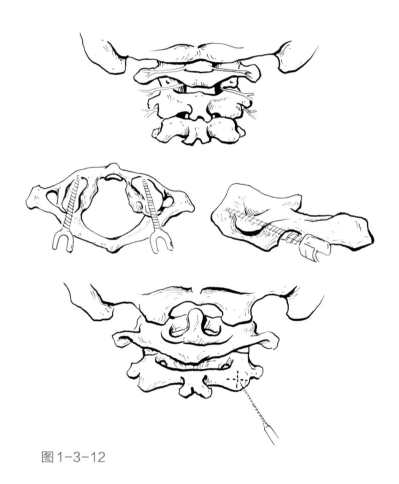

图 1-3-12

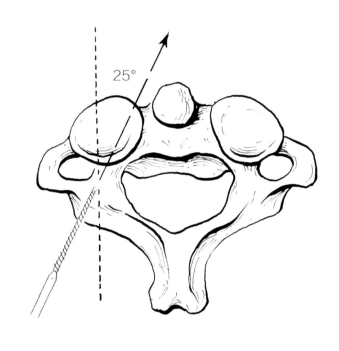

图 1-3-13

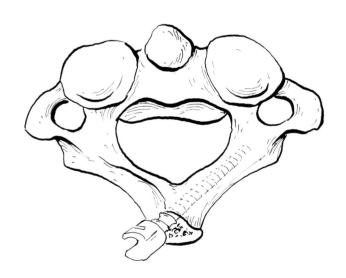

图 1-3-14

四　　　C_1、C_2经关节螺钉固定

适 应 证　❶ 因寰枢椎脱位所致的齿状突Ⅰ、Ⅱ型不稳定骨折。

❷ 不稳定的 Fetferson 骨折。

禁 忌 证　❶ 上颈椎畸形，无法植钉患者。

❷ 术前未能复位上颈椎脱位。

术前准备　术前2～6周颅骨牵引，脱位基本整复。

麻　　醉　局麻或气管内插管全身麻醉。

体　　位　俯卧位，为便于拧入螺钉，应使颈部尽可能屈曲，但应避免发生再脱位。

手术步骤　❶ 切口　从枕骨结节至颈弓棘突做后正中切口。

❷ 显露　行上位3个颈椎椎板骨膜下的常规显露。用一小的剥离器，在颈₂椎板和峡部的颅侧面剥离骨膜至寰枢椎的后侧关节囊（图1-3-15）。

❸ 螺钉固定　侧方C臂机透视下，将一特制的2mm钻头，从矢状面方向钻入，操作时应留心椎板和峡部的内侧缘。钻入点位于颈₂下关节突的内上缘。钻头在靠近峡部的后内侧面进入，从颈₂上关节面的后侧缘穿出，然后进入寰椎的关节侧块，并向前穿透骨皮质（图1-3-16）。C臂机透视检查螺钉的方向，测量所需螺钉的长度，经扩孔后，拧入3.5mm的螺钉固定（图1-3-17、图1-3-18）。

❹ 颈₁、颈₂后侧融合　椎板下钢丝加"H"形植骨来加强颈₁、颈₂螺钉固定（图1-3-19）。后路融合时，如果同时伴有后弓骨折，需显露颈₁、颈₂关节，后侧去皮质以造成粗糙骨面，并用松质骨填塞。

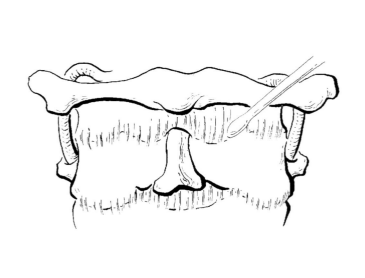

图1-3-15

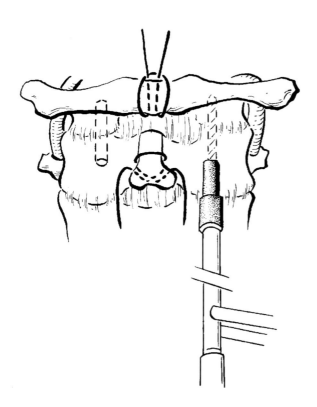

图1-3-16

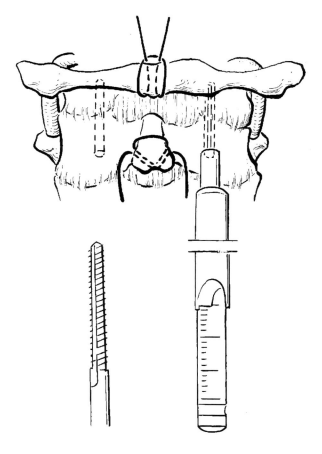

图1-3-17

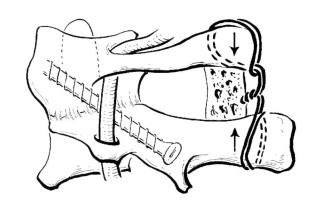

图1-3-18

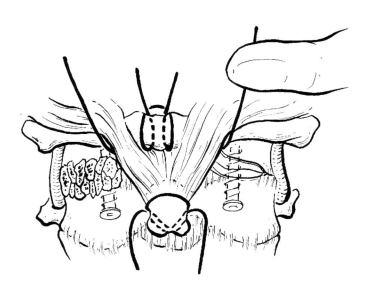

图1-3-19

术中要点	❶ 如果颈$_1$或颈$_2$有前脱位，可轻柔地提起颈$_1$的后弓，或向下推挤颈$_2$棘突。该手法亦可以通过椎板下钢丝来完成。
	❷ 由于颈部和躯干上部肌肉的作用，在钻孔时，适当的头侧或尾侧方向的选择有时是很困难的，为了便于钻孔，可用两把中钳将颈$_1$和颈$_2$的棘突轻柔地牵向头侧。
	❸ 为防止损伤椎动脉，拧入螺钉的方向应避免过度向外和过度水平。
	❹ 寰枢椎复位不佳时，经关节螺钉固定困难，会增加手术风险，慎重选择。
术后处理	颈托固定6~12周，若术中应用后侧钢丝辅助固定，则无须再使用外固定。

五　　齿状突螺钉固定技术

适 应 证　❶ 新鲜Ⅱ型齿状突骨折和骨折块移位较大（>6mm）容易导致骨不连的高位Ⅲ型齿状突骨折。

❷ 齿突骨折不愈合。

❸ 不能忍受或不愿意使用颈部Halo支具固定的齿状突骨折患者。

禁 忌 证　❶ 齿状突小，无法植钉者。

❷ 颈胸段曲度异常，严重胸廓畸形，术中无法保证齿状突准确进针方向者。

术前准备　❶ 仔细阅读X线片、CT、MRI，评估骨密度和齿状突大小及横韧带及脊髓受压情况。

❷ 评估患者体征，对于螺钉放置可能会产生影响的病例，包括慢性阻塞性肺病导致胸部前后径增大和颈椎后凸畸形患者，用力压缩胸廓前后径有利于螺钉放置。

❸ 此手术技术上要求很高，术前需周密计划。

麻　　醉　全身麻醉。

体　　位　❶ 仰卧位，头部轻微后伸，清醒状态下经鼻插管。

❷ 局麻下安装Mayfield三点固定头架。

❸ 体位固定后进行改良唤醒试验，让患者活动四肢，之后给予全身麻醉。

❹ 用两个不同角度的透视仪监控头部及齿状突的位置变化，确定术中患者的体位和透视仪位置（图1-3-20）。将可透视的支撑物（如纱布卷）塞入口中可获得开口位X线片（图1-3-21），将另一个透视仪的C臂弧度低于水平面30°可获得侧位X线片。

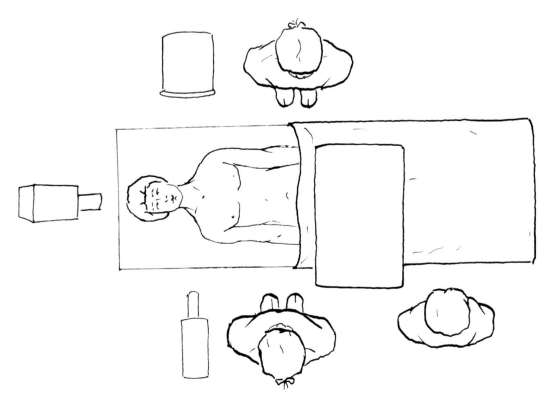

图 1-3-20

手术步骤

❶ 切口　取颈₅～颈₆水平横切口，切口从颈中线达胸锁乳突肌前缘。

❷ 显露　从胸锁乳突肌内侧筋间隙进入，达椎前间隙，钝性游离椎前筋膜，透视下认清颈₂～颈₃椎间隙，将其表面的颈长肌两端结扎并向两侧分离，充分显露中线两侧5～6mm的范围（图1-3-22）。弧形可透线碳纤维拉钩，有助于局部显露（图1-3-23）。

❸ 复位　透视下将骨折充分复位。若需手术操作，则先试行复位，然后再切断前纵韧带和颈₂～颈₃纤维环。

❹ 固定　在颈₃前上部和颈₂～颈₃纤维环上开槽（图1-3-24）。进钉点的位置及方向应在透视下确定（图1-3-25）。单根螺钉时位于颈₂下终板的中线前部，双螺钉时则分别在中线外5mm处。克氏针通过骨折线后，用空心钻头和丝锥制成一个带螺纹的通道。拉力螺钉穿过骨折线到达齿突

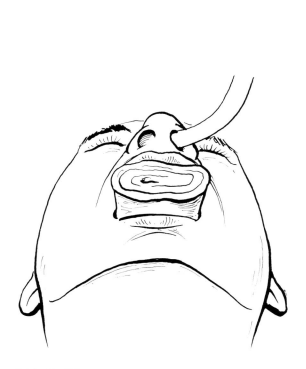

图1-3-21

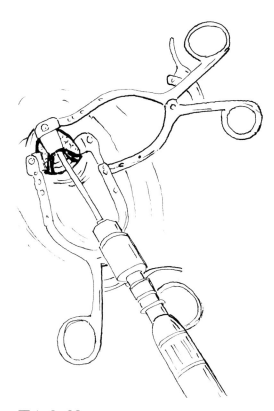

图1-3-22

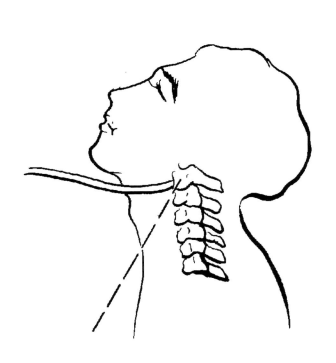

图1-3-23

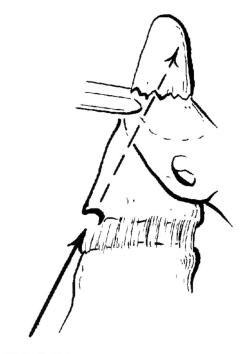

图1-3-24

021

顶点皮质后将骨折的齿突拉回到颈₂椎体完成复位加压（图1-3-26）。螺钉正确的轨迹是从颈₂终板前部进入，平行前进至齿状突尖，不应穿透颈₂椎体的前方皮质，以免损伤其结构的完整性。

❺ 缝合　冲洗伤口并常规缝合。

术中要点　❶ 术中每一步骤均需仔细用双平面透视机监视。

❷ 必须认真选择手术技术和恰当长度的螺钉，以穿透齿状突尖并复位骨折片，将其压在颈₂椎体上。

术后处理　术后围领或颈胸支具固定8～12周。

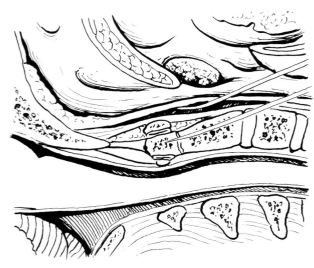
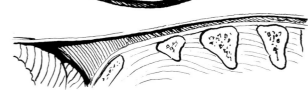

图1-3-25

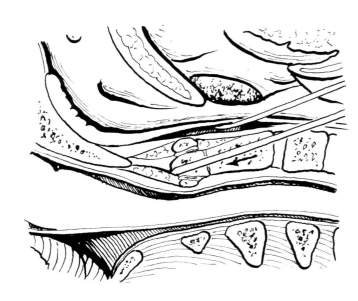

图1-3-26

第四节　下颈椎疾病的手术治疗

一　颈前路椎间盘摘除骨赘切除椎间植骨钢板固定术（ACDF）

适 应 证　颈₃、颈₄至颈₆、颈₇椎间盘突出骨赘形成后的早期阶段，即骨刺体积较小，硬度较低者，一般多为单椎节病变者。

禁 忌 证　❶ 椎间隙严重狭窄，或骨桥形成，术中难以撑开间隙者。

❷ 椎体血管瘤，需注意术中钉道出血。

术前准备　❶ 训练推移气管和食管，训练卧床排便。

❷ 根据需要准备好相应器械。

麻　　醉　气管内插管全身麻醉。

体　位	仰卧位，两肩胛下垫薄枕，颈部后伸，头略偏向对侧。

手术步骤

❶ 切口及显露　显露颈$_3$~颈$_7$的前内侧入路，X线下定位后，正中纵行切开椎前筋膜，向两侧小心分离颈长肌，显露椎间盘及椎体（图1-4-1）。用尖刀切去部分前纵韧带，用刮匙去除部分表层的椎间盘组织。放入自动椎体牵开器（图1-4-2）。

❷ 摘取突出椎间盘　用髓核钳和刮匙摘除椎间盘组织，深达后纵韧带，两侧达钩椎关节（图1-4-3、图1-4-4）。直视下检查后纵韧带有无裂隙，以防椎间盘碎块通过裂隙突入椎管内。

❸ 切除椎体后缘骨赘及钩椎关节骨质　磨钻将后方骨赘打磨变薄，选用角度较小的刮匙或枪式咬骨钳去除椎体边缘浅部的骨赘，选择角度较大者切除突向椎管方向深在的骨赘（图1-4-5）。若钩椎关节有骨赘形成，应一并切除。

❹ 植骨融合　牵引下将所取髂骨块嵌入椎间隙，或者选择合适大小的含人工骨/自体骨的椎间融合器嵌入，以扩大脊神经根孔（图1-4-6）。

❺ 钢板固定　测量两侧颈长肌间距及上下椎体中点间距，选择相应宽度和

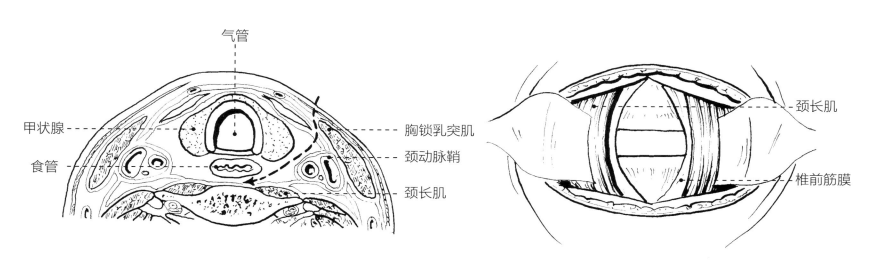

图1-4-1　　　　　　　　　　　　　　　　　　　　图1-4-2

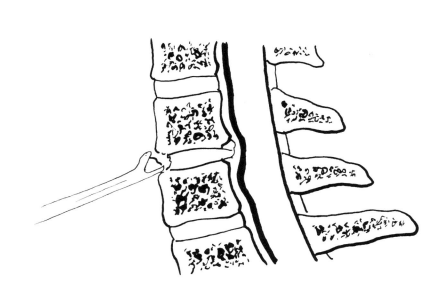

图1-4-3

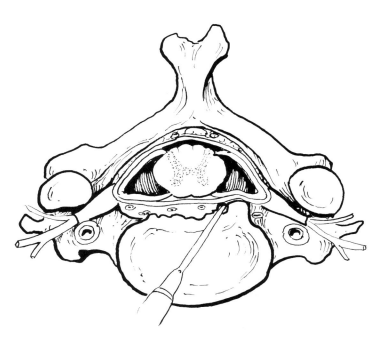

图1-4-4

高度的钢板，中间孔对准植骨块/融合器中心。钻头与中线呈30°角（图1-4-7），钻通椎体前侧骨皮质后拧入预先在CT片测得的距中线7mm处椎体矢状径长度的螺钉，4枚螺钉固定完毕。使用骨块植骨者可在其上拧入适当长度的螺钉固定该骨块（图1-4-8）。

❻ 缝合　冲洗，彻底止血，逐层缝合切口，留置引流条一根。

术中要点　❶ 术前、术中准确测算出颈长肌间距，向外延伸不超过3mm，钻孔时钻头向中线斜30°，以免损伤椎动脉。

❷ 在椎体上钻孔前，用克氏针探测，确定在椎体骨质上方开始钻，如在椎间盘组织上，要移动钢板再测，否则螺钉易松动。

术后处理　术后颈托固定1周，即可半卧或坐起活动。

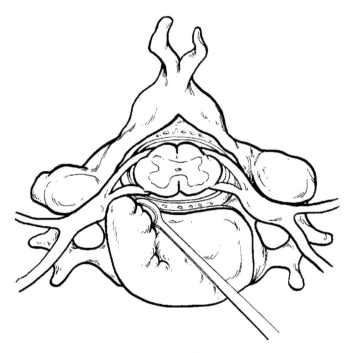

图1-4-5

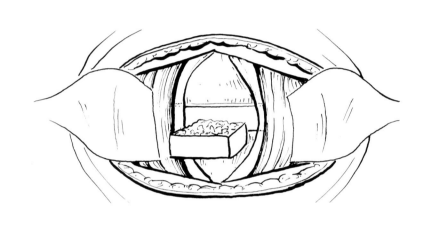

图1-4-6

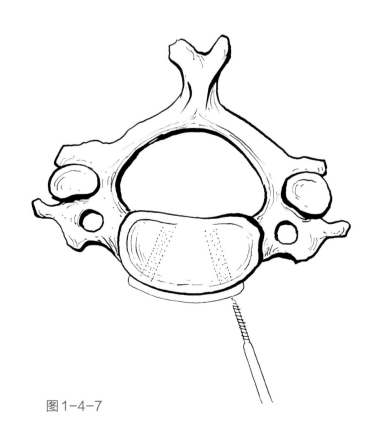

图1-4-7

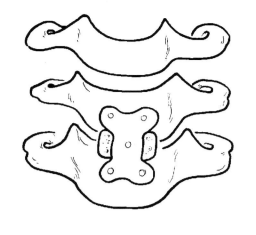 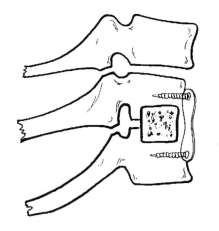 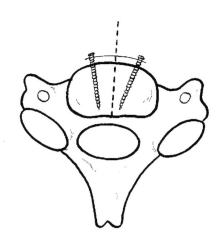

图 1-4-8

二　颈椎侧前方减压术（椎动脉、钩椎关节）

适应证	❶	混合型颈椎病，即脊髓型和神经根型并存者。
	❷	神经根型和椎动脉型颈椎病，经影像学检查，诊断明确者。
禁忌证	❶	诊断不明，症状和体征模糊，或诊断依据不足，病变节段不明确者。
	❷	患者全身情况差，伴有重要脏器疾病。
术前准备	❶	器械准备。
	❷	训练推移气管和食管，训练卧床排便。
	❸	准备输血。
麻　醉		气管内插管全身麻醉。
体　位		仰卧位。
手术步骤	❶	切口及显露　选择病变侧，如两侧均有病变则取严重侧，做颈横切口或胸锁乳突肌前缘切口。椎体和椎间盘显露同颈椎前外侧入路显露部分。
	❷	颈长肌的处理　用手指在颈长肌外侧触及横突前结节并以此为标志，用剥离器自外向内将颈长肌从横突前和椎体旁剥离，必要时在其下方伸入弯曲管钳，贯穿结扎并切断。向上下分离切断的颈长肌，显露椎间盘上下各1个横突，同时显露病变侧的钩椎关节（图1-4-9）。
	❸	椎动脉减压　显露并咬除横突前弓，用椎动脉分离保护器在骨膜下分离，慢慢沿横突前弓上缘伸入到椎动脉孔，沿前弓后壁保护好椎动静脉及其分支。然后用椎动脉减压咬骨钳在前弓上缘或下缘处，分多次咬除横突前弓及部分前结节（图1-4-10、图1-4-11）。
	❹	钩椎关节减压　摘除椎间盘和相邻椎体部分骨质，深达后纵韧带。若椎体后缘有骨赘形成，也同时予以刮除、凿除（图1-4-12）。骨膜下剥离，游离椎动脉，把钩突后方进入椎间孔的分支推向外后方。用平凿凿除钩椎关节骨赘，包括其基底部，带上一些正常的骨组织，使椎动脉得到充分减压，使迂曲的椎动脉渐渐变直，痉挛的椎动脉即恢复其饱满的状态。
	❺	椎间植骨融合　取自体髂骨块，或者椎间融合器植入间隙（图1-4-13），钢板固定（同颈前路椎间盘摘除骨赘切除椎间植骨钢板固定术）。

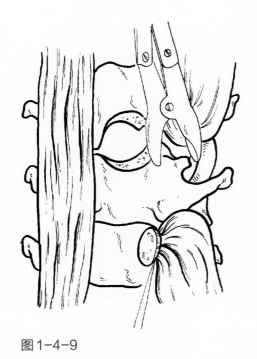

图 1-4-9

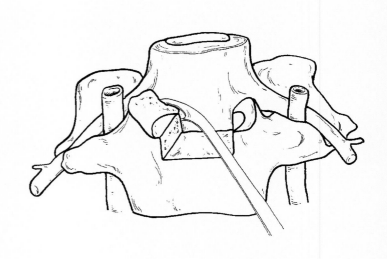

图 1-4-10

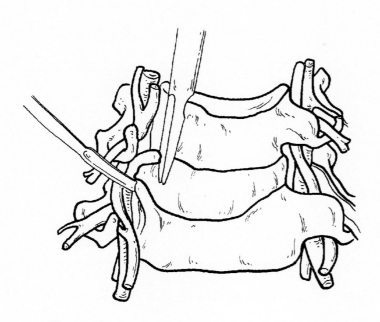

图 1-4-11

图 1-4-12

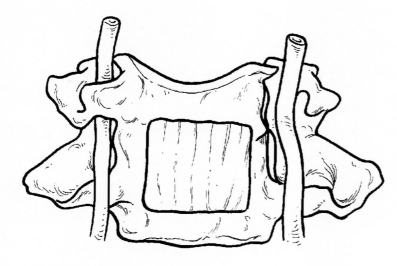

图 1-4-13

| | ❻ | 缝合　彻底止血冲洗，留置引流管一根，逐层缝合切口。 |

术中要点　❶ 在切断颈长肌及头长肌之前，明确相应病变部位后，行颈升动脉分支结扎，而后再切断该主动脉。

❷ 切除病椎横突前弓时，应了解颈椎横突前弓的血供，并仔细在骨膜下分离其分支。

❸ 凿除钩椎关节增生骨赘时，必须仔细从骨膜下剥离血管，向后外推开并保护这些分支，再凿除增生骨赘。

❹ 使用椎动脉减压咬骨钳时，若上下缘咬除困难，可先将前弓外侧壁咬薄或用脑科细钻头钻薄，在分离保护器的保护下，用钳的尖嘴部逐渐扩大咬除前方，一般需咬除2～3节前弓。

术后处理　❶ 术后24小时拔除引流管，1～2天可下地活动，颈部切口5天拆线，取髂骨处切口10天拆线，一般2周出院。

❷ 颈领固定6～8周后拍X线照片复查，若愈合良好，即可渐渐开始颈部保健操，以恢复颈部运动功能。

三　颈前路椎体次全切除术及融合术（ACCF）

适　应　证　❶ 外伤　爆裂骨折侵犯椎管。

❷ 后纵韧带骨化（OPLL）。

❸ 肿瘤侵及椎体。

❹ 颈椎关节强硬和畸形。

❺ 多节段和相邻节段颈间盘脱出。

相对禁忌证　❶ 合并颈椎后凸需要3个以上节段间盘切除的多节段病变。

❷ 发育性颈椎管狭窄。

❸ 曾经接受过颈部前方手术。

❹ 增加植骨块下沉可能性的严重骨质疏松症。

术前准备　　同ACDF。

麻　　醉　　同ACDF。

体　　位　　同ACDF。

手术步骤　❶ 切口及显露　显露第3～7颈椎的前内侧入路，C臂机下定位后，正中纵行切开椎前筋膜，向两侧小心分离颈长肌，显露椎间盘。

❷ 切除椎间盘　切开前纵韧带和两个相邻间盘的纤维环，随后用髓核钳去除椎间盘组织（图1-4-14）。

❸ 切除椎体　用高速磨钻和咬骨钳在椎体中间开槽，直至椎体后方皮质骨。间歇地将骨蜡涂抹在术野创面止血，当后方皮质打磨很薄时，可以从椎间隙边缘开始用小刮匙或小髓核钳去除后方薄薄的皮质骨（图1-4-15、图1-4-16）。

❹ 植骨　选择大小合适的支撑物，如三面皮质骨或者椎间融合器来完成椎体切除后缺损的重建。一旦后纵韧带骨化合并严重的硬膜粘连，骨化韧带的前方需要漂浮，为了确保骨化前方的漂浮，最终插入的移植物后方必须保留5mm的空隙。

❺ 钢板固定　植骨块放置后，选择合适规格的钢板，如果需要，钢板可以轻微地预弯。用钢板把持器将钢板置于正确位置，放置导向器后钻孔，根据不同的钢板系统攻丝拧紧螺钉。可以用一枚螺钉将植骨块固定在钢板上（图1-4-17）。

❻ 缝合　清理术野，放置橡皮引流条，关闭切口。

术中要点

❶ 减压成功的关键就是对相关解剖的深刻理解，横突孔大约位于椎体外侧20mm，为获得充分的椎管减压，至少去除15mm宽骨槽的骨质。

❷ 切记在中线附近操作，可以安全切骨而不会有血管损伤，应通过两侧钩突和椎体外缘来确认，时刻牢记中线位置。

术后处理

术后佩戴硬质颈部围领6～12周。

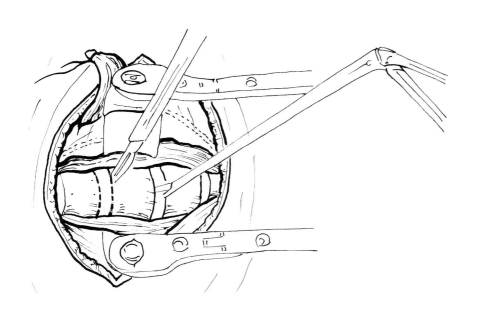

图1-4-14

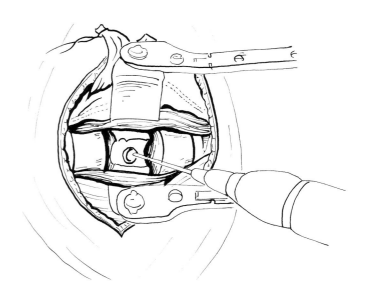

图1-4-15

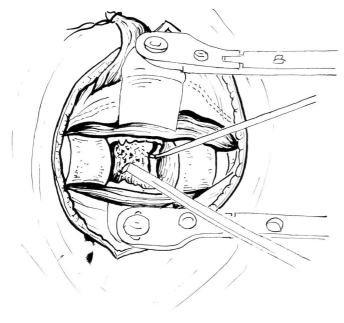

图1-4-16

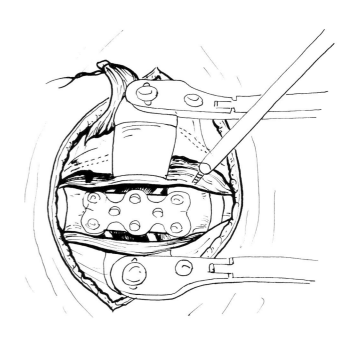

图1-4-17

四　颈椎后路椎间孔减压术（"钥匙孔"术）

适 应 证　单侧间盘突出所致的神经根型颈椎病。

禁 忌 证　❶ 中央型颈间盘突出。

❷ 颈椎韧带骨化症、颈椎管狭窄症等无法通过单节段减压缓解者。

术前准备　完善术前影像学检查，明确致压物类型，并做好体表定位标记。

麻 醉　气管内插管全身麻醉或局麻。

体 位　俯卧位，应用Mayfield头架。颈部稍稍屈曲20°，并向病变对侧轻度侧屈，使小关节之间牵开，有助于手术显露（图1-4-18）。

手术步骤　❶ 切口　用棘突做解剖标志，在目标间隙中心做一约3cm的皮肤切口，放置自动牵开器，切开斜方肌筋膜，显露相邻椎板。沿棘突或椎板骨膜下剥离很少出血或不出血。

❷ 开窗　透视确认已显露的目标椎板后，继续向外侧显露至关节突关节的内2/3。在椎板间隙最外侧和小关节最内侧之间的交汇处用高速磨钻行部分椎板切除术（图1-4-19），形成"钥匙孔"。关节面切除不能超过50%，中间的黄韧带随骨质一并切除。

❸ 减压　沿椎弓根内缘向前至椎管底部，在硬膜外和椎体后外侧下方之间明确硬膜外周围结构的变化。小心分离神经孔内的脂肪并显露出神经，只切除突出间盘组织。当间盘组织较硬时，可以用弯的和直的小刮匙切除来自椎间隙的骨赘和来自Luschka关节的腋侧骨赘（图1-4-20）。位于硬膜囊前方坚硬的骨赘或骨嵴不建议切除。

❹ 缝合　充分止血，在椎板切除处松松地放置可吸收明胶海绵占据死腔，逐层关闭切口，无须留置引流管。

术中要点　❶ 不能切除超过50%的关节面。

❷ 可能存在一个无名的、分为腹侧和背侧神经根袖的二分神经根（35%）。

❸ 只切除间盘组织碎片，不需彻底切除间盘组织。

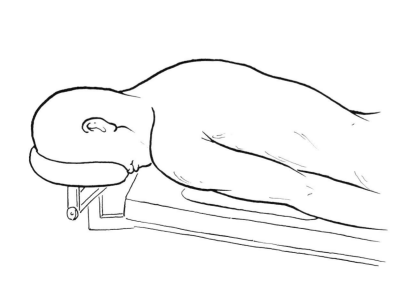

图1-4-18

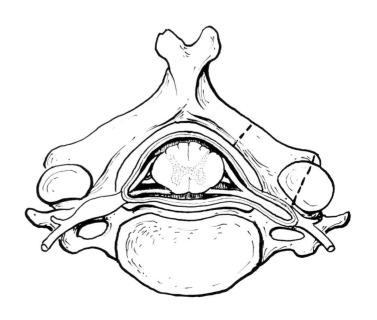

图1-4-19

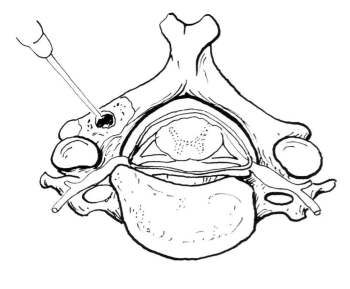
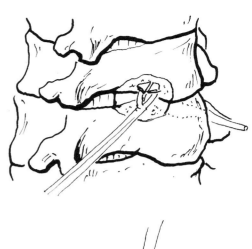
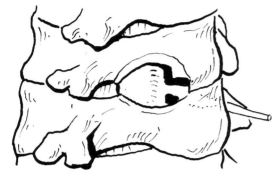
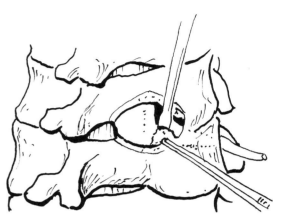

图 1-4-20

❹ 用神经探钩引导切除范围。

❺ 要充分了解神经根孔的解剖。

术后处理 取 40°半坐位来减少术区静脉淤滞。颈部无须外固定，1～3 个月恢复正常活动。

五 颈椎管成形术－单开门式椎管扩大成形术

适应证 凡因以下病变引起脊髓受压或合并神经根受压者：

❶ 发育型颈椎管狭窄者。

❷ 长期后纵韧带骨化症或黄韧带骨化症。

❸ 颈椎多节段退行性改变引起脊髓或神经根受累。

❹ 颈椎病前路减压不满意未能使症状缓解者。

禁忌证 颈椎不稳定患者。

术前准备 ❶ 详细了解病史及全面的神经系统检查，使诊断明确，仔细阅读 X 线片、CT、MRI，尽量做到了解椎管狭窄的程度、范围，引起狭窄的病因，产生神经症状的主要部位。

❷ 对重要脏器如心、血管及肝、肾功能检查，以确保患者安全度过手术。

麻 醉 气管内插管全身麻醉或局部浸润麻醉。

体 位 侧俯位或俯卧位。俯卧位时注意腹部勿受压。如用局麻，则侧卧位较易耐受。

手术步骤

❶ **切口** 颈后正中切口。长度取决于椎管扩大范围，一般显露颈$_2$~胸$_1$棘突（图1-4-21）。切开皮肤、皮下、深筋膜，显露棘突尖端（图1-4-22）。

❷ **显露** 切开棘突旁椎旁肌附着，骨膜下剥离棘突、椎板和关节突，干纱布填塞止血后用自动牵开器将肌肉向外牵开显露棘突及关节突内侧部。

❸ **处理棘突及韧带** 颈$_7$的棘突最突出，可将其切除，以免影响开门。将颈$_2$~颈$_3$和颈$_7$~胸$_1$之间的棘上、棘间韧带和黄韧带切除以便掀开。

❹ **开门侧预处理** 在一侧先用磨钻将椎板磨薄，作为开门侧，先不将皮质骨彻底切除，铰链侧处理失误时可作为补充手段（图1-4-23）。

❺ **铰链侧"V"形骨槽的切割** 在另一侧椎体椎板上关节突内侧用磨钻磨去椎板外层皮质骨及部分松质骨，骨槽口宽底窄呈"V"形，勿折断内层皮质骨，作为铰链侧（图1-4-24）。

❻ **椎板成形及椎管扩大** 在开门侧再用枪式咬骨钳将剩余内层椎板皮质和黄韧带咬除，掀开椎板，边掀边剥离与硬膜的粘连。像开门一样扩大椎管（图1-4-25、图1-4-26）。

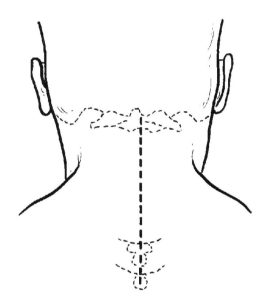

图1-4-21

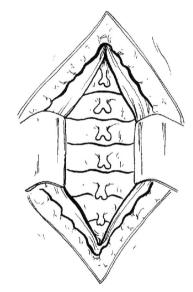

图1-4-22

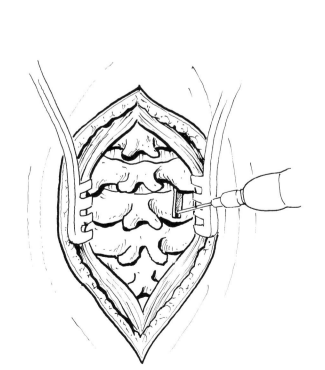

图1-4-23

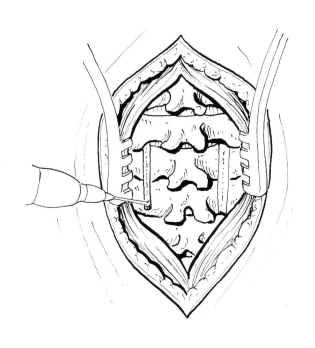

图1-4-24

❼ 钢板固定　将已塑形的钢板固定在椎板和侧块上，用螺钉固定钢板（图 1-4-27）。

❽ 缝合　冲洗止血，以相应大小的脂肪片或明胶海绵覆盖开门侧骨质缺损处，安置引流管，逐层缝合切口。

术中要点

❶ 椎管扩大范围应超过狭窄面上、下各一椎弓。

❷ 开门侧条状椎板切开、铰链侧"∨"形截骨均应紧靠关节突内侧缘。

❸ 铰链侧"∨"形骨槽口宽度要适宜，槽底以刚好抵达椎板内层骨皮质为准。

❹ 开门侧最好选择在病变一侧。

❺ 术前显示有椎间不稳者，将剪下的棘突剪成骨条，铺于该不稳间隙的椎板及关节突上，使该间隙发生骨性融合。

❻ 术中宜在扩大椎管前静脉滴注地塞米松，术后再应用3～5天。

❼ 术中注意避免铰链侧椎板的完全骨折，建议先处理铰链侧，一旦内层皮质骨完全切断，可调整为开门侧。

❽ 咬除棘突有助于手术后肌肉平衡附着，降低颈痛的概率。

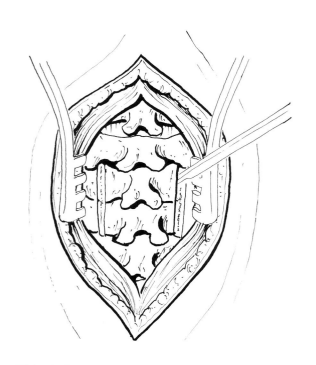

图1-4-25

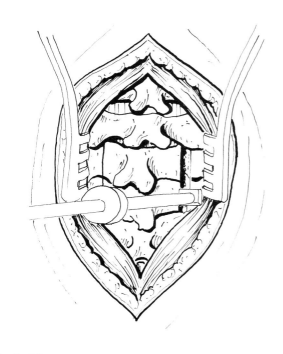

图1-4-26

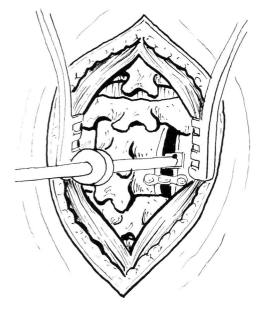

图1-4-27

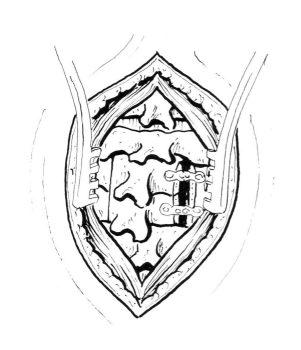

术后处理	❶ 在铰链侧骨愈合前勿按压颈后，平卧时枕头垫于枕后，防止椎板下沉压迫脊髓。
	❷ 术后2~3周戴颈围后可下床活动。
	❸ 待铰链侧骨性愈合后，逐渐进行颈肌锻炼，保持头颈良好姿势，避免长期持续埋头伏案工作。

六　颈椎管扩大成形术－双开门椎板成形椎管扩大术

适 应 证	同单开门式椎管扩大成形术。
术前准备	同单开门式椎管扩大成形术。
麻　　醉	同单开门式椎管扩大成形术。
体　　位	同单开门式椎管扩大成形术。
手术步骤	❶ 切口、显露、处理棘突及韧带　同单开门式椎管扩大成形术。
	❷ "Ⅴ"形截骨　在关节突内侧双侧椎板上行"Ⅴ"形截骨，勿折断内层皮质骨（图1-4-28）。
	❸ 椎板成形及椎管扩大　电锯纵行切开棘突中份，同时向两侧掀开椎板，使双侧"Ⅴ"形截骨不全骨折，扩大椎管。该术式又分为切除棘突和保留棘突嵌入髂骨撑开式两种（图1-4-29）。开门后可选择相应的钢板固定。
	❹ 缝合　彻底止血，留置引流管一根，逐层缝合切口。

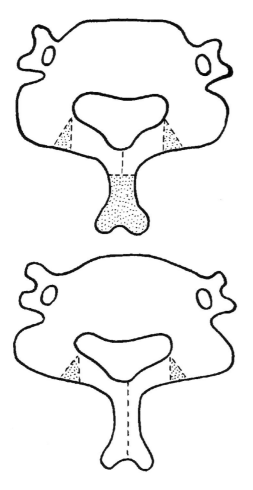

图1-4-28

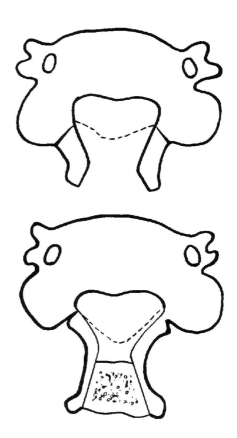

图1-4-29

术中要点	同单开门式椎管扩大成形术。
术后处理	同单开门式椎管扩大成形术。

七　颈椎椎板切除减压及内固定术

适 应 证	❶ 颈椎骨折脱位，不论屈曲压缩或分离屈曲，有或无关节突铰锁，合并脊髓损伤者。 ❷ 椎板骨折下陷压迫脊髓，需考虑探查并治疗脊髓损伤者。 ❸ 陈旧性颈椎骨折脱位，椎弓对脊髓有压迫者。 ❹ 发育型颈椎管狭窄者。 ❺ 长期后纵韧带骨化症或黄韧带骨化症。 ❻ 颈椎多节段退行性改变引起脊髓或神经根受累。 ❼ 颈椎病前路减压不满意未能使症状缓解者。
禁 忌 证	椎体严重粉碎失去中前柱稳定性时，不宜再行椎板切除破坏后柱的稳定性。
术前准备	颈椎外伤患者一般术前均行颅骨牵引。对伤后6小时以内严重的不全瘫、完全截瘫估计非脊髓横断者，只要全身情况允许，可在数小时内手术治疗。退变性疾病患者预计减压超过3个节段者，需准备后路内固定器械。
麻　　醉	气管内插管全身麻醉。
体　　位	俯卧位。
手术步骤	❶ 切口及显露　项部后正中切口，显露脱位间隙。 ❷ 复位　无关节突交锁者，使头后仰即可复位；有关节突交锁者，在颅骨牵引下，以小骨膜起子或剥离子插入关节突关节至脱位下关节突前方，以下位关节突为支点，稳妥而缓缓地向后撬下关节突，即可使其回到下位上关节突后方，此时减轻颅骨牵引重量并使头后仰，即可复位（图1-4-30）。 ❸ 椎板切除减压　切除脱位的椎板。减压范围应至两侧关节突内缘，显露2～2.5cm硬膜。术中根据硬膜搏动情况决定是否探查脊髓（图1-4-31）。 ❹ 植骨融合　自关节突下缘与椎板间穿过钢丝，将小关节面凿掉，植入两根条形髂骨，用钢丝将其固定（图1-4-32）。对于颈椎损伤合并有前中柱破坏的病例，建议行前路融合（ACCF或ACDF），后路融合作为补充手段，或辅助内固定系统（见下述），以维持颈椎后方张力带结构。对于颈椎退变性疾患，后路减压超过3个节段者，建议辅助内固定系统。 ❺ 钉棒系统固定　将侧块分为4个象限，外上象限是一个远离椎动脉及脊神经的安全区域（图1-4-33），螺钉进入点位于侧块中点偏内1mm处（图1-4-34），进钉角度向外倾斜20°～30°，向头侧倾斜20°～30°（各种侧块螺钉对照如图1-4-35～图1-4-38所示）。植钉完毕，连接预弯的

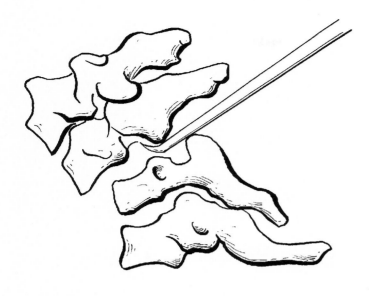

图 1-4-30

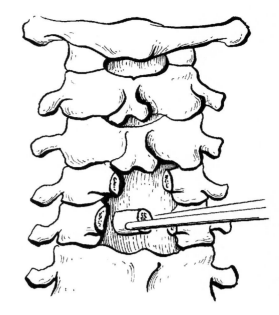

图 1-4-31

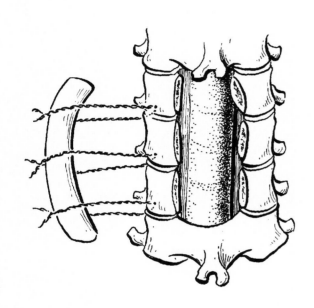

图 1-4-32

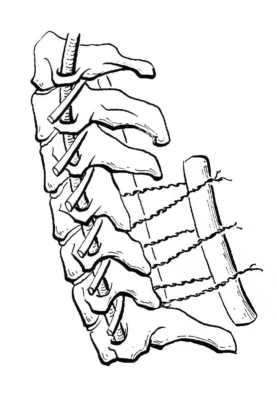

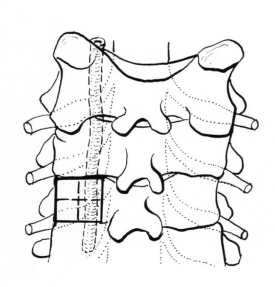

图 1-4-33

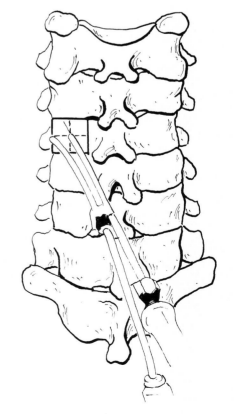

图 1-4-34

纵棒，完成固定。

❻ 缝合　分层缝合肌层、项韧带筋膜、皮下及皮肤，留置引流管。

术中要点　　❶ 复位操作需稳妥，插入到关节突关节的剥离子不能向中线滑动。

❷ 侧块螺钉错误的进钉点可能导致椎动脉、神经根损伤及侧块破损（图1-4-39）。

术后处理　　无钉棒系统固定需颅骨牵引3～4周，有钉棒系统固定者，卧床1周可下地活动，颈托固定3个月。

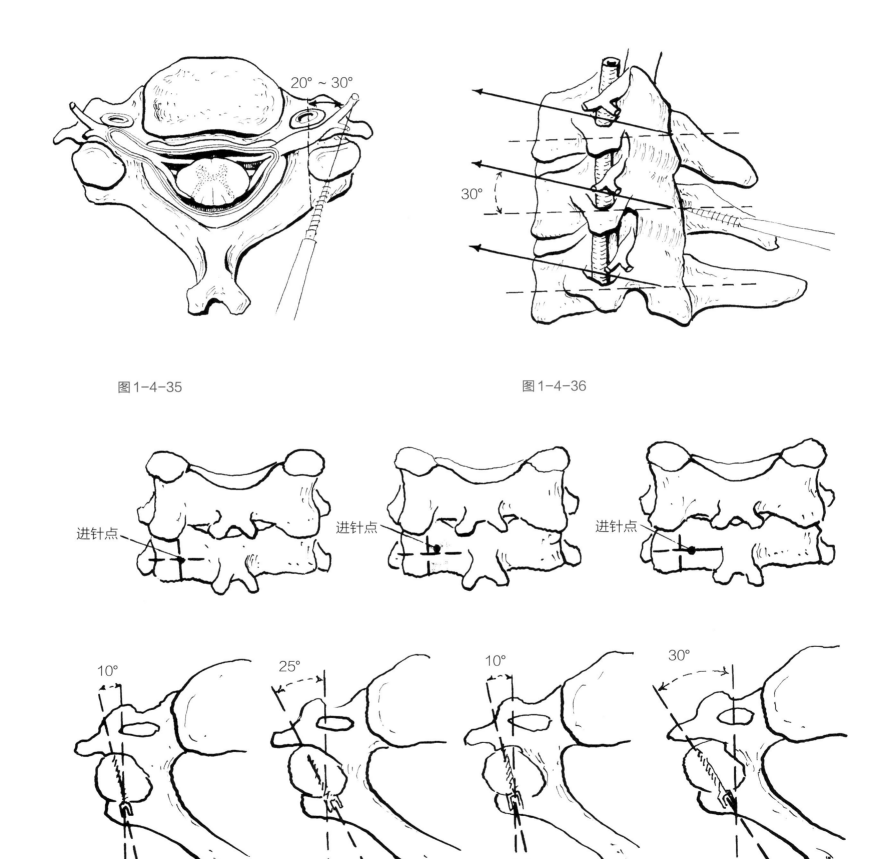

图1-4-35

图1-4-36

图1-4-37

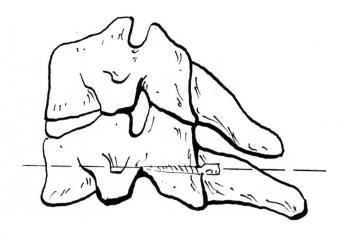

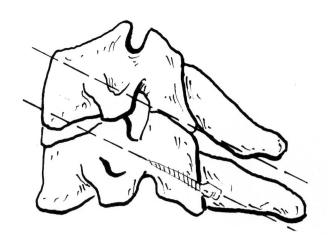

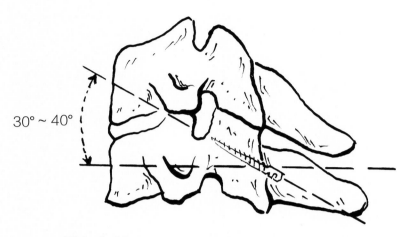

30° ~ 40°

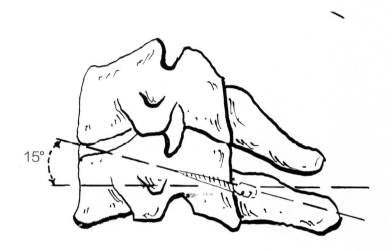

15°

图1-4-38

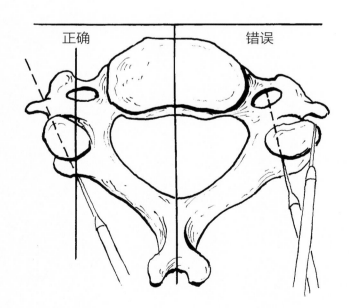

正确   错误

图1-4-39

第二章
胸椎手术

视频目录

扫描二维码，
观看本书所有
手术视频

第一节　颈胸段显露途径

一　经胸骨柄入路

适 应 证　　胸₁~胸₄节段脊髓、神经根前方的炎症、创伤、畸形等病变。

麻　　醉　　气管内插管全身麻醉。

体　　位　　仰卧位，颈部后伸。

手术步骤　❶ 沿胸锁乳突肌（SCM） 内缘做皮肤切口，延长至胸骨。也可做一个"T"形切口，即在锁骨上2cm做一横行切口，胸骨正中做一纵向切口（图2-1-1）。

　　　　　❷ 切开皮下组织，提起并切开颈阔肌，显露胸锁乳突肌和锁骨，剥离胸大肌的锁骨附着点。显露胸骨柄上端和第1肋，将胸骨柄和第1肋的外上方部分切断，随后切断锁骨内1/3，并将附有胸锁乳突肌的锁骨游离端向外侧掀起。骨性结构切除后，显露出锁骨下动脉、颈动脉鞘和气管（图2-1-2），在外侧有可能见到前斜角肌、膈神经和臂丛神经（图2-1-3）。

　　　　　❸ 将主动脉弓向尾侧、气管和食管向内侧、颈动脉鞘向外侧牵开后，最低可显露至T₄水平（图2-1-4）。经C臂透视确认脊柱节段。通过这个入路可以完成诸如椎间盘切除术、椎体次全切除术等外科手术。

　　　　　❹ 手术完成后，闭合骨性结构和软组织，在关闭过程中，应将胸骨柄、第1肋和锁骨复位，并用钢丝、钢板及螺钉固定。

术中要点　❶ 如果胸骨柄、锁骨及胸锁乳突肌不能被整体掀起，则先将胸锁乳突肌锁骨和胸骨柄的附着点剥离，再切断锁骨，随后将连接胸锁关节的锁骨内1/3及胸骨柄外上方部分一并切除。

　　　　　❷ 术中注意保护膈神经、第11对颅神经、交感神经链和胸导管。

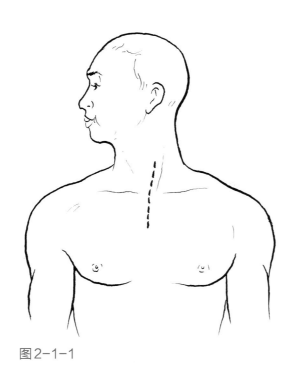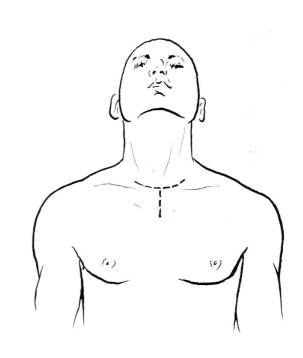

图2-1-1

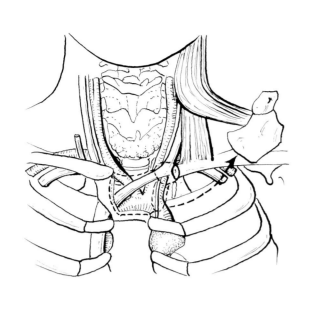

图2-1-2

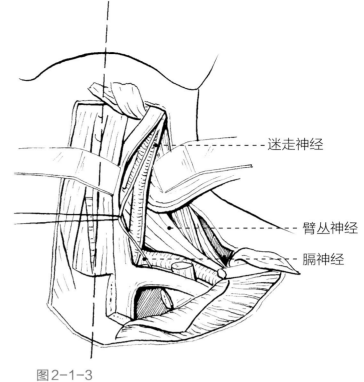

图2-1-3

迷走神经

臂丛神经

膈神经

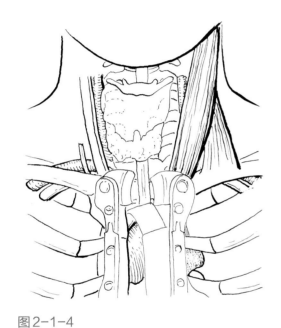

图2-1-4

二　　经胸骨入路与经锁骨上入路

适 应 证　　同经胸骨柄入路。

麻　　醉　　同经胸骨柄入路。

体　　位　　同经胸骨柄入路。

手术步骤　　基本操作同经胸骨柄入路。

术中要点　❶　经胸骨入路可直达上胸椎的腹侧面（图2-1-5），但必须打开胸腔并有损伤大血管的危险，可能成为高致病率和死亡率的入路。

　　　　　❷　经锁骨上入路做一平行锁骨的横切口，切断胸锁乳突肌和肩胛舌骨肌后，显露颈内动脉和颈内静脉。将这些血管结构向内侧牵开后，可以显露出颈胸段的外侧面，显露范围不如前两者大。

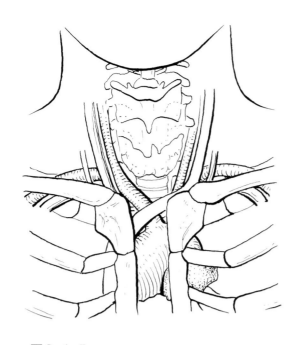

图2-1-5

三 经腋下入路

适 应 证	同经胸骨柄入路。
麻 醉	气管内插管全身麻醉。
体 位	侧卧位，外展肩关节并屈曲肘关节，用束带固定前臂。
手术步骤	❶ 在腋部自然发际线的底部作一横切口，用电刀直接切至胸壁（图2-1-6）。
	❷ 到达胸壁后，通过触诊确认第1肋、第2肋肋弓，第3肋是到达颈胸段的关键结构（图2-1-7）。
	❸ 确认第3肋后，肋骨骨膜剥离子进行骨膜下剥离，剪除已显露出的一段肋骨，并用咬骨钳将肋骨断端修整光滑。进入胸腔，注意不要损伤下方的肺组织。肋骨撑开器将第2肋和第4肋的间隙增宽。（图2-1-8）。
	❹ 切开覆盖于T$_1$～T$_5$椎体外侧的胸膜，钝性分离并确认椎间盘。根据需要结扎横跨在每一个椎体中部的肋间动静脉，游离、牵开或切断并缝扎奇静脉。
	❺ 关闭胸腔时尽力将脊柱上方的壁层胸膜缝合，放置胸腔闭式引流管。
术中要点	❶ 分离胸肌，应直接切至胸壁，避免潜行分离损伤肥厚的腋部软组织（图2-1-9）。
	❷ 在第2肋间隙可能会出现相对较大的肋间臂神经，这是感觉神经，主要支配上臂内侧和一部分胸壁的感觉，在肋间隙将该神经从穿出点至外周的4～5cm长神经纤维予以切除，术前应告知患者这将导致术后失神经支配区的麻木（图2-1-10）。
	❸ 进入胸腔时，麻醉医师应暂时停止对肺组织的正压通气，以便用纱布将肺上叶向下填塞保护。
	❹ 入路周围大血管较多，特别是奇静脉容易损伤，具有一定危险性。

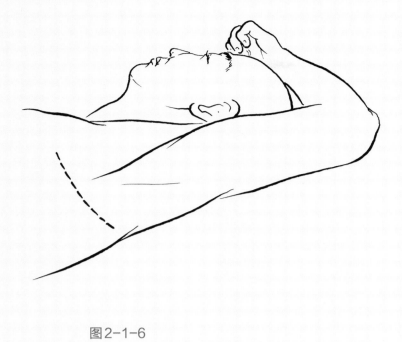

图 2-1-6

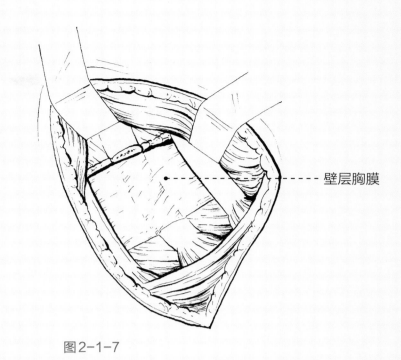

壁层胸膜

图 2-1-7

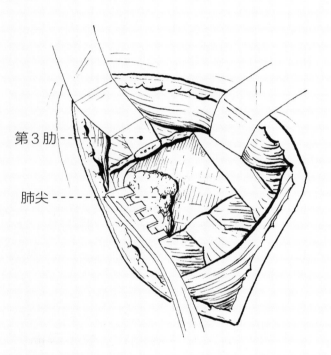

第 3 肋

肺尖

图 2-1-8

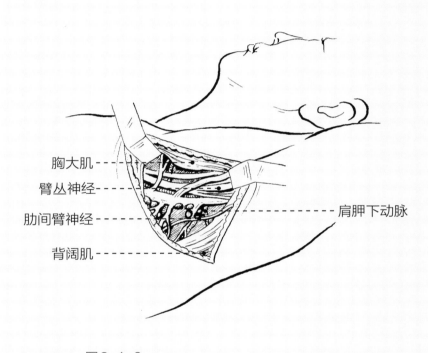

胸大肌

臂丛神经

肋间臂神经

背阔肌

肩胛下动脉

图 2-1-9

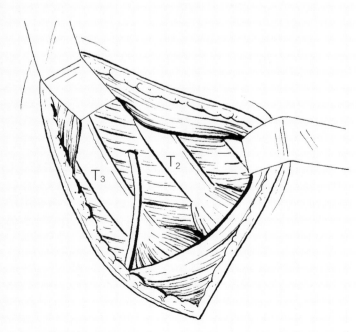

T_3 T_2

图 2-1-10

❺ 椎体固定钻头进入对侧时，一旦损伤对侧血管，后果不堪设想。

❻ 左侧入路减压存在困难。

❼ 如果硬膜破裂，可能难以自行愈合。

四　切除第3肋经胸入路

适 应 证	同经胸骨柄入路。
麻 　 醉	气管内插管全身麻醉。
体 　 位	侧卧位，病变侧在上。
手术步骤	❶ 从T₁椎旁，沿肩胛骨内下缘，经腋下至第3肋软骨做皮肤切口（图2-1-11）。仔细分离各个肌肉层次直至肋骨水平（图2-1-12、图2-1-13）。
	❷ 切开固定肩胛骨的各层肌肉，向头侧牵开肩胛骨（图2-1-14），显露并确

手术步骤 ❶ 从T_1椎旁，沿肩胛骨内下缘，经腋下至第3肋软骨做皮肤切口（图2-1-11）。仔细分离各个肌肉层次直至肋骨水平（图2-1-12、图2-1-13）。

❷ 切开固定肩胛骨的各层肌肉，向头侧牵开肩胛骨（图2-1-14），显露并确

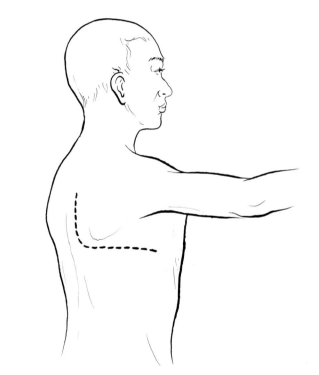

图2-1-11

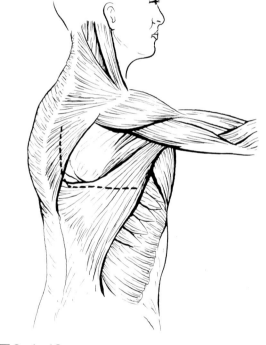

图2-1-12

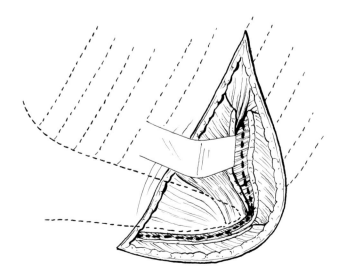

图2-1-13

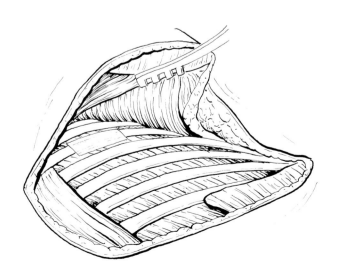

图2-1-14

认第3肋，仔细剥离第3肋骨表面的骨膜，切除第3肋骨。用肋骨撑开器撑开肋间隙，按胸廓成形术入路打开肋骨床和壁层胸膜，压舌板将肺部组织牵开、保护。

❸ 确认主动脉、脊柱、肋骨、壁层胸膜及下面的静脉（图2-1-15）。打开肋椎关节表面的壁层胸膜，确认椎间盘（图2-1-16）。仔细分离并结扎椎体表面的肋间血管，牵开椎体表面的软组织，按计划进行手术（图2-1-17）。

❹ 关闭胸腔时检查肺部各个部位是否完全膨胀，尽可能关闭脊柱表面的壁层胸膜，留置一根胸腔引流管。

术中要点　必须牢记第1肋很难触诊，因为第1肋位于第2肋内侧，正确的肋骨计数非常重要。对于像颈胸段巨大肿瘤样的疾病，可以切除包括第1肋骨在内的几根肋骨，以便获得能够到达C₆节段的宽敞手术空间。但为了支撑肩胛骨，必须保留一根稳定的肋骨。

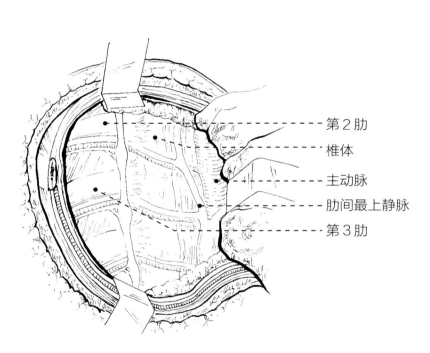

第2肋
椎体
主动脉
肋间最上静脉
第3肋

图2-1-15

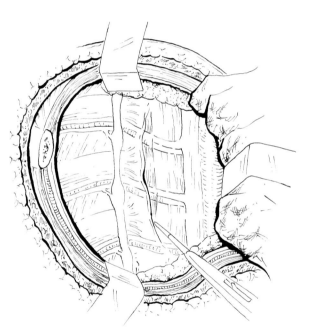

图2-1-16

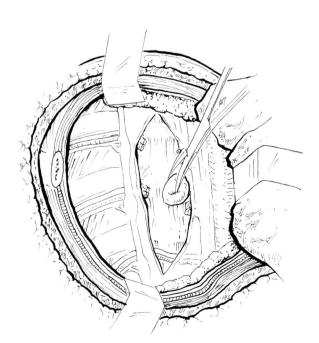

图2-1-17

第二节 胸椎显露途径

一 前路胸膜外入路

适 应 证　　　　脊髓、神经根前方的胸椎体部位的炎症、创伤、畸形等病变。经胸腔入
　　　　　　　　路无疑是一种捷径，但其危险性高，选择手术入路时要与相对安全但显
　　　　　　　　露不充分的后侧入路反复比较。

麻　　醉　　　　气管内插管全身麻醉，单肺通气。

体　　位　　　　侧卧位，充气体位垫有助于维持患者的体位，可将手术床折弯以增加显
　　　　　　　　露（图2-2-1）。

手术步骤　　　❶ 在受累椎体的相应肋骨表面做切口（图2-2-2），电凝止血，骨膜下剥离
　　　　　　　　　显露肋骨（图2-2-3～图2-2-5），将其切除并保护肋骨下缘的肋间神经。

　　　　　　　❷ 肺组织推开（图2-2-6），切开壁层胸膜，将其从脊柱上剥开，剥离范围
　　　　　　　　　为受累椎体及上下各一个椎体（图2-2-7）。

　　　　　　　❸ 辨认、结扎、切断横跨每一节椎体中部的节段血管（图2-2-8）。小心剥

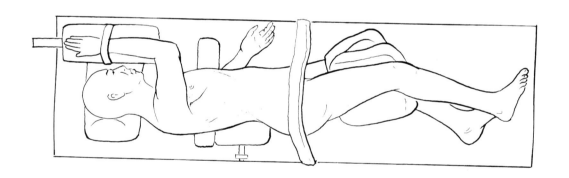

图2-2-1

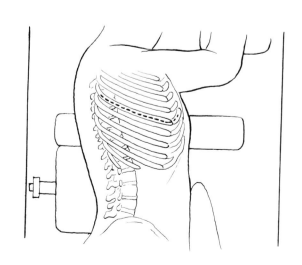

图2-2-2

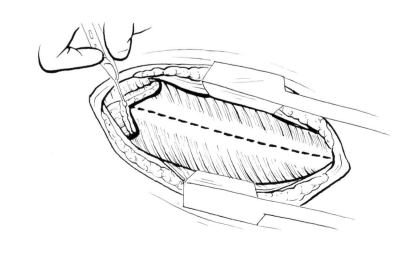

图2-2-3

离椎体骨膜，显露病变椎体。

术中要点

❶ 术中注意保护侧纵隔上部的锁骨下动脉和颈动脉。

❷ 如果只有一个椎体节段受累，则只切除同一平面的肋骨；多个椎体节段
受累时，应切除拟显露平面的上位肋骨。

❸ 如果直接显露椎管，可切断病变水平的肋骨，显露椎间隙。肋椎关节在
上一椎体和下一椎间盘之间，这是进入椎管的重要标志。

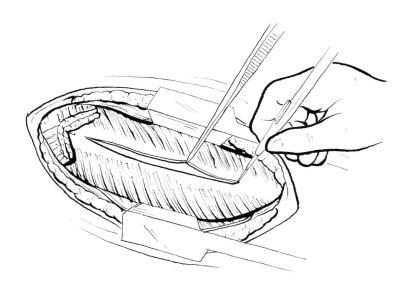

图 2-2-4

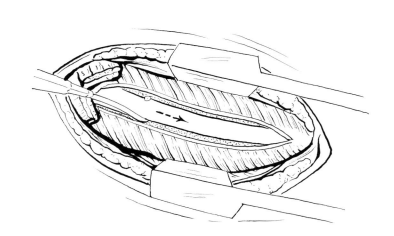

图 2-2-5

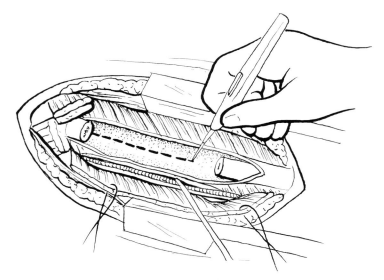

图 2-2-6

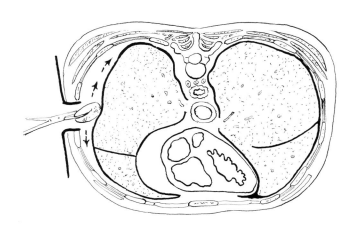

图 2-2-7

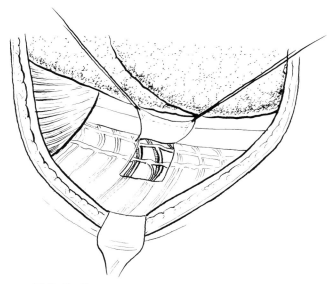

图 2-2-8

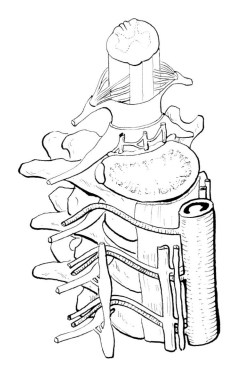

图2-2-9

④ 术中尽量避免脏胸膜破裂，若有破损，必须修补。

⑤ 注意交感神经链、椎间隙、神经孔及节段血管之间的解剖关系（见椎体外侧柱表面的骨膜和胸膜剥离后解剖示意，图2-2-9）。

二　后正中入路

适 应 证	❶ 胸椎板减压术。
	❷ 胸椎内固定、融合术。
	❸ 脊柱侧凸及脊柱后凸矫形术。
麻　　醉	气管内插管全身麻醉。
体　　位	俯卧位，分两种：①俯卧于四点支持架上，双下肢与躯干平行；②俯卧于胸膝卧位架上，髋膝关节均屈曲90°，由膝支撑腹部和下肢。
手术步骤	❶ 在拟显露区做一长的正中切口（图2-2-10），切开皮肤、皮下组织，扪及胸椎的棘突尖部后，行骨膜下剥离，应剥至横突尖部。
	❷ 扩大的后路切口首先由中线显露，再向外侧扩展至横突边缘旁开至少5cm的肋骨中段。显露范围应在手术处远、近端各3～4个脊柱节段，以利于牵开肌肉组织。
	❸ 向外侧分离，切除部分椎弓根及横突（经肋椎关节入路，图2-2-11），可显露脊髓外侧面。
	❹ 在设定节段行半椎板或全椎板切除，相连的肋骨在肋横关节外侧3cm切断，保留肋骨下的神经血管束，再将胸膜从脊柱旁分开，到达脊柱侧方。
术中要点	❶ 如果手术显露时胸膜破裂，术终应置胸腔引流管。

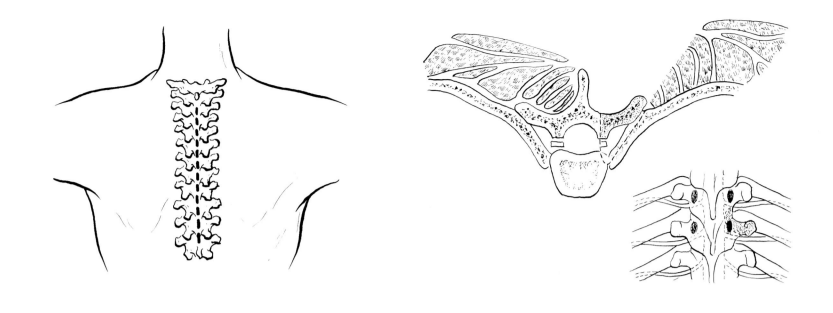

图2-2-10　　　　　　　　　　　　　　　　图2-2-11

❷ 走行于椎体中部的血管可行一侧结扎，以便松解前方的血管结构。

三　　后外侧入路（肋骨横突切除入路）

适应证　❶ 单纯的活检。

❷ 局部病灶清除术，特别是上胸椎结核的病灶清除术。需要强调的是，单纯肋骨横突切除术不能像经胸入路或后正中入路那样提供广泛的胸椎椎体术野或显露长度。

麻　醉　气管内插管全身麻醉。

体　位　同后侧正中入路。

手术步骤　❶ 旁开棘突中线6.3cm做纵行直切口，切口中心位于欲显露椎体平面。另一种做法是做一弧形切口，弧形顶端指向外侧（图2-2-12）。

❷ 纵向切开皮下组织、斜方肌、背阔肌和腰背筋膜，从肋骨和横突上锐性分离脊柱旁肌肉的附着，牵向内侧（图2-1-13）。

❸ 骨膜下剥离竖脊肌并拉向内侧，切开肋横突间韧带，切除横突，显露出椎弓根和下方的肋骨头，通常在肋骨角处用肋骨剪横行剪断肋骨，切除5~7.5cm的肋骨（图2-2-14）。如果显露需要，可将肋骨自肋椎关节处离断（图2-2-15），或切除更多的肋骨（图2-2-16、图2-2-17）。

❹ 若切除横突、椎弓根和椎小关节，可极大增加显露范围，同时进入椎体前方及脊柱后部结构（图2-2-18），即在一个手术中同时完成脊柱的前方减压和后方固定。

术中要点　❶ 显露过程应在骨膜下、胸膜外。完成操作后，切口内注入生理盐水并使肺膨胀，以检查是否漏气。

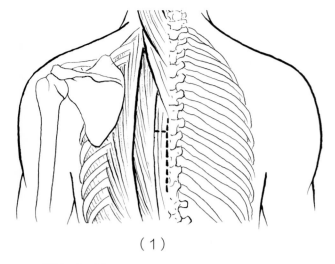
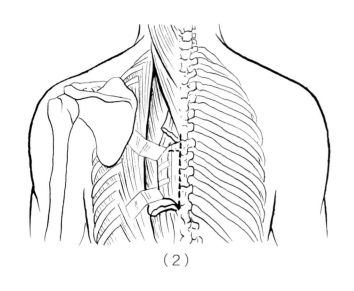

（1）   （2）

图 2-2-12

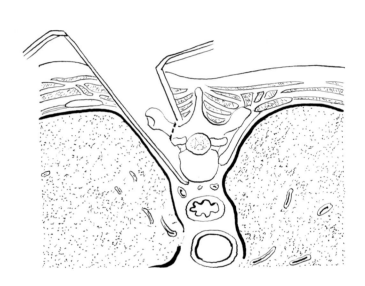

图 2-2-13

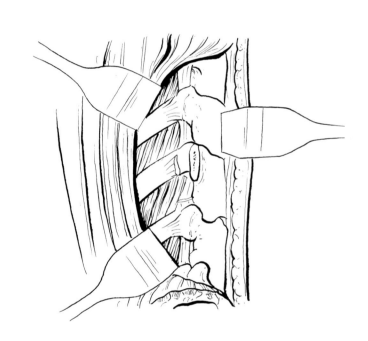

图 2-2-14

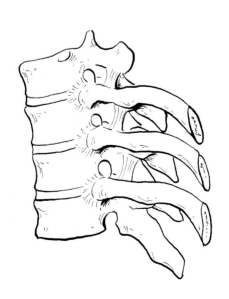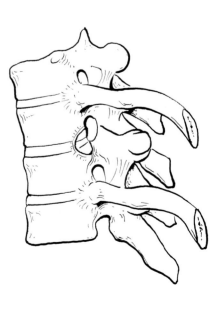

图 2-2-15

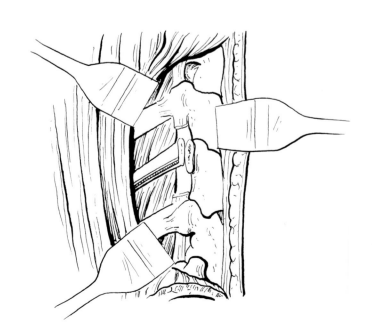

图 2-2-16

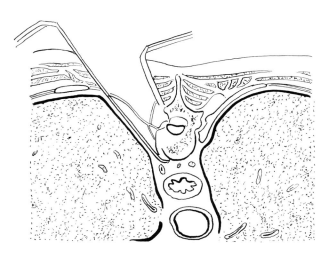

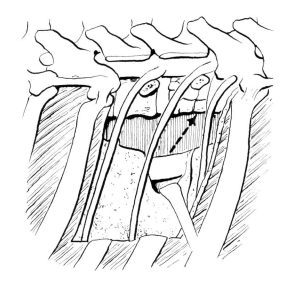

图 2-2-17 图 2-2-18

❷ 神经根从椎间孔的上部穿出，腹侧支移行为肋间神经，加入肋间血管束，术中要注意保护。

❸ 切除 3 根以上肋骨将造成脊柱不稳定，需要内固定辅助支撑。

第三节 胸腰椎显露途径

一 经胸膜外－腹膜后入路

适 应 证　❶ 伴有前侧硬膜外受压的胸腰段骨折。

❷ 胸腰椎椎间盘突出症。

❸ 先天性或后天性脊柱畸形。

❹ 胸腰段椎体肿瘤及结核。

麻　　醉　气管内插管全身麻醉。

体　　位　右侧卧位，用合适托板将耻骨联合和骶骨夹住以固定骨盆。

手术步骤　❶ 切口起自骶棘肌外侧缘至要切除的肋骨上方的胸骨肋软骨交界处，根据需要，切口可向下延长至腹中线和髂前上棘之间 3～5cm（图 2-3-1）。

❷ 依次切开背阔肌、斜方肌和菱形肌，电刀切开肋骨骨膜，肋骨剥离子剥离、剪断肋骨，一般切除第 10 肋可显露胸$_{10}$～腰$_2$（图 2-3-2）。

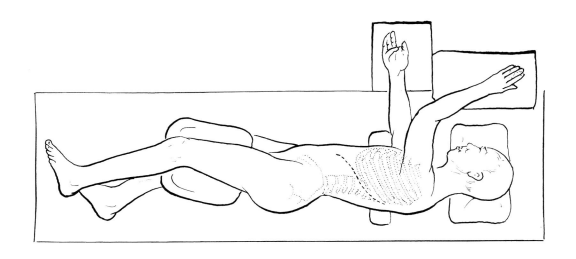

图2-3-1

❸ 切开胸膜，进入腹膜后间隙，辨认膈肌（图2-3-3），在后方，沿胸廓显露出4~5cm的膈肌缘，在距肋骨边缘的2~2.5cm处用缝线标记，以便后面进行精确的创面闭合，周边环形切开膈肌，减少其失神经支配（图2-3-4）。

❹ 腹膜后钝性分离至椎前间隙，必要时可结扎节段血管，并将主动脉向前方牵拉，扩大术野（图2-3-5）。

❺ 切开椎前筋膜，游离、结扎、切断位于椎体中部的节段动静脉，显露胸腰段椎体（图2-3-6）。

术中要点

❶ 胸膜从左半膈肌的上面及第10、12肋和第11肋残端的后面游离开时，因为非常薄，很容易破裂。

❷ 做膈肌切口时应在膈肌周边部，减少对膈肌功能的影响。

❸ 腹膜与腹横筋膜在前侧是连在一起的，分离时要注意。

❹ 节段血管一定要结扎确切，并保护椎间孔处节段动脉之间的循环支。

❺ 注意腹膜后分离时勿损伤输尿管。

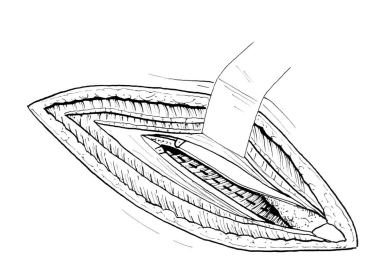

图2-3-2

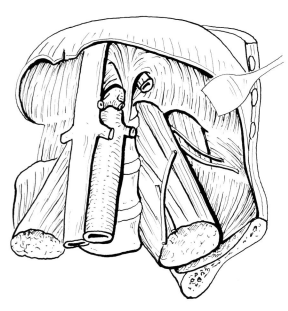

图2-3-3

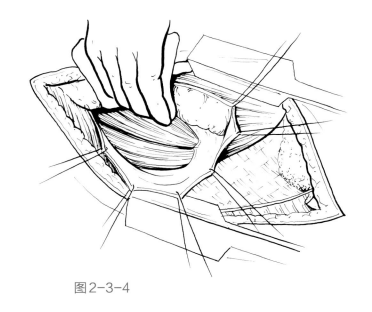

图2-3-4

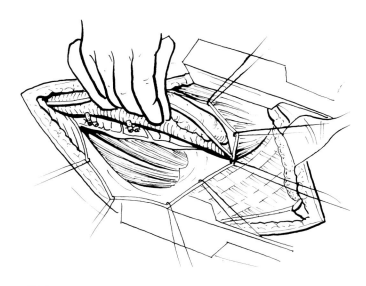

图2-3-5

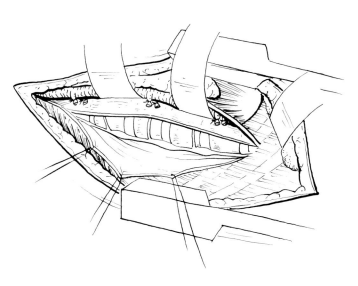

图2-3-6

二　　经腹膜后入路

适 应 证	同经胸膜外-腹膜后入路。
麻　　醉	同经胸膜外-腹膜后入路。
体　　位	同经胸膜外-腹膜后入路。

手术步骤　❶ 右侧卧位，左侧在上（图2-3-7），根据脊柱入路的节段选择切口位置。从腋中线至腹直肌鞘边缘做皮肤切口。分离腹外斜肌、腹内斜肌和腹横肌显露出腹膜。腹横筋膜较薄，紧靠腹膜（图2-3-8）。

❷ 钝性向前分离至腰大肌，向前方牵开腹膜显露脊椎。应辨认出腰大肌前面的生殖股神经和沿腹膜下面走行的输尿管（图2-3-9）。触摸主动脉，辨认和结扎节段血管便于游离（图2-3-10）。放置自动牵开器显露出合适节段的腰椎椎体（图2-3-11）。

术中要点　腰大肌前方推开腹膜显露至椎体前面，依次辨认出腰方肌及腰大肌，术者切勿进入腰大肌后间隙这一盲区。向内侧触摸腰方肌确认横突，绝对不能与椎体混淆。

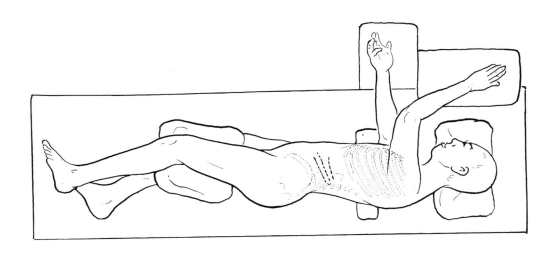

图 2-3-7

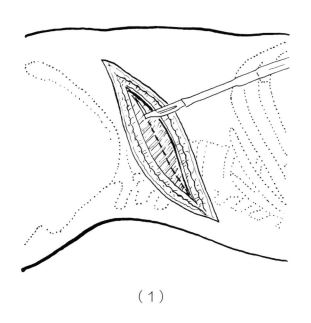

（1）

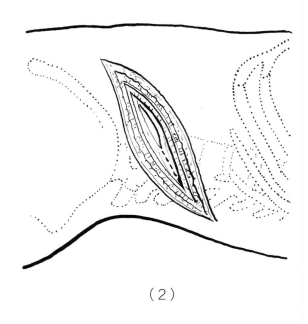

（2）

图 2-3-8

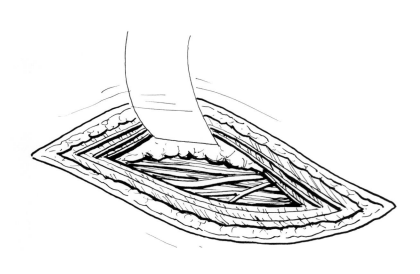

图 2-3-9

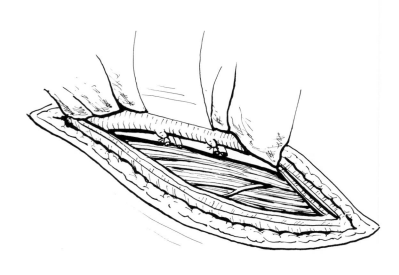

图 2-3-10

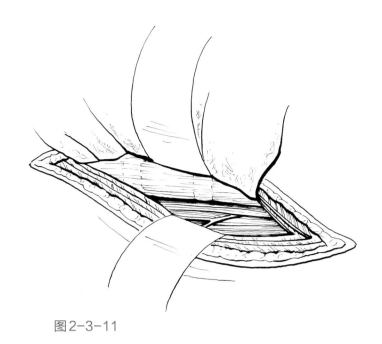

图2-3-11

三　后侧入路

适　应　证　❶ 腰椎间盘突出症髓核摘除术。

❷ 腰椎管狭窄症椎管扩大成形术。

❸ 腰椎滑脱，复位、固定、融合术。

❹ 腰椎骨折脱位，复位、固定、融合术。

麻　　醉　腰麻，硬膜外阻滞麻醉，双阻滞麻醉，气管内插管全身麻醉。

体　　位　俯卧位，分两种：①俯卧于四点支持架上，双下肢与躯干平行；②俯卧于胸膝卧位架上，髋膝关节均屈曲90°，由膝支撑腹部和下肢。

手术步骤　❶ 以病变腰椎为中心做后正中皮肤切口，切开皮肤、皮下组织和腰背筋膜（图2-3-12）。

❷ 用电刀和骨膜剥离子从远侧向近侧进行骨膜下剥离，从棘突尖上开始显露，扩展至椎板、关节突关节，如有必要，可向外侧扩展至横突尖部。

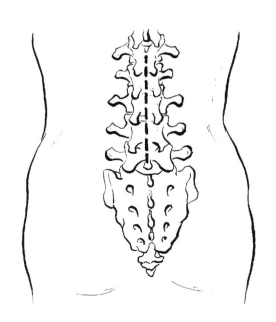

图2-3-12

术中要点	❶ 术中用自动拉钩将切口两侧肌肉撑开，保持一定的张力，起止血作用。
	❷ 对以前曾行过椎板减压术或有隐性脊柱裂的患者，显露时一定要小心，应避免穿透硬膜。
	❸ 后正中切口可完成经椎弓根至椎体，用来对椎体爆裂性骨折或肿瘤进行椎管前方减压或活检，先做椎弓根隧道，然后通过特殊弯角刮匙和剥离器将椎体后部病变骨向前推离开脊髓组织。

四　后外侧入路

适 应 证	❶ 后外侧下腰椎与腰骶椎融合。
	❷ 以前曾行过椎板减压术，用或不用椎弓根内固定的后外侧融合。
	❸ 既往曾行过椎板减压术，后正中切口有风险的。
	❹ 也可用于对极外侧腰椎间盘突出症的手术。
麻　　醉	同后侧入路。
体　　位	同后侧入路。
手术步骤	❶ 以病变椎体为中心做后正中皮肤切口（图2-3-13）。
	❷ 逐层切开至腰背筋膜，旁开中线2cm做筋膜纵行切口（图2-3-14）。
	❸ 筋膜切开后可见到最长肌和多裂肌之间的自然分界（图2-3-15），用手指顺肌纤维方向钝性分开最长肌和多裂肌（图2-3-16）。
	❹ 用自动拉钩将两组肌群分开，以电刀和骨膜剥离子从肌肉在筋膜上的坚强附着处剥离下多裂肌的横行纤维，骨膜下显露腰椎横突、小关节和椎板。
术中要点	❶ 不要剥离至横突前方，以免损伤紧贴横突前方出来的神经根。
	❷ 要控制住经过横突基底上方的腰动、静脉出血。

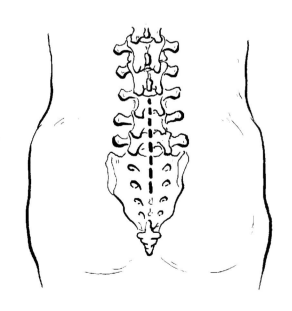

图2-3-13

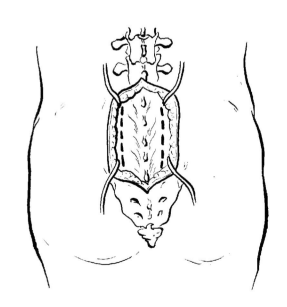

图2-3-14

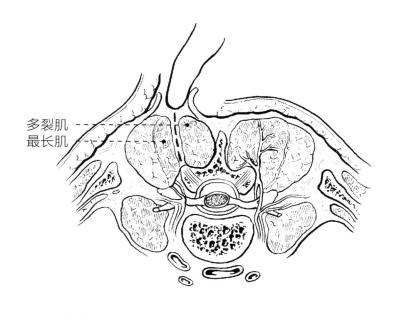

多裂肌 ----
最长肌 ----

图2-3-15

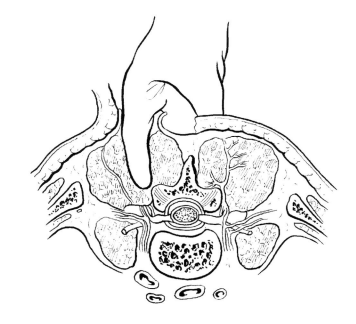

图2-3-16

第四节　　胸腰椎疾病的手术治疗

一　　上胸椎前路减压植骨融合术（胸₂～胸₁₀）

上胸椎前路减压植骨融合术（胸$_2$～胸$_{10}$）

适 应 证	❶ 爆裂性骨折后早期治疗。
	❷ 某些骨折超过2周而不适合后路固定和椎管间接减压的爆裂性骨折。
禁 忌 证	全身情况差，不能耐受手术创伤者。
术前准备	胸椎前方弧形切口适应于T$_4$～T$_{12}$脊柱显露，标准切口通过病变椎体头侧1～2个节段的肋间隙或肋骨。设计切口时，应评估术前胸部X线片，尤其注意对应肋骨的肋骨角。
麻　　醉	气管内插管全身麻醉。
体　　位	侧卧位。
手术步骤	❶ 切口　腹膜后或胸膜后入路，从前方显露脊柱（图2-4-1）。
	❷ 减压　确认骨折的椎体，切除其上方和下方的椎间盘组织（图2-4-2）。用咬骨钳、骨凿或动力磨钻去除骨折的整个椎体（图2-4-3）。用骨蜡控制骨面出血，用明胶海绵控制硬膜外出血。
	❸ 植骨　减压后，在上、下椎体内分别凿一沟槽，向深处修整沟槽约1cm。在硬膜表面铺一层明胶海绵保护硬膜，取一块三面皮质骨的髂骨块或腓骨条，修整两端并将其嵌插入植骨位置。植骨块应放在前侧并使其远离硬膜（图2-4-4）。

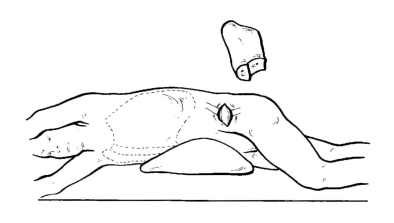

图 2-4-1

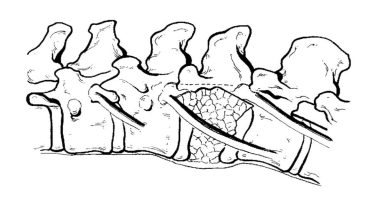

图 2-4-2

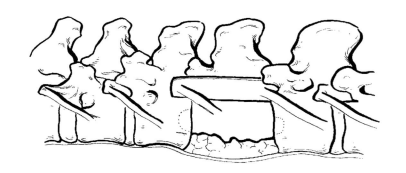

图 2-4-3

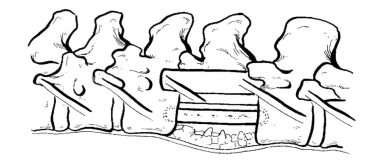

图 2-4-4

❹ 缝合 冲洗出血，放置负压引流管，逐层缝合切口。

术中要点 ❶ 最好在去除后侧皮质骨显露硬膜之前去除大部分椎体。

❷ 不要将小植骨条放入大植骨块的深面。

术后处理 ❶ 术后卧床休息到确认无伤口感染或其他并发症为止。

❷ 佩戴塑型的胸腰骶椎支具活动，支具要戴 12～16 周。

❸ 如有后侧不稳定，可以做后路器械固定或前路内固定。

二　上胸椎前路减压植骨融合动力加压钢板固定术（胸₂～胸₁₀）

适应证 ❶ 当前柱存在不稳定，尤其是在椎体发生严重楔形变或爆裂骨折使高度丧失时，钢板起到支持作用。

❷ 脊髓减压时，尤其在肿瘤病例行椎体部分或全部切除后。

禁忌证 同上胸椎前路减压植骨融合术。

术前准备 同上胸椎前路减压植骨融合术。

麻醉 气管内插管全身麻醉。

体位 侧卧位。

手术步骤	❶ 切口及显露　经胸腔或胸腰段前侧入路。结扎节段血管。
	❷ 减压植骨融合　切除伤椎减压，用三面皮质骨髂骨的植骨块进行前柱重建，并附以松质骨植骨（图2-4-5）。
	❸ 安装钢板　①前方安装：切除相应椎间盘后（图2-4-6），用探深器测量椎体深度（图2-4-7）。将专用3.2mm钻头导向器调节至钻头刚好穿透脊柱，用尺子测量钻头外露部分的长度。钢板的厚度为4mm，再加上所测深度。将适宜长度的宽动力加压钢板放置于椎前侧，并用4.5mm螺钉固定（图2-4-8）。②侧方安装：将适宜长度的宽动力加压钢板放置于椎体的侧面。用AO常规方法进行安装（图2-4-9）。
	❹ 缝合　彻底止血，常规放置引流管后逐层缝合切口。
术中要点	❶ 如果骨质较稀疏，可使用6.5mm松质骨螺钉，尤其是位于两端的螺钉。
	❷ 当考虑应用前路钢板时，应估计到此种安装方法所带有的合并症危险。使用指征仅限于特定情况，如转移性肿瘤，患者生存时间较短。
术后处理	❶ 佩戴合适的胸腰椎支具，制动12周。
	❷ 支具在日常清洁时可取下，6周后休息时也可取下支具。

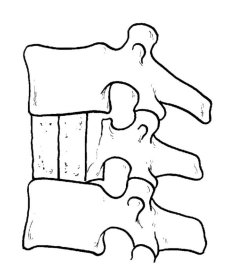

图2-4-5

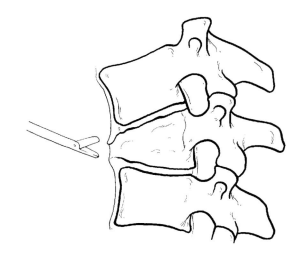

图2-4-6

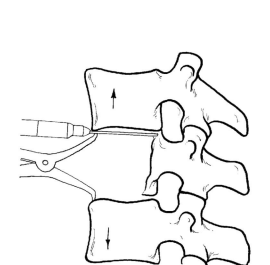

图2-4-7

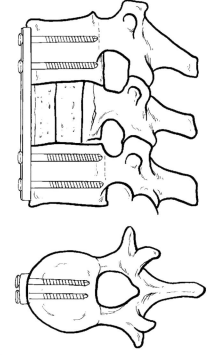

图2-4-8

059

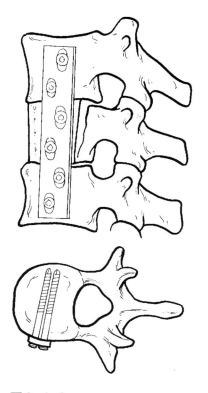

图2-4-9

三　胸腰椎前路减压植骨融合带锁钛板固定术（胸₁₁~胸₁₂）

适 应 证　❶ 当存在不稳定时，尤其是在椎体由于严重楔形压缩或爆裂骨折高度丢失时，支持前柱。

❷ 为脊髓减压目的而行椎体全切后，特别是脊柱肿瘤切除后。

禁 忌 证　同上胸椎前路减压植骨融合术。

术前准备　同上胸椎前路减压植骨融合术。

麻 　 醉　气管内插管全身麻醉。

体 　 位　侧卧位。

手术步骤　❶ 切口及显露　经胸腰段前侧入路。

❷ 减压植骨　切除椎间盘或椎体（图2-4-10），椎体间撑开器可用于恢复正常的高度（图2-4-11）。通过三面骨皮质植骨块或人工椎体可维持高度（图2-4-12）。

❸ 安装钛板　①将带螺纹钻头导向器放在钛板的中央孔。这个钻头导向器被装在带螺纹钻头导向器接合器上，起到夹持钛板的作用。钛板放在椎体侧前方靠后1/3的位置。②用带有控制挡的2.5mm三刃钻头与2.5mm长DCP钻头导向器通过DCP孔钻第一个临时固定孔（图2-4-13）。需将DCP钻头导向器套筒上的箭头指向植骨部位，以产生加压作用。2.5mm钻头在30mm深时自动停止，这个长度与临时固定钉相同。③用带有套筒的长柄小六角改锥将4mm钛金属松质骨螺钉拧入，但不要完全拧紧。以同样方式拧入第二枚临时螺钉。交替拧紧这两枚螺钉，使植骨块在最终完成钛板固定之前先被加压（图2-4-14）。④用带螺纹的钻头导向器安

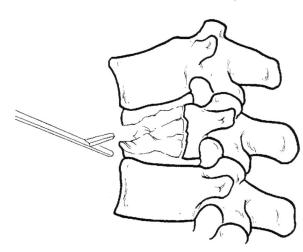

图2-4-10

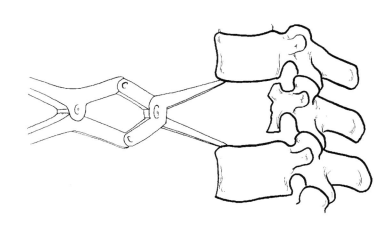

图2-4-11

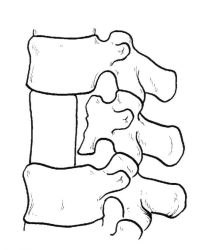

图2-4-12

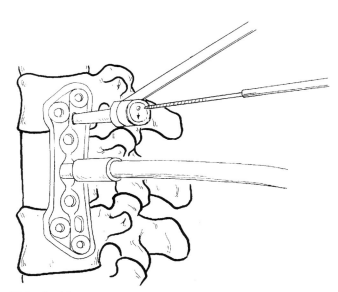

图2-4-13

放器从中央孔上取下带螺纹钻头导向器并将其安装于后侧孔中的一个。在另一后侧孔上安装第二个带螺纹导向器,同样用带螺纹钻头导向器安放器来安装(图2-4-15)。⑤用5mm可弯曲型带控深挡的钻头通过预先装好的带螺纹钻头导向器钻后侧孔(图2-4-16)。⑥用带螺纹钻头导向器安放器取下带螺纹钻头导向器。用长柄大六角锥及夹持筒将适宜长度的7.5mm钛金属前路脊椎带锁螺钉拧入(图2-4-17)。⑦取出起临时固定作用的4mm钛金属松质骨螺钉。用带螺纹钻头导向器安放器将带螺纹钻头导向器拧入前侧孔。用带控深挡的5mm可弯型钻头通过预先装好的带螺纹钻头导向器钻前侧孔(图2-4-18)。用带螺纹钻头导向器安放器取下带螺纹钻头导向器。用长柄大六角锥及夹持磁筒拧入7.5mm带锁螺钉(图2-4-19)。

❹ 缝合 彻底止血,放置引流管,常规缝合切口。

术中要点

❶ 注意确保所有螺钉都位于椎体内,应拍摄侧位X线片以保证螺钉的正确位置,避免螺钉进入椎管。

❷ 钻后侧孔时,鉴于无必要穿透对侧骨皮质,钻头在30mm处带有自动控挡以防止钻孔过深。如果骨质稀疏,则可能有必要使螺钉穿透对侧骨皮质,在这种情况下,可通过将AO测深标尺的末端紧靠在对侧皮质骨上进行测量来确定螺钉的长度。

061

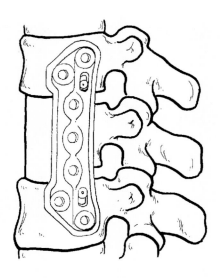

图2-4-14

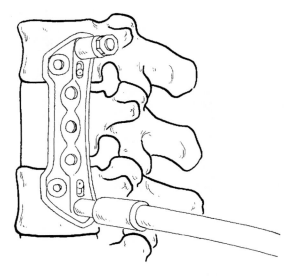

图2-4-15

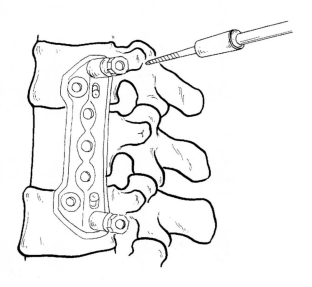

图2-4-16

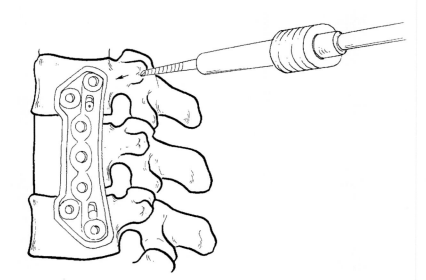

图2-4-17

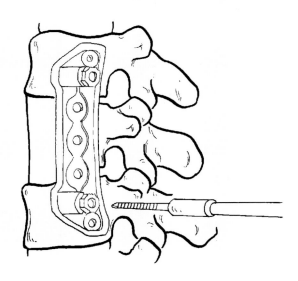

图2-4-18

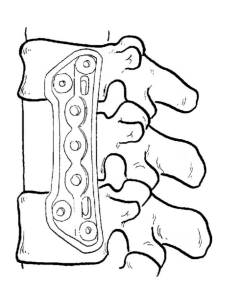

图2-4-19

❸ 必须将螺钉完全拧进钛板，以保证螺钉的锁定作用。应特别注意牵开周围的软组织，以便螺钉被拧入钛板时其垂直位置不变。

❹ 起临时固定作用的松质骨螺钉必须取出，否则将妨碍前侧带锁螺钉的拧入。

术后处理 同上胸椎前路减压植骨融合宽动力加压钢板固定术。

四 胸腰椎前路减压植骨融合钉棒系统固定术

适 应 证 ❶ 胸腰椎骨折合并脊髓严重受压。

❷ 脊柱后凸畸形后路融合术后。

❸ 后路融合失败。

❹ 脊柱侧凸。

禁 忌 证 全身情况差，不能耐受手术创伤者。

术前准备 术前一般行X线片、三维计算机断层扫描（3D-CT）和磁共振成像（MRI）检查。CT和MRI可显示神经管受压、脊髓病变和脊柱序列，CT血管造影显示脊髓节段动脉、肋间动脉和大血管，用于术前评估。

麻 醉 气管内插管全身麻醉。

体 位 侧卧位，术侧在上。

手术步骤 ❶ 切口 根据损伤所在的节段确定手术入路和切口。胸腰接合部以上的节段通过损伤节段上方两个节段的肋上胸腰切口最容易达到，而腰椎通过腹膜后手术入路显露更容易。胸腰段可以通过第10或第11肋上的切口进入。

❷ 显露 纵向劈开肋软骨，去除相应节段的肋骨。从髂腰肌和脊柱上钝性分离下腹膜后脂肪和腹膜后结构。通过触摸确认大血管。通过胸膜后或胸膜内解剖扩大显露胸部。显露损伤节段上下各一个椎体后，在所有相关节段，距主动脉1cm处辨认、游离，夹闭并结扎节段血管。从相关的各椎体上钝性分离髂腰肌（图2-4-20）。

❸ 切除椎间盘 去掉损伤节段上下的椎间盘组织和终板，如果可能，要保留前侧和对侧皮质的完整性（图2-4-21）。

❹ 安放脊柱钢板 选择能够最大限度覆盖椎体侧面的钢板，在每个椎体上安放并压紧钢板（图2-4-22）。

❺ 安放脊柱螺钉 选择适宜长度的螺钉。与椎体终板平行并与椎体后壁呈10°角安放后侧螺钉。与同一终板平行，也与椎体后壁平行地安放前侧螺钉。拧入每个螺钉直到钉尾陷入钢板表面内，并且使螺钉头对齐以使杆通过（图2-4-23）。确保螺钉与椎体双侧皮质固着，并且每个螺钉的钝头穿出椎体对侧皮质约2mm（图2-4-24）。

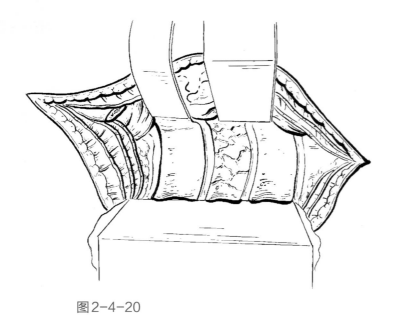

图 2-4-20

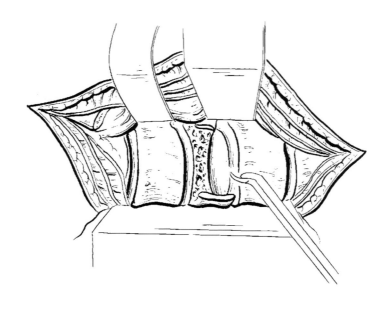

图 2-4-21

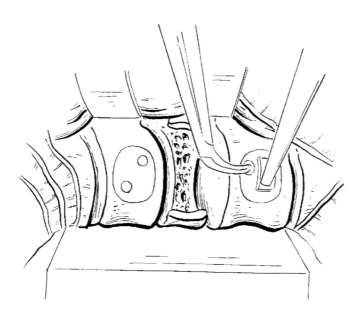

图 2-4-22

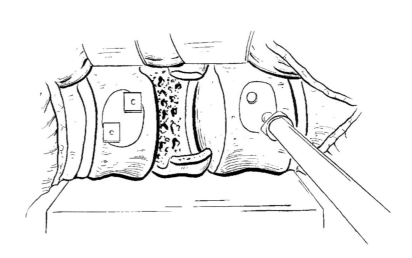

图 2-4-23

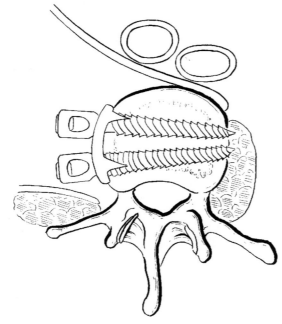

图 2-4-24

❻ 矫正畸形和骨移植　在上下螺丝头之间安放椎体撑开器，进行椎体撑开，直到恢复其正确的解剖学位置为止。从髂嵴上取适当长度的三侧皮质骨的植骨块。从同侧安放皮质骨支撑植骨块，轻轻敲入椎体间（图2-4-25）。保护好椎管前壁，在缺损的前侧安放肋骨支撑植骨块（图2-4-26）。在前侧缺损处进一步填塞植骨碎块（图2-4-27）。去掉撑开器。

❼ 杆的安放　按所需长度截断杆，将其套入螺钉孔中，行支撑牵引，当固定满意时，将固定螺母旋紧，使植骨块加压（图2-4-28）。

❽ 安放横向连接器　将两个横向连接器连于支撑杆，安装完固定装置后，将纵杆的锁定螺丝和横向连接器的锁定螺栓拧紧（图2-4-29）。

❾ 关闭切口　按常规方法关闭切口。根据使用的入路分别进行膈肌修补或安放胸腔闭式引流管。

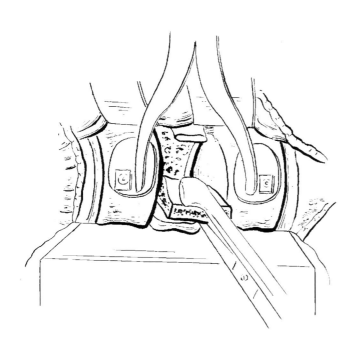

图2-4-25

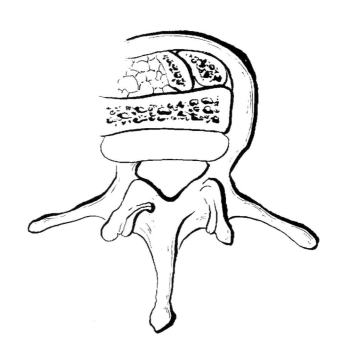

图2-4-26

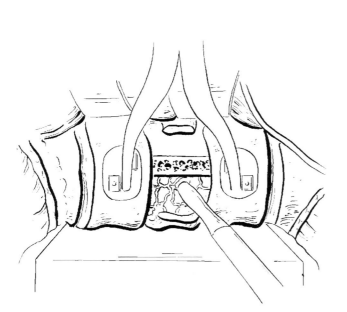

图2-4-27

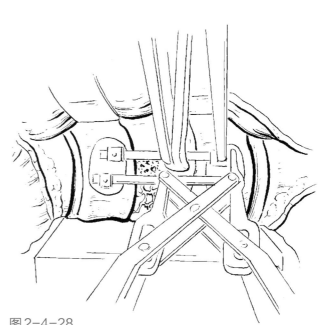

图2-4-28

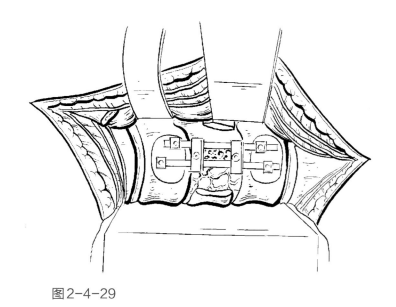

图2-4-29

术中要点	❶	显露时，可根据需要使肺回缩或断开膈肌。结扎血管分离髂腰肌时要避免损伤生殖股神经、交感神经、输尿管和腹主动脉。
	❷	正确安放好钢板后，要使前侧的杆比后侧的杆长，并且使板的四个齿槽保持在椎体边缘内一定距离。不要使齿穿透进入上方或下方的椎间隙中。
	❸	两个开放的螺钉不能用于同一脊柱钢板上，并且使用同一终板作为安放所有螺钉的参照标志，使所有螺钉和杆达到垂直对线。
	❹	畸形植骨时，若前纵韧带妨碍后凸畸形的矫正，可以将其切断。
	❺	为防止影响穿杆，要安放好锁定螺丝的深浅，使其在插入杆之前不会突进VHG连接头中。可轻轻将一个螺丝向外旋出帮助安插杆，然后再将该螺丝旋回。
术后处理		术后穿戴胸腰脊柱支具，限制活动4～6个月。

五　　胸腰椎前路减压钛笼植骨融合内固定术

适　应　证	同胸腰椎前路减压植骨融合钉棒系统固定术。
禁　忌　证	同胸腰椎前路减压植骨融合钉棒系统固定术。
术前准备	同胸腰椎前路减压植骨融合钉棒系统固定术。
麻　　醉	同胸腰椎前路减压植骨融合钉棒系统固定术。
体　　位	同胸腰椎前路减压植骨融合钉棒系统固定术。
手术步骤	❶ 切口显露及椎间盘处理　同胸腰椎前路减压植骨融合钉棒系统固定术，分离至相应的手术节段，切除损伤椎体上下的椎间盘及终板软骨。
	❷ 椎体次全切除术和椎体后缘骨折块切除，神经根管减压（图2-4-30）　用骨刀和咬骨钳将椎体的中央部分切除，接着用高速钻头、小刮匙和双头剥离子小心切除紧贴硬膜外区域的骨质及椎体后缘骨折块。收集切除的骨块留作自体骨移植材料。

❸ 螺钉植入　由术前CT或MRI图像确定螺钉长度。预先将钢板放置在椎体上可为螺钉植入提供导向作用并提供轴向阻力。一个椎体上植入2枚螺钉，靠近后方的螺钉植入时需向前倾斜10°（图2-4-31），以免椎管受压。

❹ 植骨块或钛笼植入　在植骨块或钛笼植入前，应先撑开上、下椎体矫正畸形，然后紧紧插入植骨块或钛笼使其与上、下终板完全紧密接触（图2-4-32）。新型可伸展的人工椎体有助于矫正畸形及恢复椎体高度。

❺ 棒及横联杆固定　钉棒锁紧前先行轴向加压确保移植物与终板充分接触（图2-4-32）。钉棒固定后，安放横联。在前路固定中，常使用双棒螺钉固定（图2-4-33）。然而，如果椎体较小，单棒螺钉固定同样可以获得良好的稳定性。

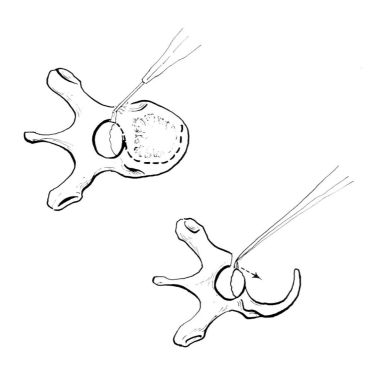

图2-4-30

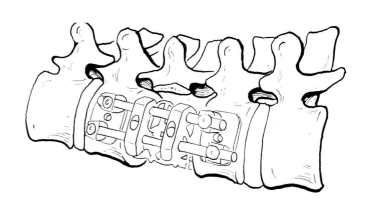

图2-4-31

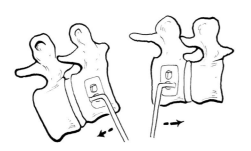
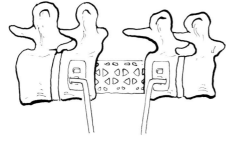
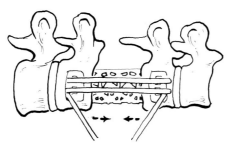

图2-4-32

图2-4-33

术中要点	❶ 节段血管结扎需确切稳定，避免脱落导致大出血或术后腹膜后血肿形成。
	❷ 处理终板软骨时，注意保留完整的软骨下骨，避免钛网下沉。
	❸ 行双皮质螺钉固定能提供足够的稳定性，螺钉过短将阻碍双皮质的拉紧，而螺钉过长则有损伤腔静脉和对侧节段血管的风险。
术后处理	术后穿戴胸腰脊柱支具，限制活动4～6个月。

六　　后路椎板切除减压术

适 应 证	❶ 胸椎和胸腰椎骨折或骨折脱位，椎板或关节突骨折陷入椎管。
	❷ 胸椎和胸腰椎骨折脱位复位后椎管内探查。
禁 忌 证	脊柱不稳定者，慎用单纯椎板减压，有加重不稳定的风险。
术前准备	先定位，通常采用棘突刺入无菌针头，确定位置后用无菌亚甲蓝注入棘突上或棘间，拔出针头。
麻　　醉	气管内插管全身麻醉。
体　　位	俯卧位（图2-4-34）。
手术步骤	❶ 切口　以损伤节段为中心，取后正中切口，其长度通常以显露4～5个棘突和椎板为宜。
	❷ 显露　切开皮肤、皮下组织、电灼止血。纵行切开棘上韧带（图2-4-35），骨膜下剥离椎旁肌肉达小关节突外侧部（图2-4-36），牵开两侧椎旁肌，即可显露出棘突、椎板及两侧后关节突。
	❸ 减压　切开棘突韧带（图2-4-37），用棘突咬骨钳自基底部剪除棘突。先用秃头咬骨钳修整各棘突根部（图2-4-38），再用枪状咬骨钳或尖嘴薄唇咬骨钳从椎板下缘开始咬除椎板、关节突及黄韧带（图2-4-39）。胸椎后路建议用磨钻沿需开窗的椎板开一矩形骨槽（图2-4-40），将其整块切除（图2-4-41），以减轻脊髓震荡。切除硬膜外脂肪（图2-4-42）。探查脊髓是否恢复良好的搏动，神经根有无受压。
	❹ 缝合　冲洗，留置引流管一根，逐层缝合切口。
术中要点	❶ 既要达到充分减压目的，又不宜过多切除椎板，特别是关节突关节，以免损害脊柱的稳定性。
	❷ 手术减压部位必须准确，依术前定位标记，术中应反复核实，防止定位错误。
	❸ 椎板切除步骤应细心操作。尤其在胸椎，如有条件，建议使用超声骨刀切除，最大程度减轻脊髓损伤。
术后处理	❶ 术后卧硬板床，定时翻身防止褥疮。
	❷ 如术中对脊髓或马尾神经干扰较大，可应用地塞米松20mg，每天一次，必要时加用速尿20mg，每天一次，连用3～5天。

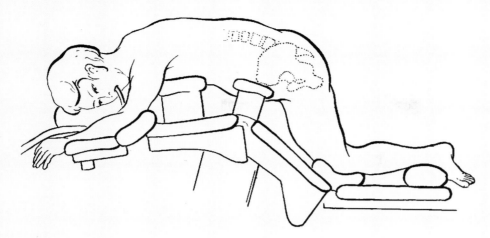

图 2-4-34

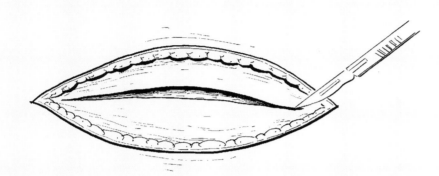

图 2-4-35

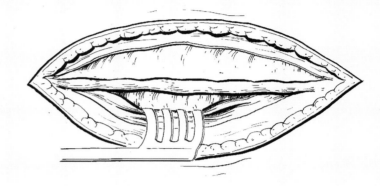

图 2-4-36

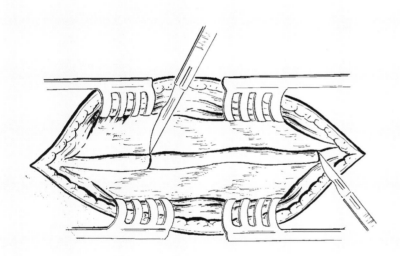

图 2-4-37

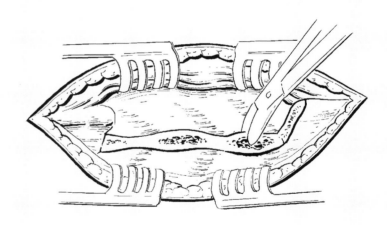

图 2-4-38

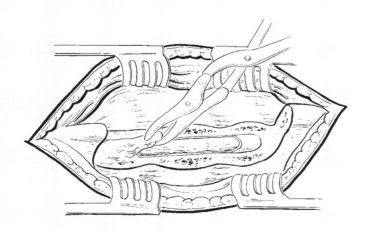

图 2-4-39

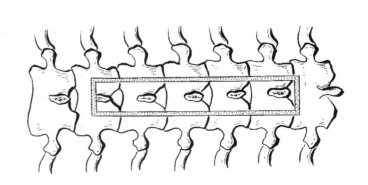

图 2-4-40

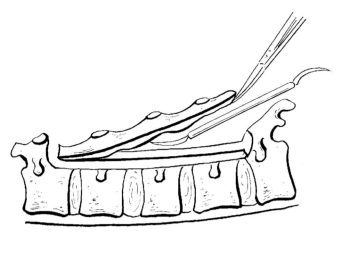

图2-4-41   图2-4-42

七　　经肋椎关节入路侧前方减压术

适 应 证

❶ 陈旧性腰椎骨折或骨折脱位，在椎管前方或侧前方确有引起脊髓压迫的致压物存在。

❷ 某些明显屈曲压缩性损伤，X线片虽未能显示有骨性"台阶"样改变，但椎体间隙狭窄或消失，提示椎间盘可能突向椎管内，导致脊髓受压者。

❸ 侧方移位或侧向成角畸形，多合并椎板、关节突和椎弓骨折。

❹ 脊髓不完全性损伤或表现为Brown-Sequard综合征。

❺ 某些脊髓完全性损伤，合并严重的疼痛综合征。

禁 忌 证

❶ 全身情况差，不能耐受手术创伤者。

❷ 严重胸腰椎骨折或骨折脱位，影像学已提示脊髓横断或脊髓表现为完全性损伤。

术前准备　仔细阅读X线片、CT、MRI，确定引起压迫的部位。

麻　　醉　气管内插管全身麻醉。

体　　位　俯卧位。

手术步骤

❶ 切口及显露　以伤椎为中心做后正中或正中旁纵行切口。显露整个棘突和两侧椎板，有时也可只显露一侧椎板，但其范围至少应将损伤椎体上下相邻的两个椎板显露出来。

❷ 切除椎板　从伤椎椎板下缘切开黄韧带，咬除椎板。如椎板间隙消失或椎板重叠，可先用小鹅骨凿从下关节突内侧开一小窗，然后逐渐扩大切除范围。必须切除伤椎的半侧椎板和上下相邻椎板的大部分，中线达棘突的基底部，外侧可将伤椎小关节突内侧1/3切除，达椎弓处（图2-4-43）。如显露不满意，可将关节突1/2或大部切除，使硬膜囊充分显露（图2-4-44）。

❸ 探查　切除黄韧带的外侧部，显露硬膜。用神经剥离器沿椎管侧壁（椎弓根内侧）上下分离其粘连，再用神经钩探寻椎间孔。用两个宽神经剥离器，将硬膜轻轻向中线推移少许，即可直视椎管前壁的致压物。

可用神经剥离器沿显露侧的椎管前壁上下轻轻滑动，仔细确定压迫部位和范围。

❹ 切除致压物　若是椎弓和关节突骨折造成的压迫，在椎板切除时可一并切除。若椎体后缘呈台阶状骨性隆起压迫，抵达椎弓根基底部和椎体后缘，再用各种规格的刮匙，将"台阶"下方挖空，使之塌陷，恢复椎管容积和形状（图2-4-45）。若骨性突出物较小，可直接采用环形凿凿除。若骨性突出物较大，保护硬膜下深入特殊器械，轻轻将骨块砸平（图2-4-46）。椎间盘破裂者，可用髓核钳将其摘除，将明胶海绵填入其间隙止血。致压物切除后，可以按常规切开硬脊膜行脊髓探查或马尾神经松解。

❺ 缝合　冲洗彻底止血后，放置引流条一根，逐层缝合切口。

术中要点

❶ 术前、术中定位必须准确。

❷ 在凿除椎管前壁骨性物时，应动作轻，部位准，达到切除彻底的目的。

❸ 剥离时注意根动脉及椎体后缘静脉丛，若破裂出血，可用明胶海绵压迫止血。

❹ 切口缝合前，反复用等渗盐水冲洗，将骨和软组织碎屑清除干净，并防止异物存留。

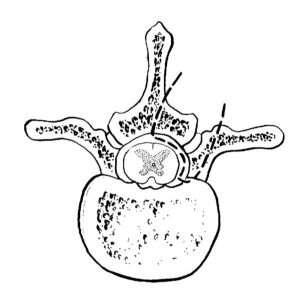

图2-4-43

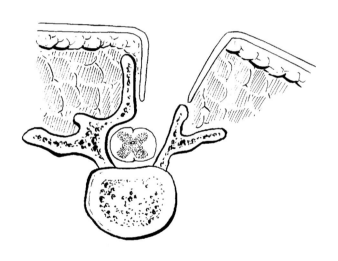

图2-4-44

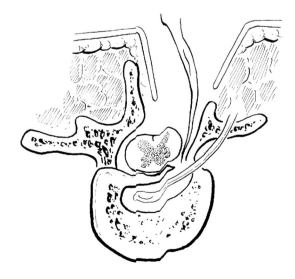

图2-4-45

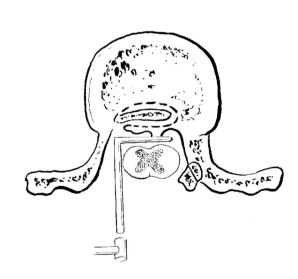

图2-4-46

术后处理	24 ~ 48小时拔除引流管，术后卧床2个月。卧床期间可主动、被动肢体功能锻炼。

八　经后外侧入路椎管侧前方减压术

适 应 证	胸椎、胸腰椎骨折脱位，自椎管前方压迫脊髓者。
禁 忌 证	全身情况差，不能耐受手术创伤者。
术前准备	❶ 仔细阅读X线片、CT、MRI，确定减压部位。 ❷ 准备相关的手术器械。
麻　　醉	气管内插管全身麻醉。
体　　位	侧卧位，根据前方致压物偏左或偏右而选择左侧卧位或右侧卧位。
手术步骤	❶ 切口及显露　脊柱旁纵行切口。以骨折脱位脊柱为中心，于棘突旁3 ~ 4cm处做纵行切口，长12 ~ 14cm（图2-4-47）。显露损伤椎体的横突及相应的肋骨（图2-4-48）。 ❷ 切除肋骨和横突　术中X线片定位，用咬骨钳和白求恩剪刀切除损伤椎体的横突和一段肋骨及其头颈部（图2-4-49）。 ❸ 咬除椎弓根　显露伤椎椎弓根、上下椎间孔及椎体后部。以神经根为向导咬除椎弓根。显露硬脊膜侧方，在硬脊膜前可看到向后移位压迫脊髓的椎体及其上位椎间盘（图2-4-50）。 ❹ 减压　在椎体后缘或骨折块后缘前lcm处，以气动钻钻入椎体，并逐渐向上下向后扩大，只留下椎体后缘一薄层骨皮质，深度需超过中线至对侧硬脊膜边缘，向上至椎间盘，向下至后突压迫脊髓的骨突下缘处。余下的椎体后缘可在剥离器保护脊髓下，用金刚砂钻头磨去。或用血管钳夹住后缘皮质，向椎体腔中折断去除。减压范围见图2-4-51。 ❺ 植骨融合　对新鲜骨折脱位，可同时施行椎体间植骨融合（图2-4-52）。 ❻ 缝合　冲洗创口，彻底止血，放置引流管一根，逐层缝合切口。

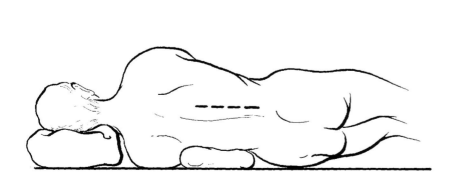

图2-4-47

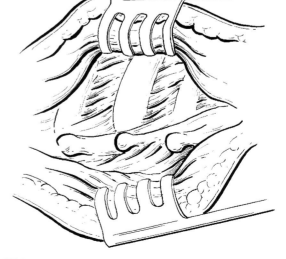

图2-4-48

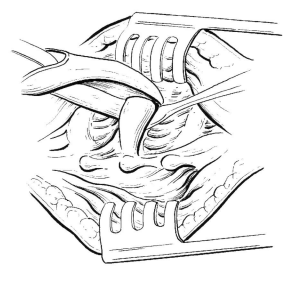

图2-4-49

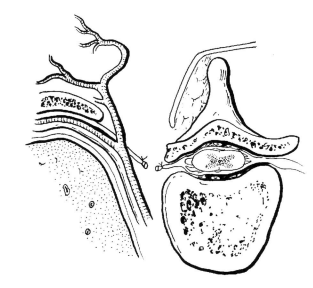

图2-4-50

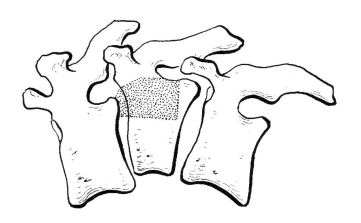

图2-4-51

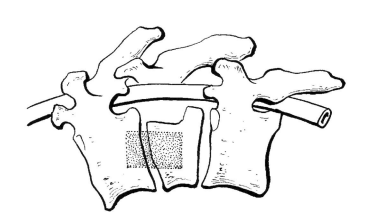

图2-4-52

术中要点	❶	一般需切除椎体后1/2及上位椎间盘，方能达到彻底减压的目的。
	❷	若植骨融合，需将上位椎体的软骨板切除。
术后处理		术后卧硬板床2～3个月。

九　　后路椎弓根螺钉内固定术

适 应 证	❶	早期不稳定性胸腰椎骨折或骨折脱位。
	❷	晚期胸腰椎外伤性畸形和不稳定。
	❸	脊椎退行性变，行椎板减压术后产生的脊柱不稳。
	❹	脊柱滑脱。
	❺	椎体肿瘤。
	❻	脊柱矫形。
禁 忌 证	❶	全身情况差，不能耐受手术创伤者。
	❷	椎弓根骨折、先天狭窄者慎用。
术前准备		仔细阅片，观察椎弓根及椎体有无变异。
麻　　醉		气管内插管全身麻醉。
体　　位		俯卧位。

手术步骤

❶ 切口及显露　后正中切口。以骨折椎体为中心，一般应显露上、下各2个棘突。切开皮肤和皮下组织以及棘上韧带，用骨膜剥离器依次显露棘突、椎板及横突。

❷ 椎弓根钉定位　利用病变部位的CT影像确定椎弓根宽度、螺钉长度及横断面和矢状面倾斜角度，图2-4-53示 T_1 ~ T_{12} 椎体的形态学特点。左侧显示横断面椎弓根宽度。中间显示椎弓根入钉点（＋）及横突、椎板、小关节之间的关系。右侧显示横断面椎弓根角度。图2-4-54示矢状位椎弓根钉道方向，图2-4-55提示冠状位植钉位置。建议上、中、下胸段椎弓根螺钉进针点及序列结合术前影像学资料确定。定位入钉点时，切除部分椎板上缘可以在椎管内触及椎弓根的内侧壁及上、下壁，该技术在解剖结构变形不清时尤其实用，常见于创伤（图2-4-56）。如果遇到椎弓根内侧皮质破坏或椎弓根骨折，则应放弃在该部位植钉并采用其他的固定方法；如果椎弓根外侧皮质破坏但植入扭矩良好，可以保留该部位螺钉。骨质疏松症可能导致螺钉扭力矩差或固定不良。

❸ 植钉方法　充分显露脊柱后方结构，尤其是关节突关节。用开路锥在椎弓根入钉点钻一小孔，将开路锥紧握手中，利用锥子对松质骨的触觉反馈来控制锥子前进的力量（图2-4-57）。锥子感到坚硬时，不能施加过多的力量。如果使用钻头，应轻轻地敲击前进，确保骨性终点的完整性，椎体前方皮质不应侵及。可依据器械系统及骨质量结合测深器确定螺钉长度。螺钉直径应等于或小于椎弓根骨内壁直径。

❹ 纵向杆的连接　根据骨折的具体情况选择合适长度的纵向杆连接。选择加压或加压等方法，纠正后凸畸形，对于脊柱稳定性仍然较差者，可加

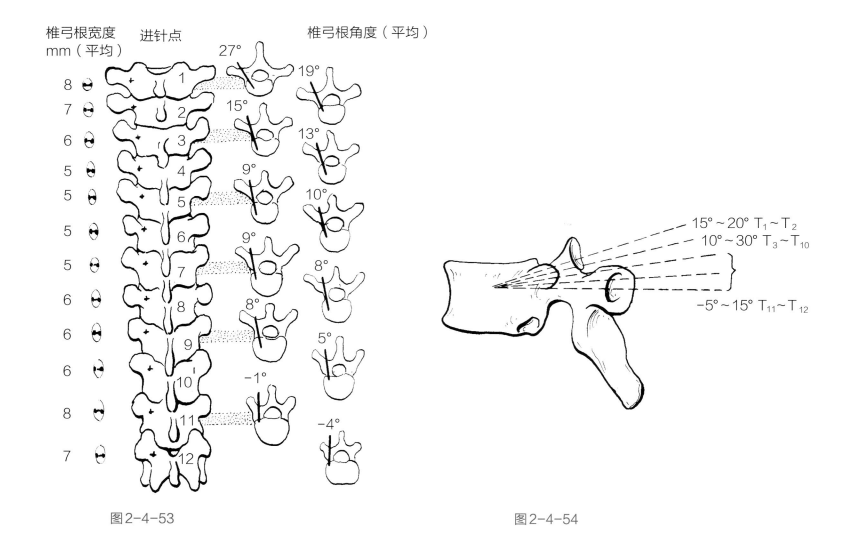

椎弓根宽度 mm（平均）　进针点　椎弓根角度（平均）

27°　19°　15°　13°　9°　10°　9°　8°　8°　5°　-1°　-4°

8　7　6　5　5　5　5　6　6　6　8　7

15° ~ 20° T_1 ~ T_2
10° ~ 30° T_3 ~ T_{10}
-5° ~ 15° T_{11} ~ T_{12}

图2-4-53　　　　　　　　　　图2-4-54

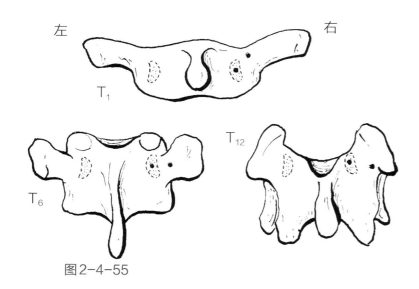

左　　右

T_1

T_6 　　T_{12}

图2-4-55

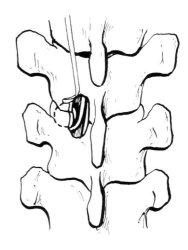

图2-4-56

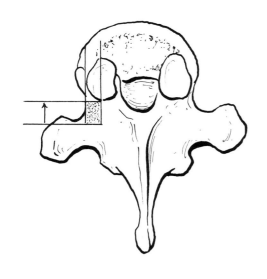

图2-4-57

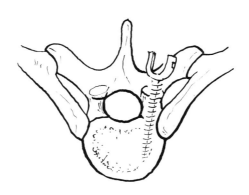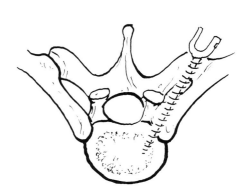

图2-4-58

　　　　　　用横连杆装置。

❺　补救措施　可向椎体的近端或远端延伸固定，以及用钩板或椎板钢丝加强固定，亦可行前柱或前路二次补充固定。如果椎体解剖结构允许，可通过增加螺钉直径或长度改善之前的固定（图2-4-58）。骨水泥也可用来强化椎体。"in-out-in"技术利用椎弓根-肋骨连接处比单独胸椎椎弓根有较大直径的优势，既可植入更大直径的螺钉，也可用于胸椎椎弓根钉植入失败的补救。

❻　缝合　冲洗创面，留置负压吸引管，逐层缝合切口。

术中要点

❶　注意勿穿透椎弓根内侧或下缘皮质，造成神经根或脊髓损伤。

❷　避免穿透椎体前方皮质造成血管（肋间血管、奇静脉、下腔静脉、主动脉、胸导管）和内脏（食管和肺）等结构损害。

❸　骨质疏松或者椎弓根骨折患者可能固定不充分或固定失败。

❹　植钉时应保持在椎弓根探针方向，尤其是右利手医生植左上方螺钉时需引起注意。

术后处理

❶　48小时后可拔除引流管。

❷　若无神经症状，可在腰围保护下，下床活动。

❸　术后9～12个月可去除内固定。

十　后路横突间植骨融合术

适 应 证	❶	椎板切除术后，出现腰椎不稳或可能发生不稳者。
	❷	腰椎融合术后，假关节形成者。
	❸	下腰椎不稳，腰椎退变性滑脱或峡部不连所致的滑脱。
禁 忌 证		全身情况差，不能耐受手术创伤者。
术前准备		植骨量较大，术前有充分准备。
麻　　醉		硬膜外阻滞麻醉或气管内插管全身麻醉。
体　　位		俯卧位。
手术步骤	❶	切口　棘突连线旁开3～4cm处即骶棘肌外侧缘纵行直切口或弧形切口（图2-4-59）。
	❷	显露横突　切开皮肤、皮下组织和腰背筋膜，于骶棘肌外缘将其切开。术者以手指在切口深处触及横突后，沿其后侧用骨膜剥离器自内向外骨膜下剥离，即可显露横突，向内侧剥离显露横突内后方的关节突关节（图2-4-60）。
	❸	显露髂后上棘　切口下方是髂后上棘，显露髂后上棘及邻近的部分髂嵴和髂骨板。
	❹	取骨。
	❺	植骨床的准备　用自动拉钩充分显露横突。根据需要显露2～3个横突和骶骨。先用骨膜剥离器将其表面残留骨膜和韧带组织切除干净。用小型骨凿将横突表面皮质骨凿除，或用咬骨钳咬除。
	❻	植骨　将取下的骨条植于相邻的两横突间及骶骨上。将碎骨片植于关节突间及其周围，并尽量将植骨与骨床紧密接触（图2-4-61）。为牢固固定，可采用一枚螺钉将较大的植骨块与横突固定。
	❼	缝合　等渗盐水冲洗伤口，留置引流管一根，逐层缝合切口。

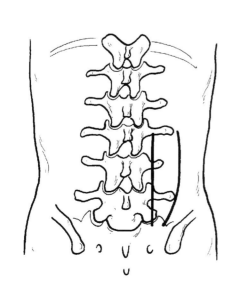

图2-4-59

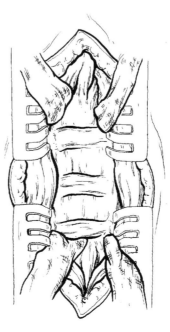

图2-4-60

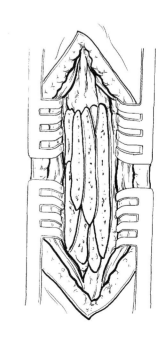

图2-4-61

<table>
<tr><td>术中要点</td><td>❶ 横突位置深在，显露过程出血较多，应尽量避免直接对肌肉组织的损伤。有的横突较纤细，术前对X线片所示影像必须充分估计。剥离时不宜用力过猛，以免造成横突骨折。</td></tr>
<tr><td></td><td>❷ 植骨条应具有足够的长度，至少跨越2个横突。植骨必须充分，应将需融合的横突用植骨覆盖。</td></tr>
<tr><td>术后处理</td><td>切口拆线后，行石膏背心固定3个月，拆除石膏后还需用腰部支架保护3个月，直至骨性融合。</td></tr>
</table>

十一　椎体整块切除术

适应证	脊柱肿瘤。
禁忌证	全身情况差，不能耐受手术创伤者。
术前准备	仔细阅片，充分估计椎体切除范围及毗邻结构。
麻醉	气管内插管全身麻醉。
体位	俯卧位。
手术步骤	❶ 切口及显露　在棘突上方做一垂直的中线切口并向病变节段上、下各延长3个椎体高度，剥离椎旁肌后将其牵拉到小关节外侧，两侧视野需足够宽以便在横突表面的下方进行分离。

ER2-4-1
胸椎管内占
位显微镜下
切除术

❷ 椎体后方结构整块切除　①用一个钝性尖头剥离子将椎弓根峡部下方附着的软组织剥离并切除，以免损伤对应的神经根。将C型线锯引导器从头尾方向穿过椎间孔（图2-4-62）。在神经根管出口处的引导器顶端可以在椎弓根峡部下缘的下方看到。将线锯经引导器孔穿入并将两端夹住，保持线锯拉紧状态，对侧相同操作。②在保持线锯拉紧的同时，将线锯置于上关节和横突的下方，使环绕椎板的线锯被环绕到椎弓根上，切断

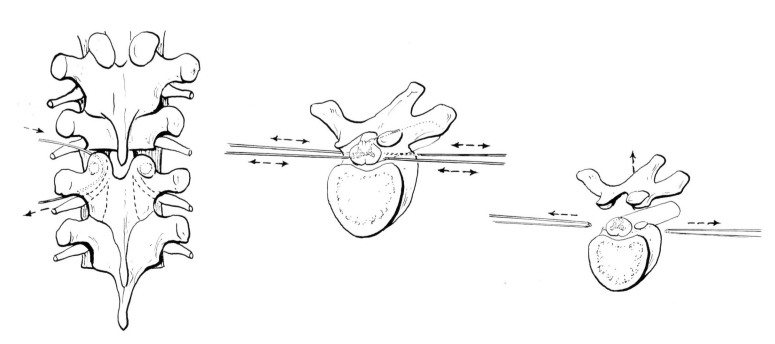

图2-4-62

椎弓根，随后完整的脊椎后方结构（包括棘突、上下关节突、横突和椎弓根）被整块切除（图2-4-62）。用骨蜡封闭椎弓根切除的断面以减少出血和潜在的肿瘤细胞污染。

❸ 全脊椎切除　①后方结构切除后，用磨钻和刮匙完成双侧小关节切除术和直至椎体基底部的椎弓根切除术（图2-4-63、图2-4-64）。如果在腰椎，单侧关节突关节切除术通常就可以充分显露椎体肿瘤。②骨切除后，在肿瘤和硬膜的界面间用切腱剪刀切除黄韧带和硬膜外肿瘤。③从硬膜后外侧切除硬膜外肿瘤后，刮除相邻病椎椎间隙的间盘组织，显露出正常的终板。在胸椎，部分切除受累椎体相邻的尾侧椎弓根以提供尾侧椎间隙的显露，用刮匙和垂体钳将肿瘤刮除，在椎体内形成一个空腔。确认硬膜和后纵韧带（PLL）之间的前外侧界面，可以沿硬膜前方切除后纵韧带（图2-4-64）。④随后完成椎体的次全切除。

❹ 椎体重建　用直角钳在椎体内合适的深度做一个放置骨圆针的进针点，用针锤伴着轻柔的转动将折成20°角的骨圆针打入头侧椎体，随后再将针打回尾侧椎体，以同样的方法将另一针放置到对侧。X线片确认针的位置良好后，将混合妥布霉素的聚中基丙烯酸甲酯（PMMA）放置到缺损处覆盖骨圆针（图2-4-64），将PMMA向椎体终板方向加压，以防骨-骨水泥界面形成裂隙。

❺ 脊柱后方节段固定　常规行相应节段的钉棒系统固定。

❻ 缝合　清洗创面，止血，放置负压引流管，逐层缝合切口。

术中要点

❶ 线锯穿过椎间孔时，引导器的顶端需沿椎板和椎弓根内侧皮质导入，以免损伤脊髓和神经根。

❷ 在腰椎，肿瘤和硬膜界面间使用低档位的双极电凝有助于确定合适的切除层面。

❸ 神经根只有在被肿瘤包裹需最大化切除硬膜外肿瘤时才可以结扎，在腰

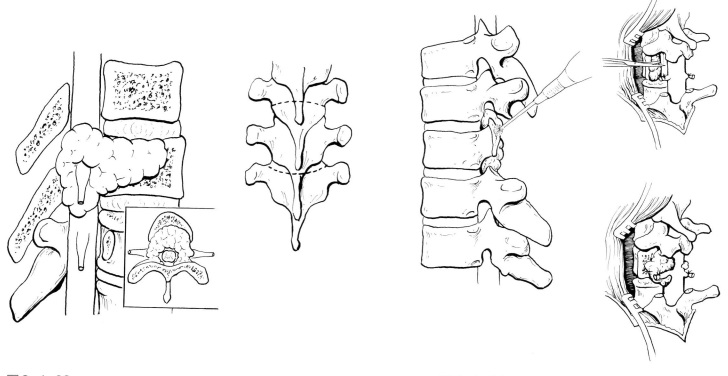

图2-4-63　　　　　　　　　　　　　　　　　　　　图2-4-64

椎或在术前血管造影已经确认有一个主要的根营养动脉进入椎管时，不能结扎神经根。

❹ 完整的PLL切除有利于硬膜前方肿瘤的彻底切除，而且不会遇到明显的硬膜外出血。在胸椎，尽管硬膜和PLL之间的层次很难辨认，但可以锐性切开（图2-4-64），应避免韧带刮除或钝性分离时可能对硬膜产生的过度牵拉。

❺ 在安放前让骨水泥稍稍变硬以及擦干缺损区的血液，PMMA会与缺损区和终板填充得更好。PMMA在变硬前会略微伸展，因此不能让其直接接触前方硬膜。

术后处理 放置引流24 ~ 72小时，拔管后下地活动。部分肿瘤辅助放化疗，注意放疗时可造成切口不愈合。

第五节 胸椎间盘突出的手术治疗

一 后路全椎板切除的胸椎间盘摘除术

适 应 证 ❶ 胸椎间盘突出症为侧方型者。

❷ 胸背疼痛症状明显者。

❸ 患者出现脊髓受压症状者。

❹ 仅有神经根症状，但经6个月以上的保守治疗无效或加剧者。

麻 醉 硬脊膜外腔麻醉或气管内插管全身麻醉。

体 位 俯卧位或侧卧位。

手术步骤 ❶ 切口及显露 取胸背正中纵行切口，显露出椎板、棘突及关节突（图2-5-1）。

❷ 切除椎板 以小关节内侧为界，用磨钻钻开椎板并切除之，切除范围见图2-5-2。切除黄韧带，即显露出硬脊膜囊（图2-5-3）。

❸ 摘除髓核 用脑膜剪剪开硬脊膜，用细丝线缝在剪开的硬脊膜边缘，向两边牵开，即显露出胸神经根及突出的髓核（图2-5-4）。将受压的胸神经根向中线牵拉以便充分显露突出的髓核，如神经根紧张不易牵开，可将该神经根切断（图2-5-5）。切开后纵韧带，用髓核钳摘除髓核组织（图2-5-6）。

❹ 关闭切口 彻底止血后，放置负压引流管一根，依次关闭各层组织。

术中要点 ❶ 术前、术中定位必须准确。

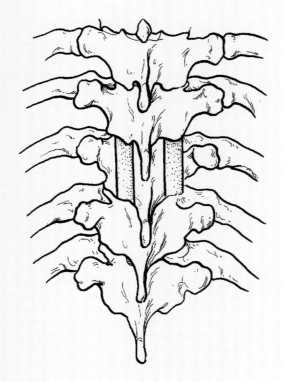

图 2-5-1

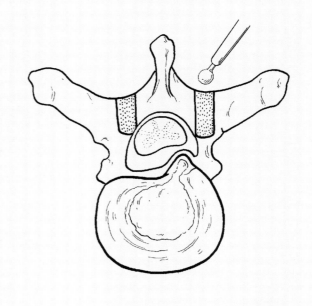

图 2-5-2

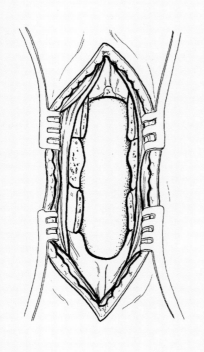

图 2-5-3

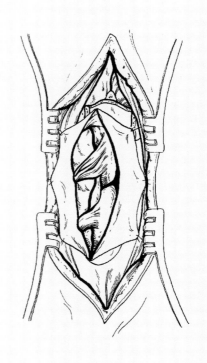

图 2-5-4

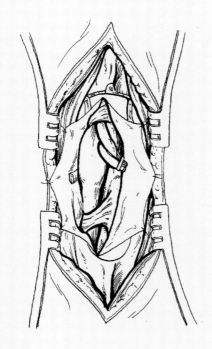

图 2-5-5

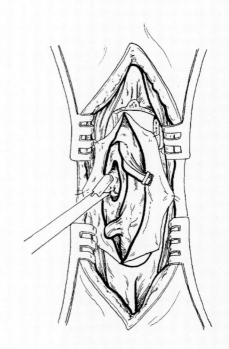

图 2-5-6

❷ 剥离时动作应轻柔，若出血较多，用明胶海绵压迫止血。

术后处理　　　　术后24~48小时拔除引流管，2周拆线，3周逐渐下床活动。

二　　经胸入路胸椎间盘摘除术

通过标准切口或小切口经胸入路，用传统手术器械或借助内镜和显微器械，从前方切除胸椎间盘。

适　应　证　❶ 胸椎间盘突出为后中央型者，无碎片在椎管内游离者。

❷ 胸椎间盘突出胸背疼痛剧烈者。

❸ 患者出现脊髓压迫症状者。

❹ 仅有神经根症状，经6个月以上的保守治疗无效或加剧者。

术前准备　❶ 术前拍胸部X线片了解是否有肺炎、胸膜粘连性疾病等。

❷ 检查患者肺功能，包括肺活量、肺最大通气量等。

麻　　醉　　　气管内插管全身麻醉，同时采用诱发电位监护。

体　　位　　　半侧卧位（图2-5-7）。

手术步骤　❶ 切口　根据手术需要，在选择切除的肋骨水平处并沿该肋骨做切口。如决定切除的肋骨在过肩胛下角下2~3cm处至腋前线稍前方为止（图2-5-8）。传统切口存在创伤大、出血多等缺点，目前也有人运用小切口技术及微创开胸技术来治疗（图2-5-9）。其中分图A为肋间技术，B为开窗技术，C为开门技术，D为滑动技术。

❷ 显露椎间盘　依次切开皮肤、皮下组织及各肌层（图2-5-10）。剥离、切除1~2根肋骨（图2-5-11）。切开肋骨床及胸膜，开胸器撑开胸廓（图2-5-12）。如欲加大显露范围，需切开膈肌（图2-5-13）并将其提起（图2-5-14）。切开、提起椎体前方胸膜及前纵韧带，显露肋间血管、神经束及椎旁神经节（图2-5-15）。将肋间血管结扎，显露椎间隙（图2-5-16）。

❸ 切除椎间盘　如为侧方突出，可用磨钻开窗（图2-5-17），用刮匙刮除椎间盘组织（图2-5-18、图2-5-19）。如为中央型突出，切开前纵韧带和

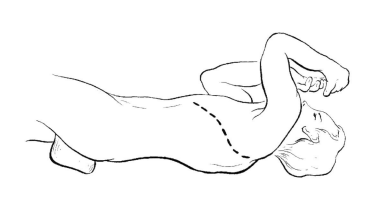

图2-5-7

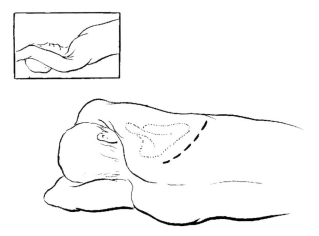

图2-5-8

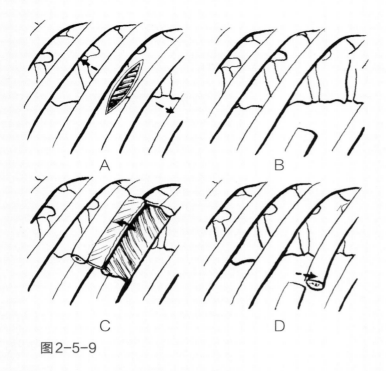

A

B

C

D

图2-5-9

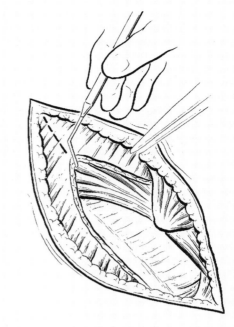

图2-5-10

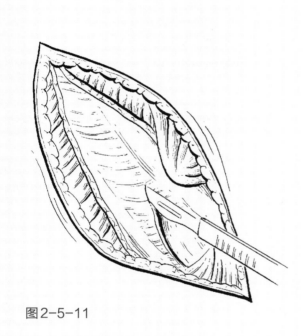

图2-5-11

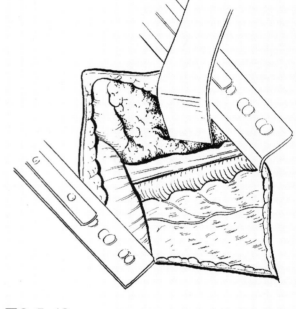

图2-5-12

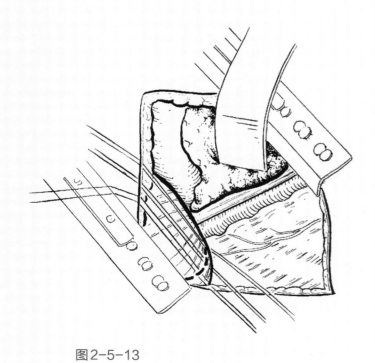

图2-5-13

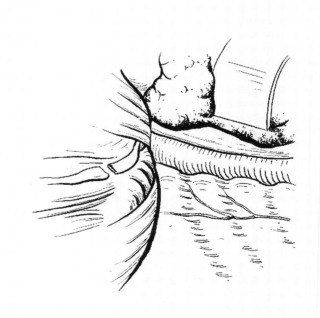

图2-5-14

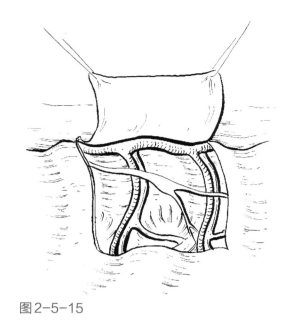

图2-5-15

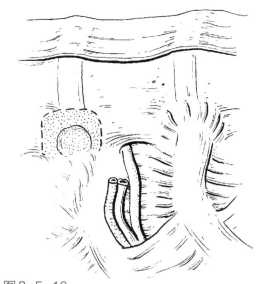

图2-5-16

纤维环（图2-5-20），摘除突出椎间盘（图2-5-21）。修整上、下椎体（图2-5-22），椎间植骨（图2-5-23）。

另外，也可在胸腔镜下行胸椎间盘切除术，其借助胸腔镜完成手术，技术要求相对较高（图2-5-24、图2-5-25）。

术中要点

❶ 皮肤消毒之前应先画出标记，以免错误。

❷ 切断肌肉时，为减少出血，可先以两指伸入肌肉深面，将肌肉托起后切断。

❸ 剥离肋骨上缘骨膜时，需从后向前推，剥离下缘时要从前向后推，再剥离肋骨深面骨膜。

❹ 用开胸器慢慢地将切口张开，对老年患者更应注意，否则易造成肋骨骨折。

术后处理

❶ 10天拆线，术后24～48小时后拔除胸腔引流管。

❷ 平卧硬板床休息3周后可逐渐下地活动。

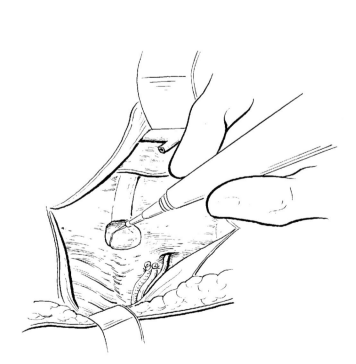

图2-5-17

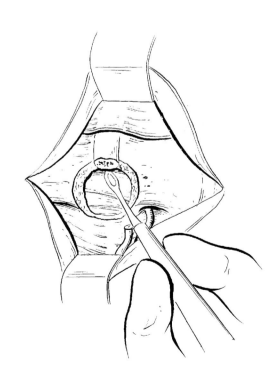

图2-5-18

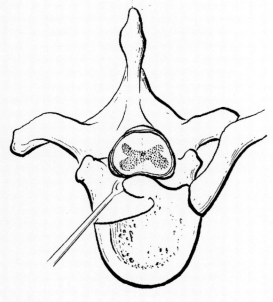

图 2-5-19

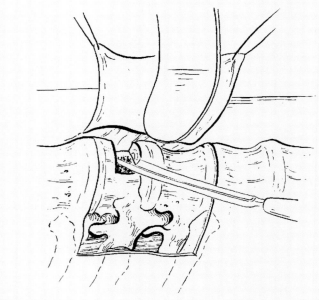

图 2-5-20

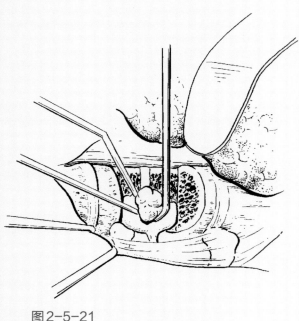

图 2-5-21

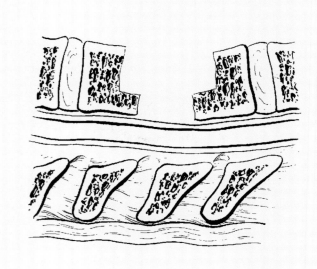

图 2-5-22

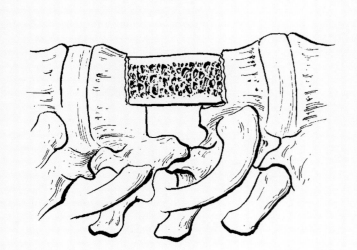

图 2-5-23

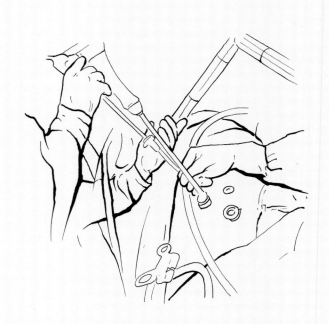

图 2-5-24

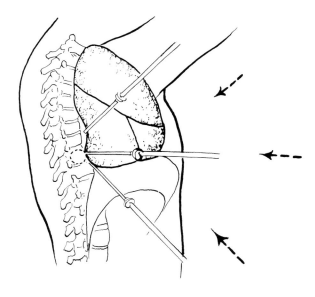

图2-5-25

第六节　　脊柱侧凸手术治疗

脊柱侧凸是一种常见的脊柱疾病，影响脊柱的排列、生长和融合。脊柱侧凸的进展与很多影响神经肌肉系统的疾病相关，不过，最常见的青少年特发性脊柱侧凸病因目前尚不确定。

一　　脊柱侧凸前路截骨松解（松动）术

适 应 证	各种原因引起的有明显的结构改变或病变区椎体已骨性连接的严重的脊柱后凸及脊柱侧后凸畸形。
麻　　醉	气管内插管全身麻醉。
体　　位	侧卧位，脊柱侧凸的凸侧向上。
手术步骤	❶ 切口　一般从脊柱侧凸的凸侧做切口。开胸（胸段侧凸）或胸腹联合切口（胸腰段侧凸）进入。切除肋骨，开胸进入水平应比松动脊柱的最上部位高一个节段。
	❷ 显露　用扩胸器撑开胸腔切口，以湿纱布垫将肺组织挡开，即可见隆起侧的脊柱，颜色发白的隆起处为椎间盘部位，凹陷处为椎体，节段血管从椎体中部横过。
	❸ 松动　将相应椎体上的壁层胸膜纵行切开。结扎、切断节段血管。将所需松动的椎间盘纤维逐一切开，摘除椎间盘。用刮匙将椎体终板的软骨刮去，同时将椎体间的骨性连接截除（图2-6-1）。用撑开钳撑开检查截骨后的松动情况（图2-6-2）。对于脊柱先天畸形如未分节骨桥者，将前

侧的骨桥切除后，继续切除椎间盘直至后纵韧带。切除间盘范围应扩大，达到后凸区上下至少各一个正常间盘（图2-6-3）。

④ 植骨　可将小骨片松散地植入椎间隙。或在椎体前面开槽后植入长骨条（图2-6-4）。

⑤ 缝合　冲洗伤口，缝合胸膜壁层，于第8～9肋间腋后线处放置闭式胸腔引流管，逐层关胸。

术中要点

❶ 松解时，用刮匙刮除终板软骨勿深达松质骨，以免引起渗血。胸椎肋骨头连线后方及腰椎椎弓根基底连线后方为椎间孔及脊髓，在此处切除椎间盘时应小心操作。

❷ 松解每一节后，用纱布或明胶海绵填塞止血，出血较多时亦可涂抹骨蜡止血。

术后处理

❶ 同一般开胸后处理。

❷ 虽做了前路松动，但在后路手术前脊柱仍稳定，术后1周可坐起下地。

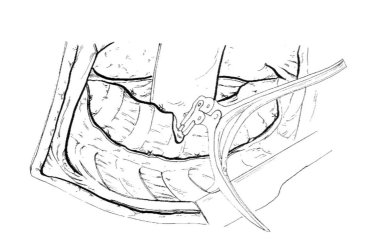

图2-6-1

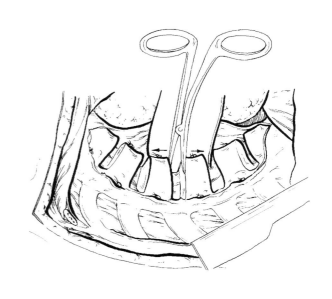

图2-6-2

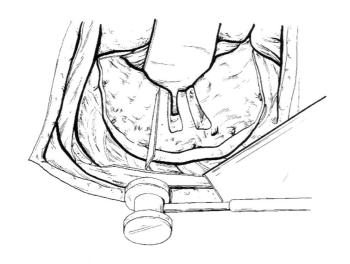

图2-6-3

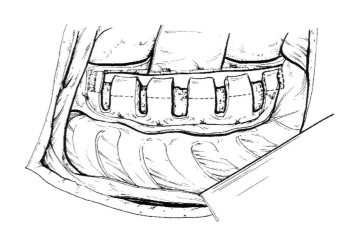

图2-6-4

二 脊柱侧凸前路半椎体切除术

适 应 证　脊柱前方发育障碍所形成的完全性或不完全性后方半椎体所致严重脊柱后凸畸形病例。

麻　　醉　气管内插管全身麻醉。

体　　位　侧卧位，脊柱侧凸的凸侧向上。

手术步骤
❶ 切口及显露　同脊柱侧凸前路截骨松解术。

❷ 切除半椎体　切除半椎体处残面的椎间盘组织。有时仅残留一条白色的小缝，几乎完全骨性融合（图2-6-5），沿白线进行截骨，完全松动为止。同时切除半椎体上下方1～2个正常椎间盘组织（图2-6-6）。然后一片片切除半椎体前方骨质，如图2-6-6虚线所示。

❸ 植骨　用腓骨，其余可用切下的肋骨在重力负荷线上分别做支撑植骨，然后在支撑植骨间再植入骨片（图2-6-7～图2-6-9）。

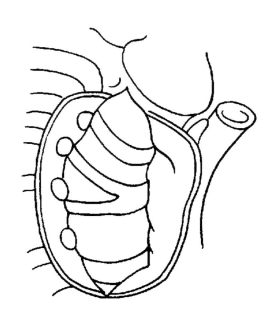

图2-6-5

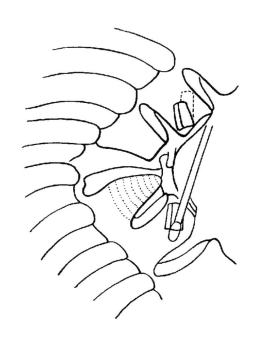

图2-6-6

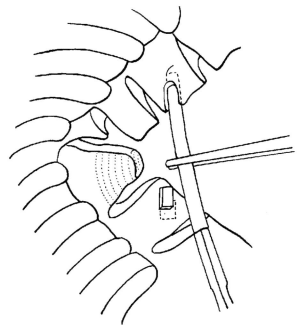

图2-6-7

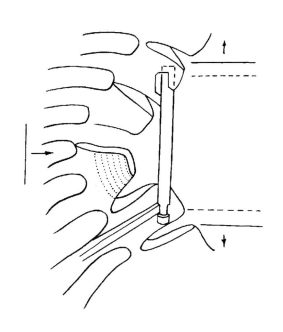

图2-6-8

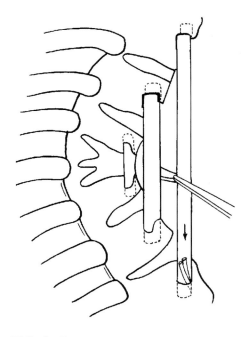

图 2-6-9

④ 缝合　同脊柱侧凸前路截骨松解术。

三　脊柱侧凸后路Dwyer手术

适 应 证　❶ 胸腰段或腰段脊柱侧凸，特别是有椎板裂畸形和伴有严重前凸畸形无法放置Harington棒者。

❷ 需要强调的是，Dwyer装置不能提供牢固的脊柱融合，最好在3周后再做后路固定术。

禁 忌 证　❶ 脊柱侧凸伴后凸畸形的患者。

❷ 10岁以上儿童，由于椎体小，软骨厚，骨质少，不易融合。

❸ 严重骨质疏松的成年人，不能使螺钉牢固固定。

麻　　醉　气管内插管全身麻醉。

体　　位　侧卧位，以凸侧入路为佳。

手术步骤　❶ 切口及显露　以切除第10肋为例，切口上端从胸₉棘突旁开5cm处向下垂直切开，然后沿第10肋向前至肋骨前缘，到腹直肌外缘垂直向下到脐及耻骨联合中点（图2-6-10）。逐层显露，将膈肌距止点2.5cm处切开，边切开边置以缝线，显露椎体。

❷ 切除椎间盘　用手术床腰摇桥加重脊柱侧凸的弯曲度，有利于切除椎间盘。切除和刮除椎间盘组织达松质骨，但上下端椎体的上下缘椎间盘不切除，只作一切迹，供垫圈叶片插入（图2-6-11）。

❸ 放置Dwyer器械　依据椎体横径，选合适长度螺钉及垫圈，在椎体侧方中点打孔，侧弯顶处钉孔应靠椎体后方一些，以利于矫正旋转和防止发生腰后凸畸形（图2-6-12）。上下端椎体放垫圈，并依次拧好螺钉，一手指垫在椎体对侧（图2-6-13），螺钉拧至对侧皮质，以刚好触及钉尖为合适（图2-6-14）。将手术台放平，取钢索一根，将钮扣固定到钢索一端，穿过螺钉头部套孔（图2-6-15）。穿钢索同时椎间植骨，边穿，边植

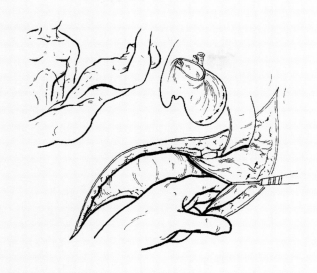

图 2-6-10

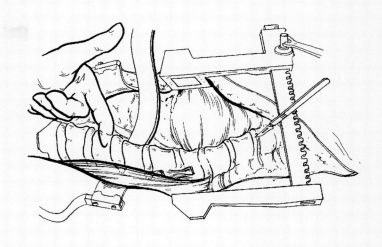

图 2-6-11

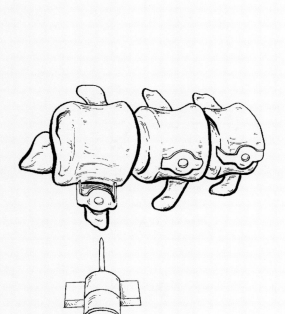

图 2-6-12

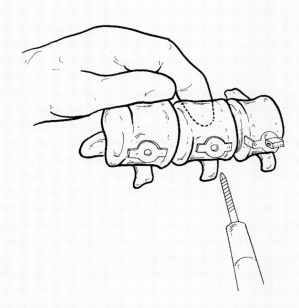

图 2-6-13

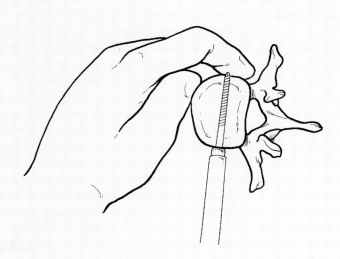

图 2-6-14

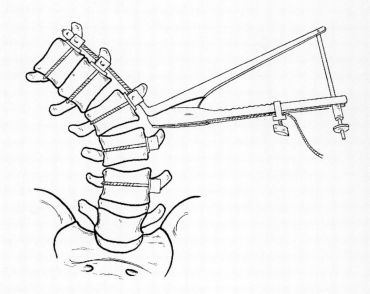

图 2-6-15

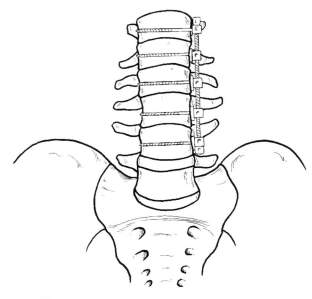

图2-6-16

骨，边拉紧，最后加压，将另一钮扣套入钢索末端，用螺钉套孔器夹扁固定，剪除多余钢索（图2-6-16）。

❹ 缝合　缝合壁层胸膜，放置胸腔引流管一根，逐层缝合横膈及胸腹切口。

术中要点 ❶ 切除椎间盘应保留后方纤维环，不能伤及脊髓和神经根。

❷ 拧入螺钉方向应准确，防止前偏伤及腹部大血管，后偏伤及脊髓。

术后处理 术后12天拆线，石膏背心固定3个月，然后改用塑料支具固定至少1年。

四　经椎弓根截骨术

适应证 经椎弓根截骨术（PSO）可用于矫正脊柱冠状面和矢状面的畸形。

麻　醉 气管内插管全身麻醉。

体　位 俯卧位。

手术步骤 ❶ 需要显露计划截骨部位的上、下各两个节段，以便内固定安放。小心操作避免损伤关节突关节囊，通过影像学确定融合节段。在计划固定节段安放椎弓根螺钉固定。切除棘上和棘间韧带。切除截骨节段的上、下棘突，并保留用于植骨。用骨刀切除下关节突。切除椎板和黄韧带。用咬骨钳或骨刀切除计划截骨节段的双侧关节突关节。完全显露椎弓根上、下的神经根。显露横突，用小Cobb剥离子行椎弓根外侧骨膜下剥离，纱布填塞止血。应小心避免节段动脉损伤。椎弓根周围剥离后，用咬骨钳切除椎弓根外侧，横突不需要切除。经椎弓根基底松质骨刮入椎体，保留椎弓根内侧壁以保护神经和硬膜。用咬骨钳、骨刀和磨钻完成楔形截骨。楔形的顶点在椎体前壁。此过程应在透视下进行。椎体后壁的皮质骨壳应尽量打薄，然后用刮匙将其向下推压。足够的后壁切除对获得充分的矢状位矫正角度是十分重要的。上位椎板下缘和下位椎板上缘的潜行切除可以防止神经受压。椎板切除后用弯曲探针检查椎间孔，以确

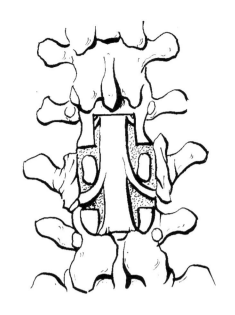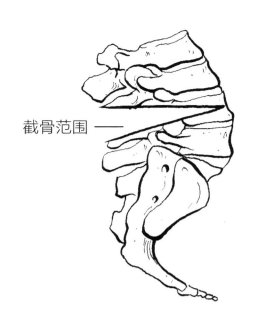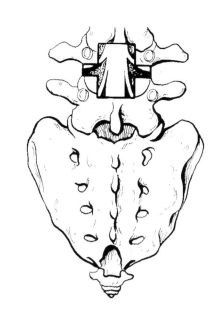

截骨范围 ——

图2-6-17

保神经根有足够的空间。结合手术台上患者髋关节和腰椎的伸展，截骨部位逐渐闭合。最后完成内固定操作。将松质骨置于已闭合的截骨处及内固定物外侧（图2-6-17）。

❷ 缝合　放置切口引流管两根，逐层缝合切口。

术中要点　❶ 应小心避免节段动脉损伤。

❷ 截骨后确保神经根有足够的空间。

术后处理　术后12天拆线，术后即刻起床活动。

五　全脊椎切除术

适 应 证　全脊椎切除术（VCR）可用于治疗各种重度僵硬性多平面脊柱畸形、成角畸形、先天性半椎体脊柱畸形，脊柱肿瘤及创伤后脊柱后凸畸形。VCR最主要的是针对那些单纯后路或者前后路联合PSO或BDBO不能解决的僵硬性冠状位脊柱畸形，当脊柱后凸畸形>40°或者冠状位偏移>6cm时，可直接选用VCR。

麻　　醉　气管内插管全身麻醉。

体　　位　俯卧位。

手术步骤　❶ 经后正中切口放置钉棒系统，截骨节段除外。显露截骨平面的椎弓根。显露和切除截骨节段上、下间盘及对应肋椎关节的肋骨（图2-6-18）。一侧肋骨最长可以切除10cm，切除的肋骨可用做植骨。对侧的肋骨可以切除2～3cm，有利于椎体的切除和截骨处闭合。在椎体前方行外侧腔外切除，常需要电凝截骨平面的一根、偶尔两根节段动脉。椎体切除从后路椎板（或融合块）和椎弓根切除开始。包括椎体上、下间盘在内的整个椎体被切除，用刮匙和磨钻清除切除部位的上、下终板软骨。小心地用打入器将椎体后壁切除。在全脊椎切除术中，前方放置的网笼可以作为轴点，以网笼为轴心转动，渐进性经后方闭合复位。必须小心操作，防止脊髓在椎管内打折（图2-6-19）。

❷ 缝合　放置胸腔引流管两根，逐层缝合切口。

术中要点　❶ 应小心避免节段动脉损伤。

❷ 需要去除上位椎体的下关节突、下位椎体的上关节突、椎板和椎弓根、完整椎体及其上下椎间盘。

术后处理　术后12天拆线，术后即刻起床活动。

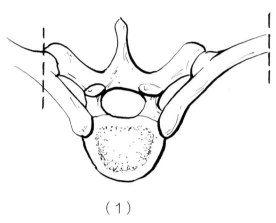
（1）

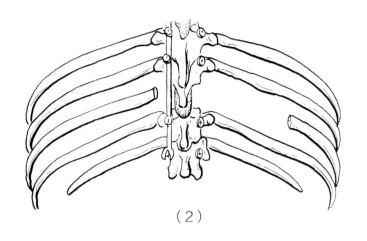
（2）

图2-6-18

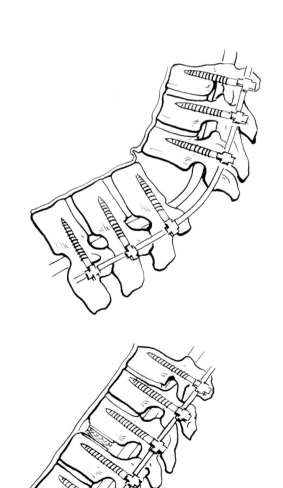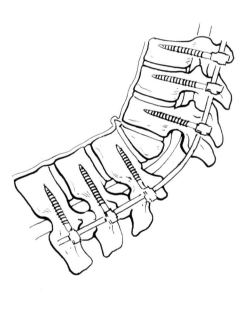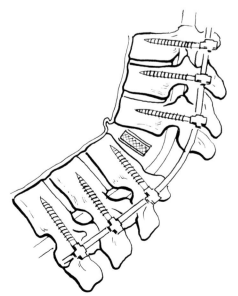

图2-6-19

第三章
腰椎及骶椎手术

视频目录

扫描二维码，
观看本书所有
手术视频

第一节　　腰椎及骶椎显露途径

一　　后侧入路

适 应 证　　❶ 腰椎间盘髓核摘除术。

❷ 椎板切除减压术。

❸ 腰椎融合术。

❹ 肿瘤切除术。

❺ 椎间孔切开扩大术。

❻ 腰椎滑脱骨折脱位切开复位内固定术。

麻　　醉　　局部浸润麻醉，硬膜外阻滞麻醉或气管内插管全身麻醉。

体　　位　　俯卧位（图3-1-1）或侧卧位，侧卧位患侧需在上（图3-1-2）。

手术步骤　　❶ 切口　取腰背后正中切口或弧形切口，上下各超过病变部位一个棘突（图3-1-3）。

❷ 显露　切开皮肤、皮下组织及深筋膜，将皮瓣向两侧游离，沿棘突纵行切开腰背筋膜，紧贴棘突两侧于骨膜下剥离椎旁肌，干纱布条填塞椎旁间隙以压迫止血，深部拉钩将骶棘肌向两侧撑开，显露棘突、两侧椎板及关节突关节（图3-1-4）。

❸ 若需植骨，可向两侧显露达关节突外侧及横突的背侧（图3-1-5）。

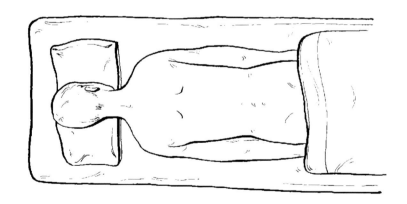

图3-1-1

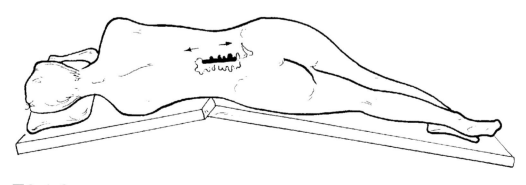

图3-1-2

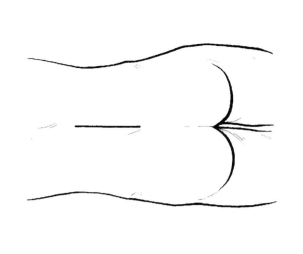

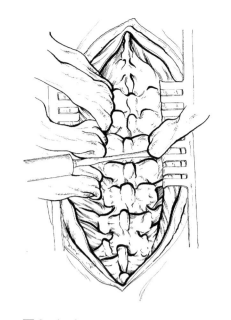

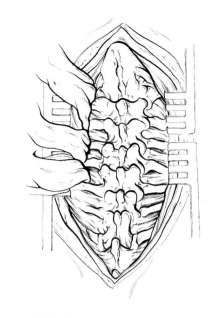

图 3-1-3   图 3-1-4   图 3-1-5

术中要点
❶ 需要植骨时，必须将相邻两个椎间横突显露清楚，表面不可残留肌肉和其他组织。

❷ 术中定位非常重要，可用一个钳子夹持腰椎棘突并上下摇动，第5腰椎是最下一个可活动的节段，术前需拍片以了解有无腰椎骶化和骶椎腰化。

二   腹膜外显露途径

适 应 证
❶ 椎体融合术。

❷ 腰大肌脓肿切开引流术。

❸ 椎体椎间隙感染病灶清除术。

❹ 肿瘤切除术。

❺ 间盘摘除术。

❻ 各种内固定术。

麻　　醉　 硬膜外阻滞麻醉或气管内插管全身麻醉。

体　　位　 侧卧位或半侧卧位，一般左侧在上（图3-1-6、图3-1-7）。

手术步骤
❶ 切口沿第12肋下缘与髂嵴之间自椎旁肌外缘斜向前下方至腹直肌外侧缘。

❷ 切开皮肤、皮下组织，沿肌纤维方向切开腹外斜肌腱膜钝性分开肌肉（图3-1-8）。同法切开腹内斜肌达腹膜外间隙（图3-1-9）。

❸ 用手指推开腹膜及腹膜后的输尿管和肾，沿腰大肌前缘直接找到椎体前缘，用纱布将腹主动脉和下腔静脉连同腹膜向内牵开，因腰大肌挡住椎体外侧面，故需将腰大肌向外剥离拉开充分显露（图3-1-10）。结扎切断腰动、静脉以增加腹主动脉和下腔静脉的活动度。

❹ 切开椎体骨膜，骨膜剥离器剥离骨膜达对侧腰大肌，用拉钩将对侧腰大肌及血管牵开，充分显露椎体及椎间隙的前面及前外侧面。

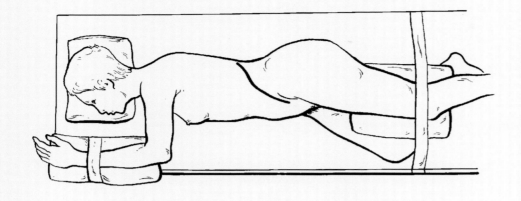

图 3-1-6

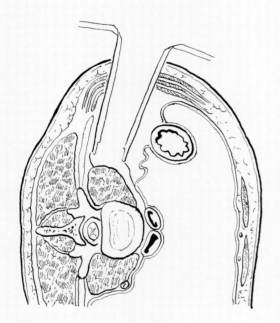

图 3-1-7

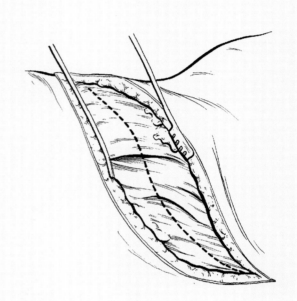

图 3-1-8

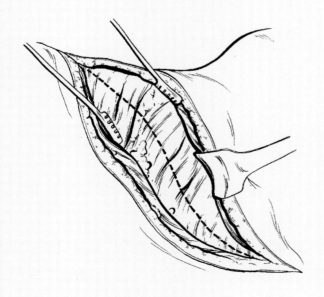

图 3-1-9

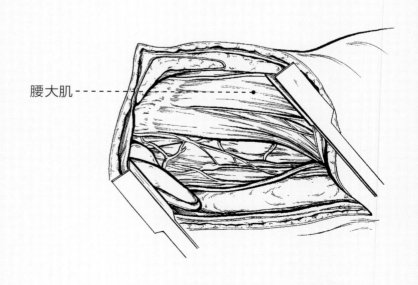

腰大肌----

图 3-1-10

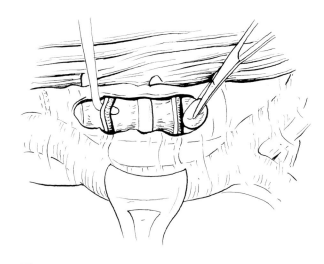

图3-1-11

术中要点	❶ 交感神经链在椎体的外侧紧贴腰大肌的内侧，勿伤之。
	❷ 生殖股神经位于腰大肌前内侧面紧贴其筋膜，勿伤之。
	❸ 应首选左侧入路避免损伤下腔静脉。
	❹ 术中注意结扎节段血管（图3-1-11）。

第二节　骶髂关节显露途径

一　后侧单侧骶髂关节入路

适 应 证	❶ 骶髂关节病灶清除术。
	❷ 骶髂关节融合术。
	❸ 骶髂关节肿瘤切除术。
麻　　醉	硬膜外阻滞麻醉或气管内插管全身麻醉。
体　　位	侧卧位，躯干与手术台呈60°角。
手术步骤	❶ 沿髂嵴后唇做弧形切口，沿臀大肌纤维切至坐骨大切迹（图3-2-1）。
	❷ 切开皮肤、皮下组织及深筋膜，切开臀大肌附着处。骨膜剥离器沿髂骨外面向下剥离部分臀大肌达坐骨大切迹上方1cm处为止。在髂骨后上、下棘之间将髂骨凿成2cm×3cm的骨瓣，并向内翻开骨瓣显露骶髂关节（图3-2-2）。
术中要点	剥离臀大肌时达坐骨大切迹上方1cm处为止，不可再向下分离，以免损伤臀上神经和血管，要保护髂腰韧带和骶髂后长、短韧带的完整性。

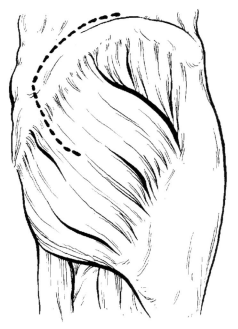

图 3-2-1

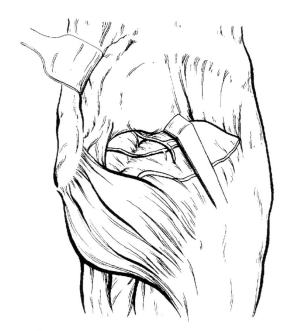

图 3-2-2

二　　　　后侧双侧骶髂关节入路

适　应　证　❶ 双侧骶髂关节病灶清除术。

❷ 双侧骶髂关节融合术。

❸ 骶髂关节肿瘤切除术。

体　　　位　俯卧位。

麻　　　醉　硬膜外阻滞麻醉或气管内插管全身麻醉。

手术步骤　❶ 双侧髂骨后弧形切口，弧的顶点在正中线与髂后上棘连线的交点处（图 3-2-3）。

❷ 切开皮肤、皮下组织，将皮瓣向两侧游离并牵开。自第 4 腰椎棘突至第 2 骶椎棘突做纵行切口，骨膜下剥离椎旁肌并向两侧拉开显露骶髂关节（图 3-2-4、图 3-2-5）。

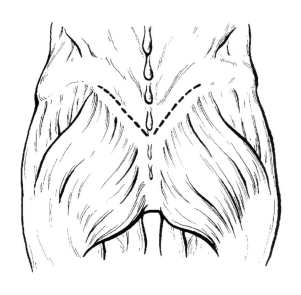

图 3-2-3

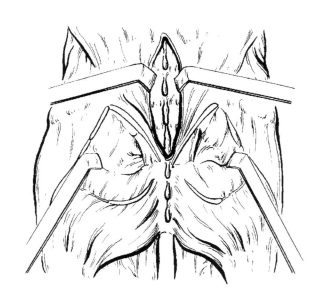

图 3-2-4

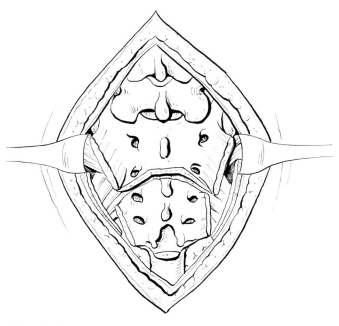

图 3-2-5

三　前侧入路

适 应 证	❶ 骶髂关节病灶清除术。
	❷ 骶髂关节融合术。
	❸ 骶髂关节肿瘤切除术。

体　位　仰卧位，患侧臀部垫薄枕。

手术步骤
❶ 由髂前上棘开始沿髂嵴向后切开骶棘肌附着点，长约 15cm（图 3-2-6）。
❷ 切开皮肤、皮下组织，沿腹肌附着处切开（图 3-2-7），至腹膜后将腹膜向中央推开，显露髂骨。在髂骨上切开髂肌的附着点，然后沿髂骨内板将髂骨进行骨膜下剥离，直至骶髂关节处（图 3-2-8）。再将髂肌在骶髂关节附着处切开，向内推开即可显示骶髂关节上半部，经过大小骨盆的分界线——弓状线，向下剥离达坐骨切迹和骶髂关节的下半部及弓状线的后端，即可显露与骶骨相连形成关节的髂骨耳状面。

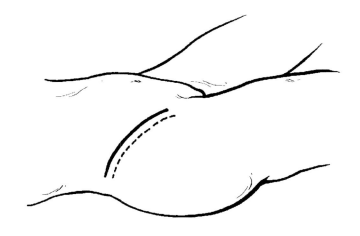

图 3-2-6

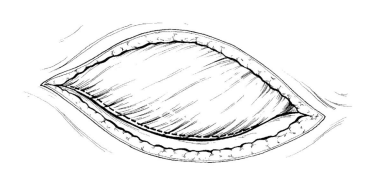

图 3-2-7

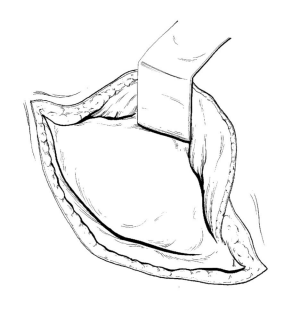

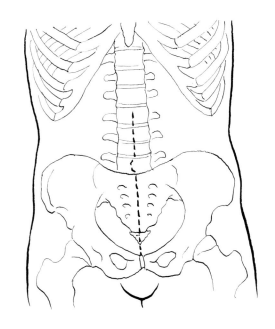

图 3-2-8   图 3-2-9

经腹入路

适 应 证   ❶ 骶髂关节病灶清除术。

❷ 骶髂关节融合术。

❸ 骶髂关节肿瘤切除术。

❹ 腹腔内肿瘤转移至腰椎或骶椎。

体 位   仰卧位。

手术步骤   ❶ 从脐上绕脐右侧至耻骨联合上 2～3cm 处作腹正中纵向切口（图 3-2-9）。

❷ 辨认腹直肌鞘，切开前层部分，横向切断腹直肌。腹直肌鞘后层与腹横筋膜、腹膜融为一体，切开腹直肌鞘后层和腹壁筋膜进入腹腔。提起并小心打开腹膜，可见小肠和乙状结肠，膀胱通常位于较低的位置。将小肠牵向外上方，乙状结肠牵向左侧。通过后腹膜触摸腹主动脉和髂血管，腹主动脉分叉处位于腰$_4$/腰$_5$间盘水平。从一侧提起部分后腹膜，由外向中线切开，避免损伤骶中血管引起出血。结扎骶中动、静脉，辨认主要血管和输尿管，仔细解剖两侧髂血管。下腹上神经丛（骶前副交感神经丛）位于主动脉、骶骨岬、左侧总髂动脉前表面。腹侧骶骨切除术一般适用于高位骶骨肿瘤，手术过程中需要向内侧或外侧牵拉髂静脉。将腹膜及骨膜向远端切开并分离至坐骨大切迹，在前方皮质表面做一标记，有利于随后经后路骨切除术的完成（图 3-2-10）。

经腹直肌外侧入路

适 应 证   ❶ 骶髂关节病灶清除术。

❷ 骶髂关节融合术。

❸ 骶髂关节肿瘤切除术。

❹ 腹腔内肿瘤转移至腰椎或骶椎。

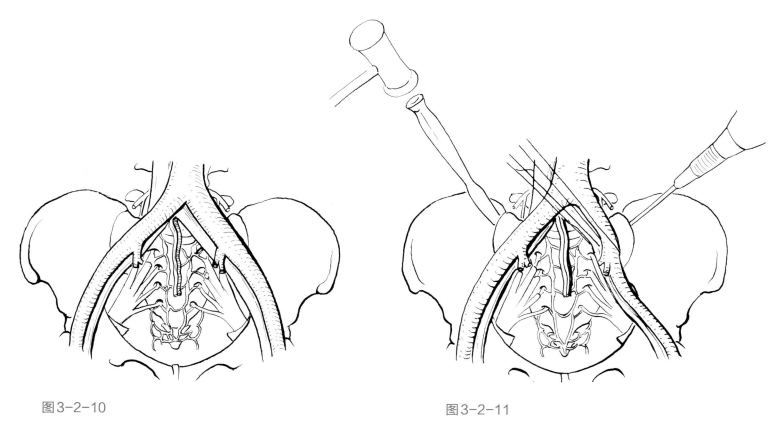

图3-2-10   图3-2-11

体　位　　　仰卧位。

手术步骤　❶ 从腹直肌外侧缘作正中纵向切口。

❷ 辨认腹直肌鞘，切开前层部分。切开筋膜，腹外、内斜肌，然后切开腹
横肌。腹直肌鞘旁的腹膜非常表浅，不损伤腹膜，沿腹膜表面剥离。于
腹直肌外缘将腹直肌拉向内侧，辨认腹膜和腹膜后间隙，用手指或包裹
海绵的镊子轻柔地从腹横筋膜上将腹膜剥离，看到后鞘。椎体位于双侧
腰大肌的中央，在靠近中线的腹膜表面下方辨认出输尿管并拉向对侧。
用一个手指触摸骶骨和髂内动脉，利用透视或X线片定位。在大血管分
叉处可见骶中动、静脉。将结肠和直肠推向前内侧。用血管环控制髂内
动脉，可以结扎骶中血管和骶外侧血管以阻断血供。牵开髂血管，沿骶
髂关节腹侧可显露前方整个骶骨及骶髂关节。术中应尽最大可能保留腰
神经根及腰骶中央干（图3-2-11）。

第三节　　腰椎间盘突出症的手术治疗

一　　开窗式腰椎间盘髓核摘除术（以腰₄、腰₅间盘突出为例）

适应证　❶ 症状典型，诊断明确的腰椎间盘突出症，经严格的保守治疗无效者。

101

❷ 虽然保守治疗后症状缓解，短期内（约8周）又复发至最初水平者。

❸ 合并有下肢感觉与运动障碍，尤其是马尾综合征伴有大小便障碍者。

❹ 伴有继发性椎管狭窄，腰椎峡部不连或假性腰椎滑脱者。

❺ 经影像学（CT、MRI、脊髓造影者等）检查与临床查体确定病损一致者。

禁 忌 证　腰椎滑脱，脊柱不稳定。

术前准备　❶ 应对患者进行详尽的临床检查及记录，配合影像资料，记清突出的间隙、侧别等。

❷ 手术前一周停服阿司匹林或非甾体抗炎药，以减少术中出血。

❸ 术前协助患者练习床上大小便，除常规禁食外，手术前一天晚灌肠。

麻 醉　硬膜外阻滞麻醉或气管内插管全身麻醉。

体 位　可采用俯卧位或膝胸位（图3-3-1）。

手术步骤　❶ 切口　以病变间隙为中心做背部正中切口，长约6cm（图3-3-2）。

❷ 显露黄韧带　切开皮肤、皮下组织及棘上韧带，于病变侧沿棘突及椎板行骨膜下剥离椎旁肌，并以椎板拉钩牵开，显露黄韧带（图3-3-3）。

❸ 开窗　先以椎板咬骨钳咬除部分上位椎板下缘，再于黄韧带上位椎板附着处剥离并切除黄韧带（图3-3-4）。扩大骨窗后，露出硬膜及神经根并向内侧牵开，露出突出的椎间盘（图3-3-5）。

❹ 髓核摘除　切开后纵韧带及纤维环，以髓核钳及刮匙摘除突出的椎间盘

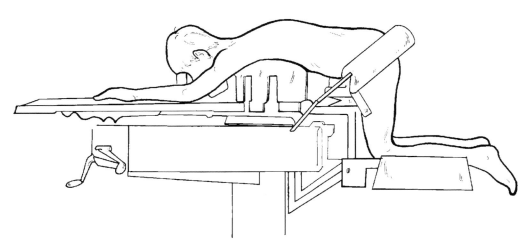

图3-3-1

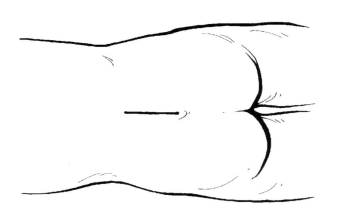

图3-3-2

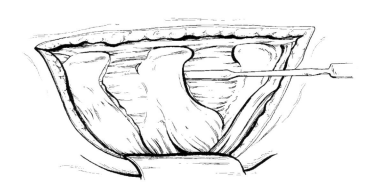

图3-3-3

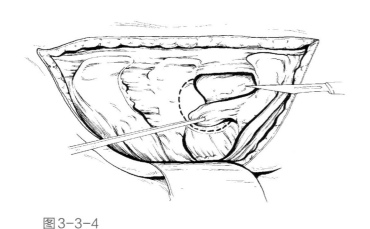

图3-3-4

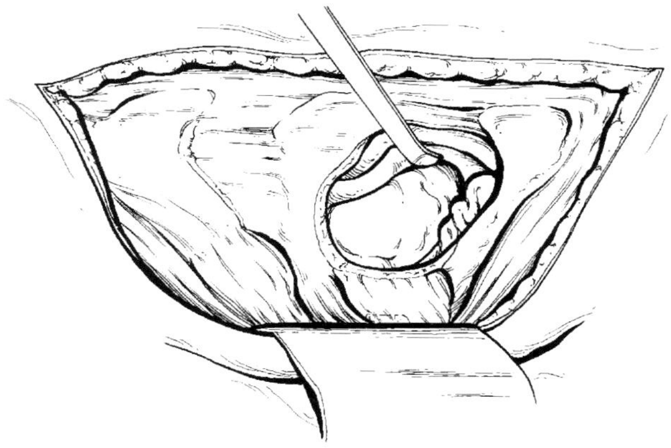

图3-3-5

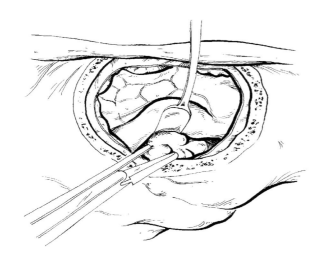

图3-3-6

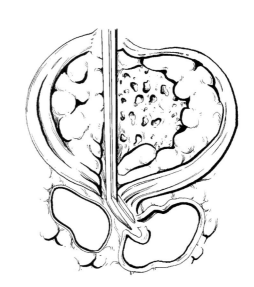

图3-3-7

及残余的松散髓核组织（图3-3-6）。髓核摘除后，牵开神经根时若仍感紧张，则应考虑有神经根管狭窄，即行神经根管扩大。

❺ 缝合　加压冲洗椎间隙，查无明显出血后，切口内置硅胶引流管一根，逐层缝合切口。

术中要点

❶ 摆放体位时要使腹部充分悬空，以减少术中硬膜外静脉扩张出血，术中要仔细分离或电凝硬膜外静脉，以防出血而影响手术。

❷ 不能强行牵拉神经根，如有粘连，应先松解。若突出髓核过大，应先扩大神经根管，待神经松解后再行摘除髓核。

❸ 摘除髓核后，髓核钳或刮匙应先确定探入深度，以防穿透纤维环损伤前面的主动脉、腔静脉及髂动脉等结构（图3-3-7）。

术后处理

❶ 术后要注意观察神经功能。术后引流量小于50ml时可拔除引流管。

❷ 术后卧床3～4天后，即可离床活动。2周后拆线。3个月后可从事轻体力工作。

二　半椎板切除腰椎间盘摘除术（以腰$_4$、腰$_5$间盘突出为例）

适 应 证　见开窗式腰椎间盘髓核摘除术。

103

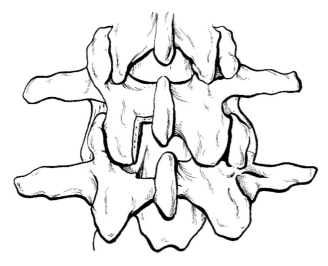

图3-3-8

禁 忌 证	腰椎滑脱，脊柱不稳定。
术前准备	见开窗式腰椎间盘髓核摘除术。
麻　　醉	硬膜外阻滞麻醉或气管内插管全身麻醉。
体　　位	可采用俯卧位或膝胸位。
手术步骤	❶ 切口及显露　同开窗式腰椎间盘髓核摘除术。
	❷ 半椎板切除　切除黄韧带后仅做一侧的半椎板切除（图3-3-8）。
	❸ 髓核摘除及缝合　同开窗式腰椎间盘髓核摘除术。
术后处理	同开窗式腰椎间盘髓核摘除术。

三　全椎板切除腰椎间盘髓核摘除术

适 应 证	主要适合中央型腰椎间盘髓核突出症。
禁 忌 证	腰椎滑脱，脊柱不稳定。
术前准备	见开窗式腰椎间盘髓核摘除术。
麻　　醉	硬膜外阻滞麻醉或气管内插管全身麻醉。
体　　位	可采用俯卧位或膝胸位。
手术步骤	❶ 切口及显露　同开窗式腰椎间盘髓核摘除术。
	❷ 全椎板切除　咬除棘突，自两侧椎间关节内侧缘之间切除全椎板（图3-3-9）。
	❸ 髓核摘除及缝合　同开窗式腰椎间盘髓核摘除术。
术后处理	同开窗式腰椎间盘髓核摘除术。

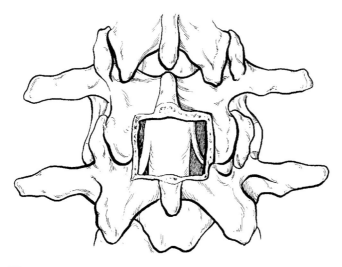

图 3-3-9

四　腰椎间盘髓核摘除后路椎间植骨融合术

适 应 证	主要针对腰椎运动节段不稳定，即成角运动超过15°，或腰椎向前滑移超过4mm时所用的方法，对单纯椎间盘突出不宜作为常规方法。
禁 忌 证	无明确禁忌证。
术前准备	见开窗式腰椎间盘髓核摘除术。
麻　　醉	硬膜外阻滞麻醉或气管内插管全身麻醉。
体　　位	可采用俯卧位或膝胸位。
手术步骤	❶ 切口　以病变平面为中心后正中切口。
	❷ 为取髂骨植骨而行髂骨翼切口（图3-3-10）。
	❸ 显露　切开皮肤、皮下组织及棘上韧带，骨膜下剥离椎旁肌，切除上位棘突下部，安放椎体撑开器，切除黄韧带及椎体部分上下缘，两侧达关节突内侧。切除黄韧带后仅做一侧的半椎板切除。
	❹ 髓核摘除　将硬膜及神经根牵向中线，切开后纵韧带及纤维环，摘除间盘组织。将相邻椎体上下终板切除。
	❺ 植骨融合　从髂骨取大小适宜的植骨块，植入椎间隙（图3-3-11）。取下

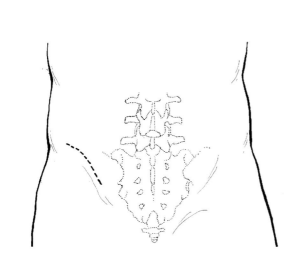

图 3-3-10

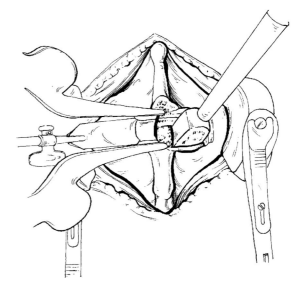

图 3-3-11

撑开器及神经拉钩，确认神经不受压迫。

❻ 缝合　彻底冲洗止血后，置硅胶引流管一根，逐层缝合切口。

术后处理　　　同开窗式腰椎间盘髓核摘除术。但需禁止腰部后伸，并佩戴支具。

五　　腹膜外前路腰椎间盘摘除椎间植骨融合术

适 应 证　　　见开窗式腰椎间盘髓核摘除术。

禁 忌 证　　　无明确禁忌证。

术前准备　　　见开窗式腰椎间盘髓核摘除术。

麻　　醉　　　硬膜外阻滞麻醉或气管内插管全身麻醉。

体　　位　　　仰卧位。

手术步骤　　❶ 切口　根据不同的病变间隙采用不同的下腹部斜切口或腹直肌外缘切口（图3-3-12）。

❷ 显露　分离并切断腹外斜肌、腹内斜肌和深面的腹横肌，显露出腹膜外脂肪。手指钝性在腹膜后脂肪及髂腰肌之间剥离，将腹膜腔及内容物拉向内侧，显露出相应的椎体及突出的间盘，结扎并切断椎体的血管（图3-3-13）。

❸ 探查神经根　向外侧牵开腰大肌，清楚显露出椎间盘及邻近的神经根，探查神经根受压情况（图3-3-14）。

❹ 摘除髓核及植骨融合　切断前纵韧带并切除纤维环（图3-3-15），摘除髓核及切除上下终板。取髂骨块行椎间植骨融合（图3-3-16）。

❺ 缝合　缝合前纵韧带，切口内置硅胶管引流管，逐层缝合腹部各切口。

术后处理　　　术后卧床6周后可佩戴腰背支具离床活动，6个月后可从事轻体力工作。

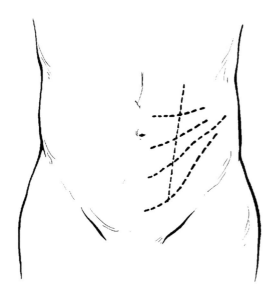

图3-3-12

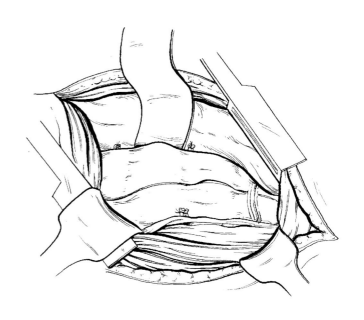

图3-3-13

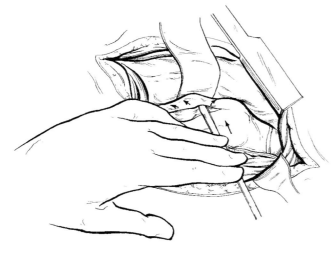

图 3-3-14

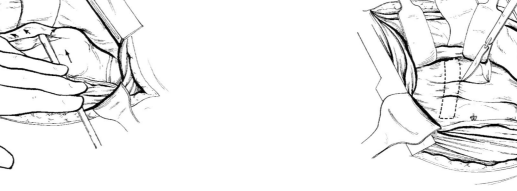

图 3-3-15

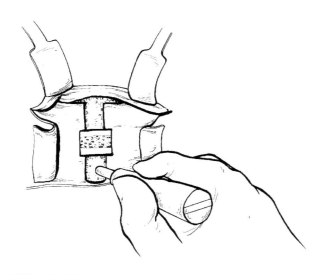

图 3-3-16

六　　显微腰椎间盘摘除术

适 应 证	主要适用于单侧腰椎间盘突出或伴有同侧椎管狭窄或骨赘形成者。
禁 忌 证	腰椎滑脱，脊柱不稳定。
术前准备	见开窗式腰椎间盘髓核摘除术。
麻　　醉	硬膜外阻滞麻醉或气管内插管全身麻醉。
体　　位	可采用俯卧位或膝胸位。

手术步骤　　❶　切口　病变椎间隙纵行短切口（图3-3-17）。

❷　显露　切开皮肤、皮下组织及腰背筋膜后，沿病侧棘突及椎板行膜下剥离，显露椎板、黄韧带及关节突关节（图3-3-18）。于显微镜下切开黄韧带并以显微椎板咬骨钳咬除黄韧带（图3-3-19）。

❸　摘除髓核　显露出硬膜及神经根，以神经拉钩牵开硬膜及神经根，显露突出间盘，切开后纵韧带及纤维环，以显微髓核钳摘除髓核（图3-3-20）。

❹　缝合　冲洗切口，逐层缝合切口。

术后处理　　同开窗式腰椎间盘髓核摘除术。

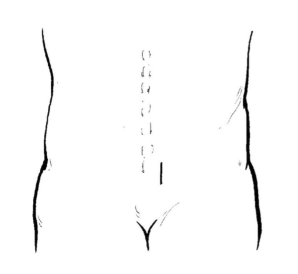

图 3-3-17

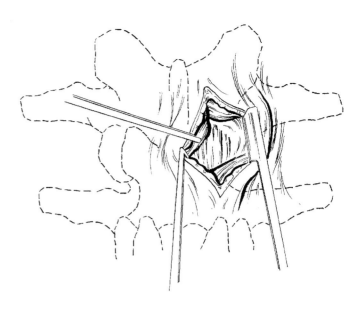

图 3-3-18

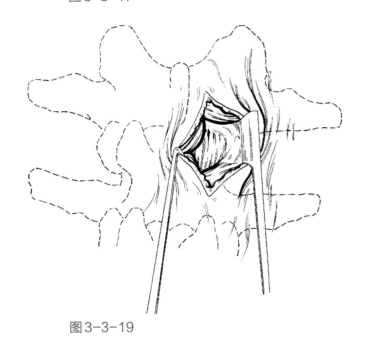

图 3-3-19

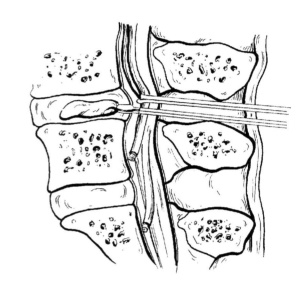

图 3-3-20

七　　经皮穿刺腰椎间盘切除术

适 应 证	单纯腰椎间盘突出未向椎管内游离，不伴有椎间盘明显狭窄、黄韧带肥厚、侧隐窝及神经根管等骨性椎管狭窄、脊柱滑脱等病变者。
禁 忌 证	腰椎滑脱，脊柱不稳定。
术前准备	见开窗式腰椎间盘髓核摘除术。
体 位	俯卧位或侧卧位。
麻 醉	局部浸润麻醉，硬膜外阻滞麻醉或气管内插管全身麻醉。

手术步骤　❶ 定位　在后正中线患侧旁 8 ~ 10cm（约 4 横指）画一条与棘突平行的直线，再自突出间盘间隙画一条与椎间盘平行的直线，其交叉点即为进针点。

❷ 穿刺　腰部常规消毒后，沿穿刺方向行浸润麻醉（局麻）。于穿刺点处行 0.5cm 的切口，在透视下穿刺针与躯干正中矢面呈 45°角穿入。穿刺过程中，患者如有神经根刺激症状，则适当调整进针方向和角度。

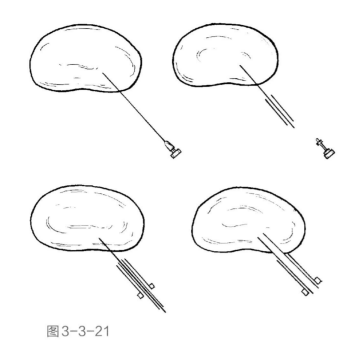

图 3-3-21

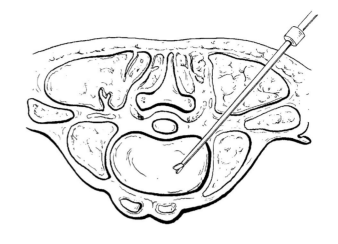

图 3-3-22

❸ 镜下摘除间盘　通过定位针将导丝置入椎间盘内，沿导丝将扩大管由小号到大号依次旋转插入（图3-3-21）。置入工作套管并经套管放入椎间盘镜，观察并确认突出的间盘组织后，将髓核剪伸入套管内剪碎髓核并以髓核钳将椎间盘组织逐一取出（图3-3-22）。经椎间盘镜观察确认椎间隙已空虚，即以生理盐水冲洗吸净，退出工作套管。皮肤切口不需缝合，以无菌敷料包扎即可。

术中要点　髓核钳伸入钳夹间盘组织时不可过深过猛，以免穿破对侧前方的纤维环而损伤大血管。

术后处理　术后卧床3～5天后可离床活动，在此期间应加强腰背肌功能锻炼。

八　经皮激光间盘减压术（PLDD）

适　应　证
❶ 腰椎间盘突出症，经保守治疗无效者。
❷ 无骨性椎管狭窄，无椎管内游离的椎间盘组织及突出间盘组织无钙化或骨化者。
❸ 因内科疾患不适合非手术疗法及传统手术。

禁　忌　证　腰椎滑脱，脊柱不稳定。

术前准备　见开窗式腰椎间盘髓核摘除术。

麻　　醉　局部浸润麻醉。

体　　位　患者侧卧于手术台，患侧在上，屈髋、屈膝，脊柱后凸，腰部垫枕。

手术步骤
❶ 定位　在后正中线患侧旁8～10cm（约4横指）画一条与棘突平行的直线，再自突出间盘间隙画一条与椎间盘平行的直线，其交叉点即为进针点。
❷ 穿刺　穿刺针为含有内芯的特制针，在透视下，穿刺针与躯干正中矢

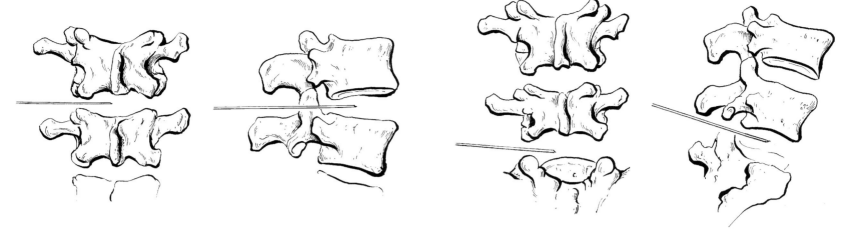

图3-3-23　　　　　　　　　　　　　　　　　　图3-3-24

状面呈45°进针。穿刺针针尖最终位置：正位像上在椎间隙中央（或稍偏患侧），侧位像上在椎体中心偏后。腰$_4$~腰$_5$穿刺位置见图3-3-23，腰$_5$~骶$_1$穿刺位置见图3-3-24。穿刺过程中，如患者有放射性疼痛，重新调整进针方向。

❸ 椎间盘烧灼　确定穿刺位置良好，拔出内芯，将激光纤维导入，采用连续性Nd.YAG激光烧灼椎间盘。一般使用功率为20W，采用1秒发射、1秒休息的频率进行操作。由于椎间盘的大小、水分含量及变性程度的不同，每次所用能量不同。激光烧灼出现以下情况时停止烧灼：①患者自诉疼痛或热感较强时；②激光纤维尖端附着碳化物时；③出现烧焦气味时。

术后处理　　　术后平卧3~4小时后可带软性腰围离床活动，原则上当天出院。轻体力劳动者1周后恢复工作，重体力劳动者4周后恢复工作。

九　　经内镜腰椎间盘切除术

（一）经椎间孔入路椎间孔内间盘切除术

适 应 证　　❶ 腰椎间盘突出症，经保守治疗无效者。

❷ 无骨性椎管狭窄，无腰椎不稳者。

禁 忌 证　　腰椎滑脱，脊柱不稳定。

术前准备　　见开窗式腰椎间盘髓核摘除术。

麻 　 醉　　局部浸润麻醉，硬膜外阻滞麻醉或气管内插管全身麻醉。

体 　 位　　侧卧位或俯卧位。

手术步骤　　❶ 患者俯卧位于可透视手术床上，保持髋关节屈曲位以扩大椎间孔，有利于手术操作。仔细调整C臂方向以获得腰椎真正的侧位片，皮肤入点根据术前轴位影像学制订的手术计划做标记。用10英寸长（25.4cm）、18号穿刺针插入，保持所需要的角度。当穿刺针经过关节突关节腹侧

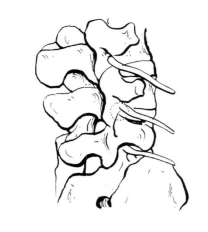
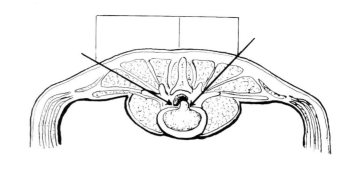
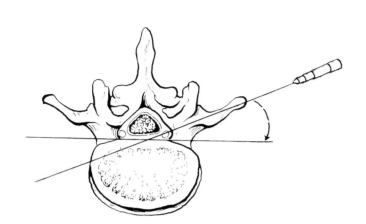
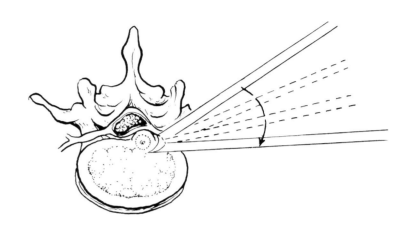

图3-3-25

时，穿刺针应与关节突关节保持接触不能离开。当患者感觉下肢疼痛时，应停止操作，透视确定穿刺针针尖的位置。当穿刺针针尖在前后位片位于椎弓根中线上时，穿刺针应该接触到纤维环（图3-3-25）。如果穿刺针没有和纤维环接触，那就意味着参照冠状面的进针角度太低或入针点离中线过远。如果前后位片显示穿刺针接触纤维环时位于椎弓根中线外侧，则意味着入针角度太高或入针点离中线太近。

❷ 如果穿刺针接触到纤维环的目标点，则将穿刺针向前推入椎间盘内，直到前后位X线片针尖到达中线为止。拔出穿刺针的针芯，插入导针。在拔出针芯时，要确保外套管位置保持不变。在确定导针进入椎间盘后，拔出外套管，沿导针插入扩张器。当扩张器位于椎弓根内侧时，将套筒（工作通道）沿扩张器置入。经后外侧入路，斜面套筒有利于保护硬膜外横行的神经根。一般在L_4/L_5间隙参照冠状面的进针角度大约为25°，入针点距离中线为8～12cm。当神经根孔太小时，初始工作通道的方向会妨碍医生摘除间盘，然而当纤维环切除后借助重力作用，会使手术变得更容易些。

（二）经椎板间入路腰椎间盘切除术

适应证　　❶ 高髂嵴，经椎间孔入路困难者，如腰$_5$/骶$_1$间盘突出。
　　　　　❷ 余同经椎间孔入路椎间孔内间盘切除术。

禁忌证　　❶ 椎板间隙小，需慎重采用。
　　　　　❷ 余同经椎间孔入路椎间孔内间盘切除术。

术前准备	同经椎间孔入路椎间孔内间盘切除术。
麻　　醉	局部浸润麻醉，硬膜外阻滞麻醉或气管内插管全身麻醉。

手术步骤　❶　患者俯卧或侧卧位，屈曲髋关节以获得一个充分进入椎板间隙的入径。结合C臂前后位及侧位影像，在椎板间隙外侧界附近的皮肤上做一标记点。另外，进针点也可以根据间盘突出的位置加以选择（图3-3-26）。将导针插入，导针的尖端位于关节突关节或L$_5$椎板上。扩张器的尖端到达黄韧带外缘，工作通道的斜面开口面向黄韧带，用高频电刀控制出血。内镜下先用打孔凿在黄韧带上开一小孔，然后用各式打孔凿和钳子扩大孔洞，直至见到硬膜外脂肪。工作通道的尖端也可用于黄韧带上扩孔。根据间盘突出的位置套筒方向，可以选择在神经根的肩上或腋下。另一种方法是，当导针插入到硬膜外间隙后，也可以使用系列扩张器扩张黄韧带，而不需要打孔过程（图3-3-27）。如此，在C臂引导下，导针可直接插入位于硬膜囊和神经根之间的硬膜外间隙。

❷　有时在C臂下用造影剂确定神经根腋下的位置，利用工作通道尖端的旋转和推进可以制造一个手术空间（图3-3-28）。切除硬膜外脂肪后，神经根和硬膜囊即可显露。通过工作通道的移动，在硬膜囊和神经根之间可以观察到突出的间盘。

ER3-3-1
经椎间孔入路全内镜下髓核摘除术

ER3-3-2
经椎板间入路全内镜下髓核摘除术

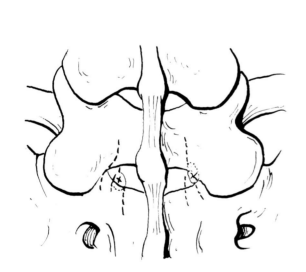

图3-3-26

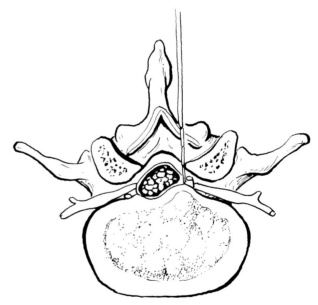

图3-3-27

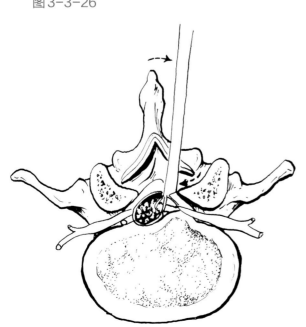

图3-3-28

第四节 腰椎管狭窄的手术治疗

一 常规椎管减压术

适 应 证	❶ 诊断明确的腰椎管狭窄，经保守治疗无效者。
	❷ 出现马尾神经受压症状者。
	❸ 合并有腰椎间盘突出、腰椎滑脱等。
禁 忌 证	无明确禁忌证。
术前准备	进行仔细的临床检查，配合影像资料，排除其他的占位病变，对有间歇性跛行症状者，应与下肢血管疾患相鉴别。
麻 醉	持续硬膜外阻滞麻醉或气管内插管全身麻醉。
体 位	俯卧位或胸膝位。
手术步骤	❶ 切口及显露 以狭窄段为中心的背部正中切口，上下应超过狭窄段各一个节段。逐层切开，沿棘突及两侧椎板行骨膜下剥离椎旁肌，显露出椎板、黄韧带及关节突关节。
	❷ 切除椎板 切除范围为两侧关节突关节内缘间的椎板（图3-4-1、图3-4-2）。切除棘突，以椎板咬骨钳向两侧咬除椎板，彻底减压。探查硬膜和神经根受压的因素，如侧隐窝、神经根管伴有狭窄，间盘有突出等，同时予以解除，切除增厚的关节突时尽量将其大部保留，以保持脊柱的稳定性（图3-4-3）。
	❸ 缝合 冲洗止血，从皮下取大小相近的脂肪片覆盖于切除椎板后的硬膜上。放置引流管，缝合切口。
术后处理	❶ 术后要注意观察神经功能。术后引流量若小于50ml，可拔除引流管。
	❷ 术后卧床6～8周。加强腰背肌功能锻炼，3个月后可从事轻体力工作。

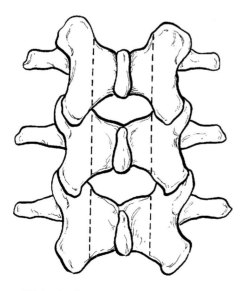

图3-4-1

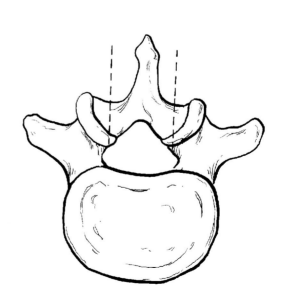

图3-4-2

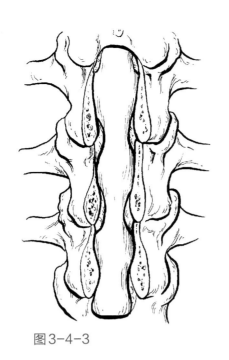

图 3-4-3

二 椎管扩大减压术

适应证	适用于先天性或发育性椎管狭窄、手术后椎管狭窄者。
禁忌证	腰椎不稳。
术前准备	见常规椎管减压术。
麻醉	持续硬膜外阻滞麻醉或气管内插管全身麻醉。
体位	俯卧位或胸膝位。
手术步骤	❶ 切口及显露　同常规椎管减压术。
	❷ 减压范围　由常规椎管减压范围向外侧进一步扩大，需切除椎间关节的 1/3～1/2（图3-4-4、图3-4-5）。若椎板切除后硬膜仍无波动，可进一步扩大切除其上下段的椎板，直至所有狭窄完全解除。用神经剥离子探查神经根的移动范围，若超过1cm即表示减压足够充分。若存在神经根管狭窄，可同时行神经根管扩大。
	❸ 缝合　冲洗止血，从皮下取大小相近的脂肪片覆盖于切除椎板后的硬膜上。放置引流管，缝合切口。
术后处理	同常规椎管减压术。

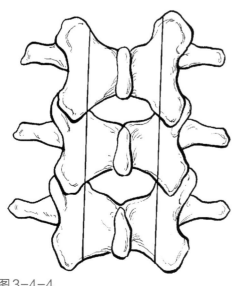

图 3-4-4

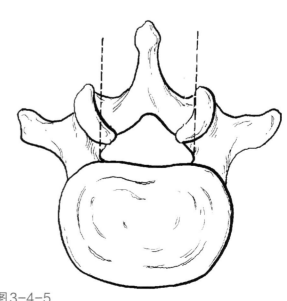

图 3-4-5

三　局限性椎管（及根管）后方减压术

适 应 证　　　同常规椎管减压术。

禁 忌 证　　　腰椎不稳。

术前准备　　　见常规椎管减压术。

麻　　醉　　　持续硬膜外阻滞麻醉或气管内插管全身麻醉。

体　　位　　　俯卧位或胸膝位。

手术步骤　　❶ 切口及显露　以狭窄段为中心，做背部正中切口。沿一侧棘突及椎板行骨膜下剥离椎旁肌，显露出椎板及关节突关节。

　　　　　　❷ 局限性减压　用椎板咬骨钳在椎间关节内缘咬除部分上下缘及黄韧带后，显露出硬膜囊和神经根（图3-4-6）。

　　　　　　❸ 探查　检查神经根有无充血、水肿、粘连。牵开硬膜及神经根，若合并有椎间盘突出则将间盘摘除。以球形分离器探查神经根管，若有狭窄即行神经根管扩大（图3-4-7）。

　　　　　　❹ 缝合　冲洗切口，放置引流管，逐层缝合切口。

术后处理　　　术后48小时拔除引流管，卧床休息1周，切口2周拆线。

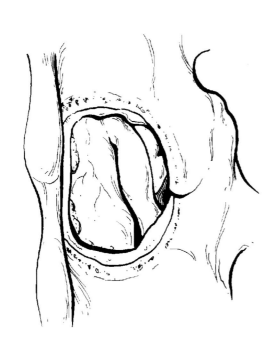

图3-4-6

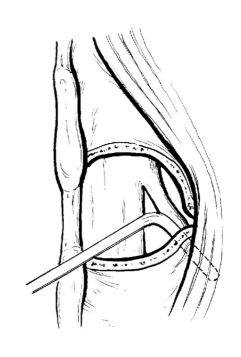

图3-4-7

四　腰椎椎管成形术

适 应 证　　　见常规椎管减压术。

禁 忌 证　　　腰椎不稳。

术前准备　　　见常规椎管减压术。

麻　　醉　　　持续硬膜外阻滞麻醉或气管内插管全身麻醉。

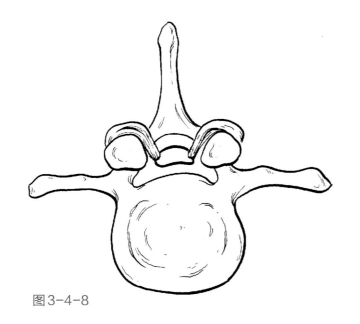

图3-4-8

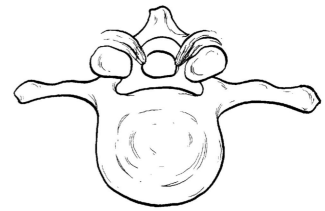

图3-4-9

体　位	俯卧位或胸膝位。
手术步骤	❶ 切口及显露　同常规椎管减压术。
	❷ 减压范围　同常规椎管减压术。
	❸ 椎管成形　用磨钻在截面上将椎板磨透，用持骨钳夹住棘突向后钳开。将椎板后移，并将邻近两侧的肌肉组织嵌入椎板的骨缝隙中（图3-4-8）。可同时将棘突截短，切除1/2（图3-4-9）。
	❹ 缝合　冲洗止血，放置引流管，逐层缝合切口。
术后处理	术后避免仰卧。

五　斜外侧椎间融合术

椎间融合包括传统的前路腰椎间融合术（anterior lumbar interbody fusion，ALIF）、后路腰椎间融合术（posterior lumbar interbody fusion，PLIF）、经椎间孔腰椎间融合术（transforaminal lumbar interbody fusion，TLIF）及近年来研究最热的极外侧椎间融合术（extreme lateral interbody fusion，XLIF）和斜外侧椎间融合术（oblique lateral interbody fusion，OLIF）（图3-4-10）。

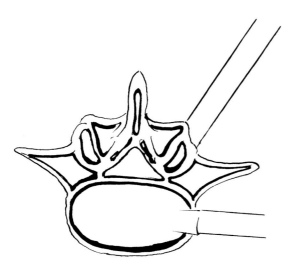

图3-4-10

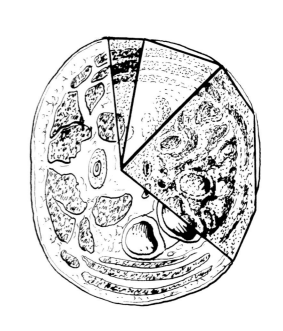

适 应 证	❶ 单节段或多节段腰椎退变性疾病，如Ⅰ、Ⅱ度腰椎滑脱、腰椎间盘突出合并节段不稳、腰椎管狭窄症（神经根管狭窄和严重椎管狭窄需行后方广泛减压）、退变性脊柱侧后凸畸形等。
	❷ 椎管内未受累的腰椎间盘退变性疾病，如各种椎间盘源性腰痛、椎间盘内破裂症、终板炎等。
	❸ 有硬膜外瘢痕形成、神经粘连严重的翻修病例，如腰椎术后邻椎病、椎间盘摘除术后复发、假关节形成、继发性腰椎畸形或不稳、腰椎手术失败综合征等。
	❹ 退变性脊柱侧凸或后凸畸形矫正方面具有独特的优势，其术中植入自带前凸或侧凸角度的大体积融合器，可矫正侧后凸及旋转畸形，或者可在前方松解融合的同时联合后路椎管减压及钉棒系统辅助矫形。
禁 忌 证	无明确禁忌证。
术前准备	❶ 术前每个患者常规摄腰椎正侧位及过伸、过屈位X线片，并进行CT扫描和MRI检查。
	❷ 通过横断面MRI确定手术节段层面的腹部血管鞘与腰大肌之间的间隙，并测量目标椎间盘的横径，初步估计所需椎间融合器的长度。
麻 醉	气管内插管全身麻醉。
体 位	右侧卧位。
手术步骤	❶ 定位手术节段　C臂X线机透视，确定腰椎病变节段椎间盘位置。

ER3-4-1

ER3-4-1
斜外侧入路
椎间融合术
（OLIF术）

❷ 显露目标间隙，安装工作套管　在目标椎间隙前方取约4cm切口，顺肌纤维方向依次钝性分离腹外斜肌、腹内斜肌、腹横肌及腹横筋膜；沿腹膜后间隙推开腹膜外脂肪，显露腰大肌；沿腹部大血管鞘与腰大肌之间显露手术节段椎间隙，插入导针透视确认节段正确；沿导针逐级放置扩张套管扩大通道至直径约22mm后，安装椎间撑开器及光源，充分显露病变椎间隙，取出套管及导针。

❸ 椎间清理，融合器植入　直视下再次确认通道内无血管、神经等结构，侧前方切开纤维环，刮匙和椎间盘铰刀清除髓核组织和上下软骨终板，注意避免损伤骨性终板；椎间隙内植入试模，X线确认试模型号和位置，制备装填自体松质骨或同种异体骨的椎间融合器；在植入融合器前，可辅助经皮脊柱内镜系统再次清除脱入椎管内或对侧椎间孔内的髓核；将制备好的融合器植入病变椎间隙，注意先斜行进入，然后旋转将其垂直植入椎间隙，避免损伤对侧腰骶神经丛；再次透视确认融合器位置良好，避免融合器损伤对侧神经根或压迫后方硬膜囊等，同时观察椎间隙增宽、椎间孔高度及腰椎前凸角改善情况。若需行多节段手术，可利用OLIF的"滑动手术窗"技术，沿原切口上下滑动重置工作通道，同方式可处理3～4个病变节段（图3-4-11）。

❹ 经皮螺钉植入　逐层缝合前侧切口，调整患者至俯卧位，在C臂X线机引导下双侧经皮植入椎弓根螺钉，也可经多裂肌与最长肌间隙植钉，增加融合术后的即刻稳定性。关于术中是否需辅助神经电生理监护仍无定论。

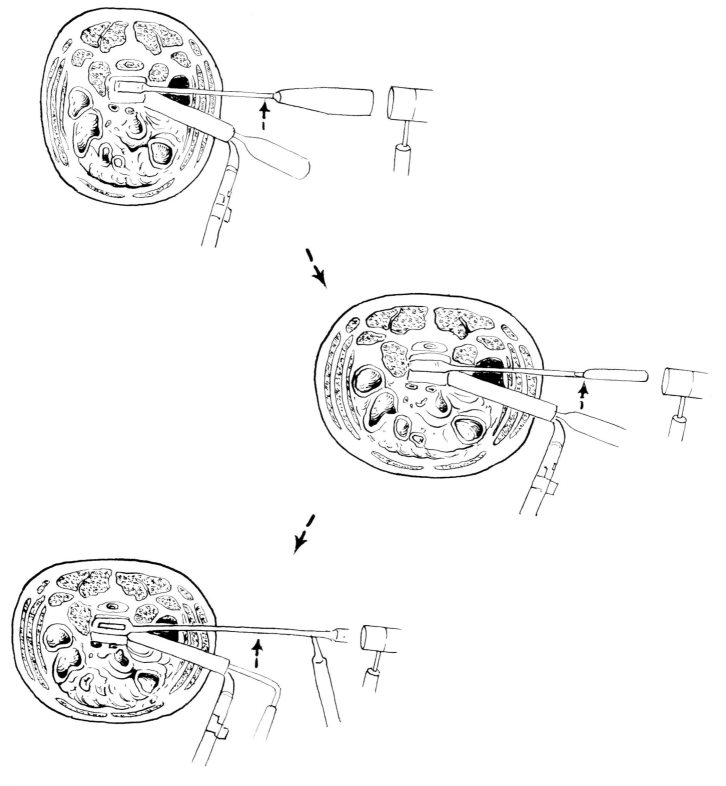

图 3-4-11

❺ 缝合　冲洗止血，逐层缝合切口。

术后处理　　　　所有患者均于术后第1天摄腰椎正侧位X线片，并行CT扫描检查，以确认融合器及内固定位置，并可在腰围保护下下床活动，术后3个月内佩戴腰围，禁止腰部扭转和弯曲活动。

第五节　下腰椎不稳定的手术治疗

一　Hibbs腰椎后路融合术

适应证
❶ 脊柱损伤、退变或医源性造成的脊柱不稳定、移位或椎体滑脱者。
❷ 脊柱结核或肿瘤等疾病造成的椎骨破坏者。
❸ 矫正先天性或后天性脊柱畸形或辅助矫正手术者。

禁忌证　无明确禁忌证。

术前准备　术前每个患者常规摄腰椎正侧位及过伸、过屈位X线片，并进行CT扫描和MRI检查。

体　位　俯卧位。

麻　醉　气管内插管全身麻醉。

手术步骤
❶ 切口及显露　沿棘突做中线及髂骨翼切口。骨膜下剥离棘突和椎板。沿黄韧带分离肌肉，显露关节突远侧的凹陷，清除凹陷内的脂肪垫。
❷ 后路植骨融合　咬除棘突及剥离关节囊，自椎板边缘剥去黄韧带背面2/3厚度，保留1/3覆盖硬膜。用剥骨刀切除融合区内各关节突关节的关节软骨及皮质骨，但融合区以外的关节突关节不能破坏。用圆骨刀凿切关节下凹陷，切取碎骨片并将其翻向关节间隙。也可在关节间隙填塞棘突骨片，再从髂骨切取大量的骨条移植于植骨区内（图3-5-1）。
❸ 缝合　缝合韧带和肌肉，使软组织贴紧植骨块。放置引流管，缝合切口。

术后处理　术后48小时拔除引流管，卧床休息3天后可离床行走。

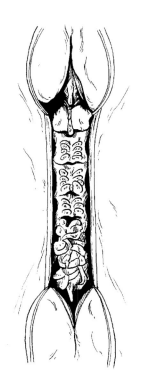

图3-5-1

二　　　H形植骨后路融合术

适 应 证	见Hibbs腰椎后路融合术。
禁 忌 证	无明确禁忌证。
术前准备	术前每个患者常规摄腰椎正侧位及过伸、过屈位X线片，并进行CT扫描和MRI检查。
体　　位	俯卧位。
麻　　醉	气管内插管全身麻醉。
手术步骤	❶ 切口及显露　同Hibbs腰椎后路融合术。
	❷ 后路植骨融合　椎板减压后，将植骨区内剩余椎板的皮质骨切除。从髂骨切取大小适宜的骨块，两端各做一凹槽，通过撑开器或调低手术床的头脚两端或升高腰部支架将棘突分开，植入骨块。脊柱伸直后，植骨块即被牢固固定。再于骨块周围填塞松质骨（图3-5-2）。
	❸ 缝合　缝合韧带和肌肉，使软组织贴紧植骨块。放置引流管，缝合切口。
术后处理	术后48小时拔除引流管，卧床休息3天后可离床行走。

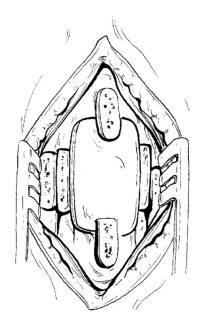

图3-5-2

三　　　腰椎前路融合术

适 应 证	见Hibbs腰椎后路融合术。
禁 忌 证	无明确禁忌证。
术前准备	术前每个患者常规摄腰椎正侧位及过伸、过屈位X线片，并进行CT扫描和MRI检查。
体　　位	俯卧位。

麻　　醉	气管内插管全身麻醉。
手术步骤	❶ 切口　经腹膜外显露椎体入路。
	❷ 显露间盘　进入后将左输尿管、左髂动、静脉牵向左侧，向旁牵开腰大肌，显露出病变间盘（图3-5-3）。
	❸ 切除间盘　切开并分离前纵韧带，完全显露椎间盘，切除纤维环，摘除间盘（图3-5-4）。
	❹ 植骨融合　切除上下终板，用骨刀在椎体相对面切开凹槽（图3-5-5）。从髂骨取一块略大于凹槽间距的骨块，撑开椎体将骨块植入（图3-5-6）。拆除撑开器，椎间空隙以自体骨片填充（图3-5-7）。
	❺ 缝合　冲洗止血，放置引流管，逐层缝合切口。
术后处理	肠道排气后可正常进食，术后1周在腰部支具保护下离床行走。

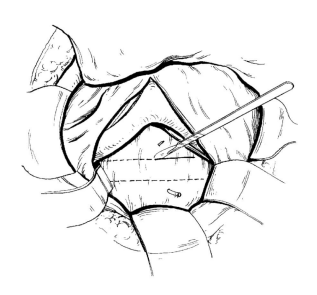

图3-5-3

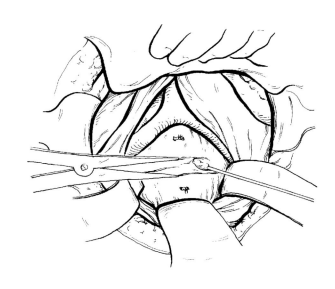

图3-5-4

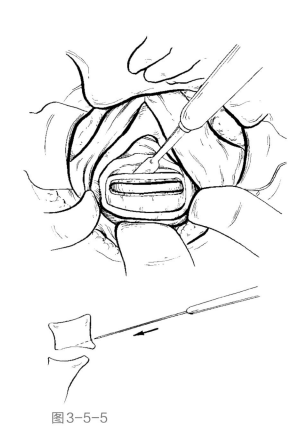

图3-5-5

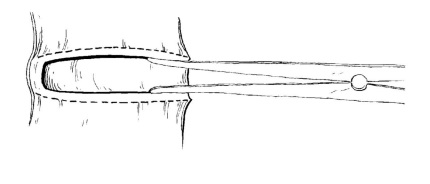

图3-5-6

121

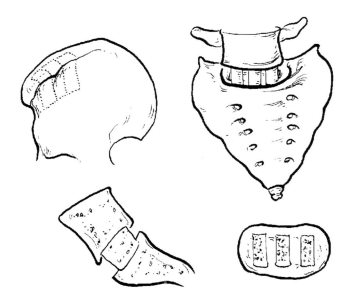

图 3-5-7

四　　TFC技术后路融合术

适 应 证	见 Hibbs 腰椎后路融合术。
禁 忌 证	无明确禁忌证。
术前准备	术前每个患者常规摄腰椎正侧位及过伸、过屈位 X 线片，并进行 CT 扫描和 MRI 检查。
体　　位	俯卧位。
麻　　醉	气管内插管全身麻醉。
手术步骤	❶ 切口　以病变平面为中心作后正中切口。
	❷ 显露　充分显露出椎间盘及椎体后缘，摘除间盘组织。
	❸ 融椎器融合　根据椎间盘的宽度及方向选定融椎器的型号，并以相应型号的骨绞刀在椎间隙的一侧旋出深度适宜的引导洞（图3-5-8）。再以相同型号的丝锥沿骨洞攻出螺纹（图3-5-9），将已充填压紧的松质骨的融合器旋入骨洞内（图3-5-10）。同法旋入另一侧的融椎器（图3-5-11）。

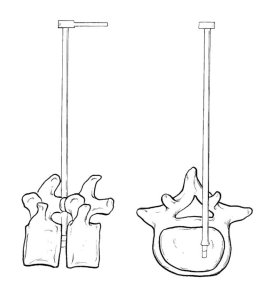

图3-5-8

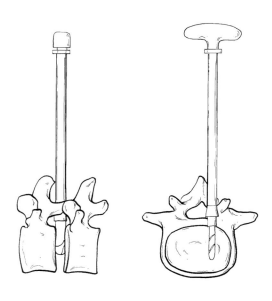

图3-5-9

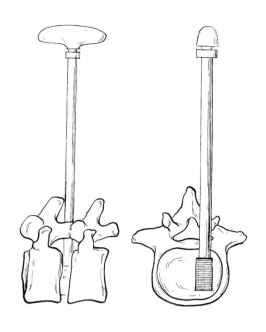

图 3-5-10

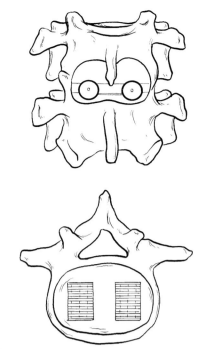

图 3-5-11

❹ 缝合　冲洗止血，放置引流管，逐层缝合切口。

术中要点　❶ 旋入融合器前应充分松解神经根，在旋入腰$_5$骶$_1$间隙时应注意向前下方方向倾斜。

❷ 融合器旋入深度必须超过椎体后缘3mm以上。

术后处理　卧床休息6周后在支具保护下离床活动。

五　　TFC技术前路融合术

适 应 证　主要针对既往已行后路减压术者。

禁 忌 证　无明确禁忌证。

术前准备　术前每个患者常规摄腰椎正侧位及过伸、过屈位X线片，并进行CT扫描和MRI检查。

体 　 位　仰卧位。

麻 　 醉　气管内插管全身麻醉。

手术步骤　❶ 切口　腹膜外显露途径，采用不同的下腹部斜切口或腹直肌外缘切口。

❷ 显露并切除间盘　逐层显露，显露病变间盘及上下椎体，切除间盘及上下终板（图3-5-12）。

❸ 融合器融合　根据椎间盘的宽度及方向选定融合器的型号，骨绞刀开洞（图3-5-13），打入融合器（图3-5-14）。

❹ 缝合　冲洗止血，放置引流管，逐层缝合腹部切口。

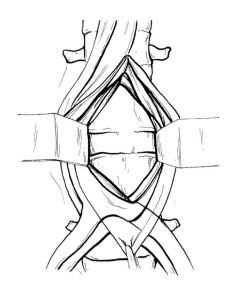

图 3-5-12

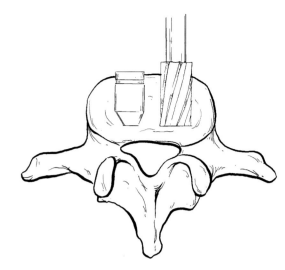

图 3-5-13

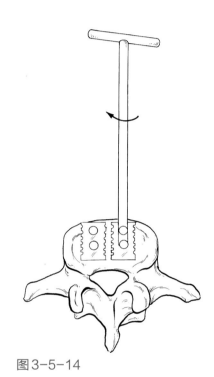

图 3-5-14

第六节　腰椎峡部崩裂和腰椎滑脱症的手术治疗

一　节断性横突钢丝固定术

适 应 证	❶ 脊柱滑脱在I°，腰$_2$～腰$_4$病变者。
	❷ 年轻、疼痛症状持续且经保守治疗无效者。
禁 忌 证	脊柱滑脱在I°以上。
术前准备	术前每个患者常规摄腰椎正侧位及过伸、过屈位X线片，并进行CT扫描和MRI检查。
麻　　醉	持续硬膜外阻滞麻醉或气管内插管全身麻醉。

体　　位	俯卧位。
手术步骤	❶ 切口　以病椎棘突为中心行背部正中切口。
	❷ 显露　切开皮肤、皮下组织及深筋膜，骨膜下剥离椎旁肌，显露出椎板、关节突关节和横突并确定峡部缺损的部位。
	❸ 切除硬化骨　用咬骨钳清除缺损处的纤维组织，以骨刀切除缺损两端的硬化骨，同时切除峡部上方的关节突和下方椎板表面的皮质骨（图3-6-1）。
	❹ 植骨钢丝固定　从髂骨取带有皮质骨的松质骨块，先将部分松质骨植于峡部缺损处，再将其余的骨块覆盖于处理过的关节突及椎板上。以钢丝绕过病椎两侧的横突后互相拧紧（图3-6-2）。
	❺ 缝合　冲洗止血，放置引流管，逐层缝合切口。
术后处理	术后卧床休息2周后，在腰部支具保护下离床行走。

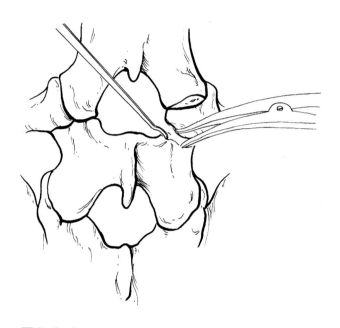

图3-6-1

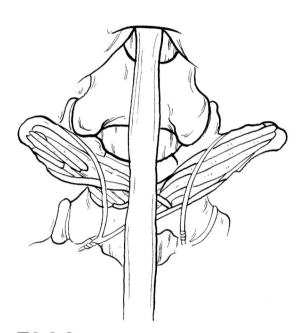

图3-6-2

二　后路减压植骨融合Steffee钢板固定术

适应证	❶ 诊断明确的腰椎滑脱，经保守治疗无效者。
	❷ 持续腰痛伴有神经根及马尾神经受损症状者。
	❸ X线片显示有明显节断不稳或滑脱有进行性加重者。
	❹ 伴有腰椎管狭窄及腰椎间盘突出者。
禁忌证	无明确手术禁忌证。
术前准备	术前每个患者常规摄腰椎正侧位及过伸、过屈位X线片，并进行CT扫描和MRI检查。
麻　　醉	持续硬膜外阻滞麻醉或气管内插管全身麻醉。
体　　位	俯卧位。
手术步骤	❶ 切口　以病椎棘突为中心行背部正中切口。

❷ 显露　以Kocher钳夹住病椎棘突上下移动，可见到游离椎弓及峡部异常活动。将松动的椎板及缺损处的纤维组织切除，同时切除关节突关节及整个椎间盘（包括椎体的软骨板）直达前纵韧带。

❸ 复位固定　从椎弓根向椎体方向打入椎弓根钉，术中拍X线片确认位置满意后，将Steffee钢板置入钉尾螺帽上（图3-6-3）。两侧同时旋紧病椎螺帽，使病椎复位，将病椎上下的椎弓根钉螺帽拧紧固定（图3-6-4）。折断针尾，取髂骨骨块行椎间植骨。

❹ 缝合　冲洗止血，放置引流管，逐层缝合切口。

术中要点

❶ 滑脱椎体的椎弓根定点困难，术中除根据解剖标志确认外，还应有C臂、X线透视及术中摄片来确认。术中要根据侧位X线片确定螺钉的倾斜角度。

❷ Ⅰ°～Ⅱ°滑脱可于病椎及上下各1个节段钻入椎弓根钉，Ⅲ°～Ⅳ°滑脱需固定上下各2个节段。

术后处理

卧床休息3个月，在腰背支具保护下离床行走，并保持3个月。

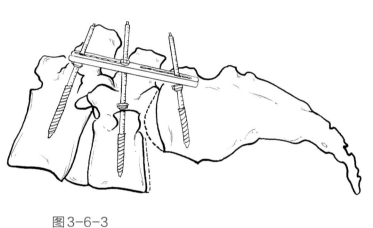

图3-6-3

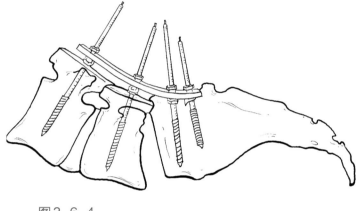

图3-6-4

三　RF角度螺钉结合推拉力螺钉系统手术

适应证　　见后路减压植骨融合Steffee钢板固定术。

禁忌证　　无明确手术禁忌证。

术前准备　术前每个患者常规摄腰椎正侧位及过伸、过屈位X线片，并进行CT扫描和MRI检查。

麻醉　　气管内插管全身麻醉。

体位　　俯卧位。

手术步骤

❶ 切口及显露　同Steffee钢板固定术。

❷ 钻入推拉力螺钉　经病椎的椎弓根钻入推拉力螺钉，腰$_5$选用10°角，骶$_1$选用15°角（图3-6-5）。

❸ 加压复位　旋紧成角螺钉的两只钉帽，再同时旋紧推拉螺钉尾端的钉帽，滑脱的椎体复位（图3-6-6）。调整成角螺钉两端的钉帽行椎体间加

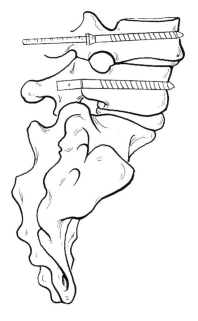

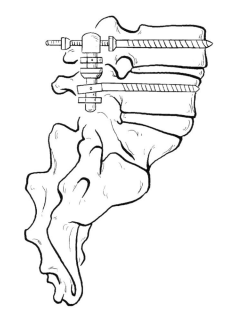

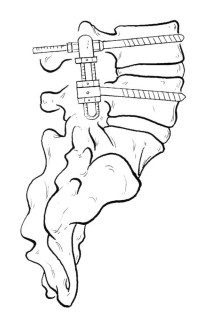

图3-6-5   图3-6-6   图3-6-7

压。复位满意后，旋紧小螺钉固定（图3-6-7）。

❹ 植骨融合　取髂骨条行关节突间及横突间植骨。也可行后路椎间植骨融合。

❺ 缝合　冲洗切口，放置引流管，逐层缝合切口。

术后处理　　　　　同Steffee钢板固定术。

四　　前后路联合复位与固定术

适 应 证　　　　　见后路减压植骨融合Steffee钢板固定术。

禁 忌 证　　　　　无明确手术禁忌证。

术前准备　　　　　术前每个患者常规摄腰椎正侧位及过伸、过屈位X线片，并进行CT扫描和MRI检查。

体　　位　　　　　仰卧位和俯卧位。

麻　　醉　　　　　气管内插管全身麻醉。

手术步骤　　❶ 前路手术　同腰椎前路植骨融合术。用圆骨凿自腰$_5$前缘向骶$_1$椎体开一骨槽（图3-6-8），取髂骨条（或腓骨）植入骨槽中（图3-6-9）。

❷ 后路手术　同Steffee钢板固定术。2周后行后路植骨与钢板内固定术。

术后处理　　　　　同Steffee钢板固定术。

127

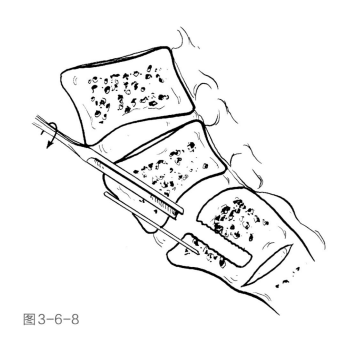

图 3-6-8

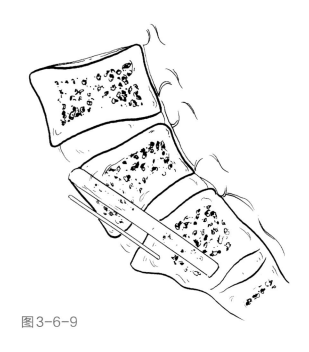

图 3-6-9

第七节　脊柱后凸畸形的手术治疗

一　创伤性脊柱后凸畸形伴不全瘫的矫治

适 应 证	创伤性后凸畸形伴有腰背疼痛或神经系统症状者。
禁 忌 证	无明确手术禁忌证。
术前准备	术前行 X 线、CT、MRI 检查，以明确脊髓受压的状况。
体　位	俯卧位。
麻　醉	气管内插管全身麻醉。
手术步骤	❶ 切口　背部正中切口。

❷ 显露　切开皮肤、皮下组织和深筋膜，骨膜下剥离椎旁肌。如以前做过椎板切除术，则先从上下方正常部位向患处显露出原手术切除的椎板边缘，用神经剥离子剥去压迫脊髓的瘢痕。如未做椎板减压术，则切除患椎的棘突、椎板、关节突关节和全部椎弓根。

❸ 解除脊髓压迫　用尖嘴咬骨钳咬除椎弓根处的骨质，再用刮匙钻入椎体后将突入椎管内骨块皮质下的松质骨刮除（图 3-7-1）。再用打入器将突出的皮质骨打平（图 3-7-2）。

❹ 矫形及固定　于患椎上下方正常椎体上用椎弓根系统进行固定，矫正后凸畸形（图 3-7-3）。

❺ 缝合　冲洗切口，放置引流管，逐层缝合切口。

术后处理　同一般椎弓根系统内固定。

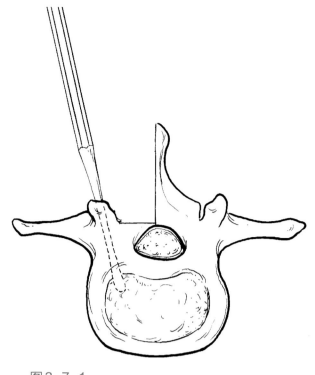

图 3-7-1

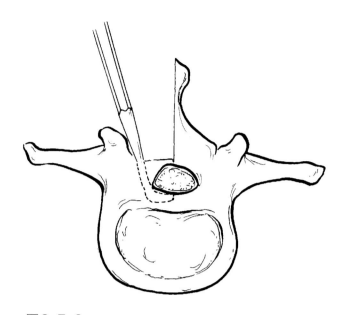

图 3-7-2

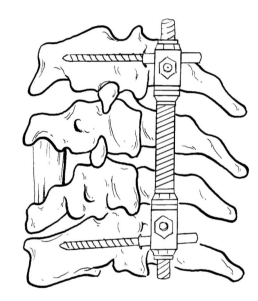

图 3-7-3

二　强直性脊柱炎脊柱后凸畸形的矫治——腰椎多段后路截骨术（Zielke）

适 应 证	❶	胸部驼背畸形大于 70°，腰部驼背畸形大于 20° 并伴脊柱强直者。
	❷	驼背畸形伴有顽固性疼痛或椎间盘炎者。
禁 忌 证		无明确手术禁忌证。
术前准备		术前行 X 线、CT、MRI 检查，以明确脊髓受压的状况。
体　位		患者俯卧于可调节手术床上（图 3-7-4）。
麻　醉		气管内插管全身麻醉。
手术步骤	❶	切口及显露　后正中长切口，手术应从驼背尖端开始，向两端分离。矫正根据驼背的程度而定，截骨多选择在胸$_{12}$～腰$_1$到腰$_4$～腰$_5$之间。

❷ 截骨　用咬骨钳咬除骨化的椎间韧带和相邻的棘突（图3-7-5），用枪式咬骨钳在椎板间隙咬除骨化的黄韧带直至神经剥离子能插入硬膜外腔剥离与椎板粘连的硬膜，切除直达椎弓的全部骨化韧带（图3-7-6）。从正中开始，经过上下关节突沿椎间孔方向向两侧截骨，截骨区宽约7mm（图3-7-7）。

❸ 螺纹棒固定　于椎弓根部拧入椎弓根钉，以持棒钳将2根带螺帽的螺纹棒置入，并先将螺纹棒固定在中心螺钉上。先从中间的螺帽开始拧紧，同时床慢慢摇直，矫正畸形（图3-7-8）。

❹ 植骨　去除皮质骨，将截骨取下的骨植回两棒中间（图3-7-9）。

❺ 缝合　冲洗切口，放置引流管，逐层缝合切口。

术中要点

❶ 沿椎间孔方向截骨时，截骨方向应与身体横轴呈30°～40°角，同时应在神经剥离子保护下切除骨质，以防伤及硬膜与神经根。

❷ 若由于骨质疏松影响螺钉拉力，可于椎弓根钻孔注入少量骨水泥。

术后处理

❶ 术后卧石膏床，3个月以后可带支具离床活动。

❷ 术后每2个月摄X线片复查一次。

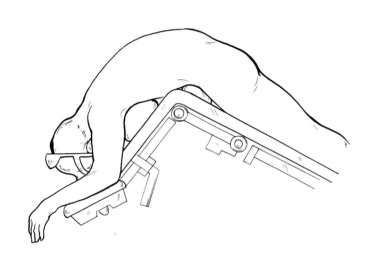

图3-7-4

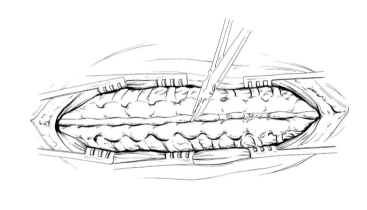

图3-7-5

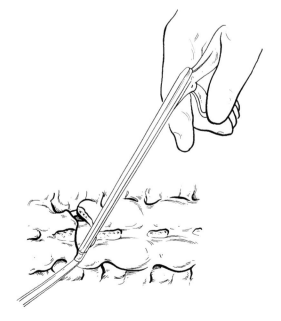

图3-7-6

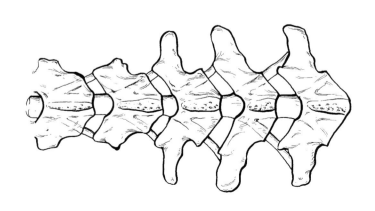

图3-7-7

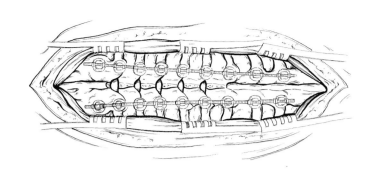

图 3-7-8

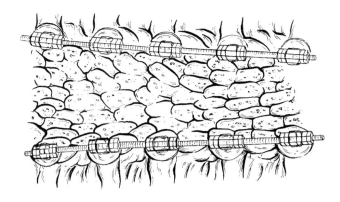

图 3-7-9

三　强直性脊柱炎脊柱后凸畸形的矫治——腰椎单节段截骨矫形术

适 应 证　❶ 胸部驼背畸形大于70°，腰部驼背畸形大于20°，伴韧带骨赘过度增生和脊柱强直者。

❷ 椎体明显骨质疏松者。

禁 忌 证　无明确手术禁忌证。

术前准备　术前行X线、CT、MRI检查，以明确脊髓受压的状况。

体 位　患者俯卧于可调节手术床上。

麻 醉　气管内插管全身麻醉。

手术步骤　❶ 切口　后正中切口。矫正的节段选择在腰区驼背尖。

❷ 减压　咬除腰$_2$～腰$_3$和腰$_3$～腰$_4$椎间韧带，腰$_3$棘突、椎板、椎板下骨质、骨化的关节突关节、椎弓及椎弓根。将腰$_3$横突切除。从两侧椎弓根部向中间截除宽约15mm的骨质（图3-7-10）。

❸ 螺纹棒固定　上螺钉及螺纹棒（图3-7-11），固定方法同腰椎多段后路截骨术。

❹ 植骨　凿除两棒之间的骨皮质，取髂骨条植入（图3-7-12）。

❺ 缝合　冲洗切口，放置引流管，逐层缝合切口。

术中要点　同腰椎多段后路截骨术。

术后处理　同腰椎多段后路截骨术。

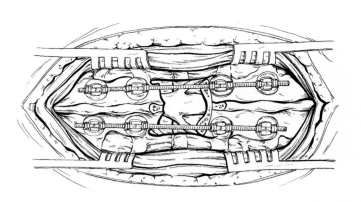

图 3-7-11

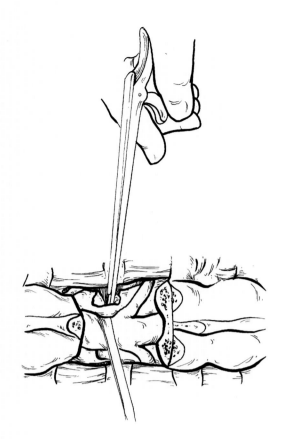

图 3-7-10

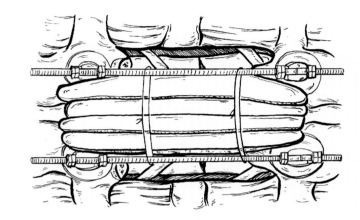

图 3-7-12

第四章
脊柱结核的手术治疗

扫描二维码，
观看本书所有
手术视频

颈椎结核的手术治疗

一　寰枢椎结核病灶清除术

适　应　证　　❶ 单纯的滑膜结核、骨结核经非手术治疗无效者。

❷ 脊柱结核有较大的死骨、脓肿或窦道久治不愈者。

❸ 合并有脊髓受压症状及全关节结核者。

禁　忌　证　　❶ 合并有身体其他部位活动性结核时，应先用非手术疗法治疗，病情稳定后再行手术。

❷ 对心、肺等主要脏器功能不全的患者及婴幼儿、老人应尽量采取非手术疗法。

术前准备　　❶ 术前给予有效的抗结核药物治疗2周，有继发感染的，应做细菌培养和药物敏感试验，给予有效的抗生素治疗。

❷ 改善患者的营养状态，增强重要脏器的功能。

❸ 术前进行仔细的体格检查，配合病变部位的X线、CT、MRI等检查结果，确定病变部位、范围和程度。

❹ 术前向患者及家属成员详尽地交代病情，以获得患者对手术的理解和配合。

❺ 颅骨牵引，使颈$_1$~颈$_2$脱位复位或部分复位。

❻ 准备好颈胸石膏床或Halo支架以便术后应用。

❼ 术前3天清洁口腔。

麻　　　醉　　先在局麻下做气管切开，气管内插管全身麻醉。

体　　　位　　仰卧、颈后垫枕，使颈后伸（图4-1-1）。

手术步骤　　❶ 用张口器张开口腔，口腔和咽后部黏膜用硫柳汞消毒，将腭垂缝于软腭上，用压舌器将舌根向下压，用纱布将食管和气管的入口堵住。

❷ 切口　咽后壁正中穿刺抽脓，在脓肿隆起最高点做长2cm纵切口，吸出脓液（图4-1-2）。

❸ 显露病灶　用缝线把切口两侧黏膜牵开，自骨膜下向两侧剥离，但不超过寰椎侧块外缘（图4-1-3）。

❹ 刮除病灶　尽可能直视下伸入刮匙，将死骨、肉芽和干酪坏死物质刮净（图4-1-4、图4-1-5）。

❺ 缝合　彻底冲洗，放入抗结核药物，用羊肠线缝合黏膜和软组织瓣，拆除固定悬雍垂的缝线（图4-1-6）。

术中要点　　❶ 搔刮时勿用暴力，勿过多地扩向两侧，以免损伤两侧椎动脉。

❷ 刮匙勿进入过深，以免伤及寰椎前弓后方之脊髓。

术后处理　　❶ 术前有脱位者，术后继续行颅骨牵引，待床头X线证实复位后，行头颈

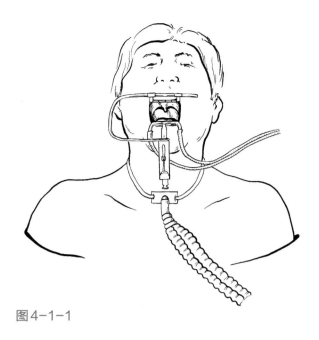

图4-1-1

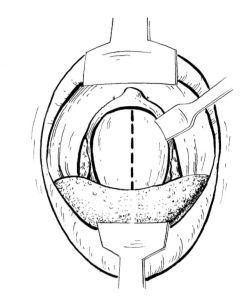

图4-1-2

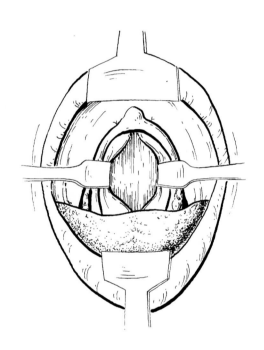

图4-1-3

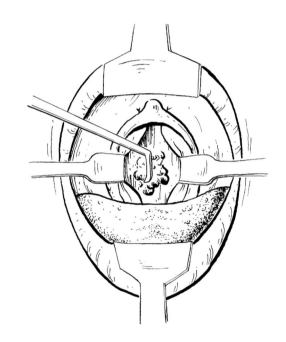

图4-1-4

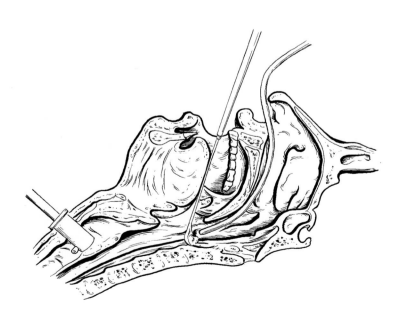

图4-1-5

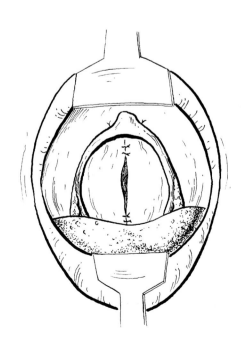

图4-1-6

135

胸石膏固定；术前无脱位或脱位不重，术后可卧石膏床或用Halo支具固定3～4个月。脱位明显者，待术后截瘫神经症状消失后，于术后3个月行后路寰枢椎融合术。

❷ 气管插管常于术后10天拔除。术后依靠鼻饲，1周后可进食时拔除胃管。

二　颈₃～颈₇结核病灶清除术

适 应 证	见寰枢椎结核病灶清除术。
禁 忌 证	见寰枢椎结核病灶清除术。
术前准备	❶ 有神经症状或截瘫者行颅骨牵引。
	❷ 准备好颈胸石膏床或Halo支架。
	❸ 推拉气管练习。
	❹ 见寰枢椎结核病灶清除术。
麻　　醉	气管内插管全身麻醉，成人也可用局部浸润麻醉或颈丛阻滞麻醉。
体　　位	仰卧，肩下垫枕，头后伸并向对侧倾斜。如术前有颅骨牵引，术中可继续保持。
手术步骤	❶ 切口　横切口，颈₅～颈₆和颈₆～颈₇横切口位于胸锁关节平面之上2.5～3.5cm，颈₃～颈₄和颈₄～颈₅为平面之上4cm。切口外侧起自胸锁乳突肌中份至中线对侧2cm，长6～8cm（图4-1-7）。入路剖面图见图4-1-8。
	❷ 显露椎体　依次切开皮肤、皮下组织及颈阔肌，显露甲状腺前侧肌群和胸锁乳突肌之间的肌间隔（图4-1-9）。钝性分离此间隙，切断肩胛舌骨肌，牵开颈动脉鞘和内脏鞘（图4-1-10）。结扎切断甲状腺中静脉，显露颈₆～颈₇时切断甲状腺下动脉，显露病变椎体。
	❸ 切开脓肿、刮除病灶　抽脓后于脓肿最隆起部纵行切开2～3cm（图4-1-11），吸尽脓液，清除脓肿后，刮除死骨及间盘组织（图4-1-12）。

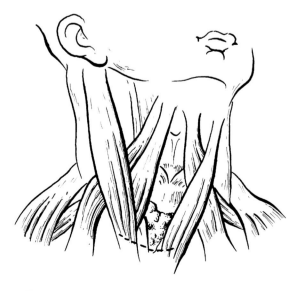

图4-1-7

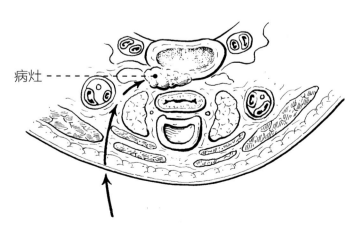

病灶

图4-1-8

136

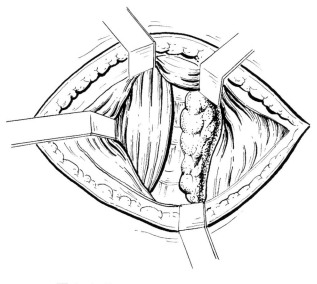

图 4-1-9

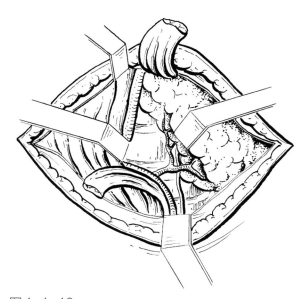

图 4-1-10

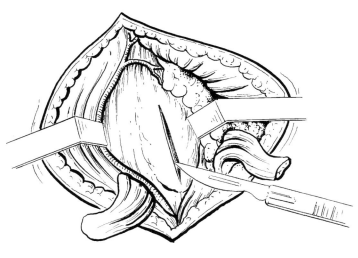

图 4-1-11

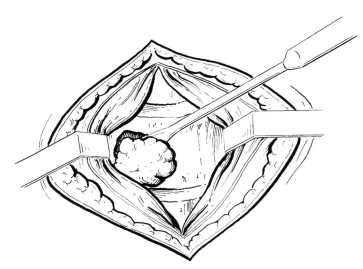

图 4-1-12

截瘫者需显露硬膜，清理硬膜外肉芽和脓液，盐水反复冲洗。

❹ 在相邻椎体正常骨质处凿成前宽后窄的"凸"形骨面，取髂骨植骨（图 4-1-13）。

❺ 缝合　冲洗伤口，缝合切断的甲状舌骨肌及颈阔肌，置橡皮引流条一根，缝合切口。

术中要点

❶ 需结扎甲状腺下动脉时应靠近其主干近端行双层结扎切断。

❷ 清除死骨靠近外侧时，注意颈长肌标志，超出此范围有可能损伤椎动脉造成大出血。

❸ 术中可挤压对侧颈部，观察有无脓液自对侧流入病灶，若有，则在病灶内寻找通向对侧的孔道，伸入小的弯刮匙搔刮，并用等渗盐水彻底冲洗。

术后处理

❶ 患者卧于预先做好的头颈胸石膏床中或继续颅骨牵引。

❷ 拆线后改用颈胸石膏或 Halo 支具固定直至骨性愈合。

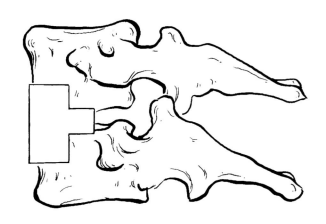

图 4-1-13

第二节　　胸椎及胸腰段结核的手术治疗

一　　肋骨横突切除、经胸膜外结核病灶清除术

适 应 证　　见寰枢椎结核病灶清除术。

禁 忌 证　　见寰枢椎结核病灶清除术。

术前准备　　见寰枢椎结核病灶清除术。

体　　位　　侧卧位，患侧在上，背部与手术台呈 90°角。

麻　　醉　　气管内插管全身麻醉。

手术步骤　　❶ 切口　以病椎为中心，棘突旁开两横指行纵行切口，长 7 ~ 12cm（图 4-2-1）。

❷ 显露　切开皮肤、皮下组织和深筋膜，沿切口方向切开斜方肌及大小菱形肌（上胸椎）或背阔肌及后下锯肌（下胸椎），纵行切开骶棘肌并向两侧牵开即可显露横突远端和肋骨后部。根据定位标志显露出包括病椎上下各一健康胸椎横突的 4 个横突及 2 个肋骨。

❸ 切除肋骨头颈部　切开病椎肋横突关节囊，切除横突（12 岁以下不切横突），切开肋骨骨膜并剥离，于肋骨近端 5 ~ 7cm 处剪断肋骨（图 4-2-2）。持骨器夹住肋骨近端，将肋横韧带残余部分及肋椎韧带一并切断，取出肋骨头、颈部（图 4-2-3）。

❹ 病灶清除　若椎旁脓肿较大，此时即可有脓液流出，用吸引器吸尽脓液。如未流出脓液，可用骨膜剥离器将椎体骨膜及前纵韧带向前推开，手指伸入病灶内探查椎体破坏情况。可根据需要再切除其上方或下方的

横突及肋骨。切除肋骨后，于椎体近端游离、结扎并切断肋间血管，牵开脓肿壁及增厚的胸膜，充分显露病椎。用刮匙清除病灶内的肉芽、干酪样组织、死骨和椎间盘。可将病椎前缘部分凿除，以便清除对侧病灶。用各种弯刮匙通过病椎前方伸到对侧脓腔，彻底清除结核性物质（图4-2-4）。

❺ 椎间植骨融合　如病灶清除彻底，脊柱不稳定且患者情况允许，可用切除的肋骨作椎间植骨（图4-2-5）。

❻ 缝合　生理盐水反复冲洗，放置链霉素粉剂1g。放置引流管，逐层缝合切口。

术中要点

❶ 肋间动脉及伴行的静脉，随着肋间神经后支由横突间穿过，因而游离与切除横突时常出血较多，操作时要迅速、准确，并电凝止血。

❷ 防止撕裂胸膜。

❸ 清除病灶要彻底。

❹ 椎间植骨必须牢固可靠。

术后处理

❶ 术后卧硬板床，植骨术后4个月行X线检查，植骨愈合后可离床活动。

❷ 经胸腔入路胸椎结核病灶清除术。

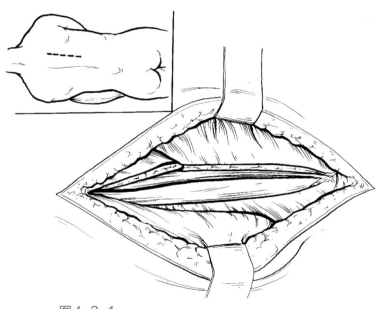

图4-2-1

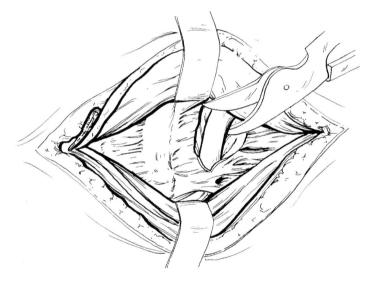

图4-2-2

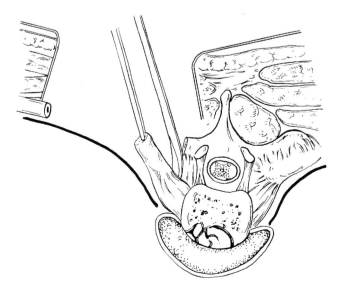

图4-2-3

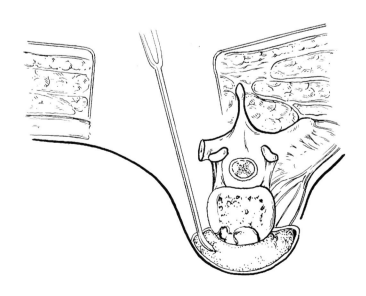

图4-2-4

139

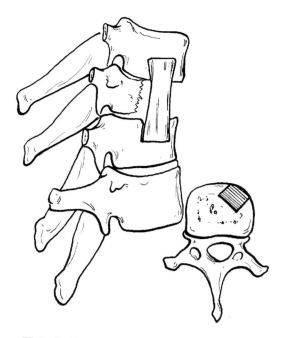

图 4-2-5

二　经胸腔入路胸椎结核病灶清除术

适 应 证	❶	胸$_4$～胸$_{11}$椎体结核者。
	❷	椎旁脓肿穿破胸腔及肺内者。
	❸	合并有脊髓压迫症状者。
禁 忌 证		见寰枢椎结核病灶清除术。
术前准备		除按脊柱结核病灶清除术一般术前准备外，特别注意心脏功能及有无胸部病变。
体　　位		侧卧位，患侧在上，背部与手术台呈90°角。
麻　　醉		气管内插管全身麻醉。
手术步骤	❶	切口　根据病变可切除5～9肋骨中的一根，一般应切除病变平面以上的一根肋骨。切口沿预定切除的肋骨走行，自骶棘肌外缘达腋前线，长20～30cm（图4-2-6）。
	❷	显露　切开皮肤、皮下组织、深筋膜及背阔肌，高位病椎者同时切开斜方肌和菱形肌，再切开前锯肌和腹腔外斜肌起点及骶棘肌。低位者切开部分下锯肌。剥离肋骨骨膜后，剪除肋骨。切开肋骨床及胸膜。进入胸腔后，若肺组织与胸膜粘连，则先剥离粘连，用拉钩将肺组织拉向中线，即可显露椎旁脓肿。于椎旁脓肿前外侧，纵行切壁层胸膜及脓肿壁，吸出脓液，分离肋间血管并结扎切断（图4-2-7）。
	❸	病灶清除　用刮匙刮出病灶内的死骨、结核性肉芽、干酪样物质及坏死的椎间盘（图4-2-8）。
	❹	植骨　反复冲洗后，在上下健康的骨质上凿一骨槽，用切除的肋骨植骨（图4-2-9）。
	❺	缝合　放置链霉素粉剂1g，严密缝合壁层胸膜。冲洗胸腔后，于9～10

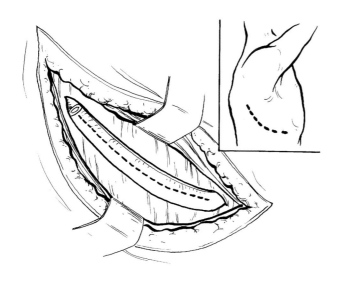

图 4-2-6

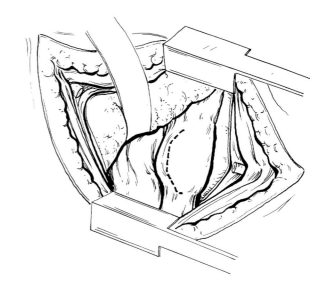

图 4-2-7

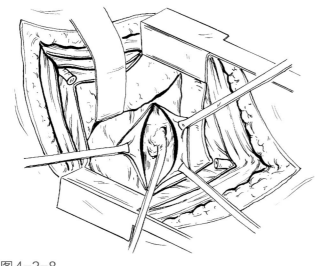

图 4-2-8

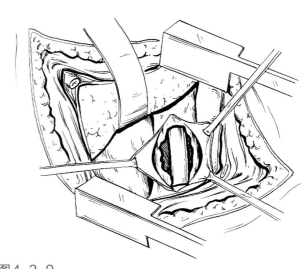

图 4-2-9

肋间放置胸腔闭式引流管，缝合切口。

术中要点　❶　应根据病变椎体的位置选择预定切除的肋骨，一般胸$_5$～胸$_6$椎体结核应切除第5肋骨，胸$_8$～胸$_{10}$椎体结核应切除第8肋骨。

❷　一般经由脓肿大、骨质破坏多或脓肿与肺穿通的一侧开胸，下位胸椎（胸$_{10}$～胸$_{11}$）应从左侧开胸。

❸　除病灶时，要防止损伤脊髓或撕破硬膜。

术后处理　术后取半卧位，嘱患者咳嗽，深呼吸并于术后第2天摄胸片观察肺膨胀情况。引流管于术后48小时可拔除。植骨于4个月后可愈合，此时可离床活动。

三　胸$_{11}$～腰$_2$椎体结核病灶清除术

适 应 证　见寰枢椎结核病灶清除术。

禁 忌 证　见寰枢椎结核病灶清除术。

术前准备	见寰枢椎结核病灶清除术。
体　位	侧卧位，胸腰段正对手术台腰桥。抬高腰桥可加宽肋缘与髂骨嵴间的距离，便于手术操作。
麻　醉	气管内插管全身麻醉。
手术步骤	❶ 切口　胸腹联合切口。如病变累及胸$_{11}$～腰$_1$，切口上端自胸$_{10}$横突沿至胸$_{12}$横突远端转向第12肋骨并向下延伸，止于腋中线，长25～30cm（图4-2-10）。
	❷ 切除肋骨　逐层显露，切断背阔肌。切除胸$_{11}$、胸$_{12}$横突及第11肋骨后段和第12肋骨全部。经胸膜外分离，显露椎旁脓肿和胸$_{11}$、胸$_{12}$椎体病灶。若病变累及胸$_{12}$～腰$_2$，则可只切除第12肋骨（图4-2-11）。若为腰$_1$、腰$_2$病变，仅需切除第12肋远端部分。
	❸ 显露病灶　在切口下部切开三层腹肌及肾脂肪囊，用拉钩将肾脏、腹膜及输尿管牵向中线，即可显露出腰大肌和脓肿（图4-2-12）。若腹膜反折有粘连，可向中线横行切断内、外侧弓形韧带，抵达腰$_1$椎体侧旁，向上剥离与上部切口会合。
	❹ 清除病灶　纵行切开脓肿壁，吸出脓液，刮除结核样物质，找到瘘孔（图4-2-13），用刮匙扩大瘘孔进入病灶并彻底刮除。剥开前纵韧带，吸出对侧脓肿的内容物，并以长刮匙刮除结核性物质。反复冲洗后，若骨质缺损较多，可取髂骨植骨。
	❺ 缝合　放置链霉素粉剂1g，脓腔内放置引流管，逐层缝合切口。
术中要点	❶ 在切开腰大肌脓肿时要仔细进行，不可损伤腰神经，有时神经贯于脓肿中，刮匙搔刮时要注意。
	❷ 若病灶在胸$_{11}$、胸$_{12}$椎体，切除相应的肋骨横突时注意防止损伤胸膜。

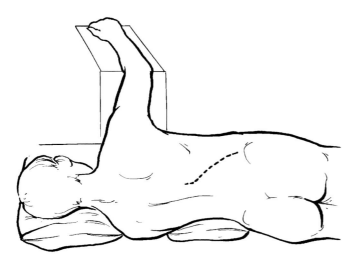

图4-2-10

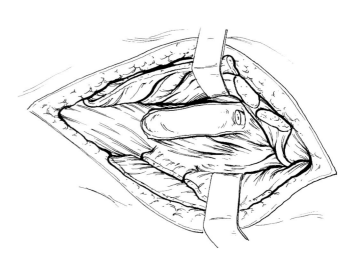

图4-2-11

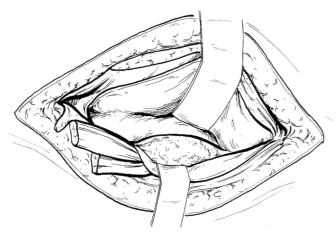

图4-2-12   图4-2-13

四　　胸椎结核合并截瘫的手术治疗

适 应 证　　见寰枢椎结核病灶清除术。

禁 忌 证　　见寰枢椎结核病灶清除术。

术前准备　　见寰枢椎结核病灶清除术。

体　　位　　侧卧位，患侧在上，背部与手术台呈90°角。

麻　　醉　　气管内插管全身麻醉。

手术步骤　　❶　切口及显露　同肋骨横突切除、经胸膜外结核病灶清除术。

ER4-2-1
胸椎管内脓肿椎板减压病灶清除术

　　❷　清除病灶　显露并牵开脓肿壁，充分显露病椎。用刮匙清除病灶内的肉芽、干酪样组织、死骨和椎间盘组织（图4-2-14）。

　　❸　减压　若病灶清除时即进入椎管，去掉侧后方的椎体缘，直至硬膜前完全减压并可观察到硬膜恢复跳动。若病灶清除后未进入椎管，可循神经根找到椎间孔，清除椎间孔周围的结核性物质，先咬除一个椎弓根，切除病变椎体后外侧的骨质，以刮匙清除死骨、肉芽及坏死的间盘组织。必要时，可再咬除病椎上位或下位的两个椎弓根。

　　❹　缝合　生理盐水反复冲洗，放置链霉素粉剂1g。取髂骨植骨，逐层缝合切口。

术中要点　　❶　为了不过多破坏脊柱的稳定性，应考虑从关节突或椎弓根被破坏的一侧进入，切开椎管的侧、前壁时，应保留上、下关节突，棘上、棘间韧带及黄韧带等。

　　❷　若术中见硬膜外结核性肉芽组织较多，并向上、下蔓延范围广，必须彻底清除才能解除压迫时，可向上、下适当多切除几个椎板，进一步清除病变。

　　❸　用刮匙伸入椎管内刮除病灶时，切不可对脊髓有任何牵拉和压迫。

术后处理　　❶　术后卧硬板床4～6个月，经X线摄片检查植骨愈合后可离床。

　　❷　术后继续给予系统抗结核治疗1.5～2年。

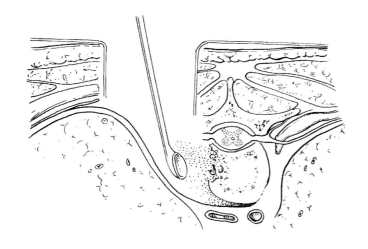

图 4-2-14

第三节　腰椎及骶髂关节结核的手术治疗

一　腰₃～腰₅椎体结核病灶清除术

适 应 证	见寰枢椎结核病灶清除术。
禁 忌 证	见寰枢椎结核病灶清除术。
术 前 准 备	见寰枢椎结核病灶清除术。
体 　 位	仰卧位，腰部垫枕。
麻 　 醉	气管内插管全身麻醉。

手术步骤

❶ 切口　以病变为中心行20～30cm切口（图4-3-1）。

❷ 显露　切开皮肤、皮下组织、深筋膜和三层腹肌后可达腹膜外脂肪。用手指及盐水纱布于腹膜外，将腹膜及内容物、睾丸或卵巢血管及输尿管推向中线，显露出腰大肌内缘、椎体外侧、腹主动脉（左侧入路）或下腔静脉（右侧入路）（图4-3-2）。

❸ 清除病灶　纵行切开脓肿壁，吸出脓汁后用刮匙将脓肿壁上的结核性物质刮除（图4-3-3）。在脓肿壁内侧椎间孔周围找到通向椎体病灶的窦道，可先结扎、切断腰动、静脉后充分显露病椎的侧方（图4-3-4）。用骨凿扩大病灶开口，彻底刮除死骨、肉芽、干酪样物质和坏死的椎间盘（图4-3-5）。

❹ 缝合　病灶清除后，反复冲洗，置入链霉素粉剂1g，取髂骨植骨，缝合切口。

术中要点

❶ 注意避免撕破腹膜，若撕破腹膜，应立即缝合。

❷ 腰大肌脓肿表面通过的腰神经丛及髂外动、静脉常与脓肿壁发生粘连而

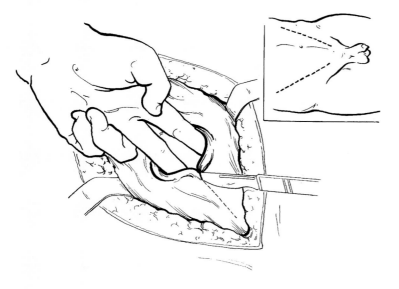

图4-3-1

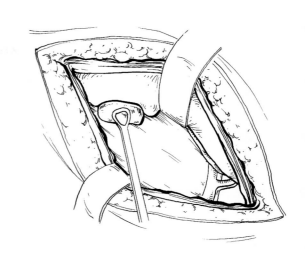

图4-3-2

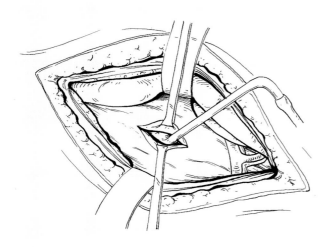

图4-3-3

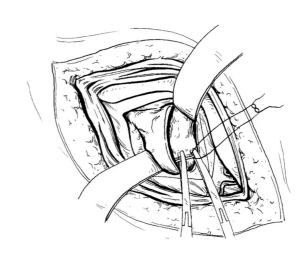

图4-3-4

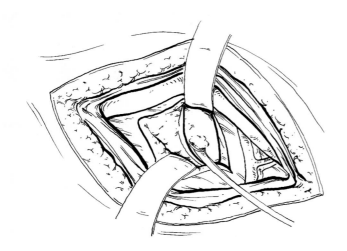

图4-3-5

难以辨认，故切开脓肿时应行纵行切口。

术后处理　　❶ 术后卧硬板床 4～6 个月，经 X 线摄片检查植骨愈合后可离床。

　　　　　　❷ 术后继续给予系统抗结核治疗 1.5～2 年。

二　腰$_5$～骶$_1$椎体结核经腹膜外病灶清除术

适 应 证　　见寰枢椎结核病灶清除术。

禁 忌 证　　见寰枢椎结核病灶清除术。

术前准备　　见寰枢椎结核病灶清除术。

体　　位　　仰卧位，腰部垫枕。

麻　　醉　　气管内插管全身麻醉。

手术步骤　　❶ 切口及显露　同腰$_3$～腰$_5$椎体结核病灶清除术。最好由右侧进入，因腰$_5$椎体右侧被大血管覆盖，加之三角区右缘的髂总动脉搏动明显，不易损伤。

　　　　　　❷ 清除病灶　腰骶椎病变常同时伴有腰肌脓肿和骶前脓肿。腰肌脓肿处理方法同腰$_3$椎体结核病灶清除术。处理骶前脓肿时，先用手指触摸确定骶骨胖，再于右髂总动脉内侧用细针由上而下试验穿刺，如无回血则为脓肿。按穿刺确定的范围切开脓肿壁，吸出脓汁，将骶正中动、静脉结扎切断（图 4-3-6）。切开骶骨胖处前纵韧带和椎体骨膜，显出骨瘘孔，骨凿扩大瘘孔并清除病灶。如左侧也有腰大肌脓肿，可在左侧另做小切口清除。

　　　　　　❸ 缝合　生理盐水反复冲洗后，放置链霉素粉剂 1g，缝合切口。

术后处理　　同腰$_3$～腰$_5$椎体结核病灶清除术。

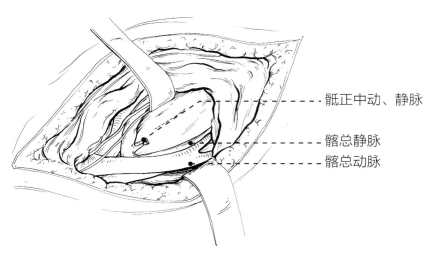

骶正中动、静脉

髂总静脉
髂总动脉

图 4-3-6

三　腰椎结核合并脊柱后凸的手术治疗

适 应 证　❶ 下胸椎和腰椎活动型结核伴严重的后凸畸形者。

❷ 椎体破坏少于3节，一般状况尚好的青壮年。

❸ 前路病灶清除术或脊柱减压术可同时进行后凸矫正术者。

禁 忌 证　见寰枢椎结核病灶清除术。

术前准备　见寰枢椎结核病灶清除术。

体　　位　仰卧位，腰部垫枕。

麻　　醉　气管内插管全身麻醉。

手术步骤　❶ 切口及显露　同腰$_3$～腰$_5$椎体结核病灶清除术。显露病灶上下各一节椎体（图4-3-7）。

❷ 植骨矫正后凸畸形　彻底清除病灶后，用骨刀切除上位椎体下缘和下位椎体上缘，需切除软骨板露出正常骨质，冲洗术区。用钉拧入上下椎体后撑开至矫正度数，植入髂骨块（图4-3-8）或腓骨（图4-3-9）后Z钢板固定。

❸ 缝合　冲洗切口，置入链霉素粉剂1g，缝合切口。

术后处理　同腰$_3$～腰$_5$椎体结核病灶清除术。

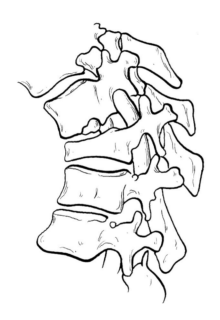
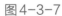
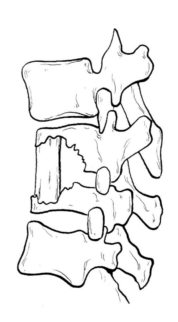
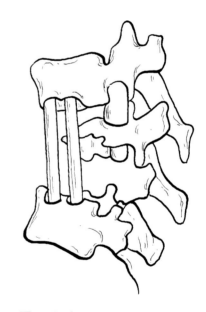

图4-3-7　　　　　　　　　　　　图4-3-8　　　　　　　　　　　　图4-3-9

四　骶髂关节后方入路结核病灶清除术

适 应 证　见寰枢椎结核病灶清除术。

禁 忌 证　见寰枢椎结核病灶清除术。

术前准备　见寰枢椎结核病灶清除术。

体　　位　侧俯卧位，患侧在上。

147

| 麻　　醉 | 持续硬膜外阻滞麻醉或气管内插管全身麻醉。 |

手术步骤

❶ 切口　骶髂关节弧形切口（图4-3-10）。

❷ 清除病灶　切开皮肤及浅筋膜后即可进入脓腔，吸出脓汁，刮除结核性物质后，骨膜下剥离骶棘肌、多裂肌、臀大肌等的止点并牵开。找到病灶的骨瘘孔，用骨凿扩大瘘孔后将病灶清除（图4-3-11）。

❸ 缝合　冲洗切口，放置链霉素粉剂1g，逐层缝合切口。

术中要点

❶ 向下剥离臀大肌时，注意只能达到坐骨大切迹上方1cm处，否则易伤臀上动、静脉，若血管断裂，将缩回盆腔而不易止血。

❷ 切口开窗时需切进较深，但不可过深，以免误入盆腔损伤脏器或大血管。

术后处理

❶ 拆线后可离床活动。

❷ 因手术刺激骶神经可能造成短期排尿困难，但术后可自行恢复。

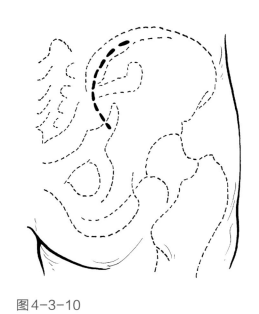

图4-3-10

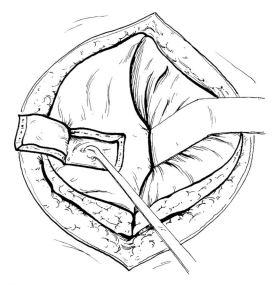

图4-3-11

五　骶髂关节前方入路结核病灶清除

适 应 证	见寰枢椎结核病灶清除术。
禁 忌 证	见寰枢椎结核病灶清除术。
术前准备	见寰枢椎结核病灶清除术。
体　　位	仰卧位，腰部垫枕。
麻　　醉	气管内插管全身麻醉。

手术步骤

❶ 切口及显露　同腰$_5$～骶$_1$椎体结核经腹膜外病灶清除术。

❷ 清除病灶　逐层显露后可见脓肿，切开进入脓腔，吸出脓汁（图4-3-12）。切开骶骨岬处前纵韧带和椎体骨膜，向外侧显露骶髂关节前方。用刮匙清除病灶内的肉芽、干酪样组织和死骨。骶$_4$～骶$_5$前方脓肿可先切除尾骨，从尾骨向上游离直肠，并推向前方，即可切除脓肿，清

除病灶。

❸ 缝合　冲洗切口，放置链霉素粉剂1g，逐层缝合切口。

术中要点　纵行切开脓肿时，仔细认清脓肿壁上有无神经干及髂外动、静脉，不可将其损伤。

术后处理　因手术刺激骶神经可能造成短期排尿困难，但术后可自行恢复。

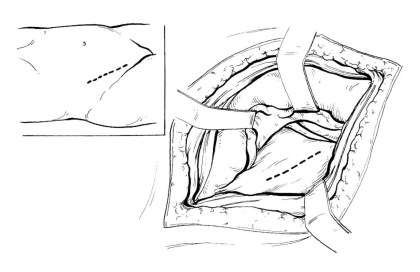

图4-3-12

第五章
脊柱肿瘤的手术治疗

视频目录

扫描二维码，
观看本书所有
手术视频

第一节 颈椎肿瘤的手术治疗

一 经口咽部寰枢椎肿瘤切除术

适 应 证	适用于颈$_1$、颈$_2$椎体良性肿瘤。
禁 忌 证	全身情况差，无法耐受手术者。
术前准备	❶ 仔细阅读CT或MRI，确定病变范围。
	❷ 术前宜复习应用解剖学。
	❸ 术前3天清洁口腔。
麻　　醉	全身麻醉、气管插管宜经鼻孔进入或做气管切开插管。
体　　位	仰卧位，枕后垫枕，颈伸直立，颅骨牵引。
手术步骤	❶ 切口　于咽后壁中线做纵切口，长3cm左右（图5-1-1）。
	❷ 显露　用剥离器向两侧分开咽后壁黏膜和黏膜下组织，使其与椎体前面和前纵韧带相分离。沿椎体前面和侧面推开周围软组织，显露椎体前方和侧方（图5-1-2）。
	❸ 切除肿瘤　有时骨皮质已很薄，可开窗刮除肿瘤组织。若肿瘤为实质者，也可沿其外缘轻轻凿除。
	❹ 植骨或骨水泥填充　清除肿瘤后冲洗伤口，将植骨块置于缺损区。若用骨水泥填充，需先填入明胶海绵与后纵韧带相贴，以间隔延髓，防止骨水泥聚合时产生的高热损伤延髓。若骨质缺损较大，植骨难与上、下界邻近骨质紧密嵌合，则放弃植骨，待日后做后路枕骨颈椎植骨融合术。
	❺ 缝合　冲洗切口，咽后壁黏膜做一层缝合。置橡皮引流条，外端留放在口腔内，患者可吐出或吞咽。
术中要点	❶ 当凿除或刮除至2cm厚度时需减轻震荡或刮除力量。

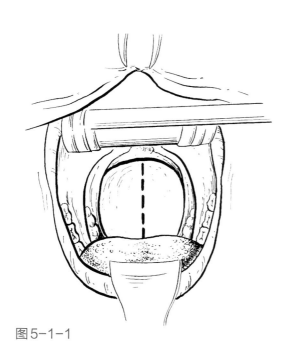

图5-1-1

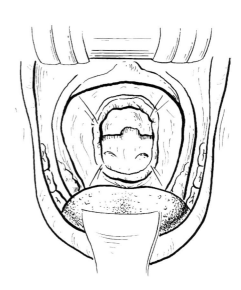

图5-1-2

❷ 对溶骨性病变在刮除后侧皮质时，需紧贴骨质并略向前提，避免向后挤压。必要时可在SEP监测下操作。

❸ 不论填充骨块或骨水泥，皆应避免挤压延髓。

术后处理
❶ 鼻饲流食1周，吞咽反射恢复后拔管，进流食或半流食1周，2周后恢复正常饮食。

❷ 经常漱口，以减少口腔感染。

❸ 骨水泥固定者可在术后1～2天去除牵引，植骨者持续颅骨牵引3周，颈托制动8～12周。

二 颈$_3$～胸$_1$椎体肿瘤切除术

适 应 证
❶ 颈$_3$～胸$_1$椎体良、恶性肿瘤。

❷ 椎体肿瘤合并截瘫者。

禁 忌 证
全身情况差，无法耐受手术者。

术前准备
❶ 推拉气管练习。

❷ 仔细阅读CT或MRI，确定病变范围。

麻 醉
气管内插管全身麻醉。

体 位
仰卧位。

手术步骤
❶ 切口及显露　颈前外侧切口，沿胸锁乳突肌方向走行。起止平面根据椎体肿瘤位置而定，一般以显露肿瘤所在部位的上、下各两个椎体为宜。若肿瘤较大，为扩大术野可切断胸锁乳突肌，向上下翻起。

❷ 切除肿瘤　硬化型肿瘤边缘清楚，采用开窗刮除切除，即沿肿瘤边缘凿开，用不同弯度的骨凿，凿除完整的肿瘤。溶骨型肿瘤破坏广泛且靠近椎体后壁，应将整个椎体切除。先切除其上下椎间盘，然后在椎体两侧壁做纵槽，保护横突及椎弓根。椎体游离后，用刮匙经椎间盘间隙探查椎体后壁，向前方抬起肿瘤予以切除（图5-1-3）。残留椎体后壁，可用刮匙或椎板咬骨钳由后向前用力予以切除。侧壁残留肿瘤组织，需慎重地小块切除。

❸ 植骨重建　良性肿瘤切除后可采用全厚髂骨或腓骨植骨（图5-1-4）。方法：①凿去上下相邻椎体的软骨板，做出骨性陷门。②植骨块修整成形。③头后伸并加大牵引力使颈椎前方空隙张开，嵌入植骨块。④置颈椎于中立位，使植骨块嵌夹紧密，修平植骨块前缘。恶性肿瘤行前路减压术后可采用骨水泥充填。Ono方法：植入薄壁陶瓷假体后填塞骨水泥，使骨水泥进入上下椎体陷门而固定（图5-1-5）。

❹ 缝合　冲洗伤口，置橡皮引流条或引流管，若有胸锁乳突肌已切断，需予以相对缝合。分层缝合颈阔肌、皮下组织与皮肤。

术中要点
❶ 结扎甲状腺下动脉时，注意勿损伤喉返神经。

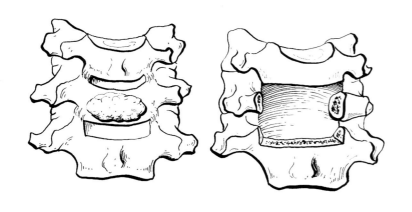

图 5-1-3

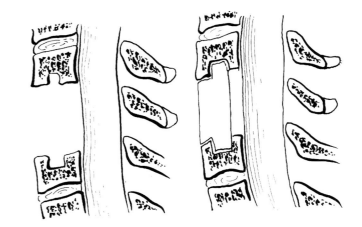

图 5-1-4

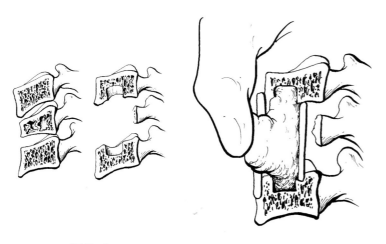

图 5-1-5

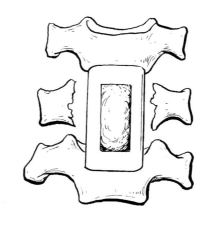

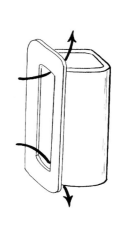

❷ 切断胸锁乳突肌时，注意勿伤及穿过该肌并由其后缘出现的副神经。

❸ 切除肿瘤时，注意侧方勿损伤椎动脉。椎体后壁肿瘤需用锐刮匙仔细清除。

❹ 上下椎间盘切除要达到后纵韧带。

❺ 骨水泥聚合期仍需以冰水冲洗降温。

术后处理

❶ 术后48小时拔除引流物，8～10天拆线。

❷ 骨水泥固定者，术后1～2天去除颅骨牵引。植骨者需持续牵引3周。3周后头颈胸石膏固定2～3个月。

第二节 胸椎肿瘤的手术治疗

一 经胸颈₆～胸₃椎体肿瘤切除术

适 应 证

❶ 颈₆～胸₃椎体良、恶性肿瘤。

❷ 椎体肿瘤合并截瘫者。

禁 忌 证	全身情况差，无法耐受手术者。
术前准备	仔细阅读CT或MRI，确定病变范围。
麻　醉	气管内插管全身麻醉。
体　位	仰卧位。

手术步骤

❶ 切口　取"T"形切口，即颈根部向两侧至锁骨中段，胸骨正中线至胸骨中部，左侧进入（图5-2-1）。

❷ 显露　切开颈阔肌，结扎切断颈外静脉及锁骨上神经的内侧支。在起点处切断胸锁乳突肌的胸、锁骨头并牵向外上方。同侧的胸骨舌骨肌和胸骨甲状肌于锁骨上缘亦切断，并牵向内上方（图5-2-2）。骨膜下剥离胸大肌在胸骨的起点，切断锁骨中段，并将内侧半于胸锁关节处游离后切除。钝性分离胸骨下组织，切除胸骨中央部分。结扎切断甲状腺下静脉，也可以结扎切断走行于上纵隔横行的无名静脉，切除胸腺组织（图5-2-3）。

❸ 显露病变　保护胸导管和喉返神经，于颈动脉鞘内侧、无名动脉和气管食管外侧之间分离达椎前筋膜（图5-2-4）。切开椎前筋膜，剥离椎体表面的颈长肌、韧带和骨膜，用自动牵开器将其牵开，以显露出病椎。

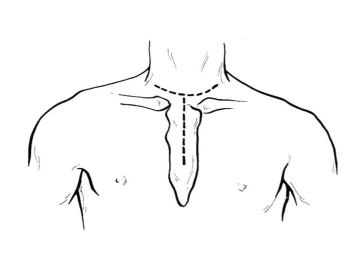

图5-2-1

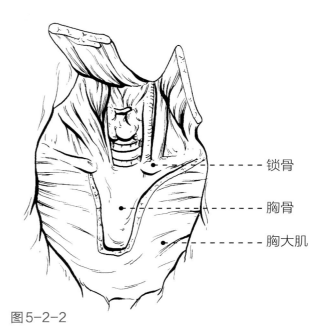

锁骨

胸骨

胸大肌

图5-2-2

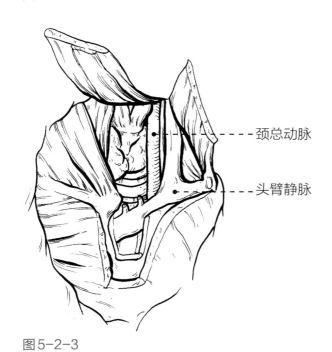

颈总动脉

头臂静脉

图5-2-3

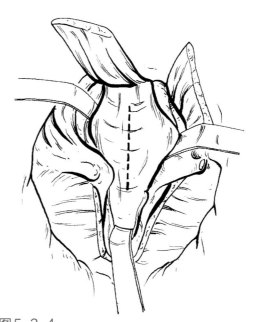

图5-2-4

155

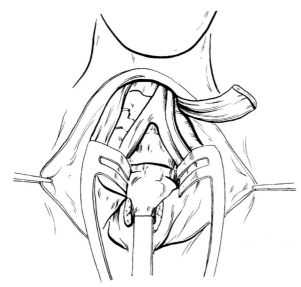

图 5-2-5

❹ 切除肿瘤　切除病椎上下两个椎间盘，于病椎两侧钩椎关节内侧以骨刀凿开并将部分病椎椎体分块切除，再以枪式咬骨钳于后纵韧带的前面咬断两侧的椎骨弓根，将余下的病椎切除（图5-2-5）。

❺ 植骨固定　取切除之锁骨内侧半修整后植入缺损区，行钢板内固定。

❻ 缝合　冲洗切口，彻底止血。纵隔内置引流管一根，逐层缝合切口。

术中要点　　❶ 左侧喉返神经长而变异少，离中线远，术中不易损伤，故尽量选取左侧入路。

❷ 胸$_2$以上椎体显露时无须切除胸骨。

术后处理　　❶ 观察患者的呼吸情况，以防血肿压迫气管。

❷ 术后引流量每天少于50ml时可拔除引流管。

二　经胸胸$_1$～胸$_4$椎体肿瘤切除术

适 应 证　　❶ 胸$_1$～胸$_4$椎体良、恶性肿瘤。

❷ 椎体肿瘤合并截瘫者。

禁 忌 证　　全身情况差，无法耐受手术者。

术前准备　　仔细阅读CT或MRI，确定病变范围。

麻　　醉　　气管内插管全身麻醉。

体　　位　　侧卧位（上位胸椎取右侧入路）。

手术步骤　　❶ 切口　取肩胛骨内缘切口，绕过肩胛下角延长至前下方（图5-2-6）。

❷ 显露　切开部分前锯肌，分离胸壁与肩胛骨，并将肩胛骨掀起，显露第1～3肋。切除第2、3肋骨后，进入胸腔直达胸$_1$～胸$_3$椎体前侧方。在病椎体侧纵行切开壁层胸膜，显露出病椎及上下方各一节椎体。在椎体侧前方分离、结扎和切断节断血管，于节断血管与骨膜间分离直达对侧。

❸ 切除肿瘤　肿瘤若为边界清楚的良性肿瘤，可用骨凿沿肿瘤边缘将其凿除。若为恶性肿瘤，则先切除病椎上下方的椎间盘、软骨终板和软骨下

骨（图5-2-7）。咬除术侧的椎弓根，沿相应的神经根探查硬脊膜，将游离的椎体切除，刮除椎管内硬膜外的肿瘤组织（图5-2-8）。

❹ 植骨固定　椎体全切后可用大块髂骨植骨（图5-2-9）。椎体间用椎体钉（图5-2-10）或Z钢板（图5-2-11）等固定器固定。

❺ 缝合　冲洗切口，放置胸腔闭式引流管，缝合壁层胸膜，逐层缝合切口。

术后处理　❶ 术后严密观察血压、脉搏，注意引流量。

❷ 术后2天拔除引流管并可进食。

❸ 已行内固定者，可在胸腰骶支具保护下离床活动。

❹ 恶性肿瘤的放、化疗可延期至术后2周以后进行。

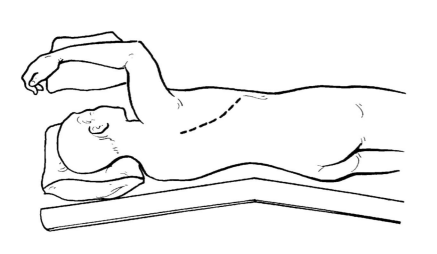

图5-2-6

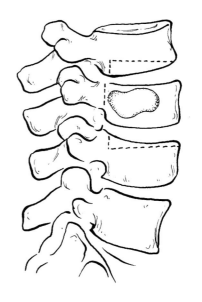

图5-2-7

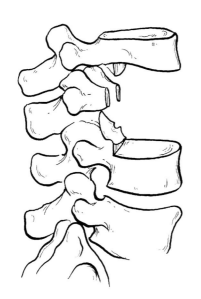

图5-2-8

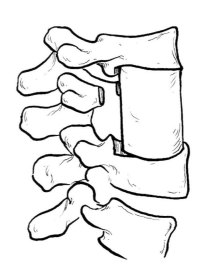

图5-2-9

157

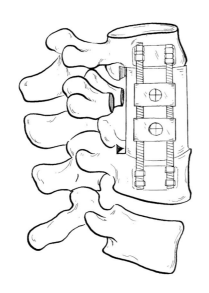

图 5-2-10

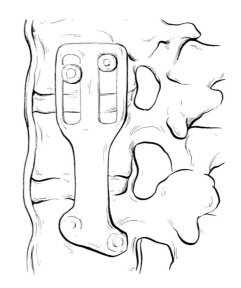

图 5-2-11

三　经胸胸₄~胸₁₁椎体肿瘤切除术

适 应 证	❶ 胸₄~胸₁₁椎体良、恶性肿瘤。
	❷ 椎体肿瘤合并截瘫者。
禁 忌 证	全身情况差，无法耐受手术者。
术前准备	仔细阅读CT或MRI，确定病变范围。
麻　　醉	气管内插管全身麻醉。
体　　位	侧卧位（上位胸椎取右侧入路）。
手术步骤	❶ 切口　选择沿病椎高两个肋骨节段的肋骨切口（图5-2-12）。
	❷ 显露　切开皮肤、皮下组织和深筋膜，切开背阔肌（图5-2-13）。高位者同时切开部分斜方肌和菱形肌，再切开前锯肌、腹外斜肌的起点。低位者切断部分后下锯肌。
	❸ 显露病变椎体　剥离并剪断肋骨（图5-2-14），进入胸腔（图5-2-15）。纵行切开前纵韧带，显露病椎及上下椎体（图5-2-16）。
	❹ 切除肿瘤与植骨固定　同经胸胸₁~胸₄椎体肿瘤切除术。
	❺ 缝合　冲洗切口，放置胸腔闭式引流管，缝合壁层胸膜，逐层缝合切口。
术后处理	同经胸胸₁~胸₄椎体肿瘤切除术。

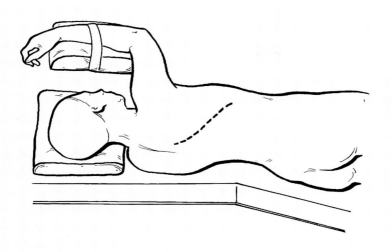

图 5-2-12

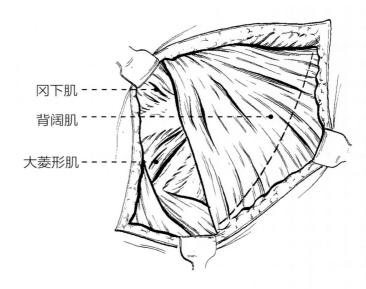

冈下肌

背阔肌

大菱形肌

图 5-2-13

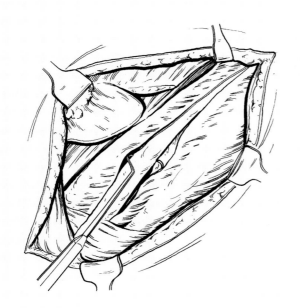

图 5-2-14

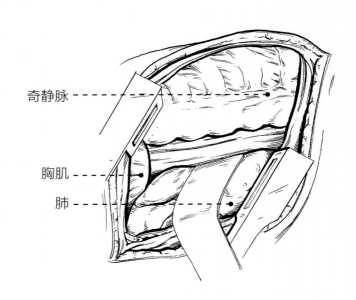

奇静脉

胸肌

肺

图 5-2-15

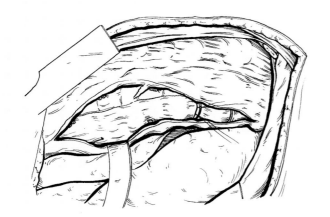

图 5-2-16

159

四　经腹膜后胸膜外胸腰段（胸₁₁～腰₂）椎体肿瘤切除术

适 应 证　❶ 胸$_{11}$～腰$_2$椎体良、恶性肿瘤。

　　　　　　❷ 肿瘤合并有截瘫者。

禁 忌 证　全身情况差，无法耐受手术者。

术前准备　仔细阅读CT或MRI，确定病变范围。

麻　　醉　气管内插管全身麻醉。

体　　位　侧卧位。

手术步骤　❶ 切口　胸腹联合切口（图5-2-17）。

　　　　　　❷ 显露　切开皮肤、皮下组织和深筋膜，切开背阔肌、后下锯肌和部分骶棘肌，显露第12肋骨并行骨膜下剥离，切除其内侧部分（图5-2-18）。将胸膜推向前方。

　　　　　　❸ 显露病变椎体　切开腹外斜肌、腹内斜肌和腹横肌（图5-2-19），将腹膜肌内容物牵开（图5-2-20），可显露出病椎（图5-2-21）。

　　　　　　❹ 切除肿瘤与植骨固定　同经胸胸$_1$～胸$_4$椎体肿瘤切除术。

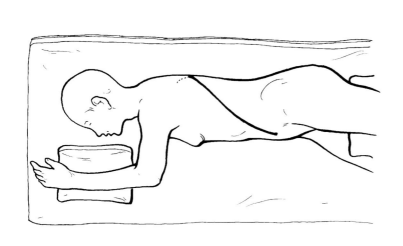

图5-2-17

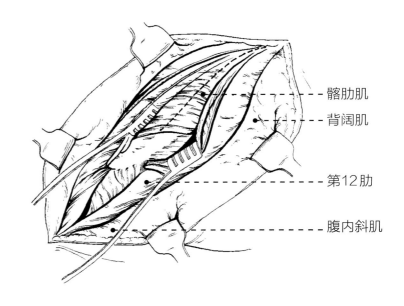

髂肋肌

背阔肌

第12肋

腹内斜肌

图5-2-18

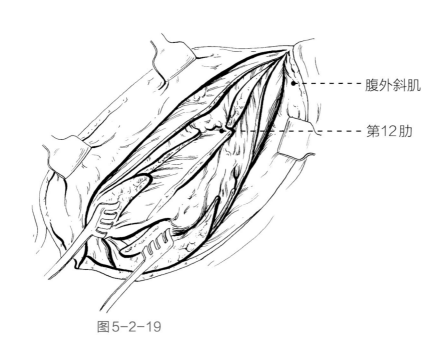

腹外斜肌

第12肋

图5-2-19

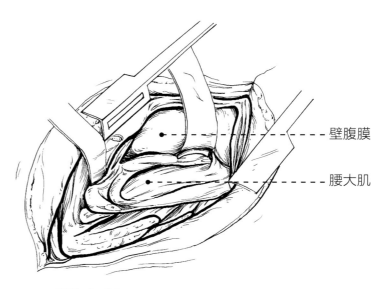

壁腹膜

腰大肌

图5-2-20

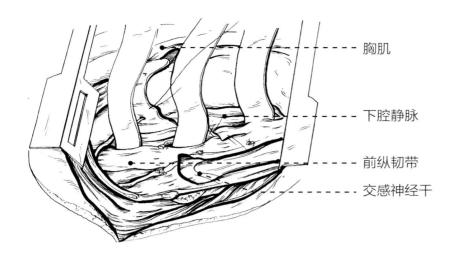

胸肌

下腔静脉

前纵韧带

交感神经干

图5-2-21

❺ 缝合　冲洗切口，放置胸腔闭式引流管，缝合壁层胸膜，逐层缝合切口。

术后处理　同经胸胸$_1$~胸$_4$椎体肿瘤切除术。

第三节　腰骶椎肿瘤的手术治疗

一　经腹腔腰$_5$~骶$_1$椎体肿瘤切除术

适 应 证　腰$_5$~骶$_1$椎体良、恶性肿瘤。

麻　　醉　气管内插管全身麻醉。

禁 忌 证　全身情况差，无法耐受手术者。

术前准备　仔细阅读CT或MRI，确定病变范围。

体　　位　仰卧位。

手术步骤　❶ 切口　起自脐上三横指向下左侧绕过脐止于耻骨联合上三横指（图5-3-1）。

❷ 显露　切开皮肤、皮下脂肪组织，在中线处切开腹白线和腹膜（图5-3-2）。盐水纱布保护下牵开大网膜、小肠、肠系膜根部、乙状结膜、膀胱或子宫，显露后腹膜。从中线右侧切开后腹膜（图5-3-3），显露出腹主动脉下段，下腔静脉，髂总动、静脉和骶骨胛（图5-3-4）。

❸ 切除肿瘤　用橡皮条牵开腹主动脉、左右髂总动脉、腔静脉，必要时可结扎骶中动、静脉（图5-3-5）。结扎椎体节段血管，将病椎连同上下椎间盘一并切除。缺损可用人工椎体或钛笼替代，但需另加后路行经椎弓根内固定（图5-3-6）。

161

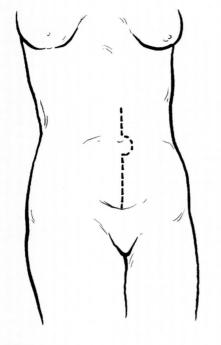

图 5-3-1

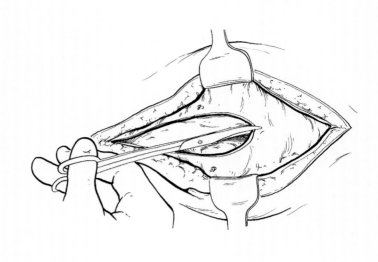

图 5-3-2

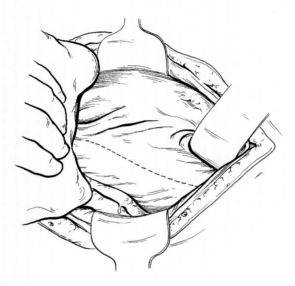

图 5-3-3

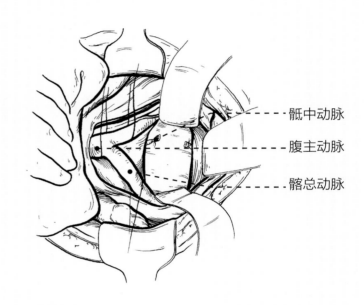

骶中动脉

腹主动脉

髂总动脉

图 5-3-4

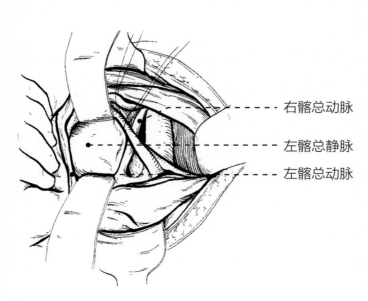

右髂总动脉

左髂总静脉

左髂总动脉

图 5-3-5

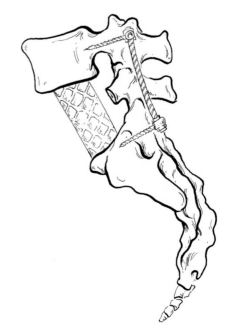

图 5-3-6

④ 缝合　冲洗切口，放置引流管，逐层缝合切口。

术后处理　❶ 术后2天拔除引流管，肠道排气后进食。

❷ 术后2周在支具保护下离床活动。

二 经腹膜后腰₅～骶₁椎体肿瘤切除术

适 应 证　腰₅～骶₁椎体良、恶性肿瘤。

禁 忌 证　全身情况差，无法耐受手术者。

术前准备　仔细阅读CT或MRI，确定病变范围。

麻　　醉　气管内插管全身麻醉。

体　　位　仰卧位。

手术步骤　❶ 切口　取腹直肌外缘切口，如无特殊情况，宜选左侧入路，长15～20cm（图5-3-7）。

❷ 显露　切开皮肤、皮下组织，在腹直肌鞘前后层结合处切开（图5-3-8）。用手指分离，将腹膜及其内容物、睾丸或卵巢血管、输尿管牵向中线，分开腰大肌并牵向内侧，结扎髂血管并向外牵开髂外动静脉，显露出骶前结构（图5-3-9）。

❸ 椎体切除及固定方法　同经腹腔腰₅～骶₁椎体肿瘤切除术。

❹ 缝合　冲洗切口，放置引流管，逐层缝合切口。

术后处理　同经腹腔腰₅～骶₁椎体肿瘤切除术。

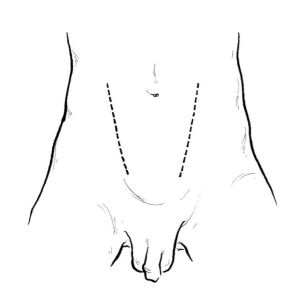

图 5-3-7

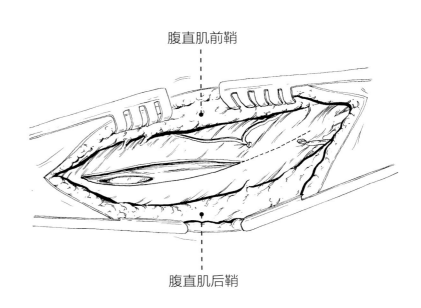

腹直肌前鞘

腹直肌后鞘

图 5-3-8

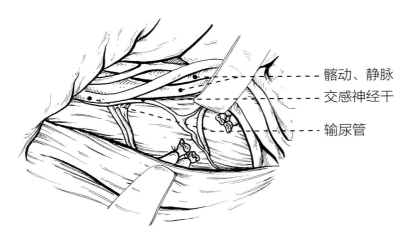

髂动、静脉

交感神经干

输尿管

图 5-3-9

三　　骶骨肿瘤、骶骨部分切除术

适 应 证　　❶ 原发骶骨肿瘤或巨大的骶骨肿瘤。

　　　　　　❷ 合并有神经损害的。

禁 忌 证　　全身情况差，无法耐受手术者。

术前准备　　仔细阅读CT或MRI，确定病变范围。

术前准备　　❶ 术前全面检查患者的身体状态，对全身状况较差者，术前给予积极调整，使其能够耐受手术。向患者家属详细介绍病情和诊疗计划。讲清术中及术后可能出现的危险及并发症。

　　　　　　❷ 术前3天开始行肠道准备，术前2天口服抗生素，术前晚行清洁灌肠。

　　　　　　❸ 备新鲜全血1000～5000ml。

麻　　醉　　气管内插管全身麻醉。

体　　位　　俯卧位。

手术步骤　　❶ 切口　取骶后"工"形切口（图5-3-10）。

　　　　　　❷ 骶骨部分切除　切开皮肤、皮下组织，将臀大肌和耻骨肌肌瓣翻向两侧，在切口下方分离并切除尾骨。用手指钝性分离后腹膜和肿瘤的前壁，并用纱布填于直肠和骨之间。分别切除骶结节韧带、骶棘韧带、梨状肌，用骨刀从骶$_3$平面切断骶骨（图5-3-11）。若肿瘤位于骶$_1$、骶$_2$椎骨，可切除骶$_1$、骶$_2$棘突和椎板，切开骶管，游离骶$_1$、骶$_2$神经，于肿瘤基底边缘切除骶骨。

　　　　　　❸ 缝合　冲洗切口，放置引流管，逐层缝合切口。

术后处理　　术后2天拔除引流管。卧床1周后可离床活动。术后每年复查一次。

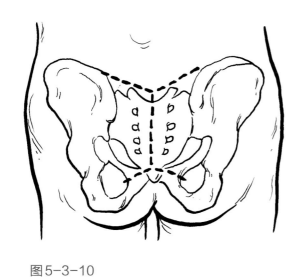

图5-3-10

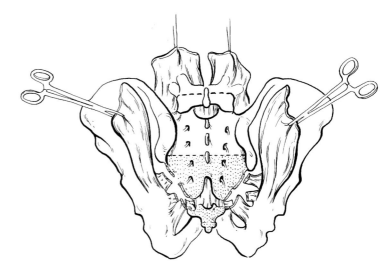

图5-3-11

四　骶骨肿瘤、骶骨次全切除术

适 应 证	❶ 原发于骶$_2$～骶$_3$椎体的低度恶性肿瘤。
	❷ 肿瘤对放疗及化疗均不敏感者。
禁 忌 证	全身情况差，无法耐受手术者。
术前准备	仔细阅读CT或MRI，确定病变范围。
麻　　醉	气管内插管全身麻醉。
手术步骤	❶ 前路手术　同经腹腔腰$_5$～骶$_1$椎体肿瘤切除术。显露肿瘤后（图5-3-12），沿肿瘤包膜分离，填塞纱布隔开肿瘤和后腹膜，缝合前路切口。
	❷ 后路手术　同骶骨部分切除术。手指沿骶骨钝性向上分离后腹膜直达前切口填塞的纱布处。切开腰$_5$～骶$_2$的椎板，打开椎管及椎孔，游离出骶$_1$～骶$_3$神经和硬膜囊。结扎剩余的神经根。
	❸ 骶骨次全切除　分别切断骶肌、骶结节韧带、骶棘韧带和梨状肌。切除部分骶后上、下嵴，骨刀切除双骶髂关节下2/3及骶$_1$椎间孔以下的骶骨，完整切除肿瘤（图5-3-13）。
	❹ 缝合　冲洗切口，放置引流管。逐层缝合切口并加压包扎。
术后处理	同骶骨部分切除术。

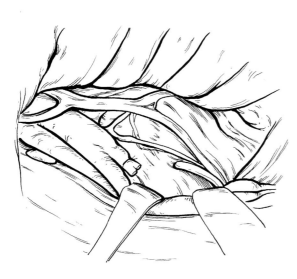

图5-3-12

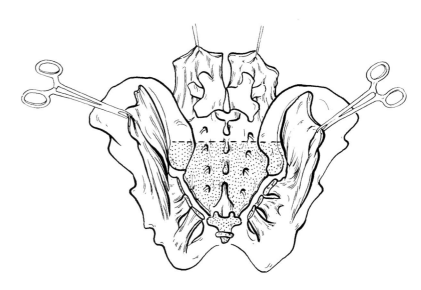

图5-3-13

165

五　　　骶骨肿瘤、骶骨全切除与骶骨重建术

适　应　证
❶ 原发于骶$_1$～骶$_2$椎骨的高度恶性肿瘤。

❷ 巨大的低度恶性肿瘤。

❸ 合并有骶神经损害者。

禁　忌　证
全身情况差，无法耐受手术者。

术前准备
仔细阅读CT或MRI，确定病变范围。

麻　　醉
气管内插管全身麻醉。

体　　位
由仰卧位改为俯卧位。

手术步骤
❶ 前、后路手术　同骶骨次全切除术。

❷ 骶骨全部切除　切除腰$_5$～骶$_1$的椎板和关节突，将腰$_5$～骶$_1$间盘后部的纤维环切除，游离硬膜囊并结扎切断。用骨刀在骶髂关节处将其切断，将骶骨和肿瘤切除。

❸ 骶骨重建　骶骨全切后，可选用肢体长管状骨（股骨、胫骨等）置于腰$_5$椎体下方，两端与髂骨连接并给予内固定或采用假体置换（图5-3-14）。

❹ 缝合　冲洗切口，放置引流管。逐层缝合切口并加压包扎。

术中要点
术中渗出多，可用纱垫压迫，准备快速加压输血及处置大量输血后出现血液不凝现象。

术后处理
❶ 术后用心电监护，注意血压、脉搏、呼吸的变化，监测血红蛋白、引流量、中心静脉压，及时纠正贫血和水、电解质紊乱。

❷ 植骨后卧床3个月方可在支具保护下离床活动。

❸ 全身状况恢复后可行化疗，每半年复查一次。

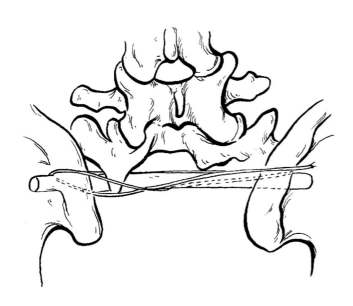

图5-3-14

六 球囊扩张椎体后凸成形术

适 应 证	❶ 原发性骨质疏松症。
	❷ 继发性骨质疏松症。
	❸ 多发骨髓瘤。
	❹ 骨转移。
禁 忌 证	全身情况差，无法耐受手术者。
术前准备	仔细阅读CT或MRI，确定病变范围。
麻 醉	局麻、硬膜外或气管内插管全身麻醉。
体 位	俯卧位。

手术步骤

ER5-3-1
腰₁经皮球
囊扩张椎体
成形术

❶ 定位　患者俯卧于可透视的手术台上进行体位复位及确定病灶，定位病变节段。

❷ 穿刺　将穿刺针经椎弓根置入椎体的两侧，用两个层面透视或交替透视调整进针角度和方向，侧位片针尖未到达椎体后缘时，正位片不应到达椎弓根内壁。在进入椎体后用侧位透视确认进针位置。沿导针方向在椎体内插入骨水泥填充装置导向器。侧位透视下逐渐膨胀球囊，推入造影剂确定椎体扩张情况，确定椎管内无骨块或肿瘤物突入，搅拌骨水泥，直至骨水泥像牙膏状黏度后缓慢推注骨水泥（图5-3-15、图5-3-16）。

❸ 缝合穿刺点皮肤。

术中要点

❶ 准确确定椎弓根穿刺点位置。

❷ 注意不要在椎体内过多注入骨水泥，特别是在椎体的后部。如果有骨水泥溢出椎体，应立即停止推注骨水泥。

术后处理　待骨水泥凝固后，患者即可行功能练习。

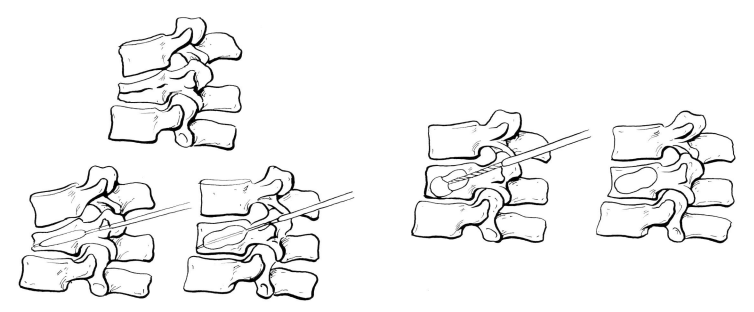

图5-3-15　　　　　　　　　　　　　　　　图5-3-16

167

第四节　　孤立性脊椎转移癌的手术治疗

前后路大块全脊椎切除术

适 应 证	❶ 非手术治疗无效者。
	❷ 肿瘤压迫神经。
	❸ 脊柱不稳者。
	❹ 肿瘤仅侵及1个及相邻2个椎体，病变累及椎体和椎弓根。
禁 忌 证	全身情况差，无法耐受手术者。
术前准备	仔细阅读CT或MRI，确定病变范围。
麻　　醉	气管内插管全身麻醉。
体　　位	由俯卧位改为侧卧位。
手术步骤	❶ 后路手术　病椎棘突为中心做背部正中切口，范围包括病椎上下各2个节段。切开皮肤、皮下组织和深筋膜，向两侧骨膜下剥离椎旁肌和病椎节断的肋骨，将肋骨近端切除4cm。用骨刀切开病椎上下关节突（图5-4-1）。用枪式咬骨钳（或磨钻）切断两侧椎弓根、黄韧带、关节囊后，病椎后部结构即完整切除。同时切除位于病椎上下端的间盘和后纵韧带（图5-4-2）。于病椎上下正常的椎体用椎弓根钉系统行内固定（图5-4-3）。取脂肪片覆盖硬膜囊。放置引流管，缝合后路切口。
	❷ 前路手术　患者改为侧卧位，取左侧胸膜外和腹膜后入路。显露病椎前方后，分离出病椎及上下椎体的节断血管并结扎切断。切断病椎上下端的前纵韧带，将病椎椎体完整取出（图5-4-4）。椎体切除后的缺损可采用人工椎体置换或使用充填骨块的钛笼替代，同时使用Kaneda、Z-plate作脊柱重建。冲洗切口，放置引流管，逐层缝合前路切口。
术后处理	2天后拔除引流管。卧床休息1周后在胸腰骶支具保护下离床行走。

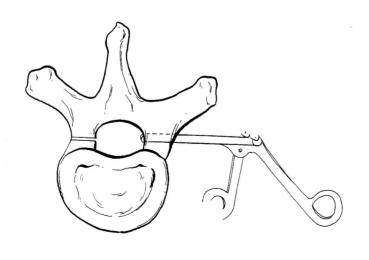

图5-4-1

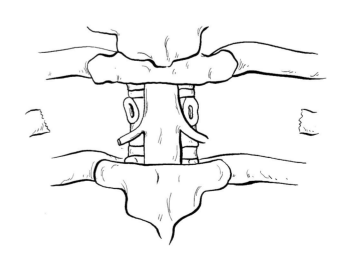

图5-4-2

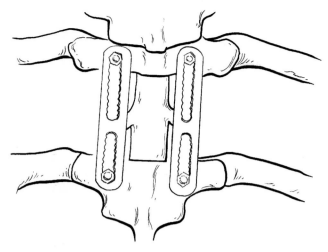

图5-4-3

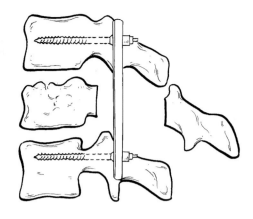

图5-4-4

第六章

肩部手术

扫描二维码，
观看本书所有
手术视频

第一节　锁骨和肩胛骨的显露途径

一　锁骨入路

适 应 证	❶ 锁骨骨折。
	❷ 锁骨肿瘤。
	❸ 锁骨慢性骨髓炎死骨摘除。
	❹ 锁骨结核。
麻　　醉	局部浸润麻醉、高位持续硬脊膜外麻醉或气管内插管静脉复合麻醉。
体　　位	平卧位，患侧肩部用扁枕垫高。
手术步骤	❶ 根据锁骨于体表的显露，沿锁骨前面做切口，以病变为中心，可根据具体要求向内外延长（图6-1-1）。
	❷ 切开皮肤、皮下组织及深筋膜。上下适当游离，切开颈阔肌，显露锁骨。锁骨内上为胸锁乳突肌锁骨头，内下为胸大肌锁骨头，外上为斜方肌，外下为三角肌（图6-1-2）。
	❸ 切开锁骨骨膜，于骨膜下剥离，显露锁骨（图6-1-3）。
术中要点	❶ 锁骨后有锁骨下动脉和静脉、臂丛及相邻的胸膜腔顶，剥离锁骨后方骨膜时应注意，勿损伤。
	❷ 皮肤切口与肌肉切口不应在同一平面上，以免术后二者粘连。

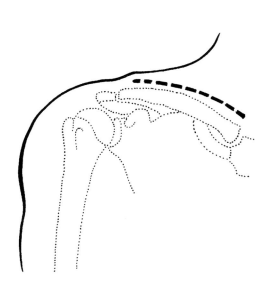

图6-1-1

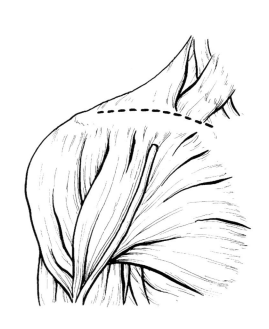

图6-1-2

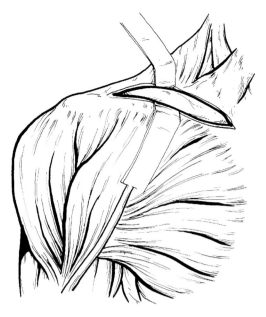

图6-1-3

二　肩锁关节入路

适 应 证	❶ 肩锁关节脱位切开复位术。
	❷ 喙锁韧带修复术。
	❸ 锁骨肩峰端切除术。
	❹ 肩峰、锁骨肩峰端肿瘤切除术。
麻 醉	局部浸润麻醉、高位持续硬脊膜外麻醉或气管内插管静脉复合麻醉。
体 位	同锁骨入路。
手术步骤	❶ 从肩峰前上缘、锁骨外端、肩锁关节的前方行弧形切口（图6-1-4）。
	❷ 切开皮肤、浅深筋膜，向两侧适当游离，即可见肩锁关节、斜方肌及三角肌（图6-1-5）。
	❸ 沿锁骨及肩峰的前缘在三角肌前部纤维行骨膜下剥离或予以横行切断，牵向下外。斜方肌前侧纤维稍游离牵向后上外方，胸大肌锁骨外侧纤维稍游离牵向内下方。此时，肩锁关节、喙突及喙肩韧带及喙锁韧带等均显露（图6-1-6）。
术中要点	皮下游离时，注意勿损伤三角肌、胸大肌间隙的头静脉。可仔细找出后连同三角肌前缘部分肌纤维一起牵向内侧。

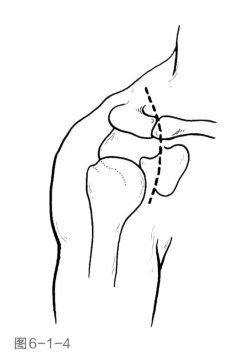

图6-1-4

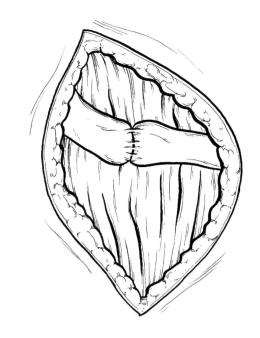

图6-1-5

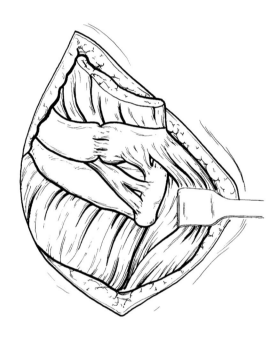

图6-1-6

三　　胸锁关节入路

适应证	❶　胸锁关节脱位切开复位术。
	❷　锁骨胸骨端肿瘤切除术。
	❸　胸锁关节结核病灶清除术。
麻　醉	局部浸润麻醉、高位持续硬脊膜外麻醉或气管内插管静脉复合麻醉。
体　位	平卧位。
手术步骤	❶　胸锁关节前，稍内上，以胸锁关节为中心，向锁骨及胸骨柄两侧各做延长2～3cm的弧形切口（图6-1-7）。
	❷　切开筋膜及骨膜，在胸锁乳突肌与胸大肌起点处进行骨膜下剥离，并向两侧牵开，即可显露胸锁关节，切开胸锁关节的关节囊（图6-1-8）。

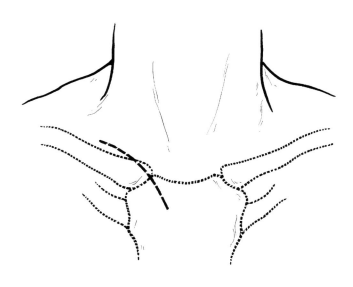

图6-1-7

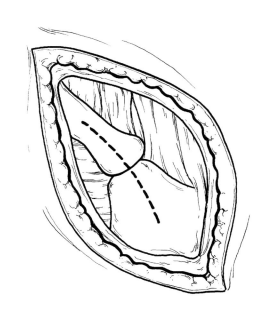

图6-1-8

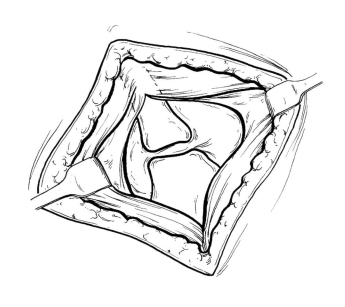

图6-1-9

❸ 切开关节囊后，将其向两侧牵开，即可显露关节盘、锁骨及胸骨（图 6-1-9）。

术中要点 ❶ 皮肤切口与关节囊切口不可在同一水平上。

❷ 如显露关节深面，应紧贴骨面剥离，避免损伤胸膜。

四　肩胛骨入路——肩胛下窝的显露途径

适 应 证 ❶ 肩胛骨肿瘤。

❷ 慢性骨髓炎病灶清除术。

❸ 肩胛上神经卡压综合征。

④ 肩胛骨骨折需行切开复位者。

麻　　醉　　局部浸润麻醉、高位持续硬脊膜外麻醉或气管内插管静脉复合麻醉。

体　　位　　俯卧位，患肩前方垫一扁枕或向健侧侧卧，并用约束带固定。

手术步骤

❶ 沿肩胛骨脊柱缘，从肩胛上角起，至肩胛下角做一弧形切口（图6-1-10）。

❷ 切开皮肤、皮下组织及深筋膜，适当游离并向两侧牵开，即显露出斜方肌、大菱形肌及冈下肌。按切口线于菱形肌与冈下肌之间沿肩胛骨脊柱缘切开。为了扩大显露术野，亦可切断一部分斜方肌下缘肌肉（图6-1-11）。

❸ 向两侧牵开并切开菱形肌与冈下肌，显露肩胛下肌，沿脊柱缘方向切开骨膜（图6-1-12）。骨膜下剥离肩胛下肌显露肩胛下窝，将骨膜与肩胛下肌向胸壁侧牵开，肩胛骨脊柱缘可用一锐性拉钩向外牵开，充分显露术野（图6-1-13）。

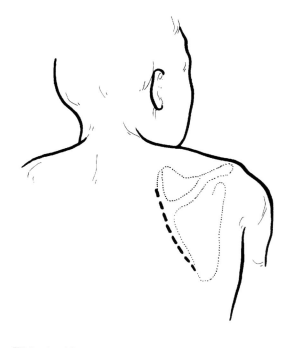

图6-1-10

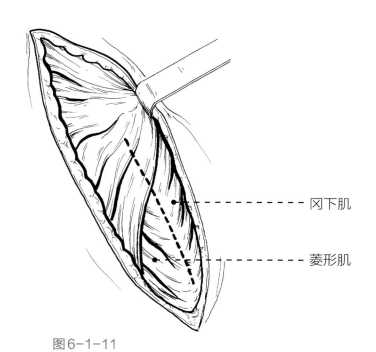

————冈下肌

————菱形肌

图6-1-11

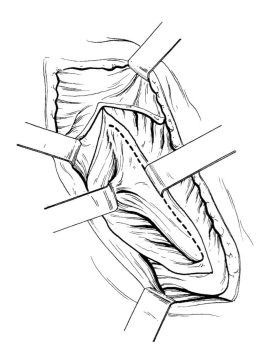

图6-1-12

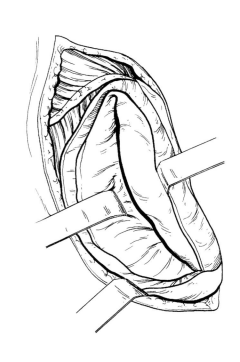

图6-1-13

术中要点	❶ 注意体位，肘关节要屈曲，上臂内收位。
	❷ 切断剥离脊柱缘大菱形肌与肩胛下肌的附着处时应锐性剥离。
	❸ 处理肩胛骨肋面时，应行骨膜下钝性剥离，并应用干纱布填塞止血。
	❹ 切开斜方肌，注意不要损伤副神经。

五　肩胛骨入路——肩胛骨背侧的显露途径

适应证	同肩胛下窝的显露途径。
麻　醉	同肩胛下窝的显露途径。
体　位	同肩胛下窝的显露途径。
手术步骤	❶ 从肩峰开始，沿肩胛冈至肩胛骨脊柱缘，再沿脊柱缘向下做一弧形切口，切口下端至肩胛下角（图6-1-14）。
	❷ 切开皮肤、皮下组织及深筋膜，适当游离后向两侧牵开，显露出肩胛冈、斜方肌、冈下肌、三角肌及斜方肌下的大菱形肌。将斜方肌游离后牵向内上，切开肩胛冈及肩胛骨脊椎缘的骨膜（图6-1-15）。
	❸ 骨膜下锐性剥离冈下肌，切断三角肌后1/3，并将两肌肉连骨膜牵下外下方，即可显露冈下窝（图6-1-16）。
	❹ 沿肩胛冈上缘骨膜下锐性剥离，将斜方肌与冈上肌同骨膜一起牵向上方，即可显露冈上窝（图6-1-17）。
	如果需充分显露冈上窝，可将"L"形切口向上延长成"T"形（图6-1-18），骨膜切开亦呈"T"形（图6-1-19），这样显露可以更加充分（图6-1-20）。
术中要点	❶ 术中应注意避免损伤的主要神经血管　①腋神经与旋肱后动脉，于肩胛骨腋缘上端，关节盂下方，由小圆肌、大圆肌及肱三头肌长头腱及肱骨外科颈围成的四边孔内通过。②旋肩胛动脉，由大、小圆肌及肱三

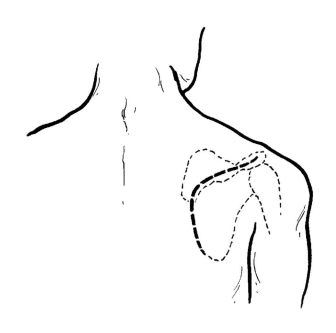

图6-1-14

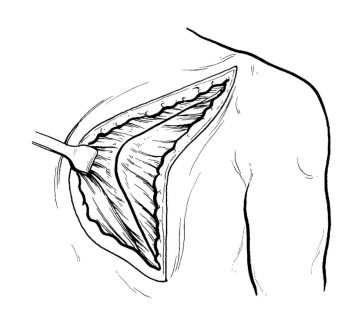

图6-1-15

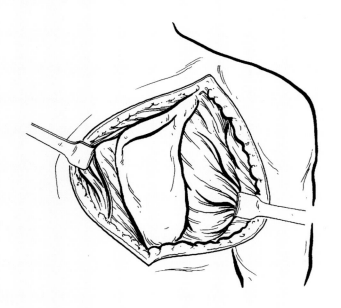

图6-1-16

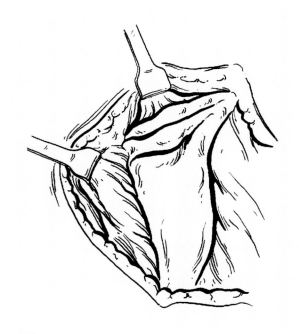

图6-1-17

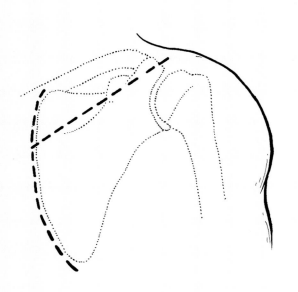

图6-1-18

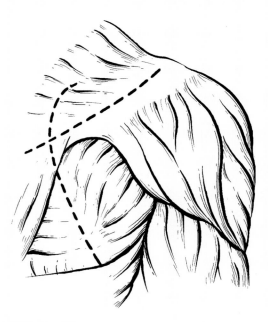

图6-1-19

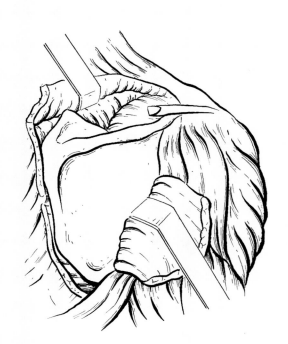

图6-1-20

头肌长头腱围成的三边孔内穿出。③游离肩胛骨内侧缘时应注意颈横动脉降支及肩胛背神经，前者从肩胛骨上角经肩胛提肌、大小菱形肌深面至肩胛骨下角。④肩胛上神经自臂丛上干后侧支出，经肩胛切迹进入冈上窝，于肩胛上横韧带之下，以后行于冈上肌的深面，与肩胛上动脉伴行，经冈盂切迹而至冈下窝。术中寻找到肩胛上横韧带对找到该神经有帮助。

❷ 剥离肩胛冈与肩胛骨脊柱缘的肌肉附着处时，术中应严格骨膜下锐性剥离，以防上述神经血管损伤。

第二节　锁骨骨折及肩锁关节脱位的手术治疗

一　锁骨骨折切开复位内固定

适 应 证	❶ 骨折不愈合。
	❷ 成人锁骨骨折合并喙锁韧带撕裂。
	❸ 合并神经血管损伤。
	❹ 骨折块间有软组织嵌夹。
禁 忌 证	无明确禁忌证。
术前准备	同前。
麻　　醉	局部浸润麻醉、颈丛阻滞麻醉或气管内插管静脉复合麻醉。
体　　位	仰卧位，患侧肩下垫薄枕。
手术步骤	**髓腔内固定**

❶ 切口及显露　以骨折部位为中心横行切口长2.5～3cm，如为粉碎性骨折，切口长度可适当延长（图6-2-1）。

切开皮肤、皮下组织及筋膜后两侧游离，解剖显露锁骨骨折端。

❷ 逆行打入髓内针　不剥离骨膜，选直径3mm的髓内针，从骨折远端经髓腔逆行钻入（图6-2-2）。

髓内针从锁骨锥形结节处穿出。于针尖顶出皮肤的凸处做一切口将针穿出皮肤，并将针尾推进至骨折端（图6-2-3）。

❸ 顺行打入髓内针　骨折复位后，将针顺行钻入近端髓腔并检查是否确切（图6-2-4）。

剪掉多余长度髓内针，针尾留适当长度并折弯埋于皮下（图6-2-5）。

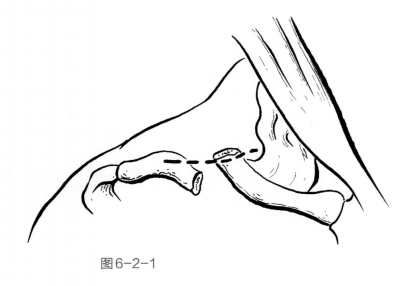

图6-2-1

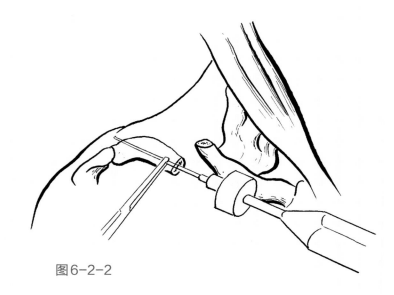

图6-2-2

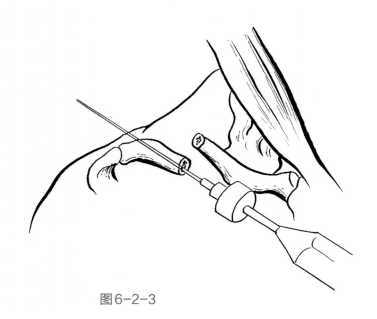

图6-2-3

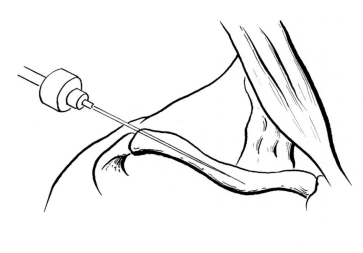

图6-2-4

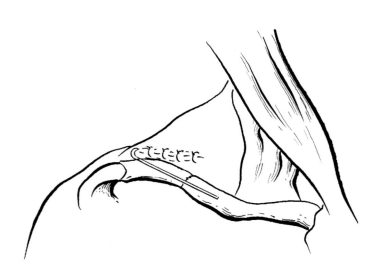

图6-2-5

亦可选择2mm克氏针作为导针髓腔，选择合适长度6.5mm半螺纹空心螺钉自外向内沿导针旋入近骨折端（图6-2-6）。

螺纹需全部进入近骨折端，检查固定是否确切（图6-2-7）。

❹ 缝合　逐层缝合切口。

锁骨钢板固定

❶ 切口及显露　同髓内固定。锁骨上方横行切开显露锁骨骨折端，适当骨膜下剥离，止血。

❷ 钢板固定　骨折端复位后，选6孔或6孔以上锁骨钢板，螺钉长度要穿过对侧皮质，骨折每侧需要6个皮质固定（图6-2-8）。

❸ 缝合　留置负压引流管一根，逐层缝合切口。

术中要点

❶ 行髓内固定时，如不影响操作，尽量少剥离骨膜或不剥离骨膜。如需剥离骨膜，注意不要损伤锁骨下血管、神经及胸膜囊顶。

❷ 髓内钉固定时，需用带螺纹的髓内针或空心螺钉，螺纹位于骨折近端。螺纹不能超过骨折端，否则易致骨折分离。

❸ 钢板螺钉内固定时，钉的长度不宜过长，以刚穿过对侧骨皮质为宜。

术后处理　上臂吊带悬吊固定1～2周。

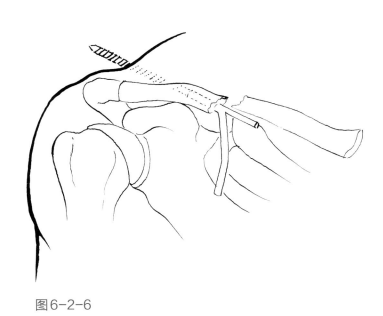

图6-2-6

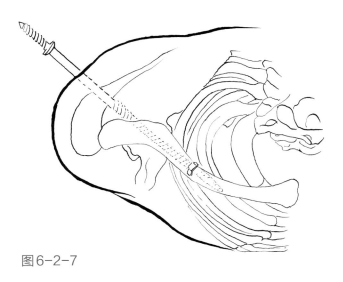

图6-2-7

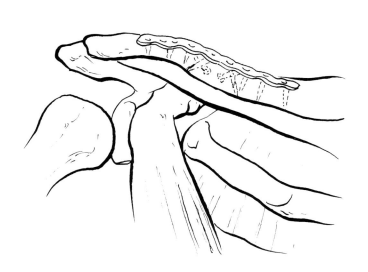

图6-2-8

181

二 肩锁关节脱位的手术治疗

适 应 证
❶ 肩锁关节完全脱位，喙锁韧带完全断裂分离严重者（Tossy Ⅲ°）（图6-2-9）。
❷ 肩锁关节半脱位，经保守疗法无效，仍有局部压痛、功能障碍者。

禁 忌 证
无明确禁忌证。

术前准备
同前。

麻　醉
气管内插管，吸入与静脉内复合麻醉。

体　位
仰卧位，患肩下方垫一薄枕。

手术步骤
❶ 切口及显露　肩锁关节入路。逐层显露，显露肩锁关节、喙突及喙肩韧带（图6-2-10）。
❷ 复位　探查肩锁关节，清除关节内软骨碎片、破碎的纤维关节囊，去除关节盘等妨碍复位的结构。复位肩锁关节后在锁骨上后方插入锁骨钩钢板，予以螺钉固定（图6-2-11）。

术中要点
❶ 肩锁关节脱位如合并锁骨外端骨折，钢板应覆盖肩峰与锁骨外侧骨折段，骨折近、远端均打入螺钉。
❷ 穿针不宜太深及偏斜，否则易刺伤锁骨下血管与神经。

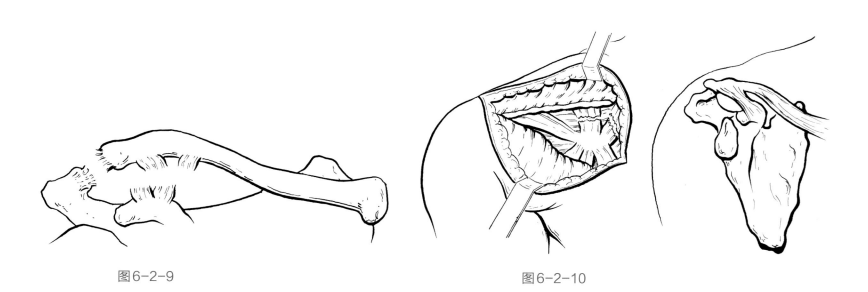

图6-2-9　　　　　　　　　　　　　　　　　　　　　　图6-2-10

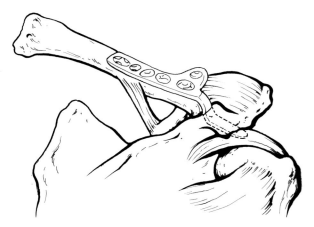

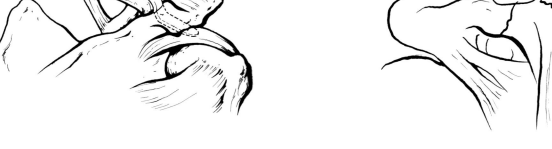

图6-2-11

三 锁骨外端切除术

适 应 证
❶ 陈旧性肩关节脱位，时间过久，难以整复者。
❷ 锁骨外端过度隆起，致肩部畸形且喙锁韧带钙化者。
❸ 经非手术治疗无效，仍有症状的半脱位者。

禁 忌 证 无明确禁忌证。

麻 醉 局部浸润麻醉、高位持续硬脊膜外麻醉或气管内插管静脉复合麻醉。

体 位 同肩锁关节切开复位术。

手术步骤
❶ 切口 锁骨外侧段前缘横切口入路。
❷ 显露 逐层切开，显露出脱位状态的肩锁关节，将三角肌与斜方肌行骨膜下剥离，显露出锁骨外侧4cm左右（图6-2-12）。骨膜下剥离时应顺着二肌的走行，这样可避免损伤锁骨后的组织。
❸ 切除锁骨外端 用线锯或摆动锯截除3cm长的锁骨外端（图6-2-13）。近端用骨锉锉光滑，呈圆钝状，以防戳伤软组织与皮肤。用骨膜与软组织包埋近端锁骨，并将游离的三角肌与斜方肌的边缘相重叠行褥式缝合（图6-2-14）。
❹ 缝合 冲洗切口，留置负压引流管一根，逐层缝合。

术中要点
❶ 术中应注意避免损伤锁骨后组织。
❷ 截除锁骨不可用骨刀、骨凿等，以防锁骨碎裂。
❸ 锁骨翘起严重或伴喙锁韧带广泛骨化影响肩关节上举者，可适当多切除一定长度的锁骨，有人主张可达到外侧1/3，但不超过锥状韧带结节。

术后处理 术后应用Velpeau绷带（肩肘固定带）固定患肩1周，1周后开始主动练习肩肘活动及理疗康复。

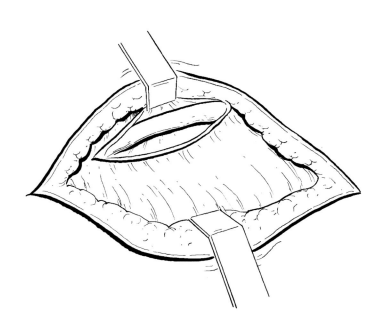

图6-2-12

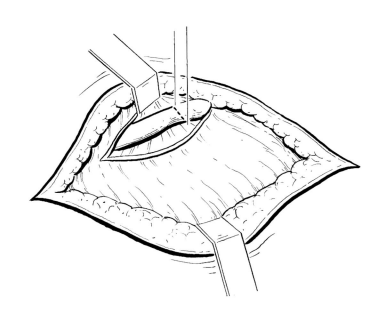

图6-2-13

183

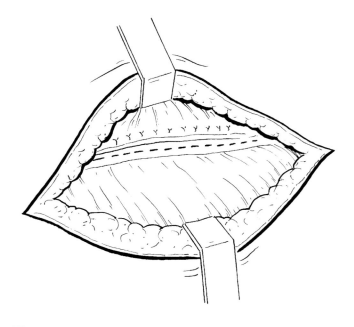

图 6-2-14

第三节　肩关节的显露途径

一　前内侧入路

<table>
<tr><td>适 应 证</td><td>❶ 陈旧性肩关节脱位切开复位术。</td></tr>
<tr><td></td><td>❷ 肩关节复发性前脱位修补术。</td></tr>
<tr><td></td><td>❸ 肩关节病灶清除及融合术。</td></tr>
<tr><td></td><td>❹ 人工肱骨头置换术。</td></tr>
<tr><td></td><td>❺ 肱骨外科颈骨折切开复位术。</td></tr>
<tr><td></td><td>❻ 肱二头肌长头肌腱断裂修补术。</td></tr>
<tr><td></td><td>❼ 肩袖破裂修复术及肩峰成形术。</td></tr>
<tr><td></td><td>❽ 肱骨上端肿瘤切除术。</td></tr>
<tr><td>麻　　醉</td><td>气管内插管吸入及静脉复合麻醉。</td></tr>
<tr><td>体　　位</td><td>仰卧位，患肩后方垫一薄枕，头转向健侧，上肢稍外旋。</td></tr>
<tr><td>手术步骤</td><td>❶ 切口自肩锁关节前部，沿锁骨外 1/3 前缘向内，经喙突向下弯转，于三角肌前缘延伸，达三角肌胸大肌肌间沟的下段（图6-3-1）。</td></tr>
<tr><td></td><td>❷ 切开皮肤、皮下组织，于三角肌胸大肌肌间沟内显露头静脉。为了不损伤头静脉，可将三角肌少许肌束与头静脉一同牵向内侧。确定三角肌于锁骨的起点，于锁骨下 1cm 处将其横行切断至肩峰。后向外侧牵开，这时即可显露出喙突、肩关节的前部、肩胛下肌及肱二头肌长头腱等结构。游离肩胛下肌，于其止点 1cm 内侧切断。切开喙突上方的骨膜，在</td></tr>
</table>

其基底部1cm处将其凿断（也可以切断肱二头肌短头与喙肱肌的共同起始腱）（图6-3-2）。

❸ 切开肩胛下肌后牵向内侧，将喙突连同的肌肉牵向下方，即可显露肩关节的前方，沿切开线切开关节囊（图6-3-3）。

❹ 切开关节囊后牵向两侧，则可见肩关节腔、肱骨头、关节盂（图6-3-4）。

术中要点

❶ 术中需要保护的重要的神经血管有：头静脉与胸肩峰动脉的三角肌支，二者位于二角肌前缘与胸大肌肌间沟内；向下牵拉喙肱肌时，拉力不可过大，以免损伤经喙肱肌腋侧缘进入该肌的肌皮神经，向外下翻转三角肌瓣时，应避免损伤腋神经与腋动脉的旋肱前动脉分支。

❷ 手术时，解剖关系往往由于病理改变而不甚清楚，故肱二头肌长头腱可作为定位标志。

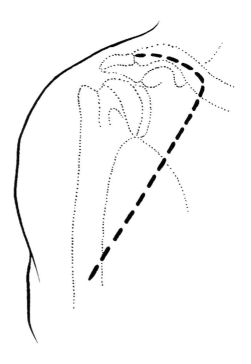

图6-3-1

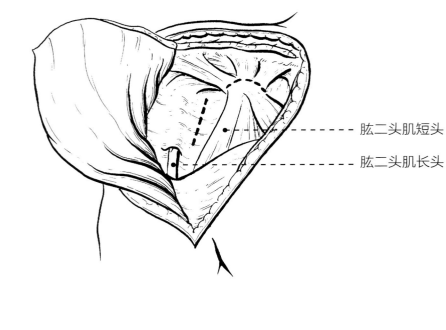

肱二头肌短头

肱二头肌长头

图6-3-2

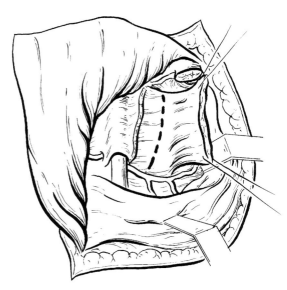

图6-3-3

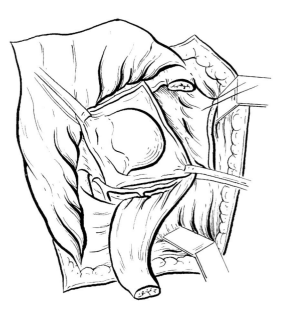

图6-3-4

二　　经肩峰入路

适 应 证　❶ 肩袖破裂修补术。

❷ 肩关节脱位合并大结节骨折切开复位术。

❸ 肩峰成形术。

❹ 三角肌下滑囊切除术。

❺ 冈上肌腱钙化切除术。

❻ 肱骨大结节处病理性破坏的切除及活检。

麻　　醉　高位持续硬脊膜外麻醉或气管内插管吸入及静脉复合麻醉。

体　　位　平卧位，患侧肩部后方垫一薄枕。

手术步骤　❶ 切口从肩峰后部开始，绕肩峰至肩峰前下方，于肩锁关节外侧做一弧形切口，切口长度可达肩峰前缘下5cm处（图6-3-5）。

❷ 切开皮肤、皮下组织及深筋膜，显露肩峰、肩锁关节、三角肌与斜方肌。从前部顺三角肌纤维方向切开三角肌肌膜，钝性分离三角肌，并用骨膜剥离器将三角肌从肩峰上钝性剥离下来，并切断喙肩韧带，这样肩峰就得以完全显露（图6-3-6）。

❸ 如做肩峰斜形截骨，截骨后可显露肩袖（图6-3-7）。

❹ 如显露关节，顺肩袖纤维方向劈开肩袖的肌腱或分离其中的两块肌腱间隙，最好是将肩胛下肌腱与冈上肌腱分离，从其间的喙肱韧带进入（图6-3-8）。

术中要点　❶ 截骨部位根据手术需要而定，见图6-3-5。如仅做肩袖修补，可在A处行肩峰斜切骨。如要显露全关节，则应从B处截骨行肩峰大部切除，必要时可行肩峰完全切除。

❷ 切除的肩峰骨块不需复位，而应弃之。

❸ 分开的肩袖术毕应予缝合，三角肌应缝合于肩峰残端的骨膜与筋膜上。

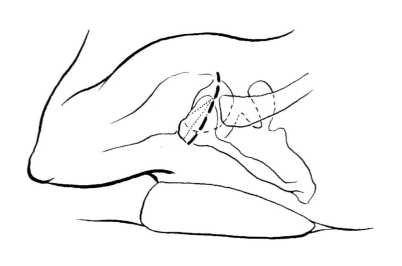

图6-3-5

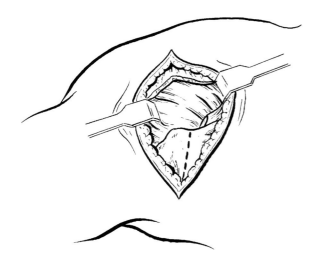

图6-3-6

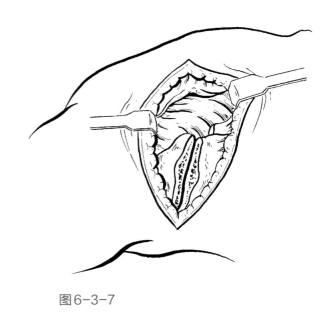

图6-3-7

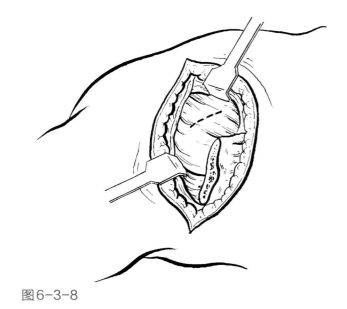

图6-3-8

三　　前外侧入路

适 应 证　　❶ 肩关节融合术。

❷ 肩关节病灶清除术。

❸ 肩部骨折切开复位术。

❹ 肩袖广泛撕裂修补术。

❺ 人工肱骨头置换术。

体　　位　　侧卧位，患肩在上。

麻　　醉　　气管内插管，吸入及静脉复合麻醉。

手术步骤　　❶ 又称Cubbins切口，切口分两部分，前半部分同肩关节的前内侧切口，
后半部分沿肩峰向外、后延伸，再绕肩峰外缘后，沿肩胛冈，向内止于
肩胛冈外 1/2 左右处（图6-3-9）。

❷ 切开皮肤、皮下组织及深筋膜，前半部分同前内侧切口，再接续前内侧

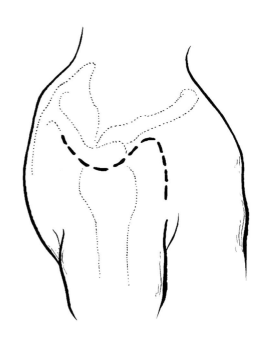

图6-3-9

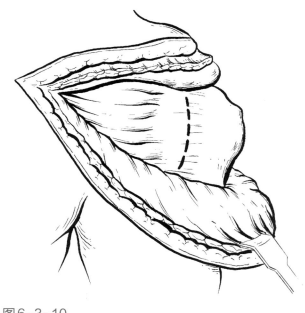

图6-3-10

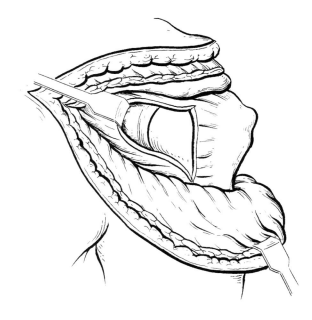

图6-3-11

切口的三角肌切开处将该肌沿肩胛冈切开，分离并牵开，这样就可将关节囊的前后中部完全显露。根据需要从前侧、外侧或后侧切开关节囊（图6-3-10）。

❸ 切开关节囊后，牵开，即可显露肩关节腔，前部分见前外侧切口，后部如图6-3-11所示。

术中要点　　如果需要广泛显露肩关节，可从前向后从肱骨头上方做连续切口，但应保持肱二头肌长头腱的完整性，不能将其切断。

四　　　后侧入路

适 应 证　　❶ 陈旧性肩关节后脱位切开复位术。

❷ 习惯性肩关节后脱位修补术。

❸ 肩关节后方游离体摘除术。

❹ 肩胛冈部或肩关节后方病变的手术。

麻　　醉　　气管内插管，吸入及静脉复合麻醉。

体　　位　　取俯卧位，将患侧肩部前方垫起，肩略向前下垂。

手术步骤　　❶ 切口从肩峰外侧端开始，沿其边缘延伸至肩胛冈，止于肩胛冈的基底部（图6-3-12）。

❷ 切开皮肤、皮下组织及深筋膜后，游离，显露出三角肌，从肩胛冈下缘将其切断，或骨膜下剥离该肌（图6-3-13）

❸ 牵开三角肌后可见冈下肌及小圆肌，切开二者之间的筋膜，将二肌分离，将冈下肌轻轻牵拉向上，小圆肌牵向外下，即可显露肩关节的后关节囊（图6-3-14）。

❹ 将冈下肌于肱骨止点处的下2/3处离断，并将分离部位向内侧牵开，可完全显露肩关节的后方关节囊，于关节间隙纵行切开关节囊，可显露关

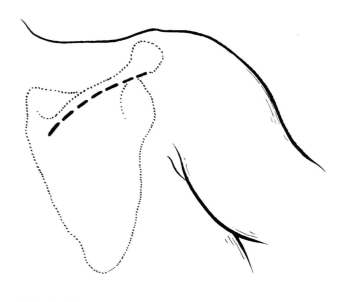

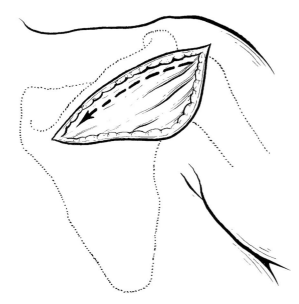

图6-3-12

图6-3-13

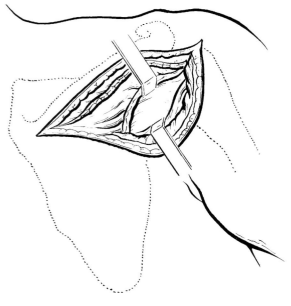

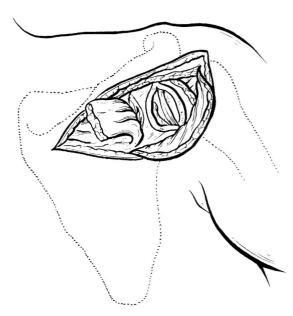

图6-3-14

图6-3-15

节盂、肱骨头与关节腔（图6-3-15）。亦可横形、"T"形或"十"字形切开关节囊。

术中要点　　术中应注意避免损伤的神经血管有：

❶ 腋神经与旋肱后动脉，二者从四边孔内穿出，术中牵拉三角肌时应注意，不要向小圆肌方向牵拉，亦不要过度牵拉低于小圆肌下缘。

❷ 肩胛上神经，该神经经肩胛冈切迹进入冈下窝，于冈下肌深面走行，手术时不要进入冈下肌。

第四节　肩关节及肱骨近端骨折的手术治疗

一　大结节骨折切开复位内固定术

适 应 证　大结节骨折经手法整复失败，移位超过5mm者应行切开复位内固定。

禁 忌 证　无明确禁忌证。

麻　　醉　高位持续硬脊膜外麻醉或颈丛阻滞麻醉、气管内插管，吸入及静脉复合麻醉。

体　　位　仰卧位，患肩垫高。

手术步骤　
❶ 切口　前内侧切口，外侧延长至肩锁关节处，于三角肌与胸大肌肌间沟内找到头静脉后，连同部分三角肌纤维牵向内侧，于锁骨下切断三角肌，牵向外侧，即可显露肱二头肌腱及其外侧的大结节骨折部。

❷ 螺钉固定　冲洗骨折端瘀血，用刮匙将骨折断端的积血或肉芽组织刮出。复位，用骨钻钻孔后，用一枚松质骨加压螺钉固定大结节（图6-4-1）。如骨折块较大，可应用两枚螺钉固定（图6-4-2）。

❸ 缝合　冲洗切口，逐层缝合，留置负压引流管一根。

术中要点　
❶ 术中勿损伤头静脉。

❷ 如受伤时间较长，术中解剖结构可能不清，寻找到肱二头肌长头腱有助于寻找到大结节。

术后处理　伤肢悬吊固定，2周后行功能锻炼。

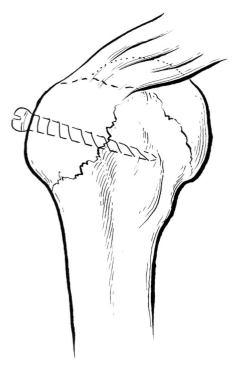

图6-4-1

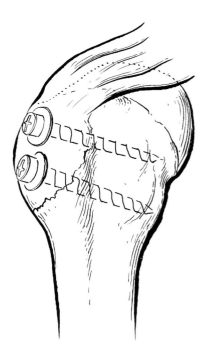

图6-4-2

二　肱骨近端骨折切开复位内固定术

适 应 证

❶ 肱骨外科颈骨折移位较大，闭合整复失败者。

❷ 移位明显的三部分骨折。

❸ 年轻患者移位明显的四部分骨折。

❹ 骨折合并肩关节脱位手法整复失败者。

禁 忌 证　无明确禁忌证。

术前准备　电钻，克氏针，锁定接骨板或带锁髓内钉。

麻　　醉　臂丛麻醉或气管内插管，吸入及静脉复合麻醉。

体　　位　仰卧位，患肩用软枕垫高，躯干与手术台呈30°角。

手术步骤

❶ 切口　肩关节前内侧切口。

❷ 骨折复位　切断三角肌于锁骨部分的起点，将头静脉连同部分三角肌及胸大肌牵向内侧，将切断的三角肌牵向外侧，显露出骨折部位（图6-4-3）。清除骨折部位的瘀血及肉芽组织，如有软组织嵌顿，应清除。对骨折两端的组织予以适当剥离后，于牵引状态下将骨折复位，并用持骨钳维持复位状态（图6-4-4）。

❸ 骨折复位　根据术前影像学检查及术中所见，尽可能将大的骨折块复位。游离碎片可嵌入骨折的缝隙中，小的碎片应取出，以防脱入关节腔内形成游离体（图6-4-5）。

❹ 钢板固定　应用"T"形、"L"形或解剖型锁定钢板固定（图6-4-6）。

❺ 缝合　缝合关节囊、切断的喙肱肌及肱二头肌短头肌腱、三角肌等。切口内留置负压引流管一根。

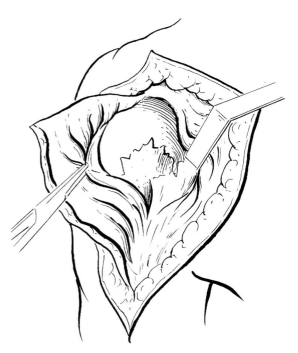

图6-4-3

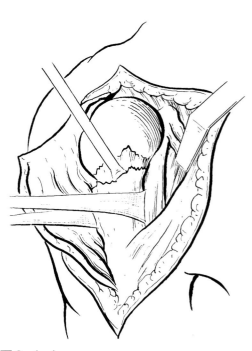

图6-4-4

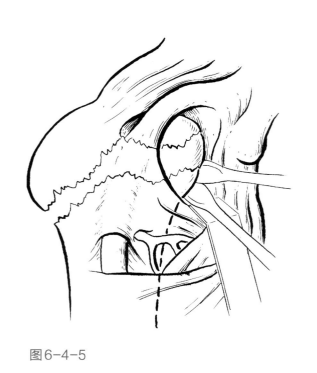

图6-4-5

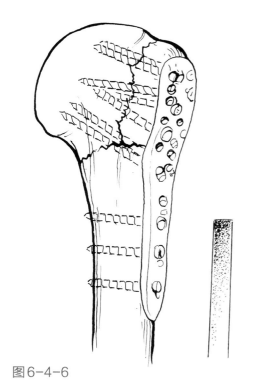

图6-4-6

术中要点	❶ 该处血液供应较丰富，骨折后出血较多，易形成肉芽组织，解剖标志不清，术中应对骨折两端进行仔细地游离松解，这样便于解剖标志的寻找，也有利于复位。但松解时应注意不要损伤周围的动静脉及神经，也不要广泛剥离，以防破坏肱骨头血供。
	❷ 术中尽量不要切开关节囊。
术后处理	将肩关节固定于外展前屈位四周，其间行肌肉舒缩功能锻炼，解除固定后行肩关节功能锻炼。

第五节　陈旧性肩关节强直僵硬的手术治疗

一　陈旧性肩关节前脱位手术治疗

适应证	超过3周的肩关节脱位；手法复位失败者，均应切开复位。如脱位时间过长（如超过半年）或肱骨头受损严重，行单纯切开复位效果不佳，应考虑行关节置换。
禁忌证	无。
术前准备	完整的肩关节X线片，包括正位及腋位片，三维CT重建，肩关节MRI，了解脱位及骨损伤的情况。
麻醉	气管内插管，吸入及静脉复合麻醉。

体　　位	仰卧位，患侧肩部垫高。
手术步骤	❶ 切口及显露　前内侧弧形切口，逐层显露头静脉、喙突、肱二头肌短头及喙肱肌。
	❷ 复位　切断肩胛下肌后，牵向前内侧，切开关节囊，切断喙肱韧带，显露出肱骨头，清除关节腔内纤维组织，复位肱骨头至关节盂内（图6-5-1）。
	❸ 螺钉固定喙突　缝合关节囊、肩胛下肌、肱二头肌与喙肱肌联合腱，如切断喙突可用螺钉固定，缝合三角肌（图6-5-2）。
	❹ 缝合　冲洗缝合切口，留置负压引流管一根。
术中要点	❶ 如肱二头肌短头与喙肱肌的联合腱不影响显露术野及复位，可不切断。
	❷ 术中清理关节腔时，不要破坏关节软骨，以利功能恢复。
	❸ 由于陈旧性脱位造成骨质疏松，故复位时应尽可能做到手法轻柔，以防造成肱骨头或关节盂骨折。
	❹ 腋神经位于肩胛下肌下方，术中注意避免损伤。
	❺ 如果复位后不稳定，可用两根克氏针，将肱骨头固定关节盂上，3周后去除。
术后处理	术后石膏绷带固定3～4周，解除外固定后行功能锻炼。如术中应用内固定物，3周后取出，术后应用外展架固定于外展前屈功能位置。

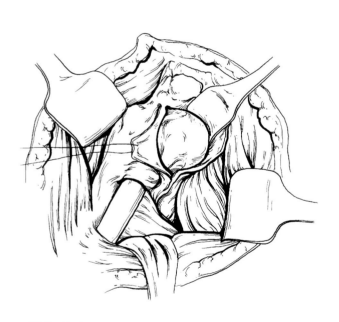

图6-5-1

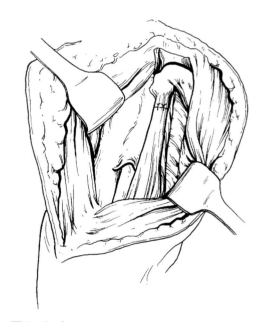

图6-5-2

二　　陈旧性肩关节后脱位切开复位术

适 应 证	同陈旧性肩关节前脱位切开复位术。
禁 忌 证	无。
术前准备	同陈旧性肩关节前脱位切开复位术。
麻　　醉	气管内插管，吸入及静脉复合麻醉。

体　　位	俯卧位。
手术步骤	❶ 切口及显露　肩关节后侧入路。显露肩关节后方关节囊。
	❷ 复位及固定　纵行切开后方关节囊，清理关节内瘢痕组织后，牵引下将肱骨头复位。如复位后不稳定，用两根克氏针将肱骨头交叉固定于肩峰（图6-5-3）。
	❸ 缝合　缝合关节囊、冈下肌、三角肌。冲洗缝合切口，留置负压引流管一根。
术中要点	❶ 术中清理关节腔时，应保护关节软骨，使其不受破坏。
	❷ 陈旧性脱位，肱骨头骨质变得疏松，复位时手法应当轻柔，且肱骨头显露应当充分，这样有利于复位，减少肱骨头损伤的机会。
	❸ 术中应避免损伤腋神经、旋肱后动脉及肩胛上神经。
术后处理	Velpeau型绷带包扎固定3周后解除绷带固定，行功能锻炼，肩关节于晚上制动6周，如行内固定，可于3周后拔除。

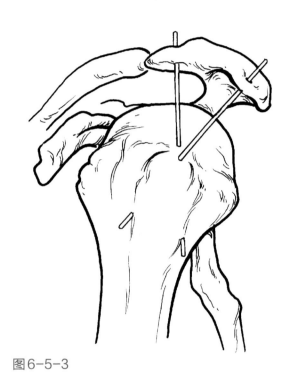

图6-5-3

三　肩关节前关节囊紧缩成形术

适 应 证	复发性肩关节前脱位，关节盂缘剥离及前关节囊松弛者。
禁 忌 证	Hill-Sachs损伤者本手术无效，即肩关节前脱位，肱骨头撞击关节盂缘导致肱骨头后外侧面嵌插骨折者。
术前准备	完善体检及三维CT重建，确定为肩关节前方或前方不稳定及盂缘剥离及前关节囊松弛，排除Hill-Sachs损伤，有条件可准备特殊手术器械，如肱骨头滑板拉钩、小型肱骨头拉钩、关节盂缘开孔用弯锥、内侧关节囊拉钩等Bankart手术器械。
麻　　醉	气管内插管，吸入及静脉复合麻醉。

体　位	仰卧位，垫高患肩后侧。整个肩部及上臂皮肤消毒铺巾，以便随意活动肩关节。

手术步骤	❶ 切口　肩关节前方弧形入路。
	❷ 截断喙突　逐层切开，显露出喙突及喙肱肌、肢二头肌联合腱及肩胛下肌。于喙突尖部将其截断，截断前可从喙突尖部钻骨孔，穿过截骨线，以利于后来的固定（图6-5-4）。
	❸ 切开关节囊　将喙突及其附着肌肉牵向下方，将肩胛下肌向内侧牵开，即可显露关节囊的前方，外旋肩关节，距关节盂唇5cm处，纵行切开关节囊，长约5cm（图6-5-5）。
	❹ 关节盂前缘钻孔　用特制的肱骨头拉钩及内侧关节囊拉钩牵开肱骨头与内侧关节囊，显露关节腔及盂唇、关节盂，用刮匙刮净肩胛颈边缘及关节盂前缘，于关节盂前缘钻3～4个小孔，于关节囊外侧缘与各孔做相应的褥式缝合（图6-5-6）。
	❺ 修补关节囊　内旋肩关节，结扎褥式缝线，紧缩关节囊前部。也可将缝线结扎后不予剪断并将其穿过内侧部分的关节囊，使其重叠于外侧关节囊上，加强关节囊的修补（图6-5-7）。 重叠褥式缝合肩胛下肌，加强肩关节的稳定性（图6-5-8）。
	❻ 螺钉固定喙突　将截断的喙突用1枚螺钉重新固定于截骨处（图6-5-9）。
	❼ 缝合　冲洗缝合切口，留置负压引流管一根。

术中要点	❶ 术中注意保护头静脉，如影响手术，可切断并结扎。
	❷ 喙突截骨并非常规需要，如显露清楚，可不用截骨。如截骨，勿用力牵拉联合腱，以防损伤肌皮神经。
	❸ 腋神经位于肩胛下肌下方，操作时应小心。先将肩胛下肌分离后予以切断，以防损伤。
	❹ 切开关节囊时，应外旋肩关节，并保留足够的关节囊内侧部，以利于与外侧部重叠，而缝合时应内旋肩关节，从而达到理想重叠。
	❺ 术中应将前侧盂缘刮整齐，以促进关节囊附着愈合。
	❻ 注意不要损伤联合腱内缘的臂丛神经及腋动、静脉。

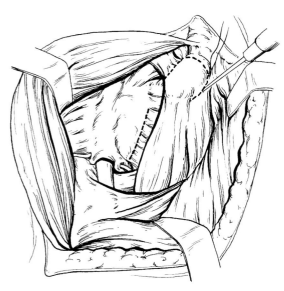

图6-5-4

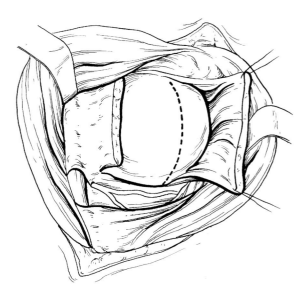

图6-5-5

195

| 术后处理 | Velpeau法固定3周，3周后可悬吊3周。同时行肩关节功能锻炼，如摆动锻炼，肌肉舒缩锻炼。逐步增加活动强度，争取最大功能恢复。 |

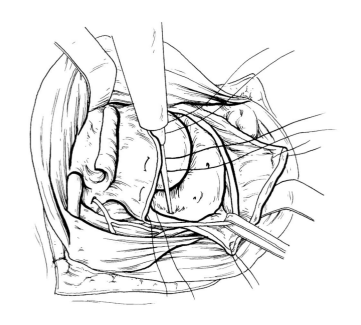

图6-5-6

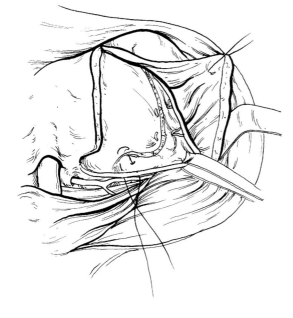

图6-5-7

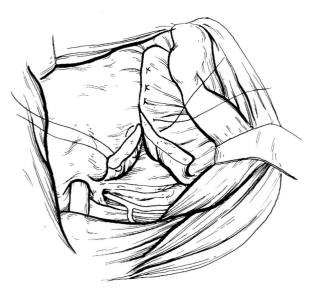

图6-5-8

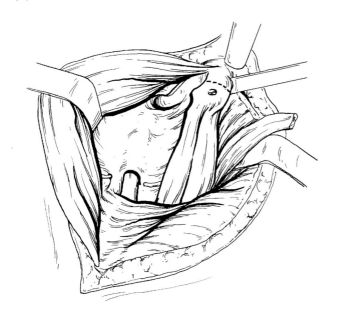

图6-5-9

四　　半肩关节置换术

适 应 证	❶ 严重的肱骨头粉碎性骨折，无法闭合及手术复位者。
	❷ 盂肱关节炎引起的关节疼痛导致的关节功能丧失，保守治疗无效者。
	❸ 肱骨头无菌性坏死或良性肿瘤等。
禁 忌 证	❶ 活动性或近期感染者。
	❷ 三角肌与肩袖功能同时丧失者。
	❸ 神经性关节病。
	❹ 关节麻痹性病变。
	❺ 身体过于衰弱及不合作者。
术前准备	术前X线片及三维CT重建，了解肩关节病损情况，并根据影像检查，

选择大小合适的人工肱骨头及髓腔扩大器。

麻　　醉　　气管内插管，吸入及静脉复合麻醉。

体　　位　　仰卧位，手术台可摇高30°～40°呈半卧位，患肩垫高，并保证术中肩关节可以自由活动。

手术步骤　　❶　切口及显露　患肢外展30°，从肩锁关节前下方、喙突外侧开始，沿三角肌与胸大肌肌间沟向下至接近于三角肌止点处。分离三角肌与胸大肌，三角肌牵向外侧，胸大肌牵向内侧，注意保护头静脉，如影响手术可予结扎。如影响术野显露，可距锁骨前缘切断部分三角肌前半部分。于喙肱肌外缘纵向切开锁胸筋膜（图6-5-10、图6-5-11）。

如肩袖完整，可切断喙肩韧带（尽量保留）。外旋肩关节，从关节囊上分离肩胛下肌腱，于小结节内侧1cm处予以"Z"形切断，以利术后延长。（图6-5-12）

垂直切开关节囊，外展外旋肩关节，使其脱位。显露整个关节后清除肱骨头、肩胛盂边缘的骨赘、关节腔内的游离体。

❷　截除肱骨头　根据假体头部基底倾斜度，于肱骨头做相等角度的近端截骨，截骨处应争取位于解剖颈，尽可能保留肩袖的附着点（图6-5-13）。截骨要保证假体植入后，假体主要维持在后倾位30°～40°（以关节的轴心线来判断）（图6-5-14）。

术中可将肱二头肌长头腱牵开，如有炎症，可将其从近端止点处切断，移至肩袖的前上方。如必须切除大、小结节，且肩袖功能有重建可能时，应制作成带骨膜及部分皮质的骨瓣，以备缝合。

❸　扩大髓腔　先用刮匙将松质骨刮出，用扩孔钻扩髓至适当大小（图6-5-15）。

❹　植入假体　使用骨水泥固定假体，保证假体30°～40°的后倾角（图6-5-16）。

❺　缝合　冲洗关节腔，假体复位，肩关节旋转中立位闭合关节囊（也可不必缝合关节囊）。缝合肩胛下肌腱，如该肌挛缩，可予"Z"形延长，间断松弛缝合三角肌与胸大肌间隙。如术中切断肱二头肌长头腱，应予缝合（图6-5-17）。留置引流管，关闭切口。

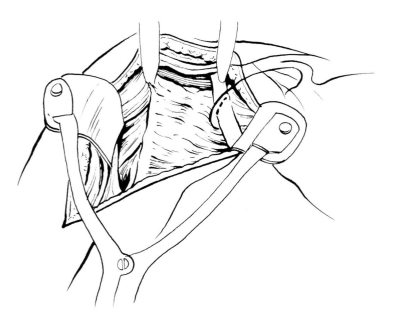

图6-5-10

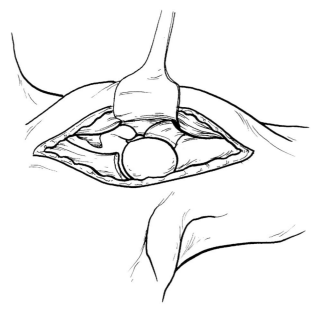

图6-5-11

197

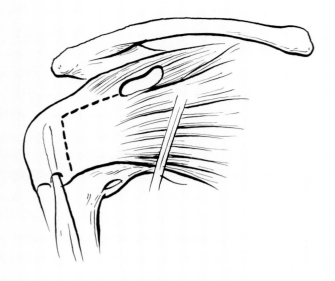

图6-5-12

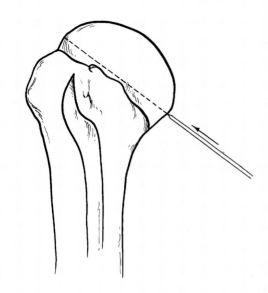

图6-5-13

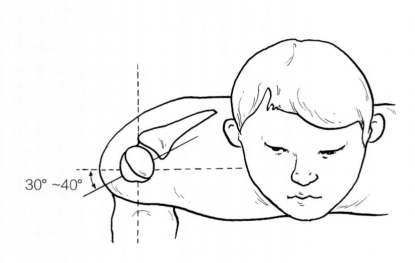

30°~40°

图6-5-14

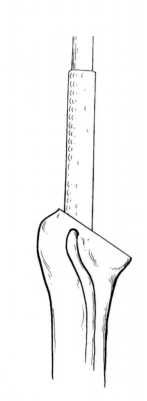

图6-5-15

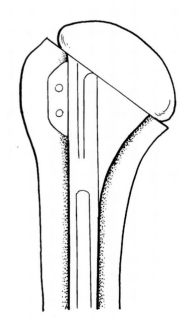

图6-5-16

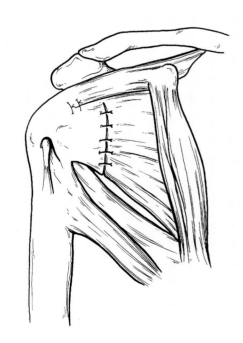

图6-5-17

术中要点	❶ 截骨及假体植入保持30°~40°后倾角，这样可避免假体的碰撞及获得肩部最大的活动度。但陈旧性肩关节后脱位可不必达到此后倾角，中立位即可。
	❷ 截骨时应使假体顶端稍高于大结节水平，这样可减少大结节的碰撞，有利于功能恢复。
	❸ 本手术如结合前部肩峰成形术，可利于肩关节活动的恢复，减少术后肩关节的撞击。
	❹ 肩锁关节病变严重，可将锁骨外侧端切除。
	❺ 打开髓腔应从外侧开始，这样可避免假体植入后呈内翻位。适当扩髓有利于假体的稳固，但不能过度扩髓。
	❻ 肩袖损伤者应行修补，并在植入假体前，于大、小结节上钻孔留置缝线。
术后处理	未修复肩袖者，上肢悬吊固定，修复肩袖者用外展支架固定。术后1周去除外固定，做肌肉舒缩锻炼。6周内避免外展、外旋活动，随肌力恢复可过渡到主动运动锻炼，1.5~2年后可完成最大的功能恢复。

五　全肩关节置换术

适 应 证	❶ 严重的肱骨头粉碎性骨折。
	❷ 肩袖完整的盂肱关节退行性病变，包括骨关节炎、类风湿性关节炎、创伤后关节炎。
	❸ 肱骨头无菌性坏死或良性肿瘤等。
	❹ 关节囊皱缩术后导致的关节疾病。
禁 忌 证	❶ 活动性或近期感染。
	❷ 不可修复性肩袖损伤。
	❸ 因瘫痪导致的三角肌功能完全丧失。
术前准备	X线片及CT三维重建，了解肩关节病损情况，并根据影像检查，选择大小合适的假体及髓腔扩大器械备用。
麻　　醉	气管内插管，吸入及静脉复合麻醉。
体　　位	仰卧位，手术台可摇高30°~40°呈半卧位，患肩垫高，并保证术中肩关节可以自由移动。
手术步骤	❶ 切口及显露　从肩峰前方至喙突外侧连线中点开始，沿三角肌与胸大肌肌间沟向内至接近于三角肌止点处（图6-5-18）。 分离三角肌与胸大肌，三角肌牵向外侧，胸大肌牵向内侧，注意保护头静脉，如影响手术可予结扎（图6-5-19）。 如影响术野显露，可切断三角肌前半部分。于喙肱肌外缘纵向切开锁胸筋膜。如肩袖完整，需切断喙肩韧带。极度外旋肩关节，从关节囊上分离肩胛下肌腱，于小结节内侧1cm处予以"Z"形切断，以利术后延

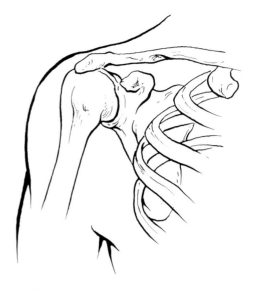

图6-5-18

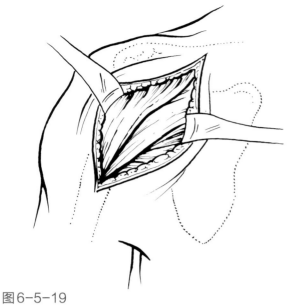

图6-5-19

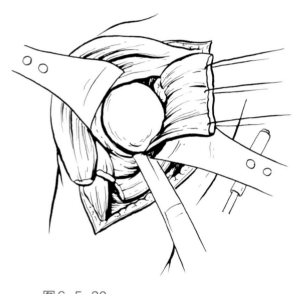

图6-5-20

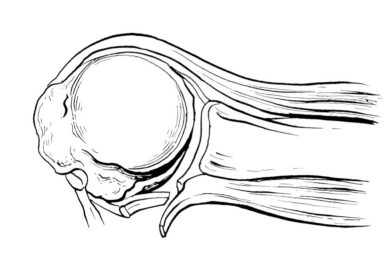

图6-5-21

长。垂直切开关节囊，外展外旋肩关节，使其脱位（图6-5-20）。

显露整个关节后清除肱骨头、肩胛盂边缘的骨赘、关节腔内的游离体（图6-5-21）。可见"Z"形切开的肩胛下肌腱。

❷ 截除肱骨头，处理盂唇　根据假体头部基底倾斜度，于肱骨头做相等角度的近端截骨，截骨处应争取位于解剖颈，尽可能保留肩袖的附着点（图6-5-22）。

截骨要保证假体植入后，假体主要维持在后倾位30°～40°（以关节的轴心线来判断）（图6-5-23）。

肩部轻度外展，外旋，伸直，肱骨干置于后方，拉钩置于肩盂后唇，叉形拉钩置于肩盂前唇牵开关节囊。切除多余盂唇，凿除盂关节软骨，球形锉磨锉盂面（图6-5-24）。

肩胛盂准备，用肩盂表面模具测量肩盂大小，上下、前后轴线标记。根据测量大小及位置钻孔（图6-5-25、图6-5-26），安装肩盂假体（图6-5-27）。

❸ 扩大肱骨干髓腔　先用刮匙将松质骨刮出，用扩孔钻扩髓至适当大小（图6-5-28、图6-5-29）。

❹ 植入假体　使用骨水泥固定假体，保证假体30°～40°的后倾角（图

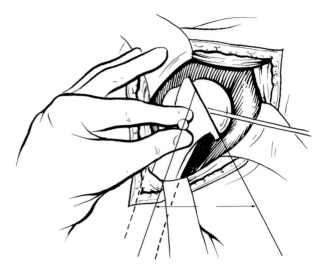

图 6-5-22

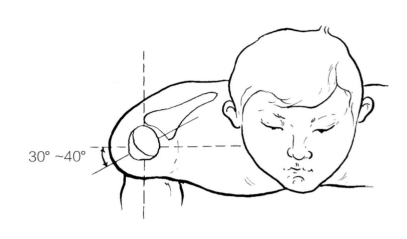

30°~40°

图 6-5-23

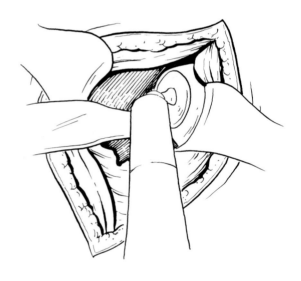

图 6-5-24

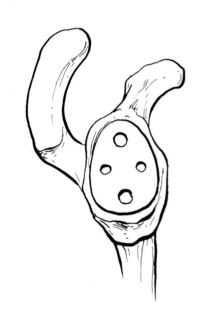

图 6-5-25

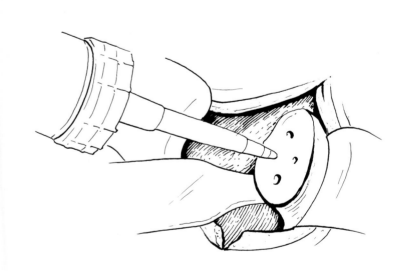

图 6-5-26

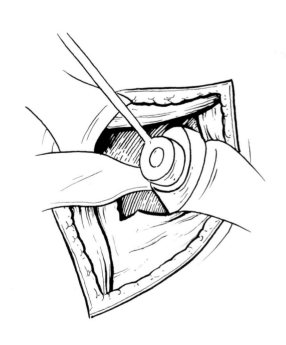

图 6-5-27

6-5-30)。

⑤ 根据截除的肱骨头反复对比选择合适的、与盂侧相配的肱骨假体植入
（图6-5-31、图6-5-32）。

⑥ 缝合　冲洗关节腔，将假体复位，肩关节旋转中立位闭合关节囊。缝合
肩胛下肌腱，间断松弛缝合三角肌与胸大肌肌间隙。如术中切断肱二头
肌长头腱，应予缝合（图6-5-33）。留置负压引流管，关闭切口。

术中要点

① 截骨及假体植入保持30°～40°后倾位，这样可避免假体的碰撞及获得
肩部最大的活动度。但陈旧性肩关节后脱位可不必达到此后倾角，中立
位即可。

② 截骨时应使假体顶端稍高于大结节水平，这样可减少大结节的碰撞，有
利于功能恢复。

③ 本手术如结合前部肩峰成形术，可利于肩关节活动的恢复，减少术后肩

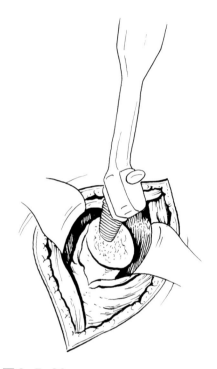

图6-5-28

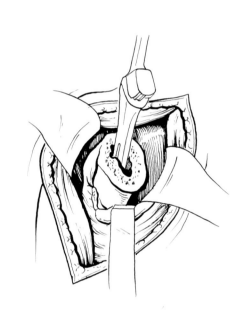

图6-5-29

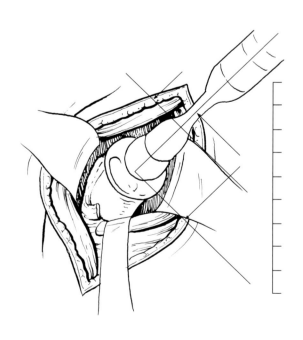

图6-5-30

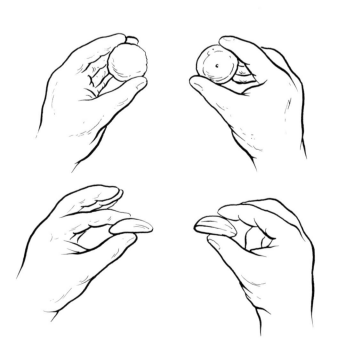

图6-5-31

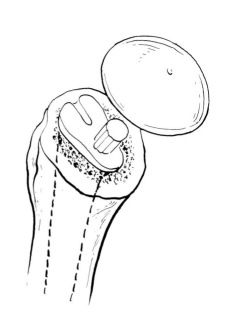

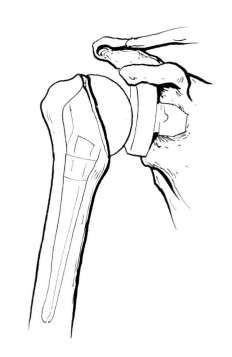

图6-5-32

图6-5-33

关节的撞击。

❹ 肩锁关节病变严重，可将锁骨外侧端切除。

❺ 打开髓腔应从外侧开始，这样可避免假体植入后呈内翻位。适当扩髓有利于假体的稳固，但不能过度扩髓。

❻ 肩袖损伤者应行修补，并在植入假体前，于大、小结节上钻孔留置缝线。

术后处理 　　未修复肩袖者，悬吊绷带固定上肢，修复肩袖者用外展支架固定。术后1周去除固定，做肌肉舒缩锻炼。6周内避免外展、外旋活动，随肌力恢复可过渡到主动运动锻炼，1.5～2年后可完成最大的功能恢复。

第六节　　三角肌瘫功能重建术

一　　斜方肌代三角肌术

适 应 证 　　三角肌麻痹但斜方肌功能良好者，且手、前臂及肘存在功能或可重建者。

禁 忌 证 　　手、前臂及肘功能丧失且无重建可能者。

术前准备 　　完善肌电图，检查肩部各肌的肌力情况，肩关节MRI。备螺钉两枚，固定斜方肌用。

麻　　醉 　　气管内插管，吸入及静脉复合麻醉。

203

体　位	俯卧位。
手术步骤	❶ 切口　"Y"形切口，先做从肩胛冈绕肩峰至喙突的弧形切口，再做从肩胛向下的纵行切口，长6cm（图6-6-1）。
	❷ 显露斜方肌　逐层切开后，适当游离，显露出附着于肩峰端、锁骨及肩胛外侧部的斜方肌，并予以剥离（图6-6-2）。
	肩胛冈肩峰端2cm处截骨，将截骨块同其相连的斜方肌牵开，并沿斜方肌两侧向上游离，长度以牵至三角肌粗隆部附近为佳，但不要损伤到副神经。沿纵行切口分离显露三角肌，将其纵行劈开，显露肩关节。
	❸ 固定斜方肌　劈开三角肌后，于肱骨外侧面三角肌粗隆或其稍上方磨出一粗糙面，外展患肢90°，将带骨块的斜方肌牵下，用螺钉将骨块固定于粗糙面上（图6-6-3）。
术中要点	术中游离斜方肌时，不要损伤到副神经，否则会使斜方肌功能丧失手术失败。如斜方肌游离长度不够，导致力臂较短，可取髂胫束或碳纤维连接延长斜方肌。
术后处理	患肢外展90°，前臂中立位石膏固定10周。去除石膏固定后，行功能锻炼。

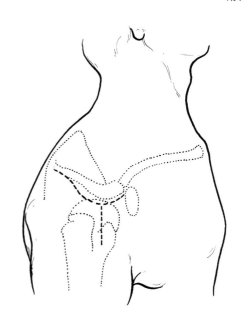

图6-6-1

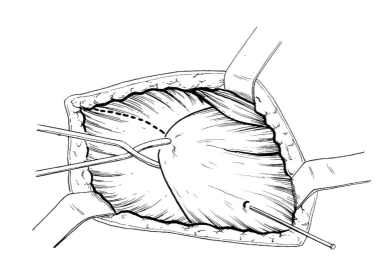

图6-6-2

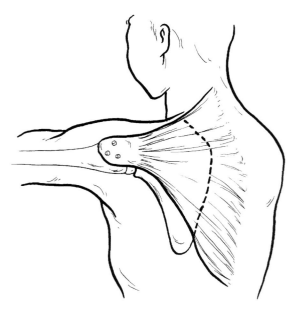

图6-6-3

二　　　胸大肌代三角肌术

适 应 证	三角肌瘫痪，胸大肌肌力正常者，手、前臂及肘关节功能存在或可重建者。
禁 忌 证	手、前臂及肘关节功能丧失且不可能重建者。
术前准备	术前肌电图检查各肌肌力，明确各肌的功能状态。
麻　　醉	高位硬膜外麻醉或气管插管，吸入及静脉复合麻醉。
体　　位	侧卧位，患肢在上方。

手术步骤

❶ 切口　取两个切口。胸前切口，从腋窝前缘至肋缘锁骨中线处（图6-6-4）；另一切口自枕部向外方呈弧形延伸至肩峰（图6-6-5）。

❷ 显露胸大肌　切开前侧切口后显露出整个胸大肌，将胸大肌从胸前肋骨表面分离至近肱骨的止点，不要损伤神经血管束，认真止血（图6-6-6）。

❸ 固定胸大肌　颈肩部切口，逐层切开后，皮下游离至前方的切口，形成一贯穿两切口的隧道，将分离的胸大肌腹部经隧道向上牵至颈肩部，顶端固定于项韧带上，余固定于肩胛冈、肩峰等处（图6-6-7）。

❹ 缝合　充分止血，放置引流管，关闭切口。

术中要点

❶ 术中不要破坏肌瓣的血管神经束（胸内侧神经与肩峰动脉或腋动脉发出的下胸肌支）。

❷ 两切口之间的隧道应宽敞，这样可避免肌瓣受压。

❸ 术中应严密止血，以防术后血肿形成，应放置引流管。

❹ 肌瓣移位后应妥善固定。

术后处理　术后上臂外展90°、前屈30°石膏固定，术后注意观察血运，3周后外展支架固定并主动锻炼外展功能，6周后去除外展架，加强锻炼。

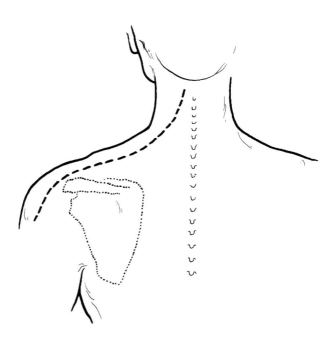

图6-6-4

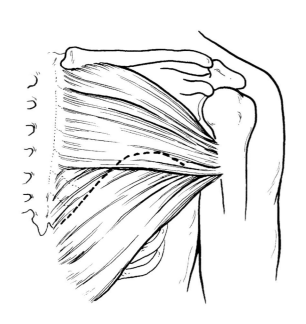

图6-6-5

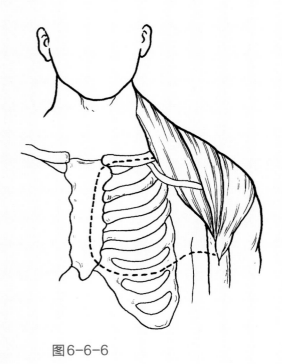

图6-6-6

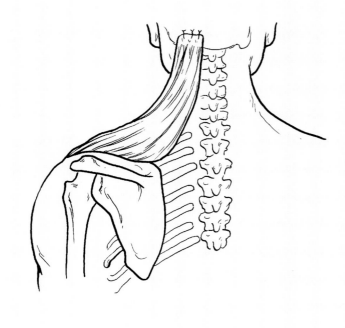

图6-6-7

第七章

上臂手术

视频目录

扫描二维码，
观看本书所有
手术视频

第一节　肱骨干的显露途径

一　前上部入路

适 应 证

❶ 肱骨外科颈或上 1/3 部骨折切开复位术。

❷ 肱骨外科颈或上 1/3 部骨折不愈合或畸形愈合的手术。

❸ 肱骨外科颈或上 1/3 部肿瘤切除术。

❹ 肱骨外科颈或上 1/3 部慢性骨髓炎死骨摘除术。

❺ 肱二头肌长头腱修复或移位术。

❻ 肱二头肌长头腱腱鞘炎松解术。

麻 醉

高位持续硬膜外麻醉或气管内插管全身麻醉。

体 位

仰卧位，患侧肩部后方垫一扁枕，患肘屈曲置于胸前。

手术步骤

❶ 以喙突为标志，沿三角肌前上缘弯行向下至该肌前缘中下 1/3 交界（图 7-1-1）做一切口。

❷ 切开皮肤、皮下组织和深筋膜。适当游离，显露头静脉。于三角肌前缘外侧 0.5cm，顺肌纤维方向做分开三角肌的切口（图 7-1-2）。

❸ 沿三角肌切口，注意保护头静脉，避免在三角肌与胸大肌间隙分离时将其损伤；将三角肌向外侧牵开，头静脉及胸大肌向内侧牵开，显露肱骨干前上部、肱二头肌长头及其前方附于结节间沟的胸大肌腱的远侧部分。将上臂内旋，于肱二头肌长头外侧 1cm 处做纵行肱骨干前上部骨膜切口（图 7-1-3）。

❹ 沿骨膜切口切开肱骨干前上部骨膜，于骨膜下向两侧剥离，即可显露整个肱骨干前上部（图 7-1-4）。

术中要点

❶ 头静脉尽量保护好，应从三角肌与胸大肌联合处远方向近侧寻找，在头

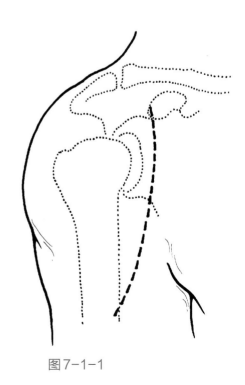

图 7-1-1

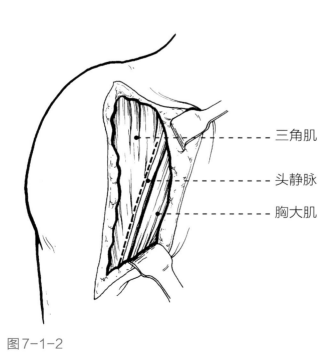

三角肌

头静脉

胸大肌

图 7-1-2

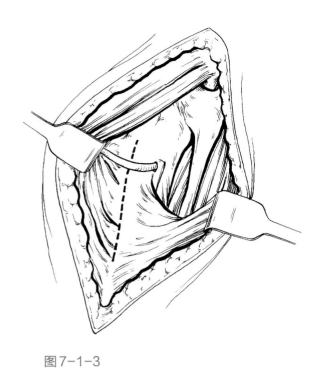

图7-1-3

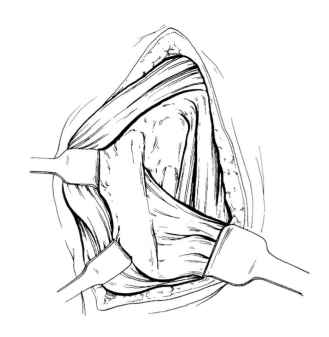

图7-1-4

静脉外侧可保留一条5～10mm三角肌纤维。与头静脉一起牵向内侧。最大程度避免日后该部分肌纤维因失神经支配引起萎缩、纤维化，造成三角肌功能损失。

❷ 胸肩峰动脉三角肌支在胸大肌腱上缘横行走行，在显露过程中应予结扎。

❸ 显露肱骨上部必须使上臂充分内旋。

❹ 在做骨膜切口时注意肱骨颈下方的旋肱前动脉，必要时可予结扎。显露骨干过程中严格遵行骨膜下剥离，避免额外副损伤，尤其为腋神经和旋肱后动脉。

二　　后部入路

适　应　证　❶ 桡神经损伤探查术。

❷ 肱骨干慢性骨髓炎病灶在后部的手术。

❸ 肱骨干后部肿瘤切除术。

麻　　　醉　臂丛麻醉或高位持续硬膜外麻醉或气管内插管全身麻醉。

体　　　位　仰卧位，患肩垫高，患肘关节屈曲，置于胸前。

手术步骤　❶ 上臂后方纵切口，自三角肌后缘中点开始至尺骨鹰嘴上方5cm（图7-1-5）。

❷ 切开皮肤、皮下组织及深筋膜，显露肱三头肌长头与外侧头（图7-1-6）。

❸ 取肱三头肌长头与外侧头之间切开肌膜，将长头向内侧牵开，外侧头向外侧牵开，分离解剖出位于桡神经沟内的桡神经，同时显露出肱三头肌内侧头（图7-1-7）。

❹ 在肱三头肌长头深面解剖出尺神经，沿切口方向将肱三头肌内侧头肌纤维切开，并适当延长直至骨膜，切开骨膜，显露肱骨干后部（图7-1-8）。

术中要点　❶ 桡神经和尺神经的保护很重要，严格行肌间隙分离，分离肱三头肌长

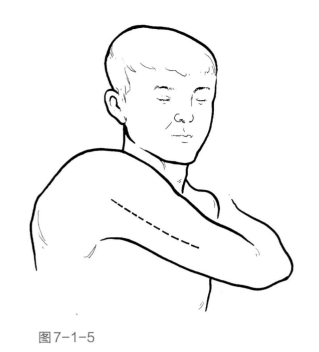

图 7-1-5

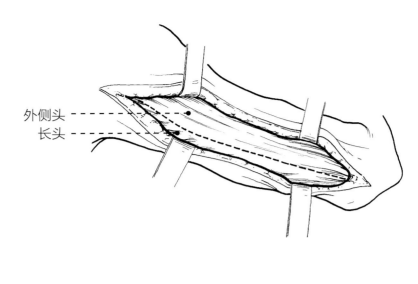

外侧头

长头

图 7-1-6

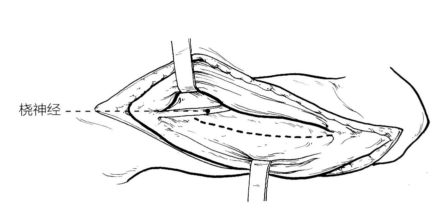

桡神经

图 7-1-7

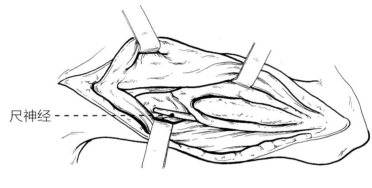

尺神经

图 7-1-8

头、外侧头后找出位于外侧头深面桡神经及肱三头肌长头深面的尺神经并予以保护。

❷ 肱深动脉行于肱三头肌外侧头深面，内侧头浅层，在行肱三头肌内侧头肌纤维纵行切开时注意保护。

❸ 肱三头肌内侧头纤维切开长度视病灶而定，以免切开过多影响肱三头肌内侧功能。

❹ 严格执行骨膜下剥离，避免额外副损伤，尤其是走行于桡神经沟内的桡神经。

三　　中部入路

适　应　证　❶ 肱骨干骨折切开复位固定术。

❷ 肱骨干骨折骨不连或畸形愈合矫形手术。

❸ 肱骨干慢性骨髓炎病灶清除术。

❹ 肱骨干肿瘤切除术。

麻　　醉　　臂丛麻醉或高位持续硬膜外麻醉或气管内插管全身麻醉。

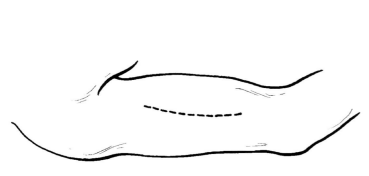

图7-1-9

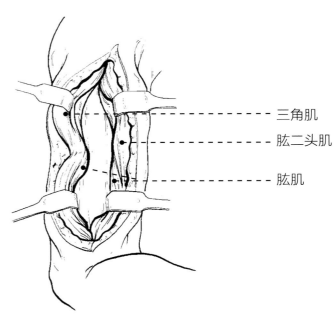

图7-1-10

肱三头肌
桡神经
三角肌
肱桡肌

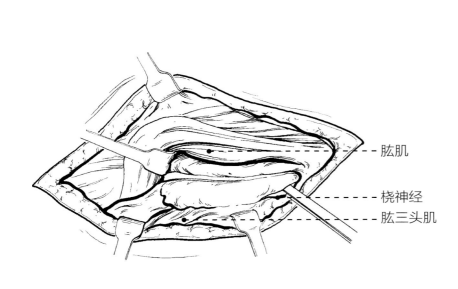

图7-1-11

肱肌
桡神经
肱三头肌

三角肌
肱二头肌
肱肌

图7-1-12

体　位	仰卧位，患肩背垫枕，患肢置于胸前。

手术步骤

❶ 从三角肌上缘稍上方起沿肱二头肌外侧缘弧形向下至肘关节上方（图 7-1-9）。

❷ 切开皮肤、皮下组织和深筋膜，显露肱二头肌，在三角肌止点下方，仔细探查走行于肱肌外侧与肱桡肌间隙的桡神经，适当游离并保护之（图 7-1-10）。

❸ 沿肱肌外缘切开肌膜，将肱二头肌、肱肌向内侧牵开，于肱肌与肱三头肌之间切开肱骨骨膜，骨膜下剥离显露肱骨干中部（图7-1-11）。

❹ 亦可在肱肌外、中1/3交界处顺肌纤维方向剥离直至骨膜，骨膜下剥离，显露肱骨干中部（图7-1-12）。

术中要点

❶ 桡神经的保护是重点，首先应找出切口下端行于肱肌外侧缘与肱桡肌之间的桡神经，并加以保护，其次应严格行骨膜下剥离，防止肱骨干后方桡神经损伤。

❷ 若从肱肌间隙进入，应于其中、外1/3交界处顺肌纤维进入，因肱肌外 1/3纤维由桡神经支配，而内2/3由正中神经和肌皮神经支配，在此进入将不影响肌肉的神经支配。

211

四 下部前外侧入路

适应证
❶ 肱骨远端骨折切开复位内固定术。
❷ 肱骨远端骨不连或畸形愈合手术。
❸ 肱骨远端慢性骨髓炎病灶清除术。
❹ 肱骨远端肿瘤切除术（病灶在前方更佳）。

麻 醉 臂丛麻醉或高位持续硬膜外麻醉。

体 位 仰卧位，患肢置于手术侧台上。

手术步骤
❶ 切口从肘前皮横纹外侧开始沿肱二头肌和肱桡肌间隙向上，直至所需的长度（图7-1-13）。
❷ 切开皮肤、皮下组织和深筋膜，显露肱二头肌、肱肌及肱桡肌（图7-1-14）。
❸ 在肱肌与肱桡肌之间切开，并在其间隙内解剖出桡神经（图7-1-15）。
❹ 在桡神经与肱肌之间切开至骨膜，纵行切开在骨膜下剥离显露肱骨干下部（图7-1-16）。

术中要点
❶ 桡神经保护是重点，在肱二头肌、肱肌与肱桡肌间隙解剖桡神经时，注意桡神经发出支配肱桡肌的分支，若切口向下注意桡神经的深浅支。
❷ 严格执行骨膜下剥离，显露骨质，防止额外损伤。

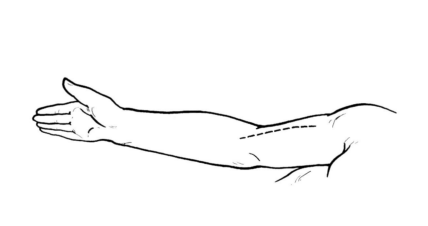

图7-1-13

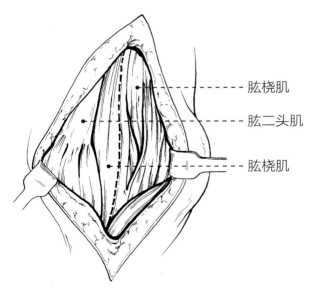

肱桡肌
肱二头肌
肱桡肌

图7-1-14

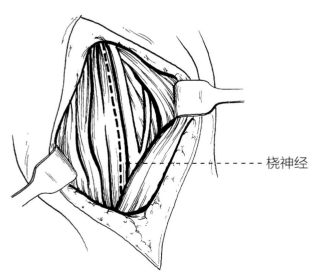

桡神经

图7-1-15

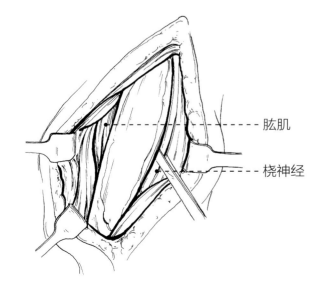

肱肌
桡神经

图7-1-16

第二节　　肱骨干骨折的手术治疗

一　　肱骨干骨折切开复位内固定术

适 应 证　　❶ 肱骨干骨折手法复位失败或骨折端软组织嵌入。

❷ 肱骨干骨折合并大血管和/或神经损伤，需手术探查处理者。

❸ 肱骨干病理性骨折。

❹ 肱骨干开放性骨折软组织条件允许者，创伤6～8小时之内肿胀不明显，经彻底清创术保证不会发生感染者。

❺ 其他　①肱骨多段骨折；②同一肢有多处骨和关节损伤者，如合并肩或肘关节脱位，或同侧前臂骨折等。

禁 忌 证　　无。

术前准备　　❶ 除一般准备外，还应准备内固定器械、钢板及螺钉，对合并血管、神经损伤者，需准备显微器械。

❷ 大血管损伤备全血200～400ml。

❸ 根据X线片肌三维CT，确定手术入路及内固定方式。

麻　　醉　　臂丛麻醉或高位持续硬膜外麻醉或气管内插管全身麻醉。

体　　位　　仰卧位，患侧肩部垫高，患肢放于胸前或仰卧位，患肢置于上肢手术台上。

手术步骤（以　　❶ 切口　以骨折处为中心，前外侧弧形切口长10～15cm（图7-2-1）。

肱骨干中段骨　　❷ 显露骨折部　切开皮肤、皮下组织及深筋膜，在肱肌外缘及肱桡肌间隙游

折为例）　　　　　离并保护桡神经，经肱肌外中1/3交界处进入，显露骨折端（图7-2-2）。

❸ 复位和固定　去除骨折端嵌夹软组织，在屈肘轴向牵引状态下持骨钳复位，复位后将钢板置于肱骨前外侧，垂直骨干钻孔，固定螺钉长度以尖端完全穿过骨皮质1～2螺纹为佳。如有桡神经、大血管损伤，应同期修复（图7-2-3）。

❹ 缝合　冲洗，彻底止血，切口内留置负压引流管一根，逐层缝合。

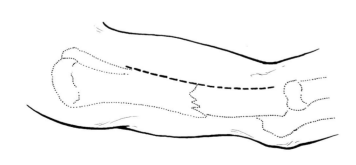

图7-2-1

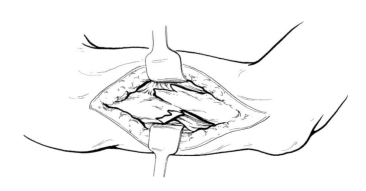

图7-2-2

213

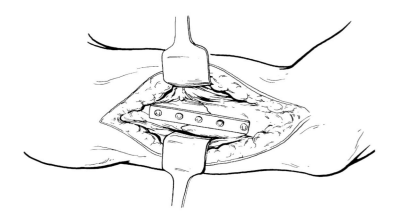

图7-2-3

术中要点　　　❶ 桡神经保护很重要，切开深筋膜后首先找出桡神经并予以保护。在显露骨折端的过程中，尽量少剥离骨膜，若剥离，应严格骨膜下剥离。

❷ 钢板螺钉选择与应用　钢板与螺钉必须用同种材质，钢板长度应超过骨干直径4～6倍，螺钉长短合适，骨折每侧至少3枚螺钉6个皮质固定。螺钉不能通过骨折线，应从最靠近骨折端两侧固定。

❸ 钢板固定位置一般放在肱骨的外侧面，但在桡神经部位的骨折，应将钢板置于肱骨的前外侧或前侧，以免损伤桡神经。

术后处理　　　三角巾悬吊，可不用外固定，逐步功能锻炼。

二　　肱骨干骨折髓内钉内固定术

适 应 证　　　❶ 肱骨外科颈下2cm至鹰嘴窝上3cm各型闭合性骨折，尤其适合于多发性、粉碎性和多段骨折。

❷ 伴桡神经非断裂损伤的肱骨干骨折。

❸ 肱骨干陈旧性骨折。

禁 忌 证　　　无。

术前准备　　　❶ 根据X线片确定髓内钉合适长度，可摄健侧X线片与患侧对比。

❷ 备齐所选用的髓内针专门器械。

❸ C臂X线机或床头X线机。

麻　　醉　　　臂丛麻醉或高位持续硬膜外麻醉或气管内插管全身麻醉。

体　　位　　　仰卧位，患肢置于上肢手术台上。

手术步骤　　　❶ 切口　肩外侧切口，自肩峰至大结节顶表面，长3～4cm（图7-2-4）。

❷ 显露进钉点　血管钳纵行分离三角肌至骨面，用曲柄锥从肱骨大结节顶端内侧0.5cm处打通肱骨髓腔（图7-2-5）。

❸ 显露与整复骨折　以骨折部为中心切开显露骨折端，注意保护桡神经。复位后以三角持骨器固定骨折。插入导针穿过骨折端至髓腔远端，测量

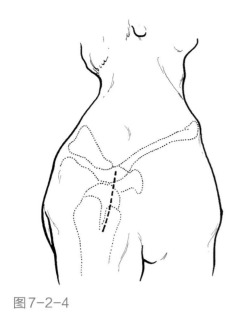

图7-2-4

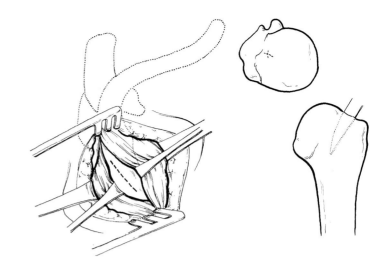

图7-2-5

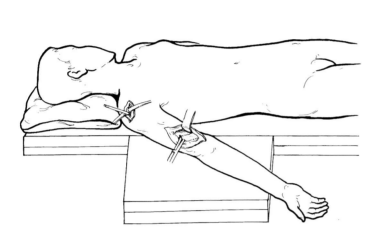

图7-2-6

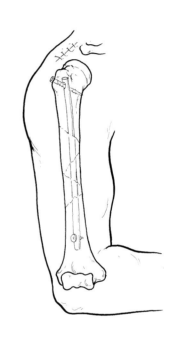

图7-2-7

髓内针长度，直径8.5mm髓腔锉扩髓或不扩髓的情况下打入合适长度和直径的髓内针（图7-2-6）。

❹ 锁钉　C臂X线机下用瞄准器完成近、远端交锁（图7-2-7）。

❺ 缝合　冲洗，彻底止血，逐层缝合切口。

术中要点

❶ 准确定位时入钉点是关键，为大结节顶点内侧0.5cm处。

❷ 肩峰切口处注意勿损伤肱二头肌长头腱，分离三角肌不要过长，以免损伤腋神经。

❸ 是否扩髓根据髓腔大小而定，扩髓钻头应比髓内钉粗1mm，长度合适，避免远端打出髓腔。

❹ 插钉时避免损伤冈上肌腱和肩峰下滑囊，影响肩关节功能，术中应细心操作，髓内钉近端必须没入肱骨内，避免术后肩痛及功能障碍。

❺ 显露近、远端锁钉孔时，用弯血管钳沿肌纤维间隙仔细分离至骨面之后，在套筒保护下拧入螺钉。

术后处理

❶ 三角巾悬吊，可辅用夹板外固定。

❷ 切口疼痛缓解后，肩肘关节小范围被动及主动功能锻炼，X线片提示骨痂形成，逐渐增加活动范围。

三　　肱骨干骨折切开复位及髂骨植骨术

适 应 证	❶ 陈旧性肱骨干骨折未达到功能复位要求。
	❷ 肱骨干病理性骨折。
	❸ 肱骨干骨折术后骨延迟愈合。
	❹ 肱骨干中段或中下段新鲜骨折。
禁 忌 证	无。
术前准备	❶ 除一般准备外，应备内固定器械、钢板、螺钉。
	❷ 备血200～400ml。
	❸ 供骨区备皮，若病理性骨缺损较大，应备骨水泥。
麻　　醉	臂丛麻醉或高位持续硬膜外麻醉或气管内插管全身麻醉。
体　　位	仰卧位，患肢置于胸前或外展置于上肢手术台上。
手术步骤	❶ 切口　以骨折处为中心，上臂前外侧切口长10～12cm。
	❷ 显露骨折部　切开皮肤、皮下组织及深筋膜，游离并保护肱肌外缘与肱桡肌间隙中的桡神经。经肱肌进入骨折端，清除瘢痕组织，修整断端（图7-2-8）。
	❸ 打通髓腔及植骨　钻通两侧髓腔。取大小合适的髂骨条植入两端髓腔（图7-2-9）。
	❹ 复位、固定、植骨　直视下复位后，以六孔钢板内固定，断端周围加盖植骨条及松质骨（图7-2-10）。

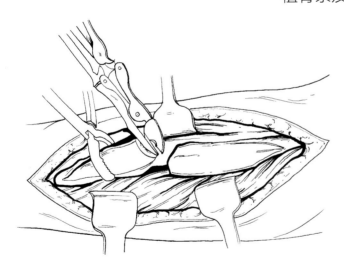

图7-2-8

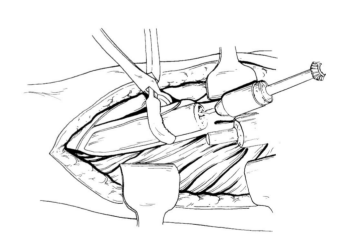

图7-2-9

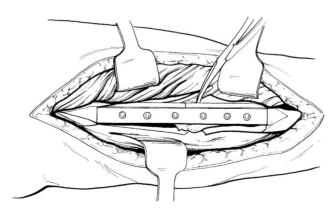

图7-2-10

| ❺ | 缝合　冲洗，彻底止血，留置引流管一根，逐层缝合切口。 |

术中要点
❶ 桡神经保护较重要，桡神经走行于肱肌与肱桡肌之间，切开深筋膜后，应找出并注意保护，若为二次手术，应小心显露，应从正常间隙向手术区域仔细寻找。

❷ 清除瘢痕组织时，去除真正骨折端的瘢痕，细心辨别骨痂和骨折端。

❸ 骨栓插入后，复位应较柔和，尽量避免骨栓断裂。

❹ 放置植骨片时应避开桡神经的走行，以免骨片或骨痂伤及桡神经。

术后处理
三角巾悬吊，也可辅用夹板外固定，逐步功能锻炼。

四　肱骨干骨折不愈合植骨术

适应证
❶ 肱骨干骨折不愈合或有骨缺损者。

❷ 肱骨干骨折术后假关节形成。

❸ 肱骨干骨折端有不同程度骨质吸收或髓腔封闭。

禁忌证
无。

术前准备
❶ 除一般准备外，仔细阅读X线片，准备合适的内固定器械、钢板及螺钉等。

❷ 备全血200～400ml。

❸ 供骨区备皮。

麻醉
臂丛麻醉或高位持续硬膜外麻醉或气管内插管全身麻醉。

体位
仰卧位，患侧肩部垫枕，患肢置胸前方或置于上肢手术台上。

手术步骤（以肱骨中段骨不连为例）
❶ 切口　以骨折处为中心，上臂前外侧切口长10～15cm。

❷ 显露骨折部　切开皮肤、皮下组织及深筋膜，显露并保护桡神经。从肱肌间隙进入显露骨折端，切开骨膜后，用骨刀将骨折上、下端之间瘢痕组织切除，用钢丝线锯或骨刀切除假关节。如果骨端骨质硬化，骨髓腔封闭，则切除硬化骨，钻通骨髓腔至骨断端渗血为止（图7-2-11）。

❸ 复位、固定及植骨　牵引条件下，使两骨端复位。视骨缺损大小取自体髂骨修整成圆柱形，嵌入两骨断端。用6～8孔加压钢板置于前外侧，持骨钳暂时固定断端，钻孔后螺钉固定。再将移植骨条和松质骨屑紧填于骨折端（图7-2-12）。

术中要点
❶ 桡神经的保护很重要，于正常组织中显露出桡神经后再进行骨折端的手术操作，这一步骤不能省略。

❷ 钢板长度要足够长，骨折端每侧至少有3枚螺钉固定。

❸ 切除假关节后，根据骨缺损和软组织情况，适当缩短两骨折断端，以利骨愈合。

术后处理
❶ 三角巾悬吊，辅以上臂夹板外固定。

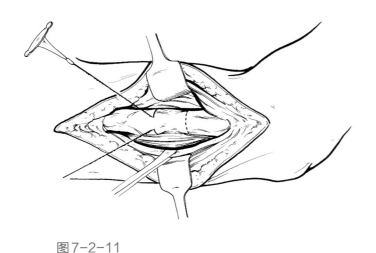

图 7-2-11

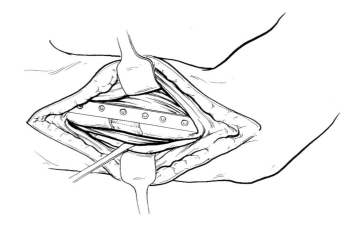

图 7-2-12

❷ 3个月后拍片证实已骨性愈合，可拆除外固定。

五　肱骨近端骨折假体置换术

适 应 证　❶ 肱骨头严重粉碎骨折无法内固定者。

❷ 肱骨上端病理性骨折需行病段切除者。

❸ 严重肱骨外科颈骨折合并肱骨头脱位，特别是肱骨头后脱位，关节盂唇后缘的撞击缺损达50%者。

❹ 陈旧性肱骨外科颈骨折，肱骨头脱位者。

❺ 肱骨外科颈骨折不愈合，肱骨外科颈骨折后肱骨头发生缺血性坏死者。

禁 忌 证　无。

术前准备　❶ 除一般准备外，应准备特殊器械，选一个与健侧尺寸一致的人工肱骨头，一套髓腔扩大器，骨水泥。

❷ 术前静脉应用抗生素，备血400～800ml。

麻　　醉　气管内插管全身麻醉，亦可采用高位持续硬膜外麻醉。

体　　位　仰卧位，手术床头可升起30°～40°，患者呈半坐位，患肩下垫一薄枕与手术台呈20°～30°。

手术步骤　❶ 切口　起自喙突，沿胸大肌三角肌间隙作切口，长约15cm。保护头静脉，向上、向外牵开三角肌，显露大、小结节，肱骨头及盂肱关节。若显露不充分可将三角肌锁骨附着处下1cm向外横行切断。

❷ 显露与清理肱骨头　寻找肱二头肌长头，沿冈上肌与肩胛下肌间隙切开，将前臂内旋，切开关节囊，从关节囊中取出肱骨头及碎骨块，修整残端，保留肱骨大、小结节（图7-2-13）。

❸ 扩大肱骨干髓腔　用髓腔扩大器扩大髓腔至适合假柄插入为止。在肱骨颈松质骨内做一骨槽，以适合接纳人工胶骨头颈部和两翼。于大、小结节的骨与腱结合部钻孔，肱骨残端前方钻穿入钢丝（图7-2-14）。

❹ 植入假体　将选择好的人工肱骨头插入肱骨近端髓腔12～15cm，以肱骨内、外髁为参照，人工肱骨头向后旋转20°～30°角。检查肩袖张力，

ER7-2-1
肱骨近端骨折切开复位内固定术

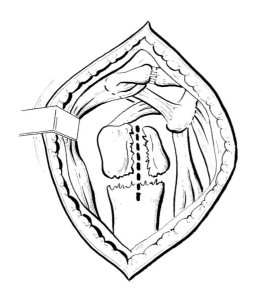

图7-2-13

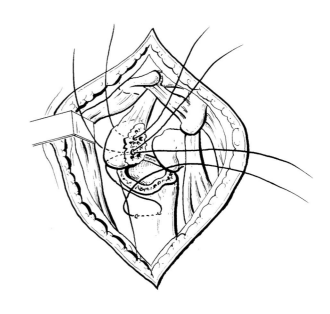

图7-2-14

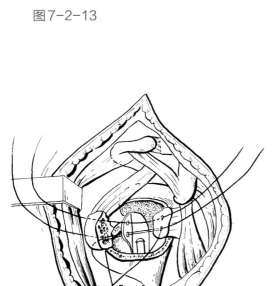

图7-2-15

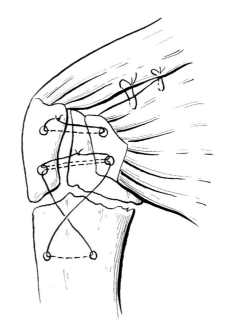

图7-2-16

调整假体。如果假体柄径选择合适，可不使用骨水泥。将大小结节复位于人工肱骨头围领下方，用钢丝穿过假体颈部的孔，使其与大小结节、肱骨干形成一体（图7-2-15）。

⑤ 关闭肌层　缝合冈上肌、肩胛下肌间隙（图7-2-16）。若肱二头肌长腱断裂，将其重建于肱二头肌间沟。修复剥离三角肌止点。

⑥ 缝合　冲洗切口，留置负压引流管一根，彻底止血后逐层缝合切口。

术中要点

① 三角肌对术后早期功能锻炼及功能恢复极其重要，应尽量减少其损伤。对有肩袖损伤者应修复。

② 术中彻底冲洗关节腔、骨髓腔。

③ 人工肱骨头应适当后旋，保证后倾位植入。

④ 复位后，大结节上缘不能高于肱骨头假体，以防撞击。

术后处理

① 患肢三角巾悬吊胸前2～3天，若有半脱位，可用绷带将患肢固定于Dugas征位10天左右。

② 术后2周拆线后，可练习上肢钟摆及画圈运动。

③ 术后3周内不做肩外展、外旋运动。

219

第三节　　上臂软组织损伤的手术治疗

一　　肱二头肌肌腹断裂修补术

适 应 证　　❶ 肱二头肌肌腹完全断裂者。

❷ 严重肱二头肌肌腹部分断裂者。

❸ 陈旧性肱二头肌肌腹完全断裂者。

禁 忌 证　　无。

术前准备　　❶ 详细查体，了解损伤情况。

❷ 除一般准备外，陈旧性断裂者，应准备切取阔筋膜区域皮肤。

麻　　醉　　臂丛麻醉或气管内插管全身麻醉。

体　　位　　仰卧位，患肢置于胸前。

手术步骤　　❶ 切口　上臂外侧切口，沿肱二头肌外侧缘长 8～10cm。

❷ 显露及修复　切开皮肤、皮下组织及深筋膜，显露并保护头静脉。肘部屈曲时显露肱二头肌断裂部。修整断端后，用4号线将两断端肌肉、筋膜贯穿缝合1～2针使两断端对齐，然后用4号线围绕筋膜做褶式缝合（图7-3-1）。

❸ 阔筋膜条移植　若为陈旧性断裂，断端间有一定距离。将断端游离后保留一部分纤维组织，取自体阔筋膜条，并将两断端尽力拉紧后缝合（图7-3-2）。

❹ 缝合　冲洗，彻底止血，留置负压引流管一根，逐层缝合切口。

术中要点　　❶ 切开皮下组织后注意头静脉位于深筋膜浅面，应予保护。

❷ 肌肉缝合时屈肘位，并采用围绕筋膜断端褶式缝合。

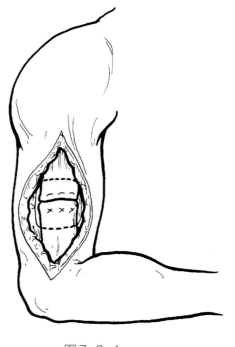

图 7-3-1

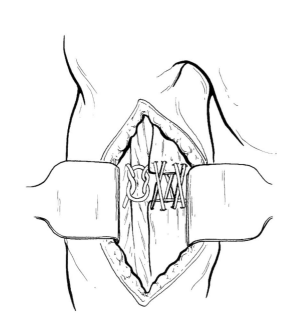

图 7-3-2

二　肱二头肌长头腱断裂修补术

适 应 证　肱二头肌长头腱断裂者，如为老年性退变性结节间沟处肌腱断裂，可不予修补。

禁 忌 证　无。

术前准备　除一般准备外，对陈旧性断裂考虑有缺损者，可准备切取阔筋膜部位的皮肤。

麻　　醉　臂丛麻醉或高位持续硬膜外麻醉或气管内插管全身麻醉。

体　　位　仰卧位，患肩垫高，上肢置于胸前。

手术步骤

❶　切口　肩关节前内侧入路。

❷　显露断裂部　逐层显露，于距锁骨1cm平面处向外横行切断部分三角肌，将其向外翻转，并将前臂内旋，显露位于结节间沟处肱二头肌长头腱及前方肩关节囊（图7-3-3）。

❸　修补　探查肱二头肌长头腱，根据断裂部位不同采用不同的修补方法。

（1）断裂发生在肌腹与肌腱交界处：将胸大肌腱距止点1cm切断，显露肱二头肌长头腱断端行Burmel氏缝合。若有缺损，可切取阔筋膜条修补（图7-3-4）。

（2）断裂发生在结节间沟附近或关节囊内：向上沿结节间沟外缘切开关节囊，显露盂上结节处肱二头肌长头腱近侧断端，将其切除。缝合关节囊后，行肌腱远侧断端固定。

Hitchcock法固定：切开骨膜后于结节间沟旁0.5cm，开长1.5cm，深0.5cm，略宽于肌腱直径的骨槽。细克氏针骨槽两侧相应部位钻孔。屈肘90°，向近端牵拉远侧长头腱断端。适当张力下，以4号丝线穿过骨孔与长头腱，结扎并将长头腱固定于骨槽内（图7-3-5）。

Froimson法固定：于结节间沟底，切开骨膜做一钥匙状孔，孔上半直径1cm，下半部与肌腱同宽，刮匙加深骨孔。将长头腱近端打结，并用1号线缝扎，以防腱结松脱。屈肘位，将肌腱、腱结塞入骨孔。伸肘后

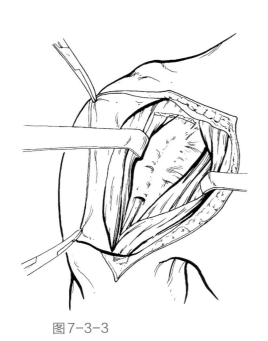

图 7-3-3

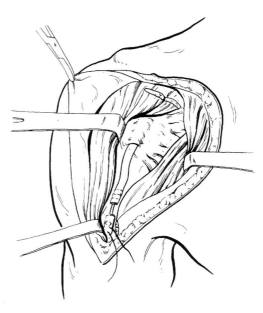

图 7-3-4

221

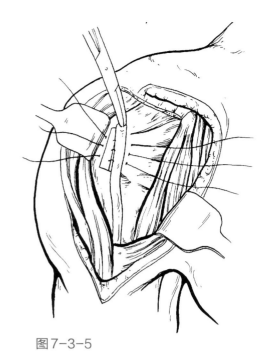

图7-3-5

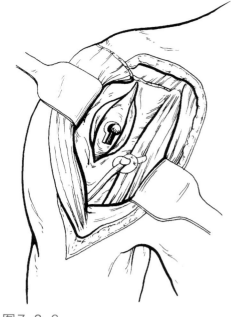

图7-3-6

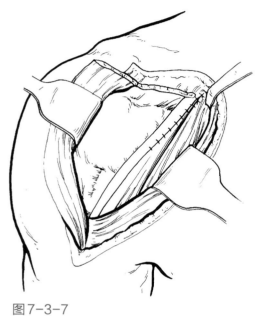

图7-3-7

肌腱将自动滑入下半部骨槽卡紧（图7-3-6）。

（3）断裂发生在盂缘处：可在喙突顶做一骨槽，屈肘位将长头腱缝合于骨槽内。从喙突至下5cm左右长度将长头腱与喙肱肌及肱二头肌短头的联合腱缝合（图7-3-7）。

❹ 缝合　冲洗，彻底止血，留置负压引流管一根，逐层缝合切口。

术中要点

❶ 头静脉保护较重要，采用约0.5cm宽三角肌前缘肌纤维可起保护作用，而不损害三角肌功能。

❷ 断裂肌腱缝合及固定上肢应于屈肘位下操作。

术后处理

❶ 屈肘90°，三角巾与绷带将患肢固定于胸前。

❷ 3周后，三角巾悬吊练习活动，忌强力过伸练习。

三　肱二头肌远端肌腱断裂修补术

适 应 证　　　肱二头肌腱远端断裂。

禁 忌 证　　　无。

术前准备	无特殊。
麻　醉	臂丛麻醉或高位持续硬膜外麻醉或气管内插管全身麻醉。
体　位	仰卧位，患肢置于上肢手术台上。

手术步骤

❶ 第一切口　肘前"L"形切口，自上臂桡侧经肘窝横向尺侧约13cm（图 7-3-8）。

❷ 显露断裂部　切开皮肤、皮下组织及深筋膜。结扎肘正中静脉。显露断 裂肱二头肌近端，双4号线行Bunnel法牵引（图7-3-9）。

❸ 第二切口　用血管钳在切口相当于桡骨颈处尺桡骨间探寻肱二头肌腱原 来的通道。屈曲肘关节，于肘后上侧作第二皮肤切口，自肱骨外髁与尺 骨鹰嘴之间开始向远端于尺桡骨间长约8cm（图7-3-10）。

❹ 肌腱固定　切开皮肤、皮下组织及筋膜层，骨膜下剥离尺骨鹰嘴外侧面 上的肘后肌和尺侧腕伸肌及深层部分旋后肌并沿骨间膜平面向外侧分 离，显露桡骨头和桡骨颈。将前臂旋前显露桡骨结节，在其上以骨刀与 刮匙或磨钻开窗，并在其基部钻3个骨孔。将肱二头肌腱断端上缝线连 同肱二头肌腱断端送入骨窗内结扎缝线（图7-3-11）。

❺ 缝合　冲洗，彻底止血，缝合第一、二切口。

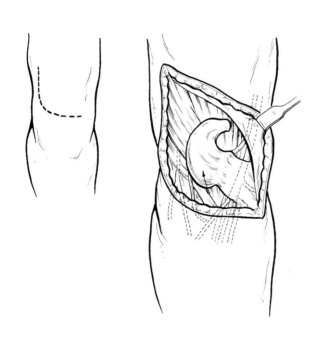

图7-3-8

图7-3-9

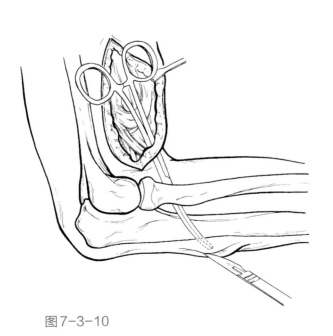

图7-3-10

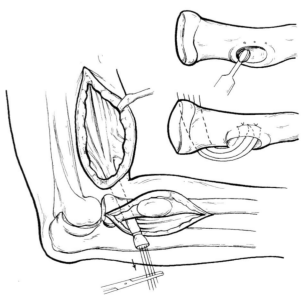

图7-3-11

223

术中要点	❶ 沿第一切口切开皮下后可结扎肘正中静脉，应避免头静脉与贵要静脉的损伤。
	❷ 肱二头肌腱远端断裂后常向近侧回缩5～7cm，寻找时应注意，在操作中小心其两侧前臂外侧皮神经及肱动静脉。
	❸ 显露桡骨结节时，前臂应屈曲，旋前。
	❹ 桡骨结节骨窗不宜过大，避免骨折。
	❺ 固定肱二头肌腱断端时应保持肘关节屈曲90°位，并将肌腱与骨窗周围软组织加固缝合。
术后处理	❶ 前臂中度旋后位屈肘80°，长臂管型石膏固定5～6周。
	❷ 固定期间主动活动腕及手指，拆除石膏后逐渐活动肘关节。

四　　胸大肌移位代肱二头肌术

适 应 证	❶ 各种原因引起屈肘功能丧失者。
	❷ 胸大肌肌力良好，患手有一定功能者。
禁 忌 证	无。
术前准备	❶ 详细检查胸大肌与肱二头肌的肌力，了解完好肌肉与瘫痪肌肉的情况，作为移位时选择的依据，并设计胸大肌切取范围。
	❷ 加强肩、肘、腕及手部的主动、被动功能练习。
	❸ 肩部肌肉广泛瘫痪者，应于术前先行肩关节融合术。
	❹ 必要时适量备血。
麻 　 醉	高位持续硬膜外麻醉或气管内插管全身麻醉。
体 　 位	仰卧位，上臂外展，肘关节伸直置于上肢手术台上。
手术步骤	❶ 切口　共需三个切口（图7-3-12）。 切口1：自锁骨中线外，绕乳头外侧至腹直肌前鞘上1/3做弧形切口，长约25cm。 切口2：自喙突起，沿三角肌前缘做长约12cm斜行切口。 切口3：肘窝部长约12cm做"S"形切口。
	❷ 制作胸大肌肌瓣　沿切口1切开皮肤、皮下组织并分离，上至锁骨，下至腹直肌鞘上部，显露胸大肌的胸腹部与锁骨部（图7-3-13）。 由胸大肌外下缘向内剥离腹直肌鞘，连同鞘膜切下3～4cm，向上翻转分离胸大肌6、5、4肋软骨附着部，同时切断胸部附着纤维，结扎乳房内动脉胸壁穿支，于第3肋间隙附近寻找支配胸腹壁部的胸前内侧神经的分支及其伴行血管，予以保护（图7-3-14）。 将胸大肌胸腹部肌肉游离，并用4号线间断内翻缝合，卷成管状待用（图7-3-15）。
	❸ 转移胸大肌肌瓣及其近端固定　沿切口2切开皮肤、皮下组织，显露头

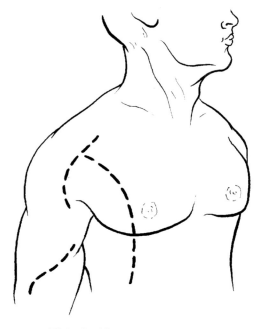

图7-3-12

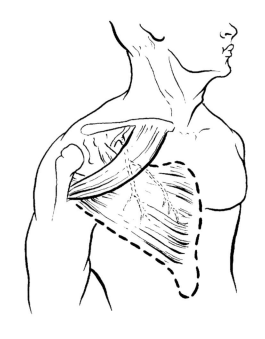

图7-3-13

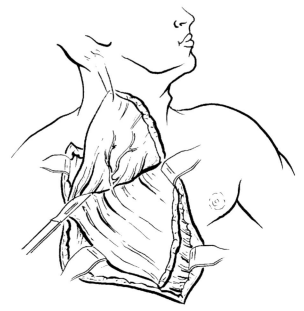

图7-3-14

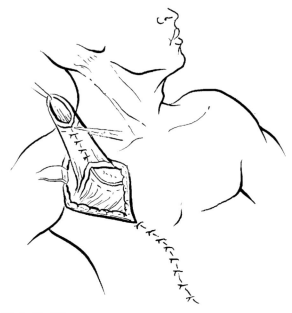

图7-3-15

静脉予以保护，解剖出胸大肌胸腹部在肱骨上的附着点，由切口2向切口1做皮下隧道，将管状胸大肌胸腹部经皮下隧道移至切口2并将其附着点切下，此时除神经血管束外，该肌已完全游离。显露喙突并将其劈开，将胸大肌肱骨端肌腱固定在喙突上（图7-3-16）。

❹ 胸大肌肌瓣远端固定　沿切口3切开皮肤、皮下组织，结扎肘正中静脉，显露肱二头腱后将其纵行劈开。由该切口向切口2做皮下隧道，将胸大肌胸腹部移至切口3。屈曲肘关节，胸大肌肌瓣从肢二头肌腱裂隙中穿过，翻转缝合于肱二头肌腱与肱二头肌肌腹移行部（图7-3-17）。

❺ 缝合　冲洗，彻底止血，胸部切口留置负压引流管一根，逐层缝合切口。

术中要点　❶ 寻找保护支配胸大肌胸腹部的胸前内侧神经的分支及其血管是关键，其多从胸小肌下缘穿出，紧贴胸大肌深面分布，应小心分离。

❷ 由皮下隧道转移胸大肌时操作应轻柔，避免损伤肌血管、神经束，防止牵拉过紧扭曲。

❸ 固定肌腱应留有适当长度。

❹ 肘关节应屈曲，以利肘关节屈曲功能和适宜的移植肌紧张度。

术后处理　术后屈肘位石膏固定4～6周，更换三角巾后逐渐功能锻炼。

225

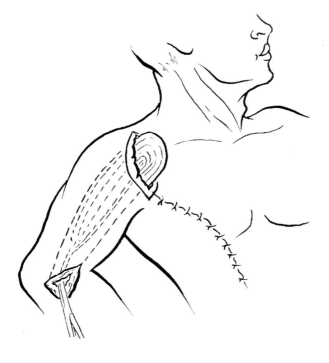

图7-3-16

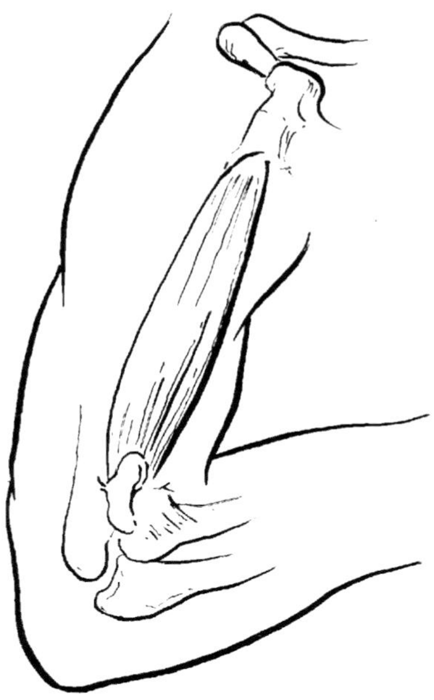

图7-3-17

五　　背阔肌皮瓣移位代肱二头肌术

适 应 证　❶ 各种原因导致的肱二头肌和胸大肌瘫痪，屈肘功能丧失者。

❷ 背阔肌和肩部肌肉肌力良好。

禁 忌 证　无。

术前准备　❶ 于患侧背部设计背阔肌皮瓣切取范围。

❷ 加强肩、肘、腕及手部的主动、被动功能练习。

❸ 适当备血。

麻　　醉　高位持续硬膜外麻醉或气管内插管全身麻醉。

体　　位　先侧卧位，患侧在上，待背阔肌游离后改仰卧位。

手术步骤　❶ 切口　起于背阔肌外侧缘，并沿侧胸壁向上延长至腋后臂后转向上臂内侧向下至肘前桡侧，长约50cm（图7-3-18）。

❷ 背阔肌皮瓣游离　先于背阔肌外侧缘切开皮肤、皮下组织至腋后壁，游离背阔肌外缘后，于皮下组织下游离，使其与整个肌浅面分离，游离背阔肌深面时注意保护其中上1/3胸背神经血管束。切断在棘突、腰背筋

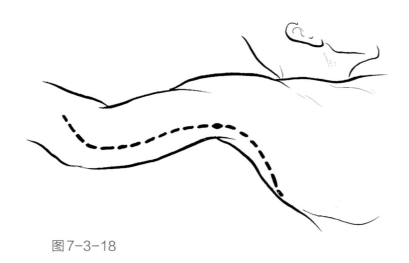

图7-3-18

膜和下肋部的起点，并将一片延伸至髂嵴的腰背筋膜一起取下，切断结扎与胸外侧血管的吻合支和来自肋间动脉的交通支，尽量游离到腋部（图7-3-19）。

❸ 背阔肌皮瓣移位　沿臂部切口切开皮肤、皮下组织及深筋膜后向两侧潜行分离3～4cm，将背阔肌以4号丝线间断内翻缝合成管状，转位移植至臂部远端，屈肘100°，将其固定在肱二头肌腱上（图7-3-20）。

❹ 缝合　冲洗，彻底止血，背阔肌移位处放置负压引流管一根，逐层缝合切口。

术中要点　❶ 胸背神经血管束的显露和保护很重要，一般位于背阔肌中上1/3深面（图7-3-21）。显露后，应分离至肩胛下动、静脉，操作宜轻柔，整个手术应避免背阔肌瓣出现扭曲、旋转、缺血和神经受压。

❷ 臂部切口操作应精细，不宜过深，避免损伤深部血管神经束。

❸ 固定远端宜采用屈肘100°以利肘关节屈曲功能和保持适宜的移植肌紧张度。

术后处理　肩人字石膏固定屈肘100°位，4～6周后拆除石膏，逐步功能锻炼。

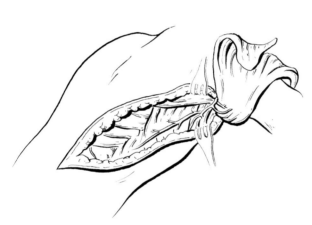

图7-3-19

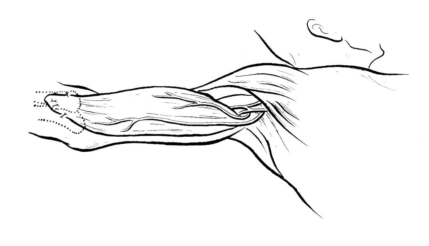

图7-3-20

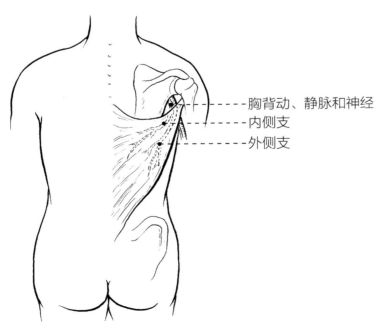

胸背动、静脉和神经
内侧支
外侧支

图7-3-21

227

第八章
肘关节手术

视频目录

扫描二维码，
观看本书所有
手术视频

第一节　　肘关节显露途径

一　　后侧入路（一）

适 应 证
❶ 肱骨髁上骨折切开复位内固定术。
❷ 肱骨髁间骨折切开复位内固定术。
❸ 肘关节脱位切开复位术。
❹ 肘关节成形术。
❺ 肘关节切除术。
❻ 肘关节结核病灶清除术。

麻　　醉　臂丛神经阻滞麻醉或高位持续硬膜外麻醉。

体　　位　仰卧位，肘关节屈曲置于胸前。

手术步骤
❶ 肘后纵行切口，以尺骨鹰嘴为标志，向近侧沿肱骨延长约8cm，向远侧沿尺骨延长约3cm（图8-1-1）。
❷ 切开皮肤、皮下组织及深筋膜，向两侧分离至内、外上髁，显露肱三头肌腱近端，并于尺神经沟内游离出尺神经，加以保护（图8-1-2）。
❸ 沿尺骨鹰嘴突两侧向肱三头肌近端做舌形肌肉瓣，同时切开关节囊，将二者向远端翻转，显露肘关节腔及尺骨鹰嘴突（图8-1-3）。
❹ 纵行切开肱骨下端后侧骨膜，骨膜下剥离。锐性剥离肘关节囊附着点及肱骨内外上髁肌腱附着点，显露完整肱骨下端（图8-1-4）。

术中要点
❶ 尺神经保护很重要，应在切开深筋膜后即先在尺神经沟内解剖出来，并予保护，之后才进行下一步操作，关闭切口时可将尺神经前移至肘前方皮下脂肪，避免发生迟发性损伤。
❷ 行舌形肌瓣时，手术刀应略向中间偏斜，使肌肉瓣中部厚于边缘，对伴有肱三头肌挛缩者尤为重要。

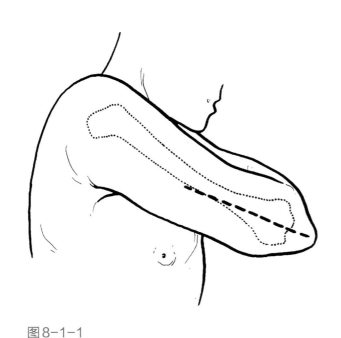

图8-1-1

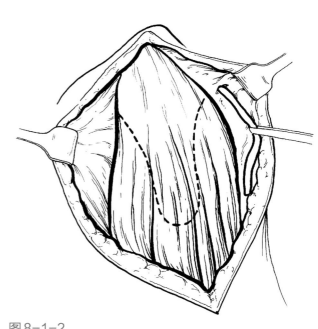

图8-1-2

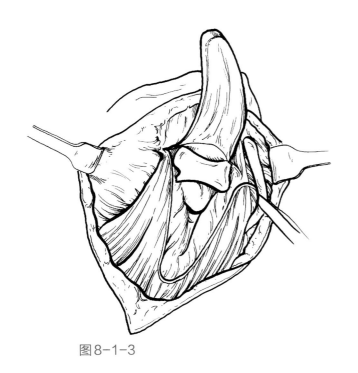

图 8-1-3

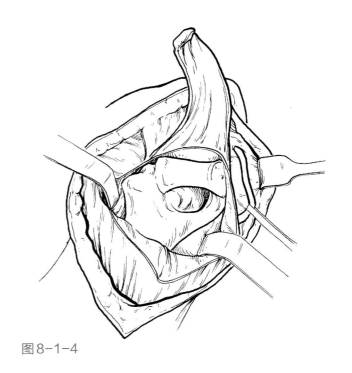

图 8-1-4

❸ 严格执行骨膜下剥离原则，尤其在显露肱骨下端前方时，避免血管、神经损伤。

二 后侧入路（二）

适 应 证
❶ 人工肘关节置换术。
❷ 肘关节成形术。
❸ 肘关节固定术。
❹ 肘关节切除术。

麻 醉
臂丛神经阻滞麻醉或高位持续硬膜外麻醉。

体 位
仰卧位，肘关节屈曲置于胸前。

手术步骤
❶ 肘后"S"形切口，以尺骨鹰嘴外侧为标志向近侧沿肱骨内侧延长约8cm，向远侧沿尺骨内侧延长约5cm（图8-1-5）。
❷ 切开皮肤、皮下组织和深筋膜，尺神经沟内分离并保护尺神经。显露肱三头肌和其肌腱及鹰嘴（图8-1-6）。
❸ 沿中线纵行切开肱三头肌及其肌腱向下至鹰嘴及尺骨背侧缘直至骨质。骨膜下剥离，将尺侧骨膜连同肱三头肌内侧部和尺侧腕屈肌牵向尺侧，将桡侧骨膜连同肱三头肌外侧部、肘后肌及尺侧腕伸肌向桡侧牵开，显露肘关节后方关节囊和鹰嘴（图8-1-7）。
❹ 切开后方关节囊，显露肘关节腔。

术中要点
❶ 尺神经保护很重要，切开深筋膜后，先于尺神经沟内分离出尺神经予以保护后，再进行下一步操作。
❷ 严格执行骨膜下剥离，避免副损伤。
❸ 切口上方不宜过高，避免损伤桡神经。

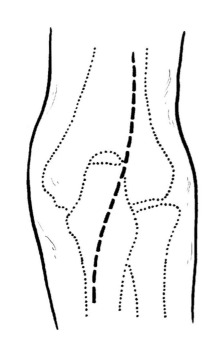

图 8-1-5

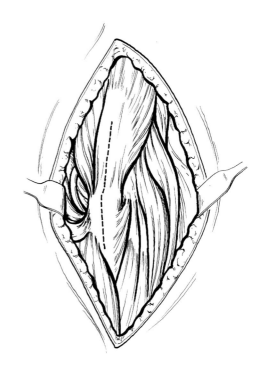

图 8-1-6

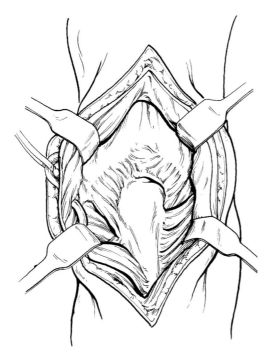

图 8-1-7

三　　后侧入路（三）

适 应 证	❶ 肘关节成形术。
	❷ 肘关节切除术。
	❸ 肱骨髁间骨折切开复位术。
	❹ 人工肘关节置换术。
麻　　醉	臂丛神经阻滞麻醉或高位持续硬膜外麻醉。
体　　位	仰卧位，肘关节屈曲置于胸前。
手术步骤	❶ 肘后正中切口，以尺骨鹰嘴为标志，向近侧沿肱骨延长8cm，向远侧沿尺骨延长约6cm（图8-1-8）。

❷ 切开皮肤、皮下组织及深筋膜，向两侧分离至内外上髁，尺神经沟内游离出尺神经予以保护（图8-1-9）。

❸ 用电锯或骨刀在距尺骨近端2.5cm处垂直尺骨纵轴横形或"V"形截骨，用剪刀在鹰嘴两侧沿肱三头肌腱剪开至肱骨内、外上髁（图8-1-10）。

❹ 翻转截骨鹰嘴，显露肘关节囊，切开则显露肘关节腔（图8-1-11）。

术中要点

❶ 尺神经保护很重要，切开深筋膜后，应先于尺神经沟内游离出尺神经，并予以保护。沿肱三头肌腱内侧缘向上剪开时注意保护尺神经。

❷ 截骨的骨块不宜过小，否则影响固定和愈合。

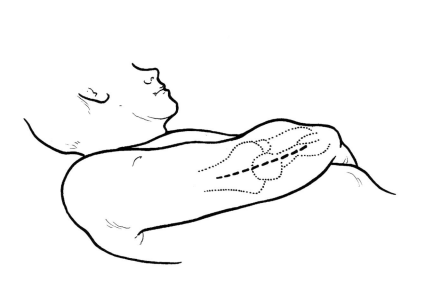

图8-1-8

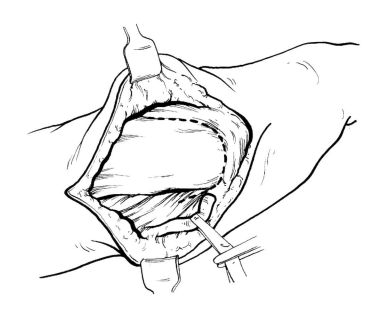

图8-1-9

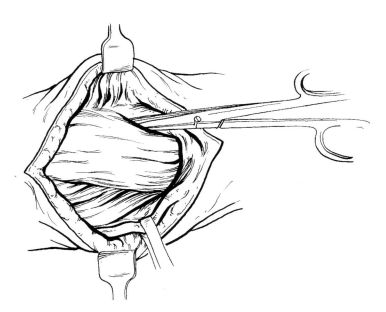

图8-1-10

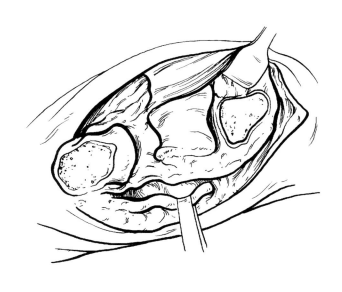

图8-1-11

四　后外侧入路（一）

适 应 证
  ❶ 肱骨外髁后侧部分撕脱入关节腔者。
  ❷ 桡骨小头后缘骨折切开复位术。
  ❸ 肘关节后外侧游离体摘除术。
  ❹ 肘关节滑膜活检。

麻　　醉
  臂丛神经阻滞麻醉或高位持续硬膜外麻醉。

体　　位
  仰卧位，患肢置于上肢手术台上。

  ❶ 取肘关节后外侧纵行切口，以鹰嘴外侧缘为标志，纵行向远近侧延伸至肘关节屈曲横纹上下约3cm（图8-1-12）。

  ❷ 切开皮肤、皮下组织和深筋膜，游离两侧皮瓣显露肱三头肌内侧头、肱三头肌腱、肘后肌，并在肱三头肌内侧头与肱三头肌腱之间纵行切开，向远侧至肘肌内侧缘显露肘关节后外侧关节囊（图8-1-13）。

  ❸ 纵行切开肘关节后外侧关节囊，显露肱骨外髁，桡骨小头及肘关节后外侧间隙（图8-1-14）。

术中要点
  切开肘关节囊后外侧时不能向远侧切开过多，避免损伤桡神经深支。

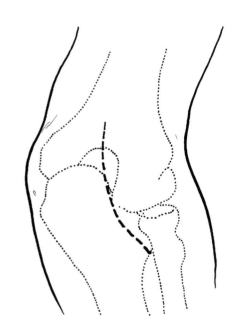

图8-1-12

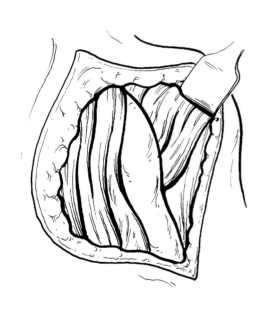

图8-1-13

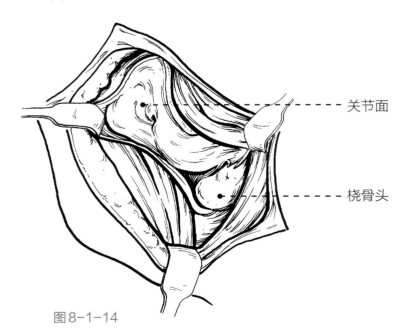

————————关节面

————————桡骨头

图8-1-14

五　后外侧入路（二）

适 应 证	❶ 桡骨头骨折切开复位内固定术。
	❷ 桡骨头切除术。
	❸ 人工桡骨头置换术。
	❹ 肱骨外髁骨折切开复位术。
	❺ 肘关节后外侧游离体摘除术。
	❻ 肘关节滑膜活检。
麻 醉	臂丛神经阻滞麻醉或高位持续硬膜外麻醉。
体 位	仰卧位，患肢置于上肢手术台上。
手术步骤	❶ 取肘后外侧斜行切口，以肱骨外上髁为标志，向远侧沿指伸肌群后缘延伸4～6cm（图8-1-15）。
	❷ 切开皮肤、皮下组织及深筋膜，游离两侧皮瓣显露肱骨外髁、肘后肌和尺侧腕伸肌（图8-1-16）。
	❸ 于肘后肌和尺侧腕伸肌之间切开肌膜，钝性分离上至肱骨外髁，下至尺骨上端外侧缘，显露肘关节囊外侧（图8-1-17）。
	❹ 顺切口方向切开关节囊显露肘关节外侧、肱骨外髁及桡骨小头（图8-1-18）。
术中要点	❶ 辨认尺侧腕伸肌与肘后肌间隙是关键，执行肌间隙分离减少副损伤。
	❷ 显露关节囊牵拉力不可太大，以免损伤桡神经深支。

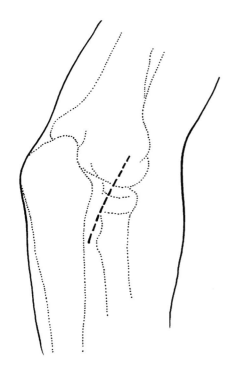

图8-1-15

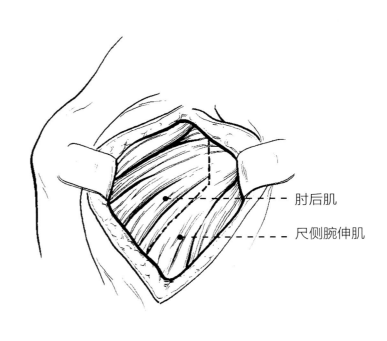

肘后肌

尺侧腕伸肌

图8-1-16

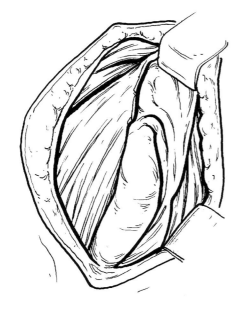

图8-1-17

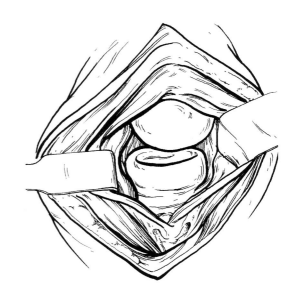

图8-1-18

六　　外侧入路

适 应 证　❶ 肱骨外髁骨折切开复位内固定术。

　　　　　❷ 肱骨外髁骨肿瘤切除术。

　　　　　❸ 肱骨外髁慢性骨髓炎病灶清除术。

　　　　　❹ 肱骨外上髁炎松解术。

麻　　醉　臂丛神经阻滞麻醉或高位持续硬膜外麻醉。

体　　位　仰卧位，患肢置于上肢手术台上。

手术步骤　❶ 取肘关节外侧纵行切口，以肱骨外上髁为标志，向近侧延伸约6cm，向远侧延伸约4cm（图8-1-19）。

　　　　　❷ 切开皮肤、皮下组织及深筋膜，游离两侧皮瓣显露肱骨外上髁、肱桡肌、指总伸肌及肘后肌（图8-1-20）。

　　　　　❸ 寻找并游离指总伸肌，于肱骨外上髁上方用骨刀截断肱骨外上髁，使之

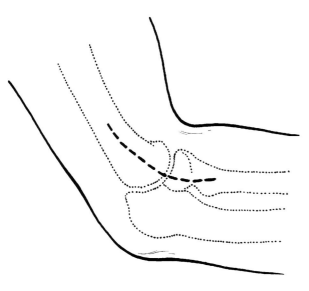

图8-1-19

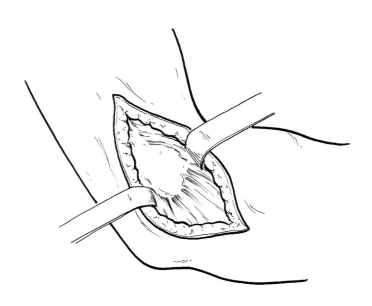

图8-1-20

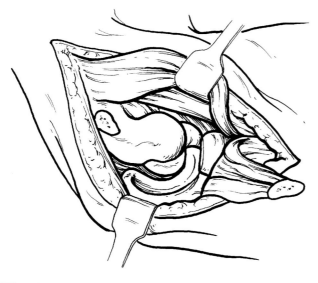

图 8-1-21

与所附指总伸肌翻向远侧，显露肘关节外侧关节囊并纵行切开显露肱骨外髁、桡骨小头及肘关节外侧间隙（图 8-1-21）。

术中要点　　❶ 辨清指总伸肌群并使之游离是关键，严格执行肌间隙分离。

　　　　　　❷ 切开关节囊时不要过于向下延伸，避免桡神经深支损伤。

七　内侧入路

适应证　　❶ 肱骨内上髁骨折切开复位内固定术。

　　　　　❷ 肱骨内髁骨片摘除术。

　　　　　❸ 肘关节内游离体（偏内侧）摘除术。

　　　　　❹ 肘关节结核病灶清除术。

麻　醉　　臂丛神经阻滞麻醉或高位持续硬膜外麻醉。

体　位　　仰卧位，患肢置于上肢手术台上，肘关节稍屈曲旋后位。

手术步骤　❶ 取肘内侧纵行切口，以肱骨内上髁为标志，向近、远侧各延长约 4cm（图 8-1-22）。

　　　　　❷ 切开皮肤、皮下组织，向两侧分离。先于尺神经沟内分离尺神经橡皮条保护。切开深筋膜显露肱骨内上髁及所附屈肌群和肱肌，在肱骨内上髁屈肌群附着部上方沿尺神经沟方向凿断肱骨内上髁（图 8-1-23）。

　　　　　❸ 将肱骨内上髁连同附于其上的屈肌群翻向远侧显露肘关节囊前内侧，沿切口方向切开关节囊，显露肱骨内髁、肘关节内侧（图 8-1-24）。

术中要点　❶ 尺神经保护很重要，切开皮下组织后应先于尺神经沟内将其游离出并予以保护，关闭切口时最好将尺神经前移。

　　　　　❷ 翻转肱骨内上髁及其所附屈肌群时，操作轻柔且不能过度牵拉，以防正中神经旋前圆肌分支损伤。

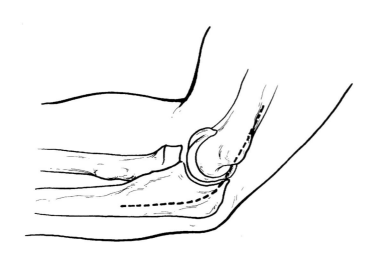

图 8-1-22

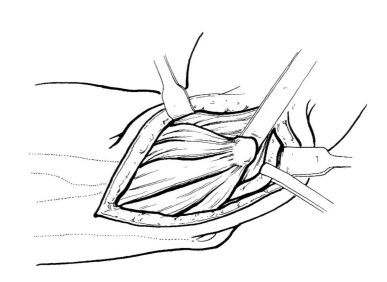

图 8-1-23

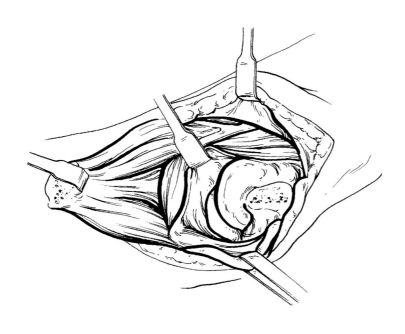

图 8-1-24

八　　　前侧入路

适 应 证　　　❶ 伴有血管、神经损伤的肱骨髁上骨折切开复位术。

❷ 肱骨髁上骨折形成的多量骨痂需切除者。

❸ 伴有血管、神经损伤的肘关节脱位切开复位术。

❹ 肘关节前方游离体摘除术。

麻　　醉　　　臂丛神经阻滞麻醉或高位持续硬膜外麻醉。

体　　位　　　仰卧位，患肢置于上肢手术台上。

手术步骤　　　❶ 取肘前"S"形切口，以肘关节横纹为标志向上沿肱二头肌内侧缘、向
下沿肱桡肌内侧缘各延长5cm（图8-1-25）。

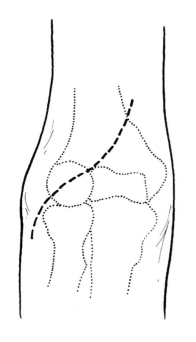

图8-1-25

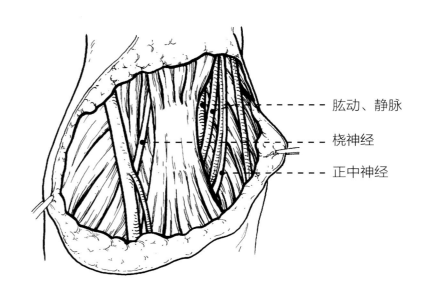

肱动、静脉

桡神经

正中神经

图8-1-26

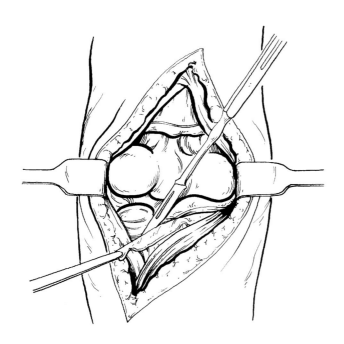

图8-1-27

❷ 切开皮肤、皮下组织，结扎肘正中静脉。切开深筋膜显露肱二头肌腱及其腱膜、肱桡肌、正中神经、肱动、静脉等（图8-1-26）。

❸ 切开肱二头肌腱膜，游离正中神经与肱动脉，予以保护。将肱桡肌向外侧牵开，旋前圆肌及其他屈肌向内侧牵开后显露肘关节囊前部，切开即可显露肘关节前方（图8-1-27）。

术中要点　❶ 切开皮下组织后注意保护头静脉和贵要静脉，尽量多保留一些皮下静脉。

❷ 切开肱二头肌腱膜后应注意保护正中神经和肱动、静脉。

239

第二节　肘部骨折的手术治疗

一　肱骨髁上骨折切开复位内固定术

适 应 证
❶ 肱骨髁上骨折闭合复位失败者。
❷ 肱骨髁上骨折合并血管神经损伤者。
❸ 开放性肱骨髁上骨折。

禁 忌 证　无。

术前准备
❶ 仔细阅读X线片，了解骨折类型，明确入路及固定方式。
❷ 除一般准备外，还应准备电钻、克氏针等，对怀疑有血管损伤者，准备显微器械。
❸ 防治缺血性肌挛缩。

麻　　醉　臂丛神经阻滞麻醉或高位硬膜外麻醉，小儿可用气管内插管全身麻醉。

体　　位　仰卧位，患肢置于上肢手术台上或屈肘置于胸前。

手术步骤
不伴有血管、神经损伤
❶ 切口　肱骨下端后下纵行切口（图8-2-1）。
❷ 显露、复位、固定　切开皮肤、皮下组织，分离至内外上髁，并于尺神经沟内游离出尺神经予以保护，沿尺骨鹰嘴两侧向肱三头肌近端做舌形肌肉瓣，显露并清理骨折端，直视下骨折复位，并从皮外经内外上髁处各钻一孔，克氏针交叉固定骨折端（图8-2-2）。
❸ 缝合　彻底止血，冲洗，放置引流管一根，逐层缝合切口。

伴有血管、神经损伤
❶ 切口　肘前"S"形切口（图8-2-3）。
❷ 探查血管神经　切开皮肤、皮下组织，游离结扎肘正中静脉后切开深筋膜、肱二头肌腱膜，牵开肱二头肌显露肱动、静脉、正中神经，剪开其周围筋膜，小心游离，探查损伤情况。若为肱二头肌腱膜紧张造成血运障碍，可剪开肱二头肌腱膜后缓解血液循环，行骨折复位交叉克氏针固定。若肱动脉痉挛搏动消失，可剥除部分动脉外膜温盐水湿敷，一般可缓解。当肱动脉断裂或有裂口时，应先行骨折固定，切除血管损伤部分，行端端吻合。若缺损较多，可行自体静脉移植。若肱动脉有血栓形成，确定部位后，切一小口在动脉壁上取出栓子，视动脉内膜情况予以缝合或血管移植。对正中神经挫伤者不需特殊处理，有断裂者应行端端吻合术（图8-2-4）。
❸ 固定骨折　直视下骨折复位，并从皮外经内外上髁处各钻一孔，克氏针交叉固定骨折端（图8-2-5）。

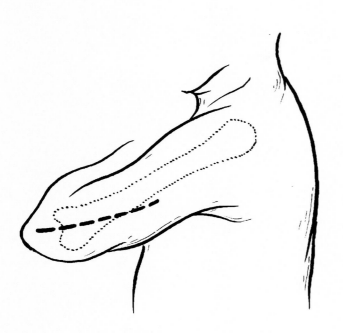

图 8-2-1

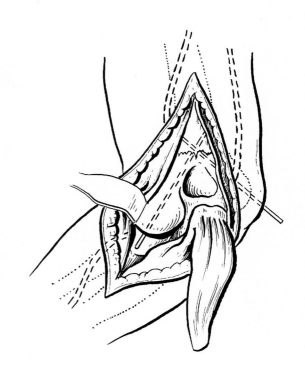

图 8-2-2

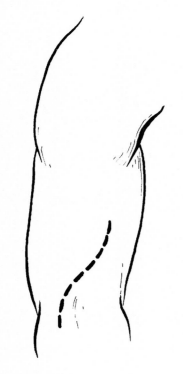

图 8-2-3

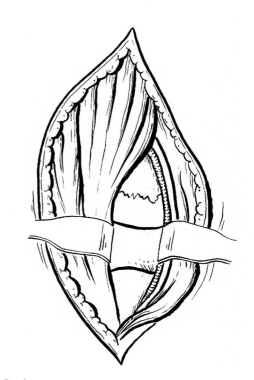

图 8-2-4

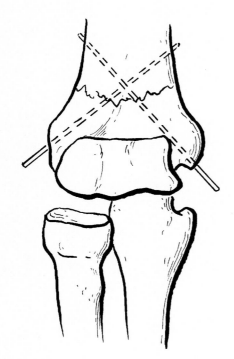

图 8-2-5

④ 缝合　彻底止血，冲洗，留置引流管一根，逐层缝合切口。

术中要点　❶ 穿交叉克氏针，以刚穿过对侧骨皮质为佳，注意勿过长或过短，在内侧注意勿损伤尺神经。

❷ 前路手术切开皮下组织时注意勿损伤头静脉和贵要静脉。

❸ 肱骨下端有约30°前倾角，复位时要予恢复。

❹ 复位后，穿针内固定尽可能达到一次成功，有利于固定牢固。

术后处理　石膏托肘功能位固定4～6周，至骨折临床愈合，拔除克氏针，逐渐功能锻炼。

二　肱骨髁间骨折切开复位内固定术

适 应 证　❶ 手法整复失败或在固定期间再移位，对肘关节功能有影响的肱骨髁间骨折。

❷ 骨块较大的粉碎骨折，关节面不齐者。

❸ 伤口较大开放骨折，不能行骨牵引者。

禁 忌 证　无。

术前准备　❶ 仔细研究肱骨髁间"Y"形或"T"形骨折的X线片。

❷ 准备长的拉力螺钉、常规接骨板、重建接骨块、螺钉、克氏针等。

手术步骤　❶ 切口　肘后正中切口（图8-2-6）。

（以Y形骨折为例）　❷ 保护尺神经　切开皮肤、皮下组织及深筋膜，游离并保护尺神经，在显露的肱三头肌腱上做舌瓣样切口（图8-2-7）。

❸ 骨折部显露、复位及固定　顺舌瓣切口切开并翻转显露骨折端，纵行切开关节囊，清除积血，探查关节内外骨折情况。使两髁间正确复位，重建滑车及肱骨小头。屈肘牵引前臂，抱两髁向中心挤压使两髁之间骨折块复位，关节面平整后以1～2枚拉力螺钉内固定。肱骨髁上部骨折整复后以双钢板或双克氏针交叉固定（图8-2-8）。

❹ 缝合　彻底止血，冲洗，留置引流管一根，逐层缝合切口。

术中要点　❶ 手术显露时要保护好尺神经，内固定完成后，视内固定物的情况回置或前移尺神经，以免发生迟发性尺神经炎。

❷ 两髁间骨块的复位和固定是术后肘关节功能恢复的关键，应达到解剖复位和坚强内固定。术中尽量保护骨折片血运。

❸ 选择内固定髁间以松质骨拉力螺钉为最佳。

术后处理　❶ 术后长臂石膏托功能位固定3周，除去后予以三角巾悬吊固定。

❷ 术后1周轻度活动或主动性练习，逐渐增加运动幅度。

❸ 术后1周内抬高患肢，注意末梢血运。

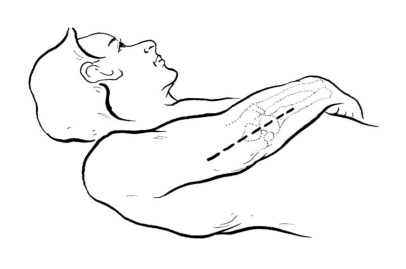

图 8-2-6

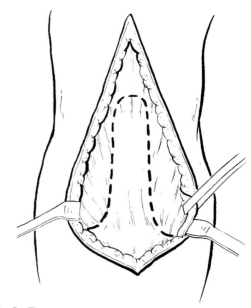

图 8-2-7

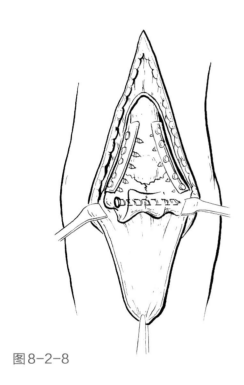

图 8-2-8

三　肱骨外髁骨折或骨骺分离切开复位内固定术

适 应 证	非手术治疗失败的肱骨外髁骨折或骨骺分离。
禁 忌 证	无。
术前准备	❶ 仔细阅读X线片，了解骨折移位情况，确定内固定方式。
	❷ 准备电钻、克氏针、气囊、止血带。
麻　　醉	臂丛神经阻滞麻醉或高位持续硬膜外麻醉。
体　　位	仰卧位，患肢置于胸前或上肢手术台上。
手术步骤	❶ 切口　以骨折部为中心肘外侧切口（图8-2-9）。
	❷ 显露骨折部　逐层显露，于指总伸肌前缘与肱桡肌及肘后肌之间进入，显露骨折端，清除积血，清理骨折端（图8-2-10）。
	❸ 骨折复位、固定　用巾钳夹住骨折块准确复位，在维持复位的情况下，以两根克氏针行交叉固定（图8-2-11）。

243

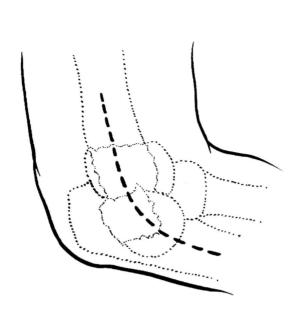

图 8-2-9

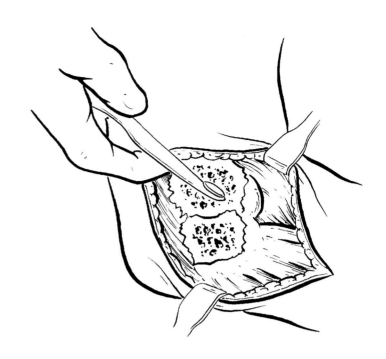

图 8-2-10

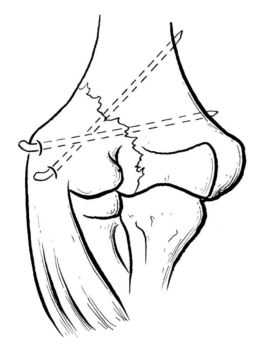

图 8-2-11

❹ 缝合　彻底止血，冲洗，放置引流管一根，逐层缝合切口。克氏针可留
于皮外。

术中要点　❶ 屈肘，前臂旋后以放松伸肌总腱及适当剥离伸肌总腱周围软组织有利于
复位，复位后注意检查关节软骨面是否平整。

❷ 交叉克氏针穿出对侧骨皮质不宜过多，刚穿出即可。

❸ 止血带计时。

术后处理　❶ 屈肘功能位石膏托外固定 3 ~ 4 周可拔针，逐渐功能锻炼。

❷ 注意观察末梢情况，尤其术后 1 周内。

四　　肱骨小头切开复位内固定术

适 应 证	闭合复位失败的肱骨小头骨折。
禁 忌 证	无。

术前准备
❶ 仔细阅读X线片，了解骨折情况。
❷ 准备电钻、克氏针、松质骨螺钉及气囊止血带。

麻　　醉　臂丛神经阻滞麻醉或高位持续硬膜外麻醉。

体　　位　仰卧位，患肢屈肘置于胸前或上肢手术台上。

手术步骤
❶ 切口　肘外侧切口（图8-2-12）。
❷ 显露骨折部　显露肘后肌、尺侧腕伸肌，并于二肌间隙进入，显露关节囊，切开显露骨折端（图8-2-13）。
❸ 骨折的复位和固定　清除关节腔积血，清理骨折端。以巾钳将骨折片准确复位，在维持复位的情况下以细克氏针从前外向后内方向做交叉固定或从肱骨外髁背侧用松质骨螺钉做内固定（图8-2-14）。
❹ 缝合　彻底止血，冲洗，留置引流管一根，逐层缝合切口。

术中要点
❶ 稳定固定是关键，可辅以骨块周围软组织丝线或肠线固定。
❷ 螺钉长度以针尖处于关节软骨下骨质内为宜。
❸ 止血带计时。

术后处理
❶ 注意患肢末梢血运情况，尤其术后1周内。
❷ 对克氏针固定者，功能位石膏托外固定3~4周，拔除克氏针后才可行关节功能练习。
❸ 对螺钉内固定者，予三角巾悬吊，3~5天即可行肘关节屈伸活动。

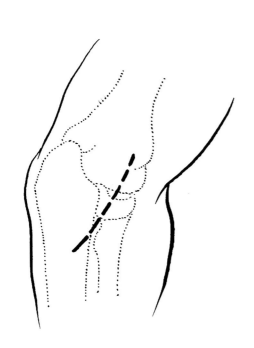

图8-2-12

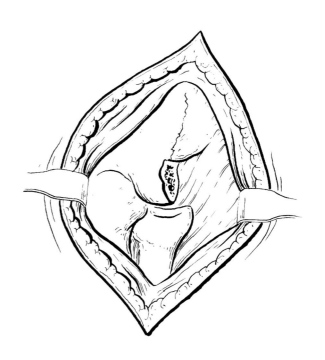

图8-2-13

245

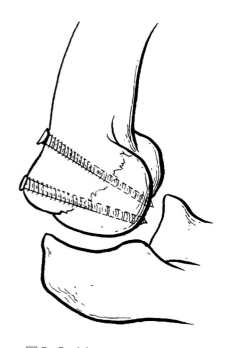

图8-2-14

五　　肱骨小头骨折片切除术

适 应 证　❶ 肱骨小头骨折片小且游离于关节腔内。

❷ 肱骨小头粉碎性骨折。

禁 忌 证　无。

术前准备　❶ 仔细阅读X线片肌三维CT，了解骨折片位置及数目。

❷ 备气囊止血带。

麻　　醉　臂丛神经阻滞麻醉或高位持续硬膜外麻醉。

体　　位　仰卧位，患肘屈曲置于胸前或上肢手术台上。

手术步骤　❶ 切口　肘关节外侧切口（图8-2-15）。

❷ 显露并探查　显露肘后肌、尺侧腕伸肌，并于二肌间隙进入，显露关节囊，切开进入关节腔。清除血块，摘除游离骨片，检查有无残留（图8-2-16）。

❸ 缝合　彻底止血，冲洗，留置引流管一根，逐层缝合切口。

术中要点　❶ 显露并辨认肘后肌与尺侧腕伸肌是关键，于二者之间进入可减少副损伤。

❷ 摘除骨片后与X线片对照，仔细检查关节腔有无残留骨片。

❸ 止血带计时。

术后处理　❶ 注意观察末梢血运情况。

❷ 三角巾悬吊3周，12～14天拆线后可逐渐行肘关节功能锻炼。

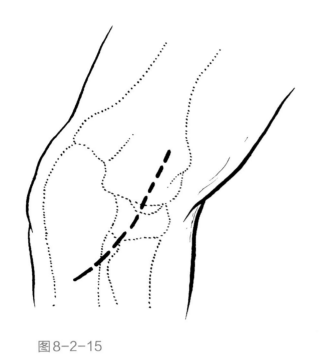

图 8-2-15

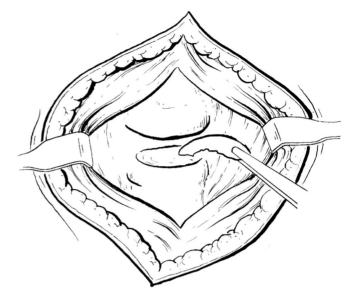

图 8-2-16

六　尺骨鹰嘴骨折切开复位张力带内固定术

适 应 证
❶ 有移位的尺骨鹰嘴横行骨折、斜行骨折。
❷ 移位不明显的粉碎骨折。

禁 忌 证　无。

术前准备
❶ 仔细阅读X线片，了解骨折移位情况，明确内固定方式。
❷ 准备电钻、克氏针、钢丝或钩状钢板、松质骨拉力螺钉及气囊止血带等。

麻　　醉　臂丛神经阻滞麻醉或高位持续硬膜外麻醉。

体　　位　仰卧位，患肘屈曲置于胸前。

手术步骤
❶ 切口　肘后正中切口（图8-2-17）。
❷ 复位及张力带内固定　显露骨折端，清除关节内积血，清理骨折端，肘关节伸展120°～130°时轴向牵引复位骨折端。复位后，于骨折线近端的尺骨背侧横行钻一2mm骨孔并穿过1mm钢丝，从鹰嘴近侧端平行髓腔钻入两根2mm克氏针，越过骨折线5～6cm，尾端保留0.5～1cm，将钢丝交叉绕过鹰嘴及两根克氏针，收紧钢丝，克氏针尾端折弯贴于骨面（图8-2-18）。也可以用鹰嘴解剖钢板张力带固定。
❸ 缝合　彻底止血，冲洗，留置引流管一根，逐层缝合切口。

术中要点
❶ 保持伸肘120°～130°位置有利于复位和固定。
❷ "8"字形钢丝双翼打结可使骨折处压力更均匀，固定更牢固。
❸ 骨折解剖复位是关键，尤其应注意半月切迹的平整，关节腔内无骨折片残留。
❹ 止血带计时。

术后处理　三角吊带悬吊12～14天拆线后即可逐步行肘关节功能锻炼。

247

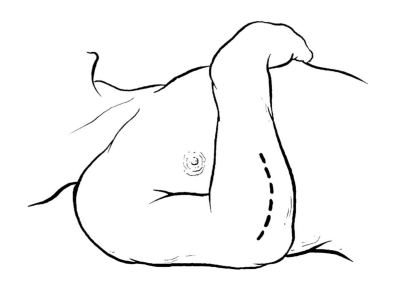

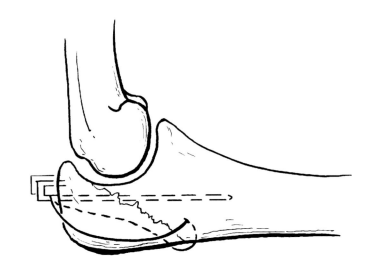

图8-2-17 图8-2-18

七 桡骨头切除术

适 应 证	❶	桡骨小头和颈的粉碎性骨折，骨折片分离移位者。
	❷	超过周径1/3的桡骨小头塌陷骨折，嵌持骨折关节面倾斜度在30°以上者。
	❸	陈旧孟氏骨折桡骨头未复位影响前臂旋转功能者。
禁 忌 证		无。
术前准备	❶	仔细阅读X线片，了解骨折情况，明确切骨范围。
	❷	准备气囊止血带、锐骨刀等。
麻 醉		臂丛神经阻滞麻醉或高位持续硬膜外麻醉。
体 位		仰卧位，患肘屈曲置于胸前或上肢手术台上。
手术步骤	❶	切口 肘后外侧斜行切口。
	❷	显露及切骨 显露肘后肌与尺侧腕伸肌，于二者间进入，显露肘关节囊外侧，纵行切开关节囊，显露桡骨头。清除关节内积血，仔细检查骨折情况，若为桡骨头骨折，可从环状韧带上缘用骨刀将碎裂桡骨小头切除；若为桡骨颈骨折，需切开环状韧带，从桡骨粗隆上缘将其切除（图8-2-19）。
	❸	修整残端 桡骨头切除后修整残端，截骨面需平整，如软组织条件好，也可试行荷包缝合（图8-2-20）。仔细检查有无小碎片落入关节腔。
	❹	缝合 彻底止血，冲洗，留置引流管一根，逐层缝合切口。
术中要点	❶	入路沿肘后肌与尺侧腕伸肌之间进入，避免副损伤。
	❷	拉钩不可用力太大，以免损伤桡神经深支，切桡骨头或颈时于关节囊内操作，以免损伤桡神经深支。
	❸	保证截骨面平整，最低不能超过桡骨粗隆，以免损伤肱二头肌抵止部。
	❹	避免骨碎片残留关节腔内，术中可在截骨前用纱布保护，缝合关节囊前仔细检查。

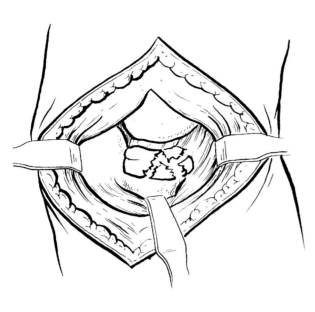

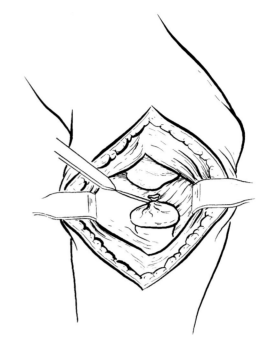

图8-2-19 图8-2-20

❺ 止血带计时。

术后处理　三角巾悬吊，12～14天拆线后即可逐步行肘关节功能锻炼。

八　桡骨颈骨折切开复位内固定术

适 应 证　**❶** 桡骨颈骨折严重移位，成角移位大于60°非粉碎骨折经手法或撬拨复位失败者。

　　　　　❷ 儿童桡骨颈或小头骨骺分离手法复位失败者。

禁 忌 证　无。

术前准备　**❶** 仔细阅读X线片，了解骨折情况，准备细克氏针、电钻等内固定器械。

　　　　　❷ 气囊止血带。

麻　　醉　臂丛神经阻滞麻醉或高位持续硬膜外麻醉。

体　　位　仰卧位，患肘屈曲置于胸前或上肢手术台上。

手术步骤　**❶** 切口　肘后外侧斜行切口。

　　　　　❷ 复位固定　显露骨折端，清除关节内积血。辨认桡骨小头骨折或骨骺分离的方向，将其复位。若活动肘关节无移位，则可不用内固定。若复位后桡骨小头极不稳定，则可以交叉细克氏针从远折段钻入直达桡骨小头关节软骨面之下（图8-2-21）。

　　　　　或屈肘90°，从肱骨下端后方钻入一根1.5mm克氏针穿过肱骨小头及桡骨头进入桡骨髓腔中，剪短针尾埋于皮外（图8-2-22）。

　　　　　❸ 缝合　彻底止血，冲洗，留置引流管一根，逐层缝合切口。

术中要点　**❶** 入路应于肘后肌与尺侧腕伸肌之间进入，以减少副损伤。

　　　　　❷ 牵拉关节囊不可大力，以免损伤桡神经支。

249

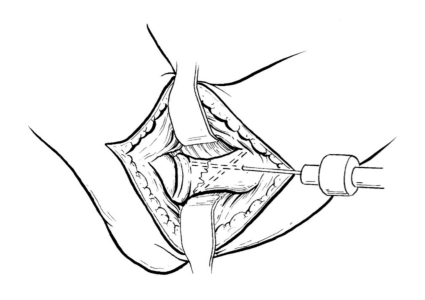

图8-2-21

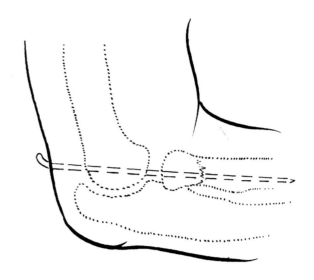

图8-2-22

❸ 复位后判断骨折稳定性是关键，以决定是否用内固定。

❹ 止血带计时。

术后处理　❶ 对未行内固定者，肘关节屈至130°~140°位，前臂旋转中立位长臂石膏托外固定，3~4周去除外固定，行肘关节功能锻炼。

❷ 行内固定者，术后长臂石膏托外固定3~4周拔针，行肘关节功能锻炼。

第三节　肘关节其他手术

一　尺神经前移术

适 应 证　❶ 外伤性尺神经炎。

❷ 迟发性尺神经瘫痪者。

禁 忌 证　无。

术前准备　准备显微外科器械。

麻　　醉　臂丛神经阻滞麻醉。

体　　位　仰卧位，患肢置于上肢手术台上。

手术步骤　❶ 切口及显露　肘关节后内侧弧形切口。逐层切开，尺神经沟内显露尺神经，可见尺神经肿胀、粘连（图8-3-1）。

❷ 游离尺神经　自上而下松解尺神经（图8-3-2）。

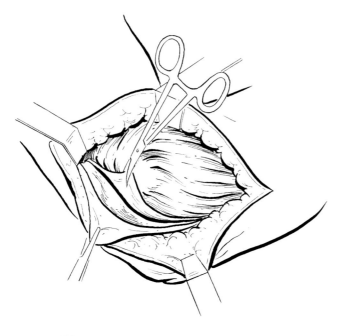

图8-3-1

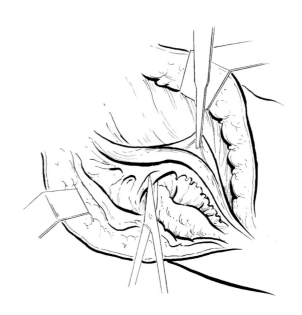

图8-3-2

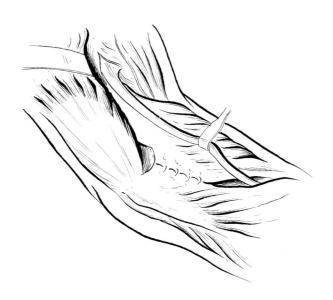

图8-3-3

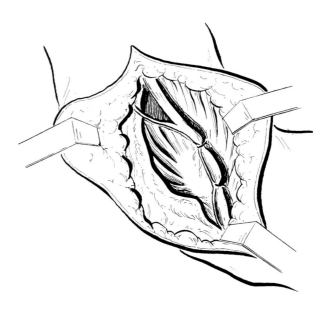

图8-3-4

近端游离时切开肱二头肌与肱三头肌肌间隔，切断Stuthers纤维弓，远端切开部分尺侧腕屈肌，切断其纤维腱弓（图8-3-3）。

❸ 尺神经前移　彻底松解后，切开髁部部分肌肉，将尺神经移位于肱骨内上髁前方，并埋于肌肉内，缝合数针（图8-3-4）。

❹ 肱骨内上髁切除　显露肱骨内上髁的腱性组织（图8-3-5）。
骨刀切除内上髁上嵴，修整切面（图8-3-6）。

❺ 缝合　冲洗止血，放置负压引流管一根，缝合切口。

术中要点　❶ 游离尺神经时，近端一定要彻底切断Stuthers纤维弓，远端一定要切断横跨鹰嘴与内上髁的尺侧腕屈肌的纤维性腱弓。

❷ 切开尺侧腕屈肌时，不要损伤支配该肌的神经支。

术后处理　术后1周开始肘关节屈伸锻炼。

251

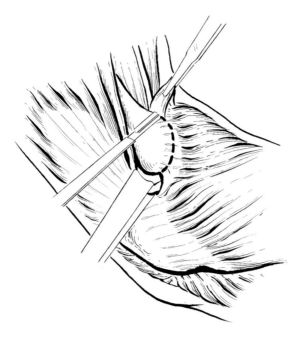

图 8-3-5

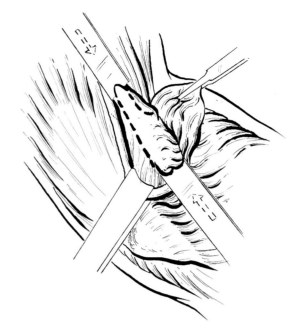

图 8-3-6

二　肘内翻截骨术

适 应 证	❶ 肘内翻畸形，内翻角大于10°者。
	❷ 肘内翻畸形合并创伤性关节炎者。
禁 忌 证	无。
术前准备	拍上肢全长X线片，测量肘内翻角。截骨角等于内翻角加提携角。
麻　　醉	臂丛神经阻滞麻醉或气管内插管全身麻醉。
体　　位	仰卧位，患肢置于上肢手术台上。
手术步骤	❶ 切口及显露　上臂下1/3外侧入路。逐层切开，显露肱三头肌和肱桡肌（图8-3-7）。
	❷ 楔形截骨　沿肌间隙进入显露肱骨，不切开关节囊，骨膜下剥离。距鹰嘴窝上1.5～2cm，按术前设计截骨（图8-3-8）。
	先用骨钻钻孔，然后用骨刀截骨。注意保护尺侧骨膜完整。
	❸ 交叉固定　截骨后，前臂外展，对合骨面，检查矫正情况。克氏针或螺钉交叉固定（图8-3-9）。
	❹ 缝合　冲洗止血，放置引流管，缝合切口。
术中要点	❶ 切口不要超过肱骨外髁，以免损伤桡神经骨间背侧支。
	❷ 合并旋转畸形者，术中一并矫正。
术后处理	❶ 术后4周去除石膏固定，进行肘关节功能锻炼。
	❷ 截骨愈合后取出内固定物。

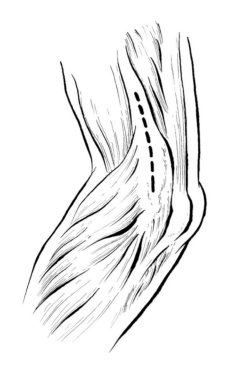

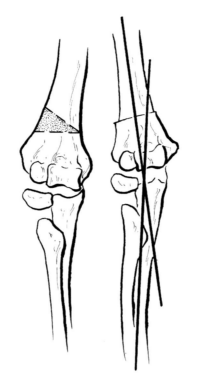

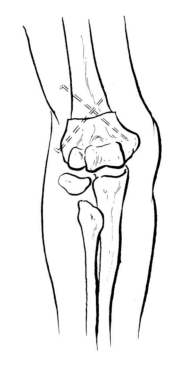

图8-3-7 图8-3-8 图8-3-9

三　　肘关节融合术

适应证	❶	化脓性肘关节炎，病变静止，严重功能障碍者。
	❷	全肘关节结核。
	❸	创伤性关节炎，严重影响肘关节功能。
	❹	严重肘关节脱位，关节面破坏，肱三头肌萎缩，不能切开复位者。
禁忌证		无。
术前准备	❶	拍X线片及三维CT，明确病变情况。
	❷	结核患者，术前全身抗结核治疗1个月。
麻　　醉		臂丛神经阻滞麻醉或气管内插管全身麻醉。
体　　位		仰卧位，患肘屈曲置于胸前或上肢手术台上。
手术步骤	❶	切口及显露　肘关节后侧"S"形入路（图8-3-10）。 逐层切开，沿中线切开肱三头肌肌膜（图8-3-11）。
	❷	显露肱骨下端　切开关节囊，显露肱骨下端、鹰嘴和桡骨头。切除滑膜、软骨关节面和桡骨头（图8-3-12）。
	❸	融合关节　在肱骨后面取一长方形骨块，大小7cm×1.6cm×0.8cm（图8-3-13）。 于尺骨鹰嘴顶端做一相应骨槽。取下骨块后下移滑入骨槽内，螺钉固定（图8-3-14）。
	❹	缝合　冲洗止血，放置引流管一根，缝合切口。
术中要点	❶	剥离肘关节前侧时，勿损伤前方血管和神经。
	❷	关节粘连或强直，显露关节时可用骨刀或剥离器小心分离。
	❸	截除桡骨头后处理好残端，保证前臂旋转功能。
术后处理		术后石膏固定至关节骨性愈合。

253

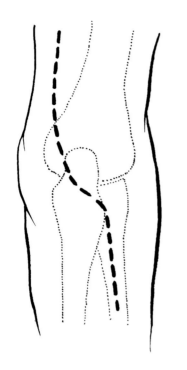

图8-3-10

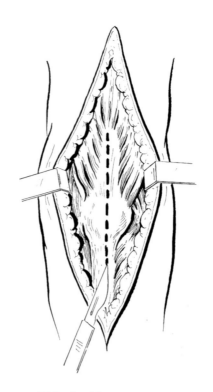

图8-3-11

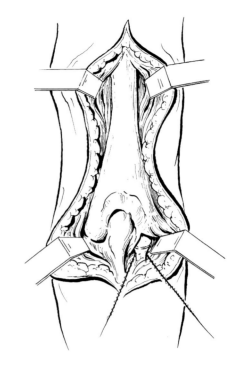

图8-3-12

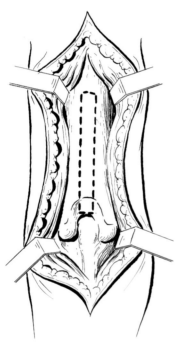

图8-3-13

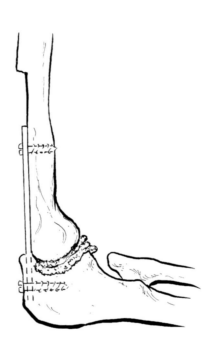

图8-3-14

四　　　人工肘关节置换术

适 应 证　　　❶ 严重创伤后疼痛，肘关节不稳定，肘部屈伸肌力好者。

❷ 肘部良性或低度恶性肿瘤切除者。

❸ 类风湿性关节炎，产生纤维性或骨性强直者。

❹ 严重的肘关节内骨折。

禁 忌 证　　　无。

术前准备　　　术前X线片及三维CT，明确病变情况，准备合适的人工假体。

麻　　醉　　　臂丛神经阻滞麻醉或气管内插管全身麻醉。

体　位	仰卧位，患肘屈曲横置于胸前或置于上肢手术台上。

手术步骤　❶ 切口及显露　肘关节后内侧入路，以内上髁外侧、尺骨鹰嘴尖部外侧为中心做一15cm长直行切口。（图8-3-15）。

逐层切开（图8-3-16），显露并保护尺神经（图8-3-17）。

在尺骨近端内侧面，连同前臂筋膜一起掀起尺骨骨膜（图8-3-18）。

切开后关节囊，在肱三头肌止点切断Sharpey纤维，并将其从尺骨近端掀起。将包括肘肌在内的伸肌装置向外侧掀起，完全显露肱骨远端、尺骨近端和桡骨头。对于类风湿关节炎的患者，将桡侧和尺侧副韧带复合体自其起点游离（图8-3-19）。

❷ 肱骨侧截骨　使用骨钳或者骨锯去除滑车中部。在鹰嘴窝基底插入球钻确认肱骨髓腔。辨认肱骨上髁的内侧面和外侧面，在准备肱骨远端髓腔时要求随时可以观察内外两侧，以确保力线和方向合适。

将定位杆置于髓腔，并与截骨部分相连（图8-3-20）。

利用后柱平面确认肱骨假体的旋转平面，根据截骨模块使用摆锯截除

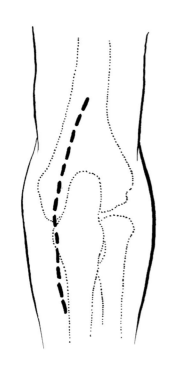

图8-3-15

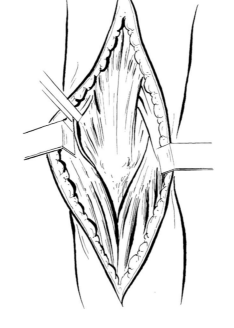

图8-3-16

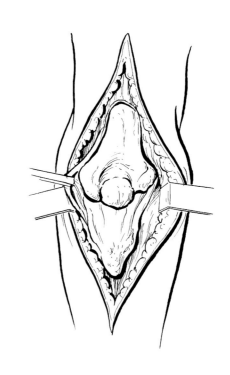

图8-3-17

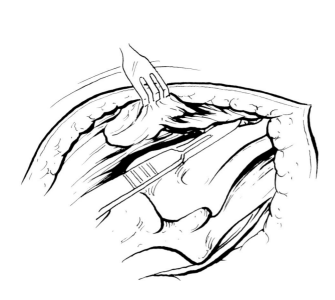

图8-3-18

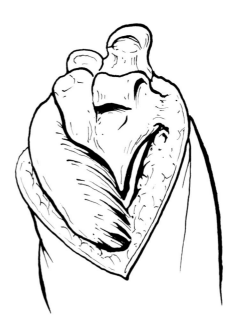

图8-3-19

255

滑车，避免累及两侧的肱骨上髁，否则会导致局部应力集中，可能继发骨折。

通过系列髓腔锉将肱骨髓腔扩大至合适的尺寸（图8-3-21）。

❸ 尺骨侧准备　切除尺骨鹰嘴尖部或滑车切迹，以小号扩髓器进入髓腔。在冠状突基底部，与尺骨干呈45°角的方向，使用高速球钻打开尺骨髓腔（图8-3-22）。

鹰嘴开槽，使球钻更顺直地进入尺骨髓腔（图8-3-23）。

选择合适尺寸的髓腔锉完成尺骨髓腔准备。评估锉的位置，调整手柄方向使其与尺骨近端平坦部分垂直，准确估计屈曲轴（图8-3-24）。

❹ 安装假体　使用脉冲冲洗系统冲洗肱骨及尺骨髓腔，肱骨内植入髓内骨水泥塞，每40g骨水泥中加入1g万古霉素，沿髓腔注入，其深度由肱骨柄和尺骨柄长度决定。

先将尺骨假体植入合适深度，使假体的轴与解剖轴一致（图8-3-25）。

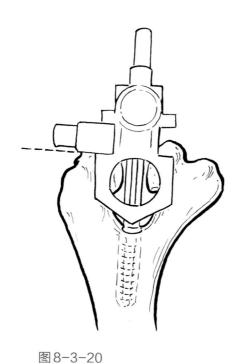

图8-3-20

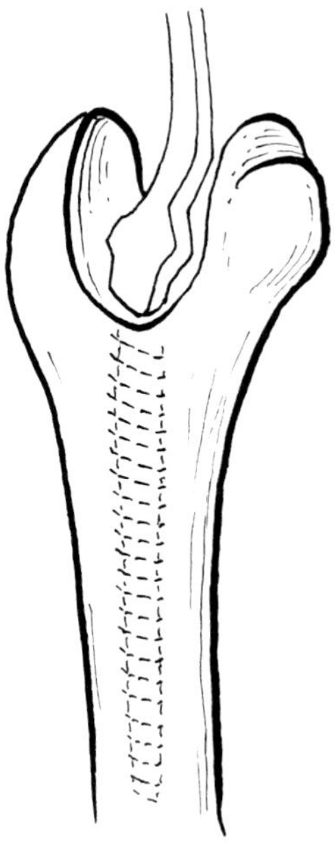

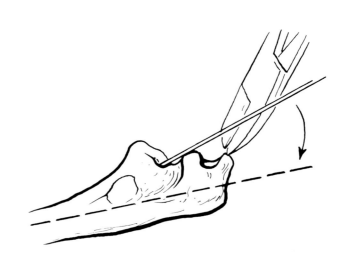

图8-3-21

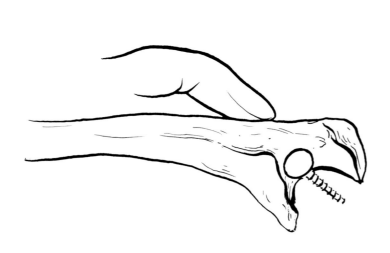

图8-3-22

图8-3-23

用切除的滑车制备一个厚2～3mm的骨块，将其置于肱骨远端前侧皮质之前，将肱骨假体插入髓腔合适深度，直至能与尺骨假体相连接（图8-3-26）。

将肱骨假体打压入髓腔，应用前面介绍的套筒轴与尺骨假体连接（图8-3-27）。

如果肱三头肌已经掀起，可使用粗的不可吸收缝线将其重新固定到尺骨上。在尺骨近端交叉或横向钻孔（图8-3-28），缝线自内侧向外侧穿过尺骨，在肌腱内外侧各打一个锁定结，最后将缝线自内侧向外侧穿过尺骨，并与其自身系紧。第二根横向缝线穿过肌腱，牢固地将肌腱止点缝合固定至鹰嘴附着处。

❺ 缝合　冲洗止血，放置负压引流管一根，缝合切口。

术后处理

❶ 术后预防感染，应用有效抗生素。24小时拔除引流管。

❷ 术后24小时改为肘关节伸直位，3天后逐渐进行不负重肘关节功能锻炼。

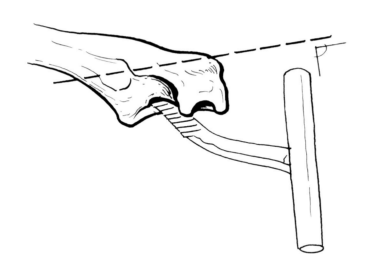

图8-3-24

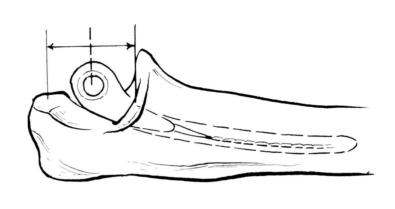

图8-3-25

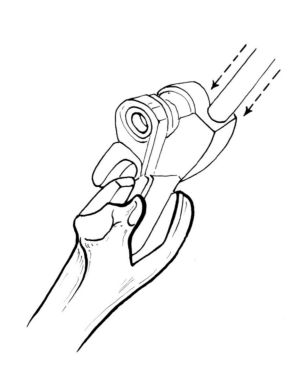

图8-3-26

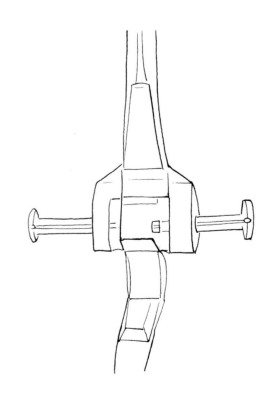

图8-3-27

257

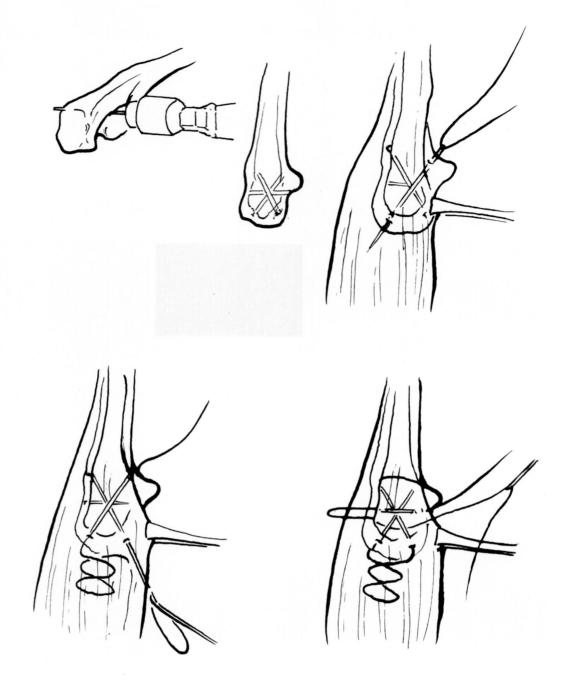

图8-3-28

第九章
前臂手术

视频目录

扫描二维码，
观看本书所有
手术视频

第一节　尺桡骨显露途径

一　桡骨上 1/3 和尺骨上 1/4 后外侧入路

适 应 证	❶ 孟氏骨折切开复位术。
	❷ 桡骨小头切除术。
	❸ 人工桡骨小头置换术。
	❹ 桡骨颈骨折切开复位术。
	❺ 环状韧带断裂修补术。
麻　　醉	臂丛神经阻滞麻醉。
体　　位	仰卧位，前臂旋前，或屈肘30°置于胸前。
手术步骤	❶ 切口　从肘上2~3cm处起，沿肱三头肌腱外缘，向下经尺骨鹰嘴外侧，沿着尺骨的背侧缘延伸至尺骨的上中1/3交界处（图9-1-1）。
	❷ 沿肱三头肌和尺骨的外缘切开深筋膜，沿尺骨骨膜下剥离肘后肌与尺侧腕伸肌，显露旋后肌，紧贴尺骨切断旋后肌，并向桡侧牵开，显露肘关节的后外侧关节囊，及桡骨头、颈，桡骨上1/4和尺骨上1/3（图9-1-2）。
术中要点	桡神经深支位于旋后肌深面，故术中一定要将肘后肌与尺侧腕伸肌和旋后肌于尺骨骨膜下剥离，牵向桡侧，避免损伤桡神经深支。

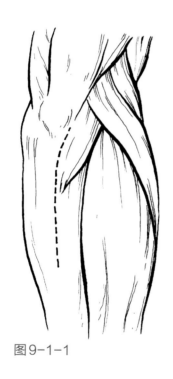

图 9-1-1

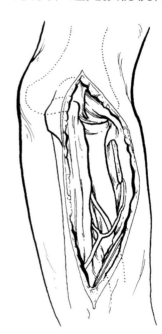

图 9-1-2

二　桡骨干上、中部前外侧入路

适 应 证	❶ 桡骨干骨折切开复位术。
	❷ 桡骨干骨折不愈合植骨术。

❸ 桡骨成角畸形矫正术。

❹ 桡骨慢性骨髓炎病灶清除术。

❺ 桡骨肿瘤切除术。

麻　醉　　臂丛神经阻滞麻醉。

体　位　　仰卧位，患肢外展，前臂旋后。

手术步骤　❶ 切口　从外侧肘横纹开始，沿肱桡肌的内侧缘，向桡骨茎突延伸，其长短视需要而定（图9-1-3）。

❷ 切开皮肤、皮下组织，辨认肱桡肌后，沿其内侧缘切开深筋膜，要特别注意保护桡动脉。用一手指由近端向远端探摸，直至感到阻力，把所有的3～4根扇形分布的桡动脉回返支轻轻钩在手指内，将其结扎切断（图9-1-4）。

如果结扎不牢，血管断端回缩，形成血肿，可发生前臂屈肌群缺血性肌挛缩。

❸ 桡神经浅支在肱桡肌深面经过，将肱桡肌和桡侧腕长、短伸肌向外侧牵开，将旋前圆肌和桡侧腕屈肌向内侧拉开，显露旋后肌（图9-1-5）。

注意保护桡动脉和桡神经浅支。

❹ 沿旋前圆肌和旋后肌交界处切开骨膜，行骨膜下剥离，即可显露桡骨（图9-1-6）。

勿损伤穿过旋后肌的桡神经深支和骨间后神经。

术中要点　❶ 沿着肱桡肌的内侧缘切开深筋膜，并将肱桡肌向外侧牵开。桡神经浅支部位于此肌深面，需将其显露并予以保护。

❷ 桡动脉在直视下可见，注意辨认并加以保护。

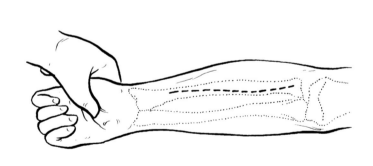

图9-1-3

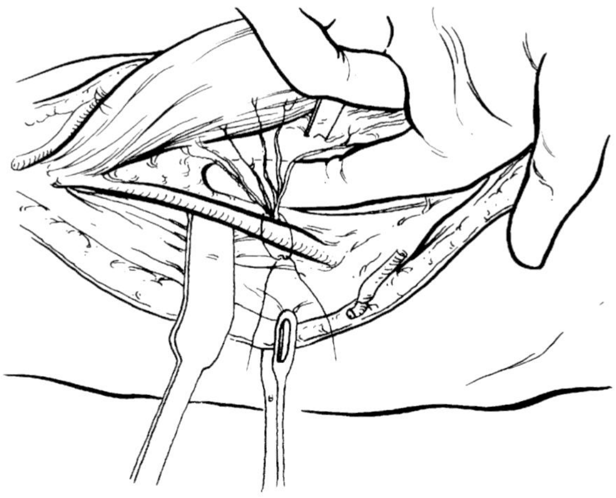

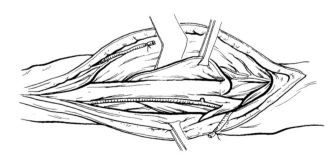

图9-1-4

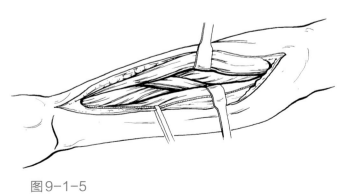

图9-1-5

图9-1-6

261

③ 剥离骨膜显露桡骨时，设法保留旋前圆肌的止点，如需要剥离止点，则术终时将其置回原处。

④ 严格执行骨膜下剥离，避免损伤桡神经深支及骨间后神经。

三　桡骨干下部前外侧入路

适 应 证	❶ 桡骨干下段（端）骨折切开复位术。
	❷ 桡骨干下 1/3 骨折不愈合或畸形矫正术。
	❸ 桡骨干下 1/3 骨髓炎。
	❹ 桡骨干下 1/3 肿瘤。
麻　　醉	臂丛神经阻滞麻醉。
体　　位	仰卧位，患肢外展，前臂旋后。
手术步骤	❶ 切口　在前臂下部肱桡肌与桡侧腕屈肌之间做纵行切口，直至桡骨茎突（图9-1-7）。
	❷ 切开浅筋膜，游离头静脉及前臂外侧皮神经，将其牵向外侧（图9-1-8）。
	❸ 切开深筋膜，沿肱桡肌与桡侧腕屈肌之间的间隙进入，分别向内、外牵开，找到桡动、静脉，予以保护并牵向内侧。使前臂旋前，显露指浅屈肌、拇长屈肌和旋前方肌（图9-1-9）。
	❹ 将肱桡肌和桡神经浅支牵向外侧，在桡骨前外侧自骨膜下将旋前方肌和拇长屈肌向内侧剥离，即可显露桡骨干下部（图9-1-10）。
术中要点	注意保护桡动脉和桡神经浅支。

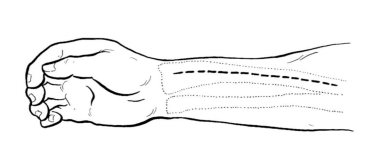

图 9-1-7

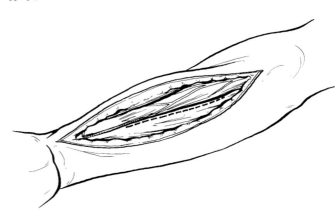

图 9-1-8

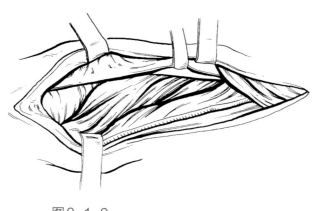

图 9-1-9

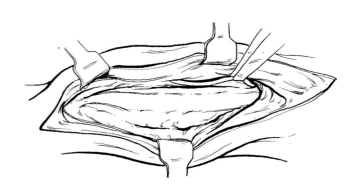

图 9-1-10

四　桡骨干后侧入路

<table>
<tr><td>适应证</td><td>❶ 桡骨干上、中部骨折切开复位术。</td></tr>
<tr><td></td><td>❷ 桡骨干上、中部肿瘤。</td></tr>
<tr><td></td><td>❸ 桡神经深支及其肌支的探查术。</td></tr>
<tr><td>麻醉</td><td>臂丛神经阻滞麻醉。</td></tr>
<tr><td>体位</td><td>仰卧位，患肢外展，前臂旋前。或仰卧位，患肢屈曲置于胸前（图9-1-11）。</td></tr>
</table>

❶ 切口　肱骨外上髁开始，沿桡侧腕短伸肌与指总伸肌腱之间延伸至腕背中心（图9-1-12）。

❷ 切开浅、深筋膜，在指总伸肌和桡侧腕短伸肌之间分开二肌，其肌间隙在远侧较明显，并向两侧牵开（图9-1-13）。

❸ 显露旋后肌以及由旋后肌后缘穿出的桡神经深支和背侧骨间动脉（图9-1-14）。

❹ 将旋后肌于桡神经深支的前方切断。或在骨膜下将旋后肌从桡骨干上剥离，将桡神经深支连同切断的旋后肌牵向尺侧，从骨膜下显露桡骨干（图9-1-15）。

❺ 在切口下部，指总伸肌腱的桡侧，纵行切开腕背韧带（图9-1-16）。

❻ 在拇短伸肌下缘或拇长展肌上缘切开，在两肌深面游离，用纱布条提起，根据显露要求，将两肌向近侧或远侧牵开，纵行切开骨膜，于骨膜下剥离，即可显露桡骨下端（图9-1-17）。

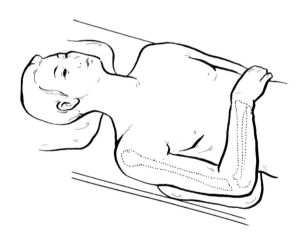

图9-1-11

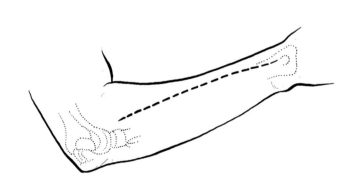

图9-1-12

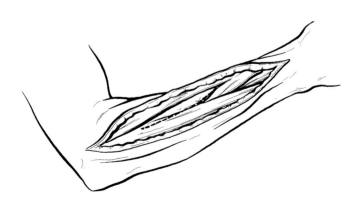

图9-1-13

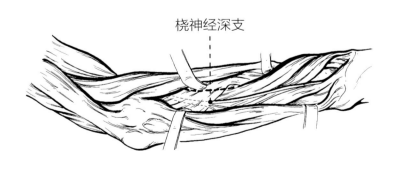

桡神经深支

图9-1-14

263

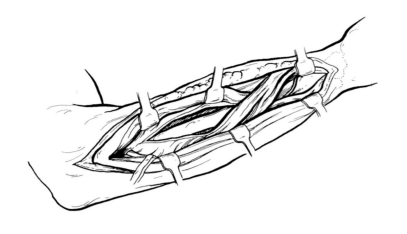

图9-1-15

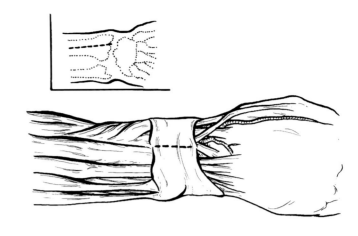

图9-1-16

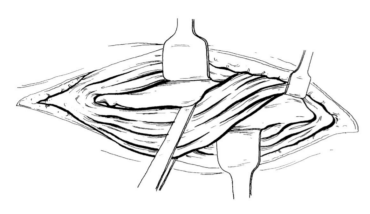

图9-1-17

| 术中要点 | 桡神经深支穿过旋后肌，应熟悉其解剖及走行，避免直接损伤和过度牵拉造成的间接损伤。 |

五　　尺骨干后侧入路

适应证	❶ 尺骨干骨折切开复位术。
	❷ 尺骨骨髓炎。
	❸ 尺骨肿瘤。
麻　　醉	臂丛神经阻滞麻醉。
体　　位	仰卧位，患肢外展，前臂旋前。或仰卧位，患肢屈曲置于胸前。
手术步骤	❶ 切口　尺骨干的后缘纵行切口，根据需要决定长短（图9-1-18）。
	❷ 切开深筋膜，于尺侧腕屈肌与尺侧腕伸肌间隙进入（图9-1-19）。
	❸ 切开骨膜，骨膜下剥离，即可显露该段尺骨干（图9-1-20）。
术中要点	尺骨干后缘全长皆在皮下，任何一段尺骨干都可以从后侧入路显露。避免扩大剥离周围软组织，以免影响血供。

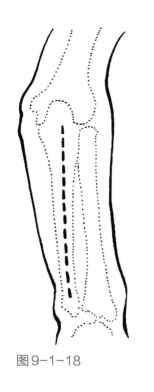

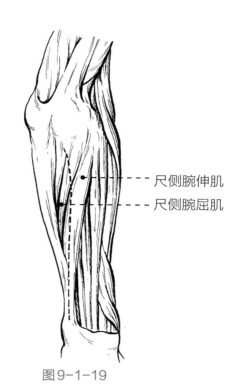

尺侧腕伸肌
尺侧腕屈肌

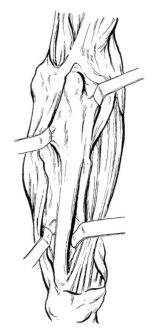

图9-1-18　　　　　　　　　　图9-1-19　　　　　　　　　　图9-1-20

第二节　　尺、桡骨骨折的手术治疗

一　　尺骨上1/3骨折合并桡骨小头脱位切开复位内固定术

适 应 证	❶ 新鲜骨折手法复位失败者或整复后不稳定者。
	❷ 合并桡神经损伤及桡骨小头骨折者。
	❸ 陈旧性骨折。
禁 忌 证	对于新鲜损伤，桡骨小头脱位可用闭合方法复位者，则不应做切开复位，但尺骨骨折需做坚强的内固定。
术前准备	准备不同直径的髓内针数根，长度应达尺骨远端，长短合适的钢板。如需同时进行植骨者，还需准备髂部皮肤。
麻　　醉	臂丛神经阻滞麻醉。
体　　位	仰卧位，前臂旋前，或屈肘30°置于胸前。
手术步骤	❶ 切口及显露　尺骨上1/3及桡骨上1/4后外侧入路，显露桡骨小头及尺骨骨折断端。
	❷ 检查环状韧带　如该韧带无损伤，则将桡骨小头复位。如撕裂不严重，可直接缝合修补。撕裂严重时，则切除整个韧带，重建环状韧带。
	❸ 重建环状韧带　将切口向尺侧牵开，在前臂尺侧深筋膜上（或在肱三头肌外侧部分）切取一条长约10cm、宽度1cm带蒂的深筋膜条，蒂部在尺骨鹰嘴背外侧（图9-2-1）。
	将此筋膜条绕过桡骨颈后内侧，反折回筋膜蒂部，筋膜的光滑面面对桡骨颈，暂不缝合，做为重建的环状韧带备用（图9-2-2）。

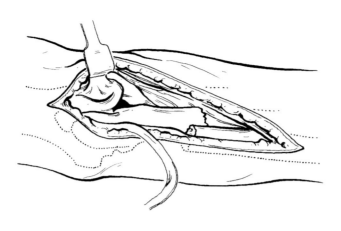

图9-2-1

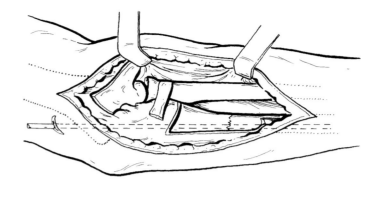

图9-2-2

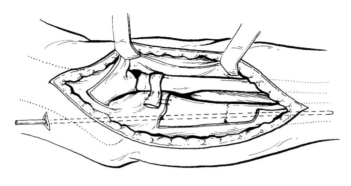

图9-2-3

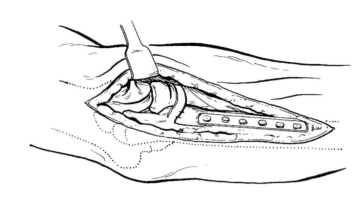

图9-2-4

在固定尺骨骨折之前进行这步操作较为容易。

❹ 复位尺骨骨折　用髓内针（图9-2-3）或钢板（图9-2-4）做牢固的内固定。如骨折粉碎较重或成人陈旧性骨折，常需做自体髂骨移植。

❺ 复位桡骨小头　在桡骨颈部缝合新建的环状韧带。松紧应该以不妨碍桡骨小头自由旋转又不能滑出为宜。如发现有严重的桡骨头骨折，则应在尺骨做牢固内固定的同时，切除桡骨小头。

❻ 缝合　止血，冲洗缝合，留置负压引流管一根。

术中要点

❶ 术中避免损伤桡神经深支。

❷ 在固定尺骨骨折之前重建环状韧带（暂不缝合），手术较简便。

❸ 髂骨移植时，植骨片不可置于骨间膜上，需要与桡骨干隔开，以免发生尺、桡骨交叉愈合。

术后处理

❶ 前臂旋后，肘关节屈曲120°，石膏托外固定。

❷ 术后2周拆线，改长臂管型石膏外固定，位置同上。

❸ 术后4周拆管型石膏，改用颈腕吊带悬吊上肢于屈肘110°～120°。

❹ 术后6周之前不可做90°以下的伸肘活动。

二　尺、桡骨干骨折切开复位内固定术

适 应 证

❶ 手法复位失败与外固定失败者。

❷ 一骨或双骨多段骨折，移位严重者。

❸ 骨折不愈合或畸形愈合影响功能者。

禁 忌 证	无。
术前准备	同前。
麻 醉	臂丛神经阻滞麻醉。
体 位	仰卧位，患肢外展于侧台上。

手术步骤 　❶ 手术入路选择　桡骨骨折根据部位可选择桡骨干上、中部及下部前外侧入路，亦可用桡骨干后侧入路。尺骨全长均可采用尺骨干后侧入路。

❷ 骨折复位　显露骨折断端，清除积血，用小刮匙刮通髓腔。在固定其中任一骨折之前，先将两骨骨折复位，用骨把持器固定。

❸ 骨折内固定　先将粉碎较轻的、较稳定的骨折做内固定，再将粉碎较重的、不稳定的骨折做内固定。

（1）钢板内固定：选用普通型4～6孔钢板（图9-2-5）或用6～8孔A0或动力性加压钢板内固定（图9-2-6）。

用折弯器将钢板弯成与桡骨相似的弧度，桡骨远端1/2骨折时，可将钢板置于掌侧；桡骨近端1/2骨折时，将钢板置于背侧面。尺骨骨折将钢板置于后面或有粉碎骨折的一面。动力加压钢板螺钉先固定骨折线两端的两个螺孔。

（2）髓内针内固定：阴影部分是可用髓内针固定的部位（图9-2-7）。

需选择长度及直径合适的髓内针，如髓内针太细，可致侧方和旋转移位；髓内针太粗，可致骨折进一步粉碎或另外的骨折。亦可采用带锁髓内针系统。

（3）钢板髓内针内固定：一般桡骨采用钢板内固定，而尺骨则采用髓内针内固定（图9-2-8）。

尺骨中段或中上1/3骨折用髓内针内固定。选择长短、粗细合适的三棱针，逆行打入尺骨近折端髓腔（图9-2-9），从尺骨鹰嘴穿出，直至末端平齐骨折断端时，将骨折复位（图9-2-10），再将三棱针顺行打入远折端髓腔（图9-2-11），针尾折弯留于皮外。

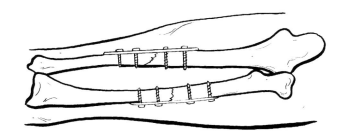

图9-2-5

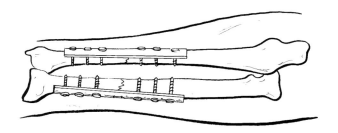

图9-2-6

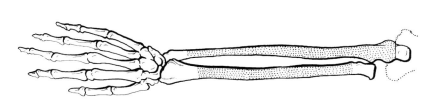

图9-2-7

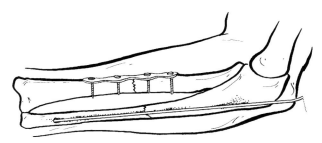

图9-2-8

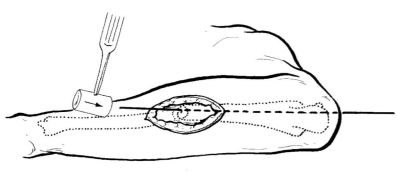

图9-2-9

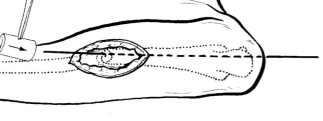

图9-2-10

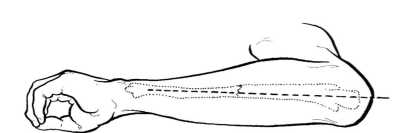

图9-2-11

❹ 植骨　如果粉碎性骨折超过骨周径1/3以上或陈旧性骨折不愈合，应做髂骨植骨术。

❺ 缝合　仅将深筋膜宽松地缝合1~2针，以防发生前臂骨筋膜隔室综合征或Volkmann缺血性肌挛缩，置负压引流管一根，再缝合皮肤。

术中要点　❶ 术中避免损伤桡神经分支。

❷ 术中不可使尺、桡骨的骨折断端直接相通；不可损伤或切除骨间膜，植骨不可放在骨间膜侧，以免发生尺、桡骨粘连形成骨痂或骨桥，影响前臂旋转功能。

术后处理　❶ 术后功能位石膏托外固定。

❷ 观察患肢末端血运、感觉及运动情况。

❸ 术后即开始手指的屈伸握拳活动。

❹ 1~2周开始肩关节活动。

❺ 3~4周去石膏，小夹板固定，进行肘关节屈伸活动。

❻ 骨折愈合后，方可进行前臂旋转活动锻炼。

三　Colles骨折切开复位内固定术

适 应 证　手法复位失败，未能恢复掌倾角和尺倾角者。

禁 忌 证　无。

术前准备　无。

麻　　醉　臂丛神经阻滞麻醉。

体　　位　仰卧位，患肢外展，前臂旋前。

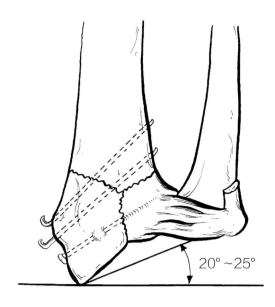

图9-2-12

手术步骤	❶	切口　桡骨远端背侧纵行切口，在指总伸肌与拇短伸肌和拇长展肌之间进入，显露骨折部位。
	❷	骨折复位内固定　直视下整复骨折，注意恢复掌倾角和尺倾角，使关节面保持平整。根据骨折情况，用克氏针或螺钉固定骨折（图9-2-12）。
	❸	缝合　冲洗止血，放置引流管，逐层缝合切口。
术中要点	❶	术中避免损伤桡神经、正中神经、桡动脉和肌腱等重要结构。
	❷	克氏针或螺钉不要穿过关节面。
术后处理	❶	用上下石膏托将腕关节及前臂固定于中立位，消肿后（约1周）改为管型石膏固定。
	❷	当日即可开始锻炼手指和肩部活动。
	❸	6周后拆除石膏，待骨折愈合后拔除克氏针。

四　Barton 骨折切开复位内固定术

适应证	❶	手法复位失败，未能恢复掌倾角和尺倾角者。
	❷	有正中神经卡压症状者。
禁忌证		无。
术前准备		无。
麻醉		臂丛神经阻滞麻醉。
体位		仰卧位，患肢外展于手术床旁侧桌上。
手术步骤	❶	背侧入路
		（1）切口：前臂旋前，在桡骨远端做"S"形切口（图9-2-13）。
		（2）显露：切开深筋膜和腕背侧韧带，在拇长伸肌、指总伸肌和桡侧腕长伸肌之间进入，显露骨折处。
		（3）骨折复位内固定：直视下整复骨折，使关节面保持平整，用松质骨

加压螺钉固定（图9-2-14）。

❷ 掌侧入路

（1）切口：前臂旋后，桡骨远端掌侧纵行切口，在桡侧腕屈肌与掌长肌之间进入。

（2）显露：将拇长屈肌牵向桡侧，正中神经和其他肌腱牵向尺侧。将旋前方肌在桡骨起始处的肌纤维切断，显露骨折处（图9-2-15）。

（3）骨折复位内固定：直视下整复骨折，使关节面保持平整，用"T"形或斜"T"钢板固定骨折（图9-2-16）。

❸ 缝合　冲洗止血，放置负压引流管一根，逐层缝合切口。

术中要点

❶ 术中避免损伤正中神经、桡神经和桡动脉。

❷ 术中C臂检查，骨折已复位和关节面平整。

术后处理

❶ 功能位石膏托固定4周。

❷ 当日即可开始进行手指、肘和肩部活动。

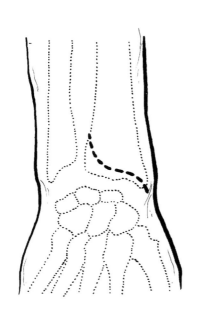

图9-2-13

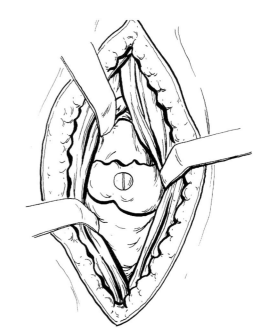

图9-2-14

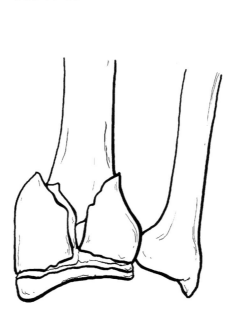

图9-2-15

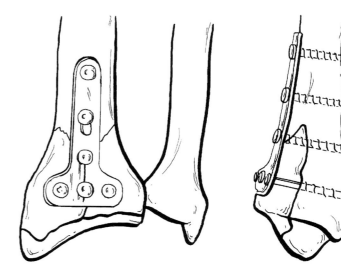

图9-2-16

五 尺、桡骨骨折不愈合的手术治疗

适 应 证	尺、桡骨骨折不愈合。
禁 忌 证	无。
术前准备	无。
麻 醉	臂丛神经阻滞麻醉。
体 位	仰卧位，患肢外展，前臂旋前。

手术步骤

❶ 切口 尺骨采用后侧入路。桡骨干上2/3采用后侧或前外侧入路，中1/3采用前外侧入路。

❷ 骨折端的处理 切除骨折断端的纤维瘢痕组织，扩通髓腔。如有骨缺损，可植入带松质骨的皮质骨块，以保持尺、桡骨的正常长度比例，充分复位。

❸ 钢板内固定与植骨 骨折复位后，加压钢板固定。尺骨上、中段骨折时，钢板应置于后外侧面，下1/3骨折时，钢板应置于掌侧，桡骨骨折时，钢板应置于掌侧或背侧（图9-2-17），在骨折断端分别植入适量的松质骨。

❹ 缝合 逐层缝合，关闭切口。为防止发生骨筋膜隔室综合征，可不缝合深筋膜。

术中要点

❶ 避免损伤桡神经深支。

❷ 处理骨折断端时，要特别注意保持尺、桡骨的长度比例。以免影响前臂的旋转功能。

❸ 骨间膜紧张或挛缩者，应予以松解。

❹ 植骨时不要将松质骨植入骨间膜处，以免造成尺、桡骨交叉愈合或骨间膜挛缩。

术后处理 患肢功能位石膏托外固定，手指进行功能锻炼，至骨折愈合。

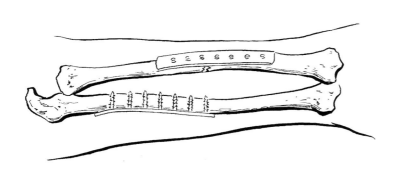

图9-2-17

六　　尺骨远端切除术

适 应 证　❶ 腕关节活动疼痛、无力，前臂旋转功能受限者。
　　　　　❷ 下尺、桡关节分离，尺骨小头脱位显著者。

禁 忌 证　桡骨远端严重向掌侧成角者。

术前准备　无。

麻　　醉　臂丛神经阻滞麻醉。

体　　位　仰卧位，患肢外展，前臂旋前。

手术步骤　❶ 切口　前臂尺侧尺骨下端纵行切口，长约5cm（图9-2-18）。
　　　　　❷ 显露　切开皮肤、皮下组织，从尺侧腕屈、伸肌腱之间隙显露尺骨下端（图9-2-19）。
　　　　　❸ 尺骨远端切除　纵行切开尺骨骨膜，在骨膜下剥离出尺骨及尺骨头，距尺骨远端1.5cm处，横行锯断尺骨（图9-2-20），分离与尺骨远端相连的关节囊及韧带，切除尺骨远端，用骨锉修整尺骨残端成光滑面（图9-2-21）。
　　　　　❹ 缝合　冲洗止血，放置负压引流管一根，逐层缝合切口。

术中要点　❶ 剥离尺骨时，避免损伤尺神经及血管束。
　　　　　❷ 尺骨远端桡侧必须切除彻底，以免影响旋转功能。

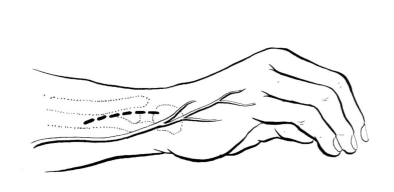

图9-2-18

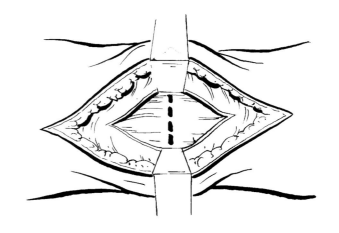

图9-2-19

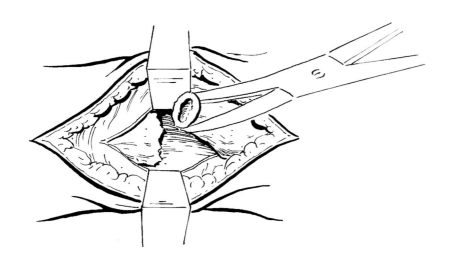

图9-2-20

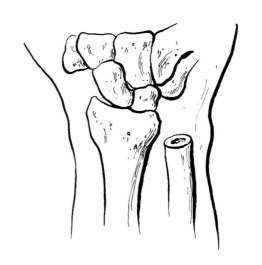

图9-2-21

③ 勿切断尺侧副韧带。

术后处理   不需外固定，术后早期功能锻炼。

七   尺骨头部分切除、桡骨远端截骨植骨术

适 应 证   桡骨远端骨折畸形严重而无旋转功能障碍者。

禁 忌 证   无。

术前准备   无。

麻   醉   臂丛神经阻滞麻醉。

体   位   仰卧位，患肢外展，前臂旋前。

手术步骤   ❶ 尺骨头部分切除术   尺骨下端尺侧纵切口，长约5cm，显露尺骨远端，纵行切除尺骨头的尺侧半，长约4cm（图9-2-22）。

❷ 桡骨远端截骨植骨术   桡骨下端背侧纵切口，长6～8cm，从桡侧腕伸肌的外侧与拇长伸肌、指总伸肌间隙分离至桡骨，骨膜下剥离显露并凿断畸形愈合处，尽量保留掌侧和尺侧皮质的完整性（图9-2-23）。

向尺侧及掌侧倾斜撬起远端骨块，使桡骨远端关节面恢复正常的掌倾角和尺偏角（图9-2-24）。

将从尺骨上切下的植骨块修剪成背侧宽、掌侧窄，桡侧宽、尺侧窄的楔形骨块，植入桡骨截骨线内（图9-2-25）。

若截骨后植骨不稳定，可用两根交叉克氏针或螺钉内固定。

❸ 缝合   冲洗止血，放置负压引流管一根，逐层缝合切口。

术中要点   桡骨畸形截骨时，尽量保持掌侧和尺侧皮质的完整性，以保持一定的稳定性。

术后处理   ❶ 术后功能位石膏托外固定2周拆线。

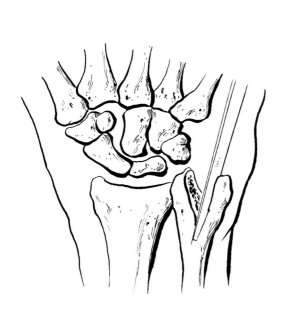

图9-2-22

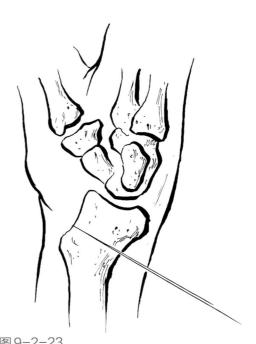

图9-2-23

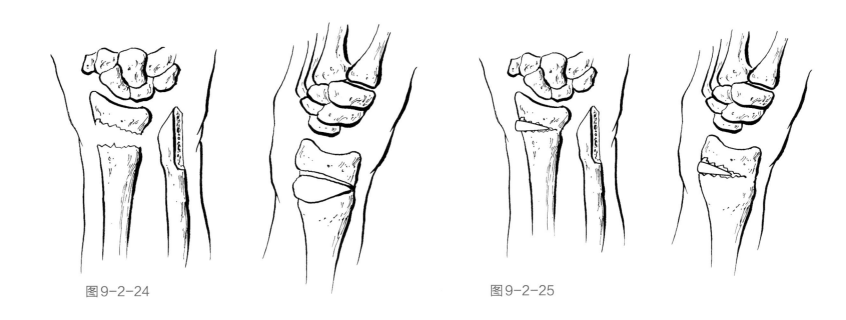

图 9-2-24　　　　　　　　　　　　　　　　　　　图 9-2-25

❷ 拆线后，改短臂管型石膏外固定6周摄片，拆石膏，功能锻炼。

第三节　　前臂骨筋膜隔室综合征切开减压术

适 应 证	前臂急性骨筋膜隔室综合征一经确诊，需立即行深筋膜切开减压术。
禁 忌 证	无。
术前准备	无。
麻　　醉	臂丛神经阻滞麻醉。
体　　位	仰卧位，患肢外展于侧桌上。

手术步骤　　❶ 切口　前臂掌侧做一波浪状长切口，上起肘窝肱二头肌内侧，下达腕上
　　　　　　　　　方（图9-3-1）。

❷ 切开掌侧筋膜　于肘部切开肱二头肌腱膜，然后从近侧向远侧纵行切开
掌侧全长深筋膜，深部肌肉立即膨出（图9-3-2）。
若深层肌肉仍然灰白缺血，应纵行切开肌外膜。

❸ 探查血管神经　如果深筋膜和肌外膜切开后肌肉缺血仍无明显改善，应

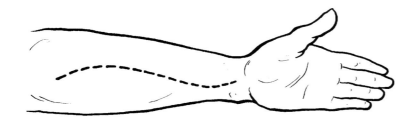

图9-3-1

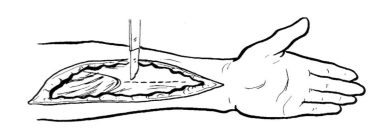

图9-3-2

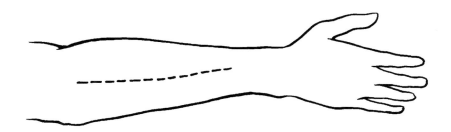

图9-3-3

向上延长切口，探查肱动脉，同时对正中神经、尺神经进行探查松解。

❹ 切开背侧筋膜　若掌侧筋膜间室切开后，背侧张力仍大，可同时行背侧筋膜间室切开术。从肱骨外上髁下方2cm处开始，直线向腕中线切开至腕上方（图9-3-3），切开深筋膜，彻底减压。

❺ 伤口处理　切口不予缝合，可用凡士林纱布松松覆盖切口，无菌纱布外敷包扎。

术中要点 ❶ 切开肌外膜时，避免损伤穿过肌外膜的神经分支。

❷ 术中若发现血管痉挛，可将血管的部分外膜剥离，2%普鲁卡因湿热敷。若为动脉内膜损伤后有血栓形成、部分断裂或完全断裂，则可考虑行血栓取出、血管修补或血管吻合、移植等手术。

❸ 术中若发现肌肉坏死，应做彻底切除。

❹ 术中禁止使用止血带。

术后处理 ❶ 功能位石膏托外固定。进行手部功能锻炼。

❷ 全身应用抗生素，伤口局部换药，防止发生感染。

❸ 3~5天肿胀消退后行二期缝合，或行游离皮片移植覆盖创面。

第十章

腕部手术

视频目录

扫描二维码，
观看本书所有
手术视频

第一节　腕关节显露途径

一　背侧入路

适 应 证	❶ 腕部骨折、脱位需切开复位者。
	❷ 腕关节结核。
	❸ 腕部肿瘤。
	❹ 腕关节类风湿性关节炎滑膜切除术。
	❺ 腕关节融合术。
	❻ 腕关节人工关节置换术。

麻　　醉　臂丛神经阻滞麻醉。

体　　位　仰卧位，患肢外展，前臂旋前。

手术步骤
❶ 以腕关节为中心，在腕背侧做"S"形纵行切口（图10-1-1）。
❷ 切开腕背侧浅、深筋膜，在拇长伸肌腱和指总伸肌腱之间切开腕背侧韧带（图10-1-2）。
❸ 纵行切开桡骨下端的骨膜和腕关节囊，显露挠、尺骨下端及腕骨背侧（图10-1-3）。

术中要点
❶ 切开腕背侧浅筋膜时，避免损伤切口两侧浅静脉及桡神经浅支。
❷ 尽量少剥离腕骨间的关节囊，以免影响血供，引起骨坏死。
❸ 术中如切断肌腱，术毕应重新缝合，并固定腕于背伸位。

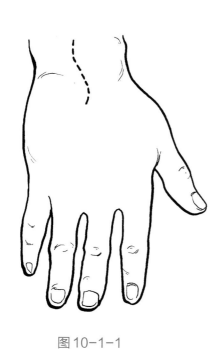

图 10-1-1

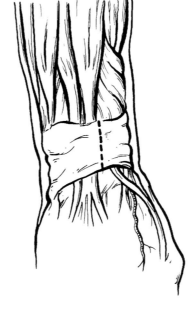

图 10-1-2

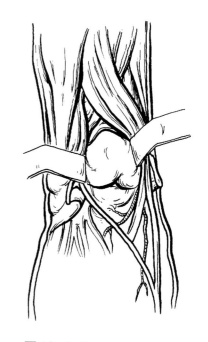

图 10-1-3

二　　　掌侧入路

适 应 证　❶ 腕部骨折、脱位，特别是月骨脱位需切开复位者。

❷ 月骨切除术。

❸ 腕管综合征。

❹ 腕掌侧肿瘤。

❺ 正中神经探查及手术。

麻 　 醉　臂丛神经阻滞麻醉或气管插管全身麻醉。

体 　 位　仰卧位，患肢外展，前臂旋后于手术床旁侧桌上。

手术步骤　❶ 以腕关节为中心，在腕掌侧做"S"形纵行切口。切口做在掌长肌腱尺侧以保护正中神经掌皮支（图10-1-4）。

❷ 切开腕掌侧浅、深筋膜，显露掌长肌腱（图10-1-5）。

❸ 掌长肌深面，略向桡侧，找到正中神经，加以保护。显露腕掌侧韧带并确认腕管结构（图10-1-6）。

❹ 纵行切开腕掌侧韧带，显露腕管及其内容物　指浅、深屈肌腱，拇长屈肌腱和正中神经（图10-1-7）。

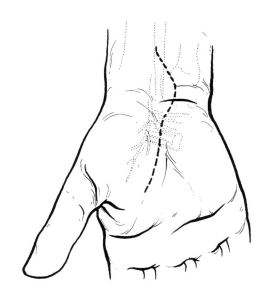

图 10-1-4

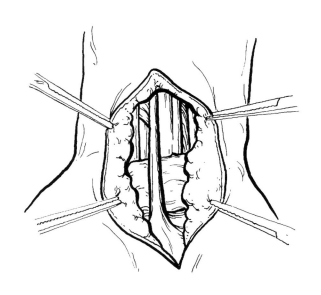

图 10-1-5

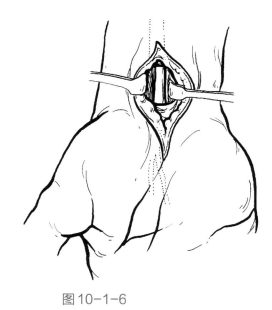

图 10-1-6

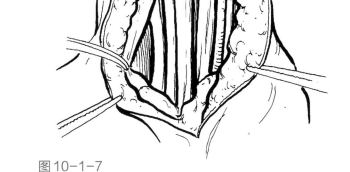

图 10-1-7

279

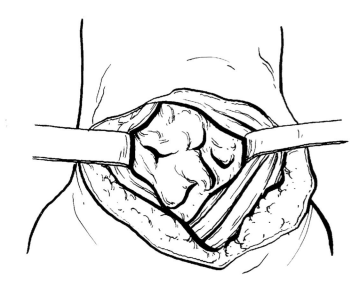

图 10-1-8

⑤ 将拇长屈肌腱牵向桡侧，正中神经及掌长肌腱牵向尺侧。亦可将上述肌腱、神经均牵向桡侧，将指浅、深屈肌腱牵向尺侧。切开关节囊，即可显露桡骨下端及各腕骨（图 10-1-8）。

术中要点　❶ 腕关节掌侧最好不做直的皮肤切口，以免形成挛缩性瘢痕。

❷ 切断或切除腕横韧带时，避免损伤正中神经及其返支。

❸ 术中不要破坏桡月掌侧韧带，以免影响血供，引起骨坏死。

三　桡侧入路

适 应 证　❶ 桡骨下端及桡骨茎突骨折需切开复位者。

❷ 舟状骨骨折和大多角骨骨折需切开复位者。

❸ 舟状骨骨折不愈合者。

麻　　醉　臂丛神经阻滞麻醉。

体　　位　仰卧位，患肢外展，前臂旋前置于手术床旁侧桌上。

手术步骤　❶ 在腕关节桡侧的拇长、短伸肌腱之间做一斜行切口（图 10-1-9）。

❷ 切开皮肤、皮下组织，即可见头静脉、桡神经浅支的示指支和拇指支。在桡神经拇指支的桡侧切开深筋膜（图 10-1-10）。

❸ 桡动脉从拇短伸肌腱的深面穿出至拇指根部背面，贯穿虎口，再在第 1、2 掌骨根部之间进入掌部。在拇长伸肌腱和指总伸肌腱之间纵行切开腕背侧韧带（图 10-1-11）。

❹ 显露拇长伸肌腱、拇短伸肌腱及拇长展肌腱，再向其深面做钝性分离，即可找到桡动、静脉及其分支（图 10-1-12）。

❺ 将拇短伸肌腱和拇长展肌腱牵向掌侧，拇长伸肌腱牵向背侧，桡动脉可牵向掌侧或背侧。切开腕桡侧副韧带和关节囊，即可显露桡骨下端、舟状骨和大、小多角骨（图 10-1-13）。

术中要点　避免损伤桡神经浅支和桡动、静脉。

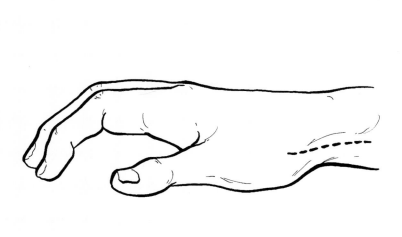

图 10-1-9

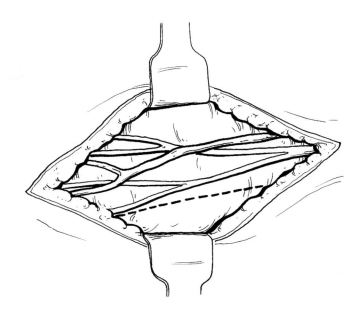

图 10-1-10

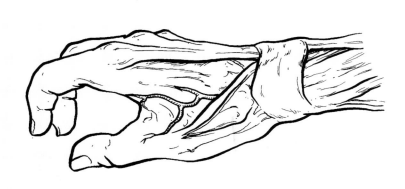

图 10-1-11

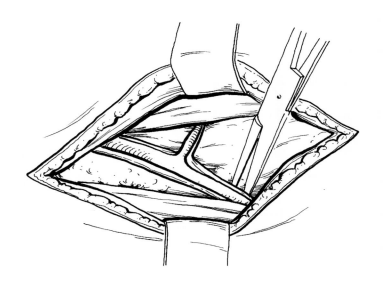

图 10-1-12

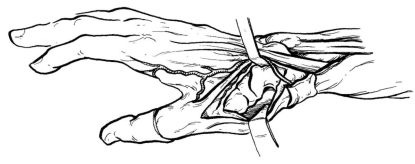

图 10-1-13

四　尺侧入路

适 应 证	❶ 尺骨头切除术。
	❷ 腕关节盘切除术。
	❸ 尺管综合征。
	❹ 尺神经探查及手术。
麻　　醉	臂丛神经阻滞麻醉。
体　　位	仰卧位，患肢外展，前臂旋后。
手术步骤	❶ 切口　在腕关节尺侧做"S"形纵切口（图10-1-14）。
	❷ 切开深筋膜，显露腕掌侧韧带以及在其下缘穿出的尺动、静脉，于尺侧腕屈肌的桡侧纵行切开腕掌侧韧带（图10-1-15）。
	❸ 将指浅屈肌腱牵向桡侧，尺侧屈腕肌牵向尺侧，充分显露尺动脉、尺神经（图10-1-16）。
	将其牵向尺侧，显露关节囊。切开关节囊，即可显露尺侧腕关节。
术中要点	避免损伤尺神经和尺动、静脉。

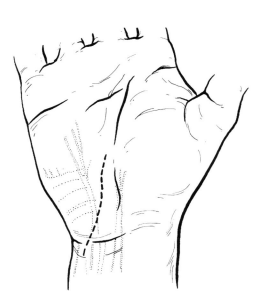

图10-1-14

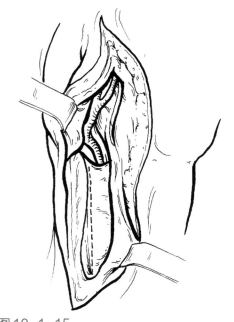

图10-1-15

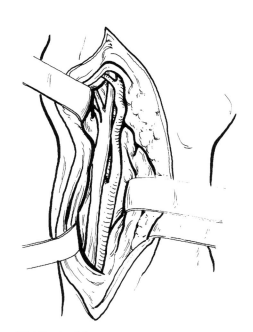

图10-1-16

第二节　腕部骨折脱位的手术治疗

一　月骨脱位切开复位术

适 应 证	❶ 新鲜或陈旧性月骨脱位手法复位失败者。
	❷ 伴有正中神经卡压症状者。
禁 忌 证	无。
术前准备	无。
麻　醉	臂丛神经阻滞麻醉。
体　位	仰卧位，患肢外展，前臂旋后置于手术床旁侧桌上。
手术步骤	❶ 切口　腕正中掌侧做"S"形切口（图10-2-1）。
	❷ 显露　将掌长肌腱和桡侧腕屈肌腱向两侧牵开，显露正中神经和腕管的近端入口，偏尺侧切开腕掌侧韧带，将腕管内的屈肌腱和正中神经牵向桡侧或尺侧，显露腕关节囊，即可看见脱位的月骨向掌侧突起。切开关节囊，清除关节腔内血肿和机化组织，分离月骨周围的粘连，显露月骨（图10-2-2）。
	❸ 复位　将腕关节背伸，用骨膜剥离器将头状骨撬起，拇指按压月骨远端，使其复位。
	❹ 缝合　仔细止血后，缝合关节囊和腕掌侧韧带，关闭切口。
术中要点	❶ 术中特别注意避免损伤桡月掌侧韧带，以免造成月骨缺血、坏死。
	❷ 术中避免损伤正中神经及其返支。
术后处理	❶ 背侧短臂石膏托固定腕关节于掌屈45°位。
	❷ 术后2周拆线，3周去石膏，进行功能锻炼。

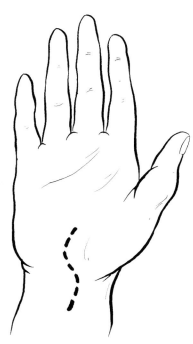

图 10-2-1

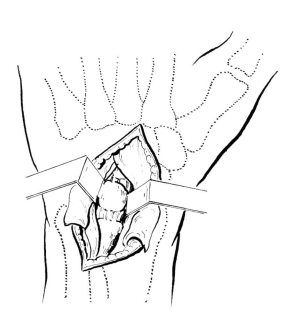

图 10-2-2

二　　　月骨摘除术

<table>
<tr><td>适 应 证</td><td>❶ 新鲜月骨完全性脱位（即桡月掌侧韧带断裂）。</td></tr>
<tr><td></td><td>❷ 陈旧性月骨脱位超过1个月，无法复位。</td></tr>
<tr><td></td><td>❸ 月骨缺血性坏死。</td></tr>
<tr><td>禁 忌 证</td><td>无。</td></tr>
<tr><td>术前准备</td><td>无。</td></tr>
<tr><td>麻　　醉</td><td>臂丛神经阻滞麻醉。</td></tr>
<tr><td>体　　位</td><td>仰卧位，患肢外展，前臂旋后置于手术床旁侧桌上。</td></tr>
</table>

手术步骤
❶ 切口及显露　同月骨脱位切开复位术。

❷ 月骨摘除、肌腱植入关节成形术　适用于陈旧性月骨脱位，特别是月骨缺血坏死者。切开关节囊后，完整摘除月骨。将掌长肌或桡侧腕屈肌从中间剖开一半，切取长6～8cm的带蒂肌条。从近端向远端卷成团，缝合2～3针，防止散开。然后植入到月骨摘除后的空隙内，与关节囊缝合固定（图10-2-3）。

❸ 缝合　冲洗止血，放置负压引流管一根，缝合关节囊。

术后处理
❶ 前臂功能位石膏托外固定。

❷ 3周后拆除石膏托，进行腕关节功能锻炼。

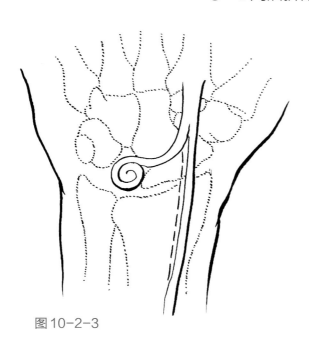

图10-2-3

三　　　经手舟骨月骨周围脱位的手术治疗

适 应 证
❶ 手法复位失败或复位后舟骨骨折未能达到解剖复位者。

❷ 陈旧性经手舟骨、月骨周围脱位（伤后1个月以内）。

禁 忌 证
无。

术前准备	无。
麻　醉	臂丛神经阻滞麻醉。
体　位	仰卧位，患肢外展，前臂旋前位于手术床旁侧桌上。

手术步骤

❶ 切口　从手背第1掌骨基底部开始，沿鼻烟窝经腕背部向前臂远端背侧延伸，做一"S"形切口（图10-2-4）。

❷ 显露　将拇长伸肌腱和指总伸肌腱向两侧牵开，显露关节囊。横行切开关节囊，再将拇长伸肌腱牵向尺侧，沿鼻烟窝方向继续切开关节囊（图10-2-5），显露向背侧突出的头状骨的近侧端和手舟骨骨折线（图10-2-6）。

❸ 复位固定　清理血肿机化组织后，手法或借助骨膜起子整复脱位，手舟骨骨折亦随之复位。确认复位后，用克氏针从手舟骨结节处经皮固定舟骨骨折。或用Herbert螺钉固定手舟骨骨折（图10-2-7）。

各方向活动腕关节，观察腕关节的稳定性，必要时在腕中立位从第3掌骨基底桡侧向近端打入一根克氏针，固定头状骨、月骨。

❹ 缝合　止血后，缝合关节囊和桡腕背侧韧带，逐层缝合切口。

术中要点

❶ 术中避免损伤桡神经浅支、头静脉、桡动脉深支和粗大的皮下静脉。

❷ 术中应摄X线片，观察骨折、脱位的复位情况。

术后处理

❶ 功能位石膏托外固定，术后2周拆线。改用管型石膏功能位外固定。

❷ 4～6周拔除克氏针，用管型石膏功能位固定至骨折愈合。

❸ 用Herbert螺钉固定者，4周后拆除外固定，进行功能锻炼。

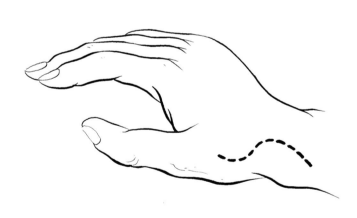

图10-2-4

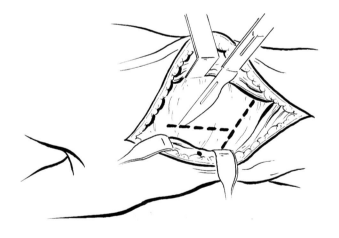

图10-2-5

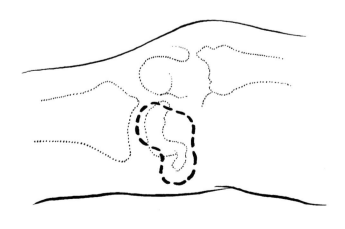

图10-2-6

图10-2-7

四　手舟骨骨折内固定术

适 应 证	❶ 新鲜的不稳定性骨折，手法复位失败。
	❷ 新鲜骨折伴有腕关节不稳定。
	❸ 陈旧性骨折骨不连。
禁 忌 证	无。
术前准备	无。
麻　　醉	臂丛神经阻滞麻醉。
体　　位	仰卧位，患肢外展，前臂旋前位置于手术床旁侧桌上。
手术步骤	❶ 切口　以手舟骨结节为中心做与腕掌横纹相平行切口（图10-2-8）。
	❷ 显露骨折　切开皮肤、深筋膜、腕横韧带和关节囊，显露手舟骨结节及手舟骨骨折处（图10-2-9）。
	❸ 骨折固定　由结节部钻入一枚Herbert螺钉，拧入方向应沿额状面和矢状面各45°角，确保骨折端加压和固定作用，尾端应埋入软组织内（图10-2-10）。

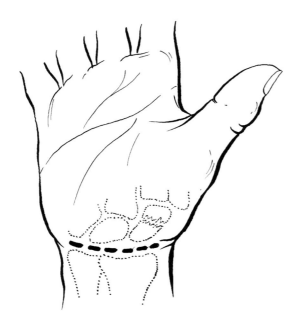

图10-2-8

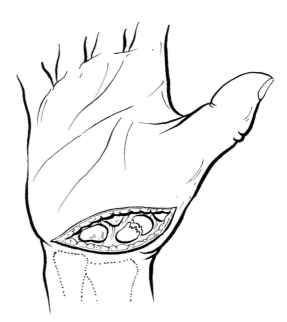

图10-2-9

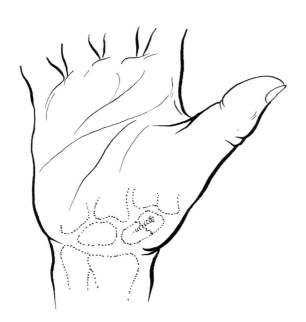

图10-2-10

❹ 缝合　修复关节囊和韧带，逐层缝合切口。

术后处理　术后应用经肘长臂石膏托或管型石膏外固定，腕关节轻度掌屈，桡偏位石膏管型固定8～12个月。

五　手舟骨植骨术

适 应 证　❶ 非手术治疗失败者。

❷ 陈旧性舟骨骨折不愈合伴腕痛者。

❸ 影像显示骨折两端硬化，但腕关节桡偏活动好者。

禁 忌 证　无。

术前准备　无。

麻　　醉　臂丛神经阻滞麻醉。

体　　位　仰卧位，患肢外展，前臂旋前位于手术床旁侧桌上。

手术步骤　❶ 切口　在腕部桡掌侧，沿桡侧腕屈肌的桡侧缘，向手掌远端桡侧做4～5cm长的弧形切口（图10-2-11）。

❷ 显露　将桡侧腕屈肌牵向尺侧，分离桡动脉并牵向桡侧，纵行切开桡腕掌侧韧带及腕关节囊，背伸腕关节，显露腕手舟骨骨折部（图10-2-12）。

❸ 植骨及内固定　清除骨折线两端的硬化骨及纤维组织，在骨折线两端凿成一小骨槽（图10-2-13），或制备成一植骨腔（图10-2-14）。

取自体髂骨、人工骨或组织工程骨，修整成合适大小的骨块，植入手舟骨的骨槽或骨腔内，用两根克氏针从手舟骨结节经植骨块向近侧做平行内固定（图10-2-15）。

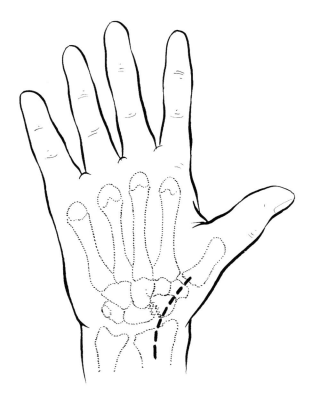

图10-2-11

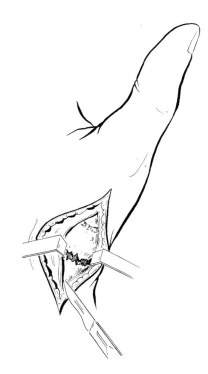

图10-2-12

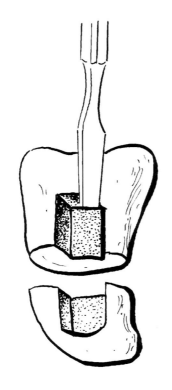

图 10-2-13

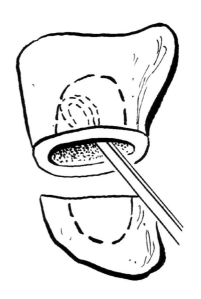

图 10-2-14

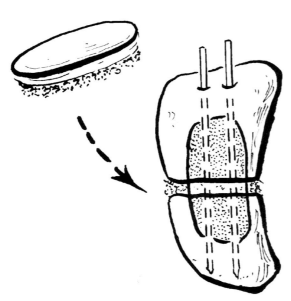

图 10-2-15

❹ 缝合　缝合桡腕掌侧韧带及腕关节囊，切口内放置负压引流管一根，关闭切口。

术中要点

❶ 植骨时注意恢复手舟骨的长度，纠正手舟骨向掌侧、尺侧的成角畸形。

❷ 术中摄片，以确定骨折的复位及腕骨之间的解剖关系是否正确。

❸ 原则上克氏针不要穿透手舟骨的近侧极。

术后处理

❶ 术后腕关节中立位长臂前后石膏托外固定。

❷ 术后2周拆线，改用包括拇指近节的短臂管型石膏固定，直至骨折愈合。

❸ 骨折完全愈合后，拔除克氏针，进行腕关节功能锻炼。

第三节　腕部其他手术

一　全腕融合术

适 应 证	❶ 腕骨骨折不愈合，并发创伤性关节炎。
	❷ 腕骨坏死，继发桡腕关节骨性关节炎。
	❸ 腕关节晚期全关节结核，关节面损伤在 2/3 以上。
	❹ 晚期类风湿性关节炎，腕关节剧烈疼痛或在非功能位强直。
禁 忌 证	无。
术前准备	无。
麻　　醉	臂丛神经阻滞麻醉。
体　　位	仰卧位，患肢外展，前臂旋前位于手术床旁侧桌上。
手术步骤	❶ 切口　腕背正中做"S"形切口（图10-3-1）。
	❷ 显露　纵行切开腕背侧支持带（图10-3-2），将拇长伸肌腱和指总伸肌腱向两侧牵开，切开关节囊，显露腕关节。
	❸ 植骨　切除桡腕关节软骨面及一薄层骨质（图10-3-3、图10-3-4）。
	在桡骨远端背侧凿取一长 3～4cm、宽 1cm、厚 0.5cm 骨栓，在月骨、头状骨背侧凿成相应的骨槽（图10-3-5）。
	将取下的骨栓滑向远端骨槽内，把月骨、头状骨取下的骨块填入桡骨骨槽内（图10-3-6），其他碎骨移植于桡腕关节间隙。
	❹ 固定　用克氏针将腕关节固定于功能位（图10-3-7），用螺钉固定骨栓和骨块（图10-3-8），也可采用钢板内固定（图10-3-9）。
	❺ 缝合　冲洗止血，缝合关节囊、腕背侧支持带，逐层缝合切口。

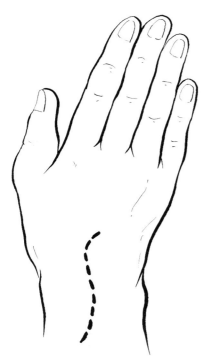

图 10-3-1

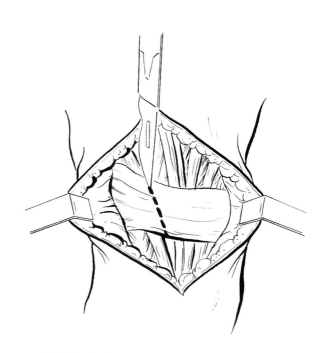

图 10-3-2

289

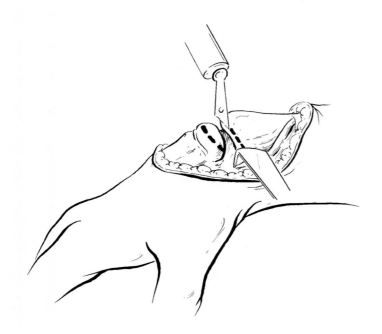

图 10-3-3

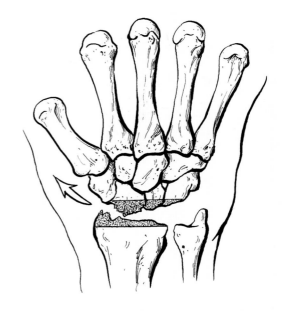

图 10-3-4

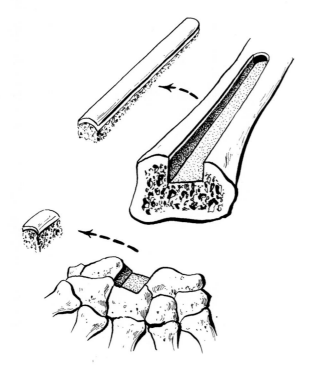

图 10-3-5

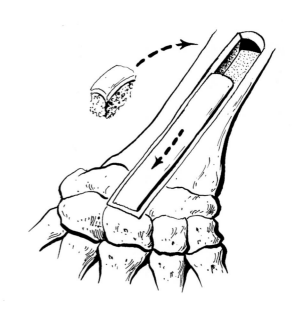

图 10-3-6

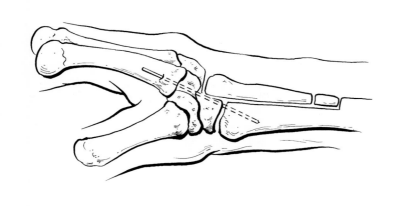

图 10-3-7

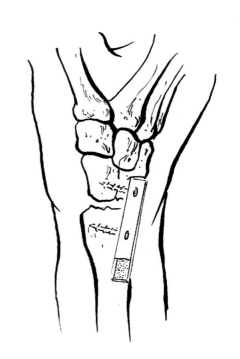

图 10-3-8

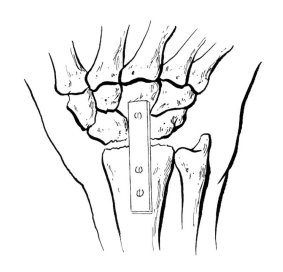

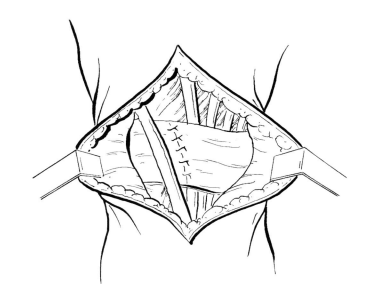

图 10-3-9   图 10-3-10

术中要点	❶ 如术前下尺桡关节已有破坏、分离或脱位，影响旋转功能，术中应将尺骨小头切除，并将尺骨小头作植骨用。
	❷ 术中应将关节面切除干净，以利愈合。
	❸ 缝合腕背侧支持带时，将拇长伸肌腱置于其背侧皮下（图10-3-10）。
术后处理	❶ 长臂掌、背侧功能位石膏托外固定。
	❷ 术后2周拆线。
	❸ 术后3周拔除克氏针，改用短臂管型石膏功能位外固定。
	❹ 待X线片证实骨性愈合后，拆除外固定，一般需3个月。

二　腕骨间融合术

适 应 证	腕骨骨折继发的广泛骨关节炎。
禁 忌 证	无。
术前准备	无。
麻　　醉	臂丛神经阻滞麻醉。
体　　位	仰卧位，患肢外展，前臂旋前位放于手术床旁侧桌上。
手术步骤	❶ 切口及显露　同全腕关节融合术。
	❷ 植骨　显露并凿除腕骨间需要融合骨的所有软骨面（主要为手舟骨、月骨、头状骨），用松质骨填塞关节间的空隙（图10-3-11）。
术中要点	同全腕关节融合术。
术后处理	❶ 长臂掌、背侧功能位石膏托外固定。
	❷ 术后2周拆线，改用短臂管型石膏功能位外固定。
	❸ 待X线片证实骨性愈合后，拆除外固定进行功能锻炼。

291

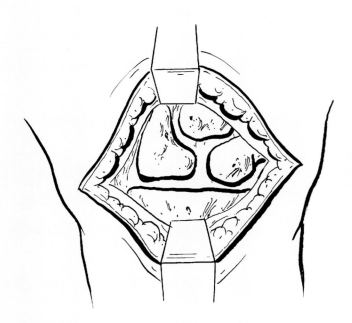

图 10-3-11

第十一章

手部手术

视频目录

扫描二维码，
观看本书所有
手术视频

第一节 手部手术切口原则

❶ **手部切口设计原则及手术要点** ①不影响手部血液循环。②手部解剖结构容易显露。③预防术后线性瘢痕挛缩。④手术要点：术前用圆珠笔认真仔细地设计切口线图案，要设计出能够避免损伤血管和神经，获得广泛的手术野，且能再向上、向下随意延长的切口。

❷ **手掌部切口** 应平行于屈曲横纹，可避免晚期瘢痕挛缩（图11-1-1）。

❸ **手指部位切口** 应在侧方中线上，可避开神经血管束，也远离肌腱而避免肌腱粘连（图11-1-2）。

❹ **手背部位切口** 应做横形或纵弧形切口，使切口与肌腱只相交一点，可减少切口瘢痕与肌腱粘连（图11-1-3）。

❺ **虎口或指蹼部位切口** 应做垂直切口，不影响分指功能（图11-1-4）。

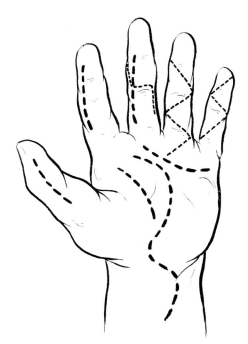

图 11-1-1

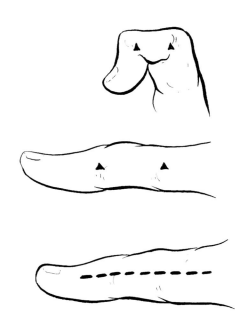

图 11-1-2

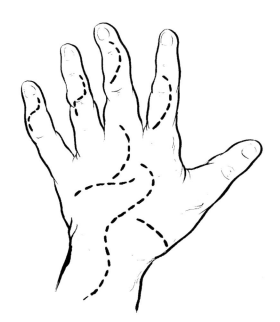

图 11-1-3

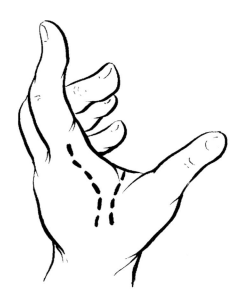

图 11-1-4

手部外伤创面早期处理

一　皮片移植修复

（一）皮片的类型

①表皮皮片（刃厚皮片）。②中厚皮片（断层皮片）。③全厚皮片。④带真皮下血管网皮片。
（图11-2-1）

（二）表皮皮片（刃厚皮片）

适应证

❶ 手部感染、慢性溃疡的肉芽创面。

❷ 因各种原因不能做一期新鲜创面修复，用该皮片暂时消灭创面，二期再做理想修复者。

❸ 非重要功能部位的创面植皮。

麻醉　臂丛神经阻滞麻醉或局部浸润麻醉。

体位　平卧位，将患肢外展置于手术台旁手术桌上。

手术步骤

❶ 供区　一般以股前外侧作为主要供区。

❷ 取皮　两块木板，助手取一块置于供皮区一端，压紧皮肤表面，手术者取另一块木板压紧另一端，使两块木板之间的皮肤紧张平坦。术者用右手握住刀柄，下刀时使刀片与皮肤呈10°～15°角，做拉锯式逐步向前推进（图11-2-2）。所需皮片面积较小时，可徒手持取皮片刀，或用止血钳夹持剃须刀片取皮（图11-2-3）。

❸ 植皮　创面较大，感染未能得到完全控制者采用邮票状植皮，其密度、大小可根据供皮是否丰富而定。也可采用网状植皮，将表皮皮片用三角刀或打孔机每隔0.5～1cm打孔，将其拉成网状覆盖在创面上。为防止

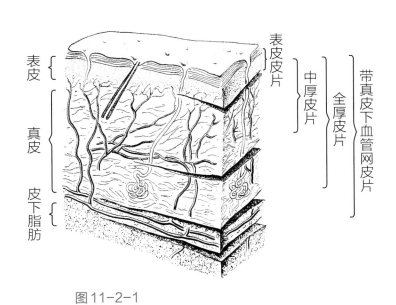

图11-2-1

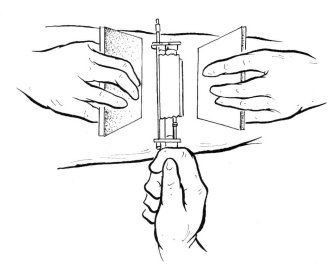

图11-2-2

295

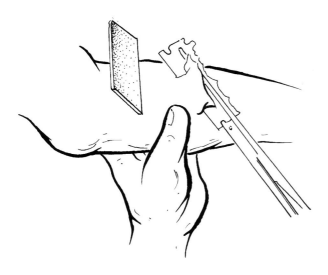

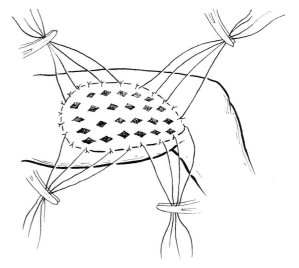

图 11-2-3   图 11-2-4

皮片的收缩，将皮片缘与创缘做缝合固定（图11-2-4）。植皮后用网眼细纱布覆盖，并喷以稀碘伏或庆大霉素。如用大张皮片作新鲜创面暂时覆盖者，则按中厚皮片移植处理。

术中要点

❶ 取皮前应在刀片和供皮区涂一些液体石蜡，以防刀片干涩不易在皮肤上移动。

❷ 在取皮时，应注意取下皮片的厚度，皮片的厚度取决于刀片和皮肤间的角度。

❸ 标准的表层皮片呈半透明状、平整、边缘不向下卷曲，供皮区创面有密密麻麻的小出血点。

术后处理

❶ 对显露植皮的创面，如发现皮片下有积血，应及时予以清除，以防皮片移动。

❷ 对加压包扎的创面，5～7天后需打开敷料检查，如无感染现象，则继续加压包扎。

❸ 对有术后高热、白细胞计数偏高、创面剧痛和有臭味者，应立即打开敷料检查，去除感染因素。供皮区创面4～5天后去除外层纱布，保留紧贴创面的油纱布，充分显露，3～4周可自行脱落。

（三）中厚皮片（断层皮片）

适 应 证

❶ 手掌背部、指背部及指侧面皮肤撕脱后，骨质、肌腱、神经及血管等未显露的新鲜创面。

❷ 手部感染的创面经充分准备，肉芽新鲜、平坦，可用中厚皮片大片覆盖。

❸ 功能要求较高的部位（如关节部）也适用。

麻　　醉　　臂丛神经阻滞麻醉或局部浸润麻醉。

体　　位　　平卧位，将患肢外展置于侧台上。

手术步骤

❶ 取皮　术中用刀柄刮去肉芽使创面平坦。取皮方法可采用徒手取皮法（滚动轴式刀取皮），或切皮机取皮法（鼓式切皮机取皮）。

❷ 植皮　采用大张皮片覆盖创面，保证适当紧张度，并将皮缘与创缘缝合。创面不大者采用打包加压固定。对大面积大张植皮，用一层油纱布

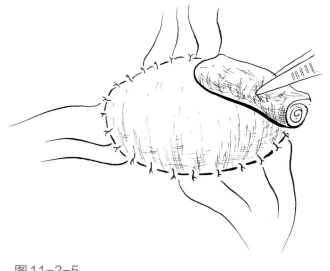

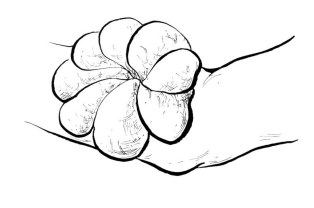

图 11-2-5   图 11-2-6

覆盖后（图11-2-5），可用多层纱布加压包扎（图11-2-6）。

术中要点　❶ 滚动轴式刀取皮要领同上。

❷ 鼓式切皮机取皮需注意以下几点：①涂胶要均匀，待胶水干后再取皮，供区如果不平坦，应皮下注射0.9%氯化钠，使局部平坦后再取皮。②能否取好一整张鼓皮的关键是能否取好鼓前缘的皮肤。③最后切断皮片时应将鼓稍向上提，以防切得过深。

术后处理　❶ 7 ～ 10天更换敷料。如有感染征象，应立即更换敷料或拆线去除感染因素，继续加压包。10 ～ 14天拆线，加强皮片愈合后的康复锻炼。

❷ 供皮区创面4 ～ 5天改显露，方法同表皮皮片的供区处理。

（四）全厚皮片

适 应 证　面积不大的新鲜外伤创面，如手背、手指掌侧和虎口等外伤的软组织缺损。

麻 醉　臂丛神经阻滞麻醉或局部浸润麻醉。

体 位　平卧位，将患肢外展置于侧台上。

手术步骤　❶ 取皮　用手术刀先沿轮廓切线切开皮肤全层深达脂肪，后将创缘缝一针或两针牵引线，并用手指固定供皮区，手术刀沿皮片与脂肪间切取（图11-2-7），再用组织剪修去皮下脂肪（图11-2-8）即成为全厚皮片。

❷ 植皮　一般根据受区创面的大小将切取的同等面积的全厚皮片覆盖于受区创面上，皮缘与创缘做结节缝合，打包固定。

术中要点　❶ 小面积全层皮片可用手术刀切取，常选择隐蔽处作供皮区，如腹股沟、臂内侧等处，取皮后供皮区可直接缝合。

❷ 较大面积的全厚皮片可用滚轴刀或鼓式取皮机切取，但需从他处切取薄的皮片覆盖供皮区。

术后处理　❶ 一般在2周内无须更换敷料，一旦有感染现象，可提前打开敷料或拆线观察。

❷ 供区和受区2周后同时拆线，并加强受区植皮后的康复锻炼。

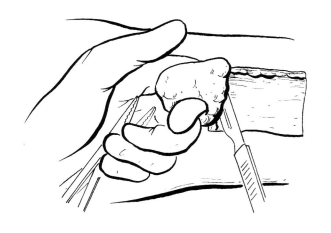

图 11-2-7

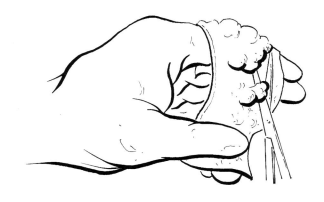

图 11-2-8

（五）带真皮下血管网皮片

适 应 证	手掌、背及指部和关节周围的新鲜无菌创面。
麻　　醉	臂丛神经阻滞麻醉或局部浸润麻醉。
体　　位	平卧位，将患肢外展置于侧台上。
手术步骤	❶ 取皮　用手术刀先沿轮廓切线切开皮肤全层深达脂肪全层，取下带完整脂肪层的真皮下血管网皮片（图11-2-9）。
	❷ 植皮　一般根据受区创面的大小将切取的同等面积的真皮下血管网皮片覆盖于受区创面上，皮缘与创缘做结节缝合，打包固定。
术中要点	❶ 切取带真皮下血管网皮片，最好在手术放大镜下将皮肤展开修剪皮下脂肪，修剪过程中尽量不破坏真皮下血管网的完整性，部分地方可露出血管壁，部分地方留一薄层脂肪。
	❷ 受区创面要彻底止血，皮片打包压力均匀。
术后处理	同全厚皮片移植术。

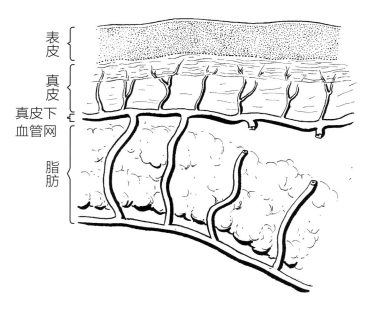

表皮
真皮
真皮下血管网
脂肪

图 11-2-9

二　皮瓣移植修复

（一）任意皮瓣

皮瓣不受供血血管限制，皮瓣的血供由皮瓣蒂部供应，皮瓣的长宽比例一般不能超过2∶1。以邻指皮瓣为例。

适 应 证	手指指端掌侧斜形或指腹皮肤缺损伴有肌腱、骨骼外露创面。手指近、中、末节掌侧的皮肤缺损伴有肌腱、骨骼外露创面。
麻　　醉	指根神经阻滞麻醉或臂丛神经阻滞麻醉。
体　　位	患肢外展，置于手术桌上。
手术步骤	❶ 皮瓣设计及切取　皮瓣选择在患指邻指的背侧，切取皮瓣在指背侧浅层进行，蒂留在邻指一侧，将指背静脉保留在皮瓣内。
	❷ 创面的覆盖　示指指腹皮肤缺损时，取比缺损面稍大的游离皮片，并在中指取一邻指皮瓣（图11-2-10），将游离皮片缝合于供皮区皮肤缺损的尺侧（图11-2-11），游离皮片用于修复中指背侧皮瓣掀起后的皮肤缺损（图11-2-12）。最后将邻指皮瓣缝合于示指缺损处。
术中要点	切取临指皮瓣时，应注意保留指背伸指肌腱腱膜。
术后处理	术后将两指固定在一起，2周拆线，3周断蒂。

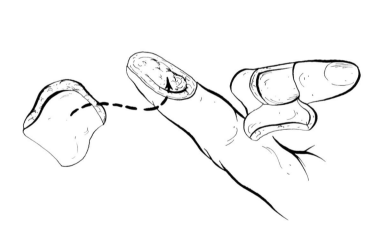

图 11-2-10

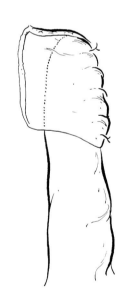

图 11-2-11

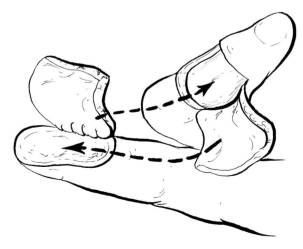

图 11-2-12

299

（二）轴型皮瓣（以指掌侧推进皮瓣为例）

皮瓣蒂部有供应皮瓣血运的（动、静脉）血管束，皮瓣的长宽比例不受2：1限制。

适 应 证	指端缺损，骨外露，缺损面积小于1cm。
麻　　醉	臂丛神经阻滞麻醉或指根神经阻滞麻醉。
体　　位	患肢外展，置于手术桌上。
手术步骤	❶ 切口及皮瓣切取　在手指两侧正中线上纵行切开皮肤（图11-2-13），沿屈指肌腱鞘浅层向近端锐性分离皮瓣，注意将一侧指掌侧血管、神经束包含在皮瓣内，形成指掌侧推进皮瓣（图11-2-14）。
	❷ 创面的覆盖　屈曲指间关节，将皮瓣向远端推移覆盖创面并缝合皮肤（图11-2-15）。
术中要点	❶ 分离过程中不要损伤屈指肌腱鞘。应将一侧血管、神经束带入皮瓣，另一侧血管、神经束保留在手指原位，以防手指坏死。
	❷ 皮瓣解剖的远近由创面缺损的大小决定。
术后处理	术后无须任何外固定，2周拆线后即开始功能锻炼。

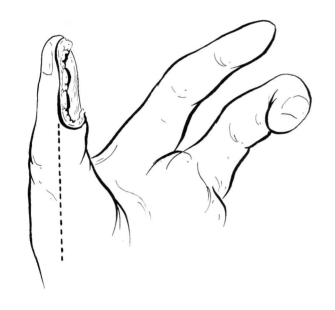

图11-2-13

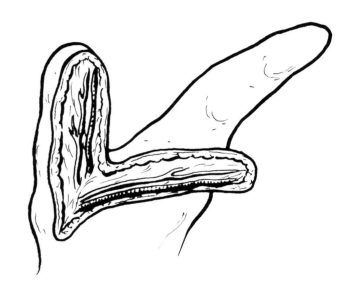

图11-2-14

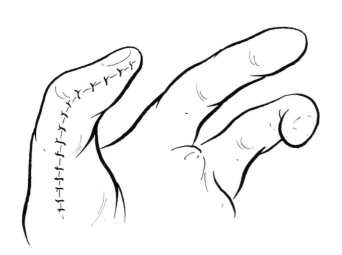

图11-2-15

（三）岛状皮瓣（以示指近节背侧岛状皮瓣为例）

皮瓣除血管蒂部与供区相连，其余部位均游离，皮瓣靠蒂部血管蒂供血，皮瓣可任意转移。

适 应 证	❶	虎口区软组织缺损，或虎口区瘢痕挛缩的修复。
	❷	拇指背侧、掌侧或中指掌指关节背侧的皮肤缺损，或拇指瘢痕挛缩的修复。
	❸	拇指再造。
麻 醉		臂丛神经阻滞麻醉或指根神经阻滞麻醉。
体 位		患肢外展，置于手术桌上。
手术步骤	❶	皮瓣设计　皮瓣的远端不超过近指间关节，近端不超过掌指关节（图11-2-16）。
	❷	皮瓣切取　在指背筋膜的深层解剖皮瓣，第1掌背动脉、桡神经浅支保留在皮瓣内（图11-2-17），形成一个带有神经、血管蒂的岛状皮瓣（图11-2-18）。
	❸	皮瓣转移　将皮瓣通过皮下隧道转移修复拇指指腹缺损创面，缝合皮肤（图11-2-19）。

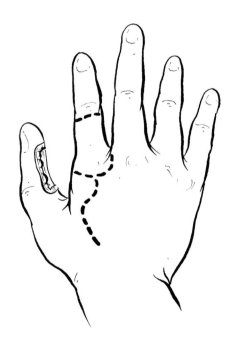

图 11-2-16

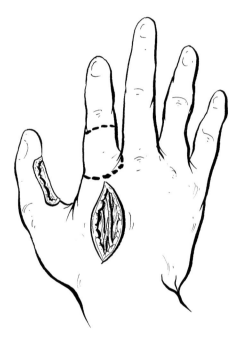

图 11-2-17

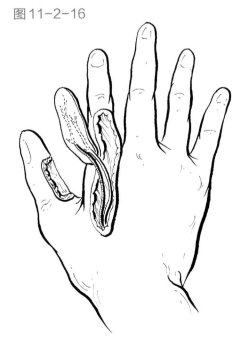

图 11-2-18

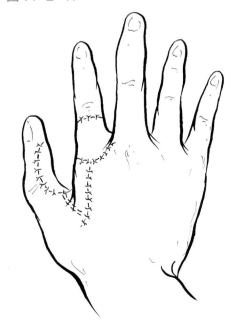

图 11-2-19

④ 供区游离植皮。

术中要点 手术中保护好血管蒂，通过皮下隧道转移皮瓣时防止蒂部旋转。

术后处理 无须特殊处理，2周拆线即开始功能锻炼。

（四）游离皮瓣（以足背皮瓣为例）

适 应 证

❶ 修复手背、手掌、腕部及虎口部位的皮肤缺损，并伴有骨骼、肌腱外露者。

❷ 带有足趾伸肌腱的复合皮瓣可同时修复手部肌腱缺损。

❸ 可连同踇趾甲皮瓣或第2、3足趾移植，再造拇指并修复受区的皮肤缺损。

麻 醉 硬膜外阻滞麻醉，小儿可采用全麻。

体 位 平卧位。

手术步骤

❶ 皮瓣设计 皮瓣远端可达趾蹼，近端可达伸肌支持带，两侧可达足背内外侧缘；以足背动脉为中心，包括大、小隐静脉主干在内，用龙胆紫标记（图11-2-20）。

❷ 皮瓣切取 自设计皮瓣的远端向两侧于深筋膜下分离大、小隐静脉，切断并结扎分支，向上达足够长度。从两侧向中间解剖分离，至足背动脉附近，连同血管周围的筋膜一起，向肌肉间隙分离，达足底深动脉并切断结扎（图11-2-21）。提起皮瓣远端向近端分离，至足背动脉。此时皮瓣已完全游离（图11-2-22）。

❸ 皮瓣转移 在手背鼻烟窝处解剖出头静脉、桡动脉，分别与皮瓣上的大隐静脉、足背动脉断端吻合（图11-2-23）。连同肌腱一起切取的复合皮瓣移植用于修复手部肌腱缺损。

❹ 供区植皮 足背创面取中厚皮片移植覆盖，打包缝合（图11-2-24）。

术中要点

❶ 解剖分离血管蒂时，不要钝性分离，应距血管主干0.5～1cm处切割，避免牵拉损伤血管内膜。

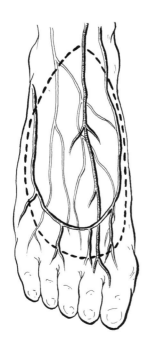

图11-2-20

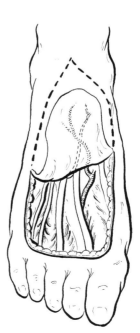

图11-2-21

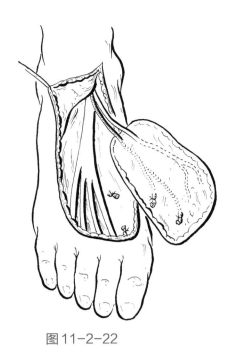

图 11-2-22

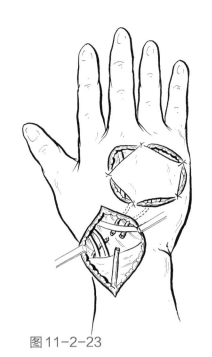

图 11-2-23

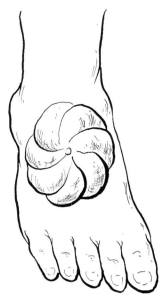

图 11-2-24

❷ 游离皮瓣时，应在深筋膜下趾伸肌腱之上或之下（复合皮瓣）锐性分离。

❸ 带趾长伸肌腱移植时要保护腱周组织，防止肌腱滑脱。

❹ 切取的皮瓣应较创面大些。

术后处理   ❶ 观察血运变化，对症处理。

❷ 常规"三抗"（抗痉挛、抗血栓、抗感染）治疗 7 ~ 10 天。2 周拆线，功能练习。

❸ 复合皮瓣移植需行石膏外固定，4 周拆石膏后即可功能练习。

第三节   手部骨折手术治疗

一   近节指骨骨折

适 应 证   开放性指骨骨折。

麻   醉   全麻或臂丛麻醉。

体   位   平卧位、上肢外展于手术台旁手术桌上。

手术步骤   ❶ 切口   沿手指近节侧方正中纵行切口（图 11-3-1）。

❷ 显露骨折   切开指背侧腱束，将伸指肌腱侧腱束向背侧牵开即可显露指骨骨折部位（图 11-3-2）。

❸ 骨折固定   骨折复位后用两根克氏针交叉固定（图 11-3-3）。或微型钢板内固定（图 11-3-4）。

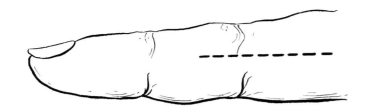

图 11-3-1

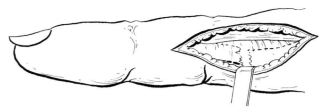
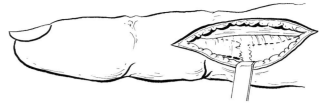

图 11-3-2

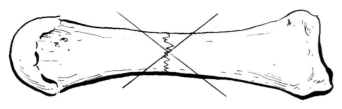

图 11-3-3

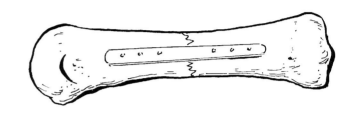

图 11-3-4

❹ 缝合　修复侧腱束，分层缝合切口。

术后处理　术后石膏固定手功能位4周，待临床愈合后即可拔除克氏针或取出微型钢板，进行康复治疗。

二　中节指骨骨折

适 应 证　同近节指骨骨折。

麻　　醉　同近节指骨骨折。

体　　位　同近节指骨骨折。

手术步骤　❶ 切口　在手指侧方偏背侧做纵行切口（图11-3-5）。

❷ 显露骨折见图11-3-6。

❸ 骨折固定　骨折整复后用巾钳暂时固定（图11-3-7）。用克氏针交叉内固定（图11-3-8）。

❹ 缝合　逐层缝合切口。

术中要点　如骨折为长斜形骨折，则应用两根克氏针行与骨折线相垂直的内固定（图11-3-9）。

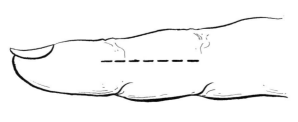

图 11-3-5

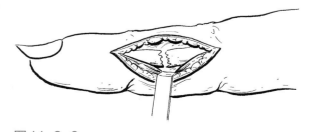

图 11-3-6

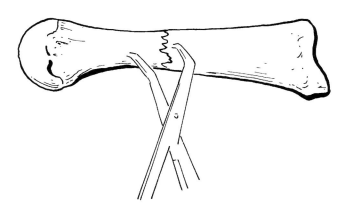

图 11-3-7

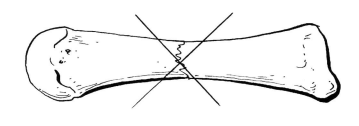

图 11-3-8

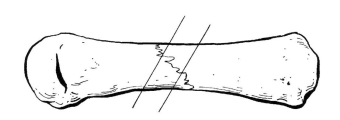

图 11-3-9

| 术后处理 | ❶ | 术后用石膏托固定4周，如骨折发生于指浅屈肌腱止点的远端，宜固定于屈曲位。 |
| | ❷ | 如骨折发生于指浅屈肌腱止点的近端，宜固定于伸直位。 |

三　末节指骨骨折

适 应 证	同近节指骨骨折。
麻　　醉	同近节指骨骨折。
体　　位	同近节指骨骨折。
手术步骤	❶ 如无移位、无甲下血肿，可用胶布做"十"字形加压固定（图11-3-10）。
	❷ 如有分离，则用6号或7号针头，由手指尖插至髓腔至远节指骨底部即可（图11-3-11）。

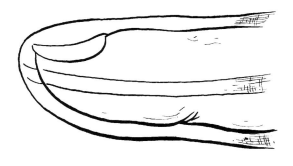

图 11-3-10

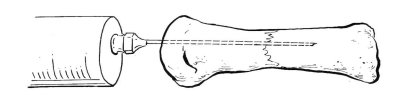

图 11-3-11

四　远节指骨底部背侧骨折（槌状指）

适 应 证　　　❶ 槌状指伴有小骨片撕脱者，小骨片撕脱伴有移位者。

　　　　　　　❷ 小骨片撕脱伴有远节指间关节脱位者。

麻　　醉　　　同近节指骨骨折。

体　　位　　　同近节指骨骨折。

手术步骤　　　❶ 切口　在指背侧行"L"形切口（图11-3-12）。

　　　　　　　❷ 显露骨折　翻开"L"形皮瓣显露伸指肌腱，再翻开肌腱显露小骨片（图
　　　　　　　　11-3-13）。

　　　　　　　❸ 钢丝缝合固定　用不锈钢钢丝将其与远节骨片固定（图11-3-14），使关
　　　　　　　　节面完整修复。如小骨片小于1/3关节面，则不能用钢丝缝合，而将小
　　　　　　　　骨片切除，再用克氏钢针固定远位指间关节于过伸位。

　　　　　　　❹ 缝合　逐层缝合切口。

术后处理　　　术后用铝制夹板或石膏固定6周，拔针后行康复治疗。

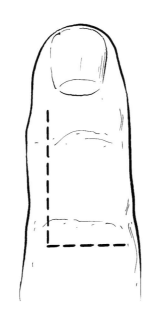

图11-3-12

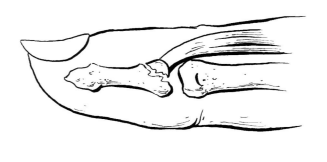

图11-3-13

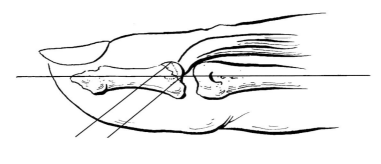

图11-3-14

五　远节指骨底部掌侧撕脱骨折

适 应 证　　　小骨片撕脱伴有移位者，小骨片撕脱伴有远侧指骨间关节脱位者。

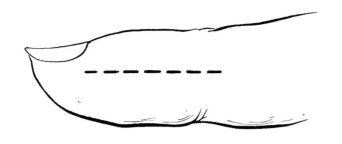

图11-3-15

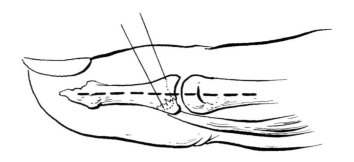

图11-3-16

麻　　醉	同近节指骨骨折。
体　　位	同近节指骨骨折。

手术步骤　❶ 切口　手指侧方贴紧指骨掌侧做一纵行切口（图11-3-15）。

❷ 显露骨折　将侧副韧带拉向一侧，切开关节囊，显露小骨片。

❸ 钢丝缝合固定　将小骨片与关节面整复，然后用钢丝固定小骨片（图11-3-16）。

❹ 缝合　逐层缝合切口。

术后处理　术后用背侧石膏托将腕关节及手指固定于屈位4周，待骨折临床愈合后拔除钢丝并行康复治疗。

六　　第1掌骨基底骨折

适 应 证　❶ 开放性骨折脱位。

❷ 骨折复位不稳定或手法复位失败。陈旧性骨折不愈合。

麻　　醉　同近节指骨骨折。

体　　位　同近节指骨骨折。

手术步骤　❶ 切口　沿第1掌骨内侧缘做纵行切口（图11-3-17）。

❷ 显露骨折　显露第1掌骨基底部及其内侧三角骨骨折块（图11-3-18）。

❸ 骨折固定　用一根克氏针从第1掌骨基底部直插大多角骨（图11-3-19），用第二根克氏针从第1掌骨近侧1/3钻入到第2掌骨（图11-3-20）。

❹ 缝合　逐层缝合切口。

术后处理　术后用U形短臂石膏托使拇指固定于外展位4～6周，待骨折愈合后，拔除克氏针，进行康复治疗。

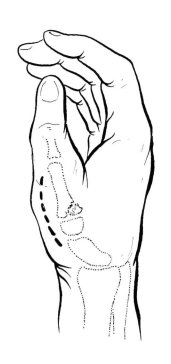

图 11-3-17

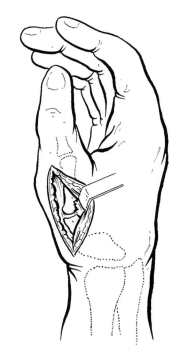

图 11-3-18

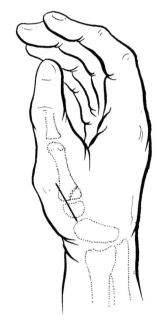

图 11-3-19

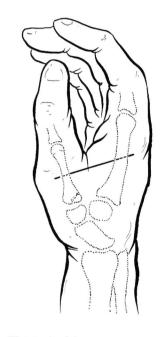

图 11-3-20

七　第3掌骨干骨折

适 应 证	同第1掌骨骨折。
麻　　醉	同近节指骨骨折。
体　　位	同近节指骨骨折。
手术步骤	❶ 切口　沿骨折处做长弧形切口（图11-3-21）。
	❷ 显露骨折　将伸指肌腱向两侧牵开显露骨折处（图11-3-22）。
	❸ 骨折固定　如为新鲜骨折，则先清除积血及周围软组织，然后进行整复。用持骨钳或巾钳作暂时固定（图11-3-23），用两根克氏针交叉固定或微型钢板固定（图11-3-24）。
	❹ 缝合　逐层缝合切口。
术后处理	同第1掌骨基底骨折。

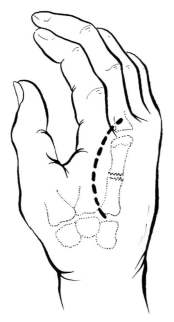

图 11-3-21

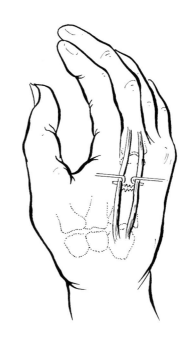

图 11-3-22

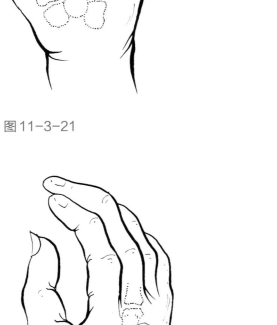

图 11-3-23

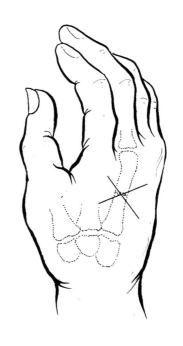

图 11-3-24

八 　第 5 掌骨基底骨折

适 应 证	同第 1 掌骨骨折。
麻　　醉	同近节指骨骨折。
体　　位	同近节指骨骨折。

手术步骤

❶ 切口　在第 5 掌骨背侧行 "L" 形切口（图 11-3-25 ）。

❷ 显露骨折　将伸肌腱向两侧牵拉显露骨折处（图 11-3-26 ）。

❸ 骨折固定　剥离骨端做牵拉整复后，用巾钳将第 5 腕掌关节全部对好（图 11-3-27 ）。用克氏针由第 5 掌骨底插入桡侧进行小骨片间固定，再用一根克氏针由第 5 掌骨近端 1/3 处插入第 4 掌骨（图 11-3-28 ）。

❹ 缝合　逐层缝合切口。

术后处理

❶ 术中摄片了解骨折稳定情况。

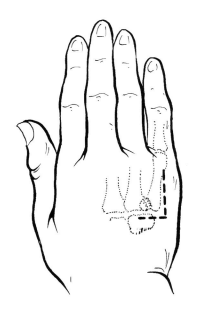

图 11-3-25

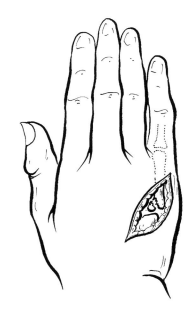

图 11-3-26

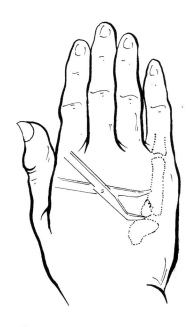

图 11-3-27

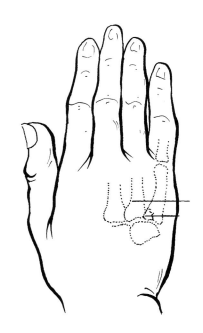

图 11-3-28

❷ 如稳定，则术后不用石膏，用弹力绷带包扎固定，否则应用石膏托固定 4 周。

❸ 其他同第 1 掌骨骨折。

九　第5掌骨颈骨折

适 应 证	同第 1 掌骨骨折。
麻　　醉	同近节指骨骨折。
体　　位	同近节指骨骨折。
手术步骤	❶ 切口　以掌骨头为中心做纵弧形切口（图 11-3-29）。
	❷ 显露骨折　沿伸肌腱帽纵行切开显露骨折处（图 11-3-30）。
	❸ 骨折固定　使掌部关节屈曲 90°，整复后用两根克氏针做交叉内固定（图 11-3-31）。

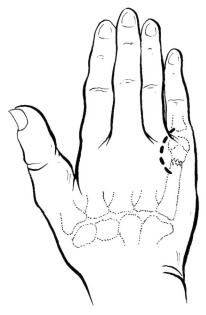

图 11-3-29

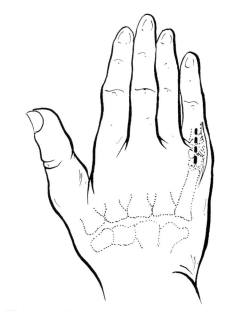

图 11-3-30

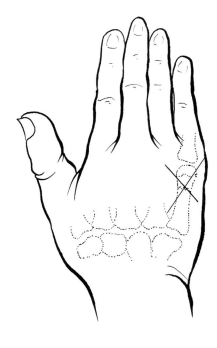

图 11-3-31

❹ 缝合　缝合肌腱帽及皮肤。

术后处理　掌指关节屈曲90°位石膏固定4周，拔针后康复治疗。

第四节　手部肌腱损伤手术治疗

一　手部肌腱分区

❶ 手部屈指肌腱分区　改良Verdan手部屈肌腱系统分为5个区（图11-4-1）。
❷ 伸指肌腱分区　Kleinert和Verdan将指伸肌腱分为8个区（图11-4-2）。

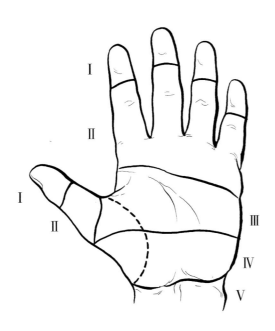

图 11-4-1

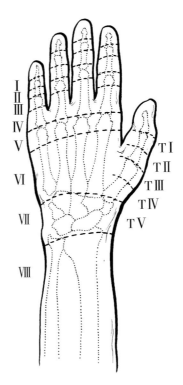

图 11-4-2

二　肌腱缝合法

（一）端端缝合法

❶ Bunnel 缝合法见图11-4-3～图11-4-10。

❷ Kessler 缝合法见图11-4-11～图11-4-14。

❸ Kleinert 缝合法见图11-4-15～图11-4-18。

❹ 津下（Tsuge）缝合法（套圈缝合法）见图11-4-19～图11-4-22。

❺ Verdan 缝合法见图11-4-23。

❻ 田岛缝合法见图11-4-24。

❼ Pennington 缝合法见图11-4-25。

❽ Beder 缝合法见图11-4-26。

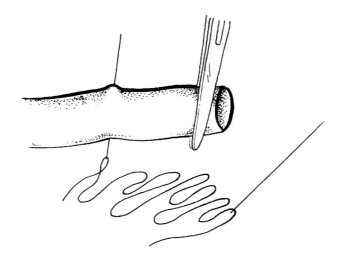

图 11-4-3

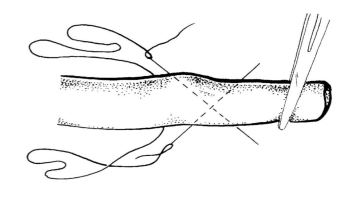

图 11-4-4

312

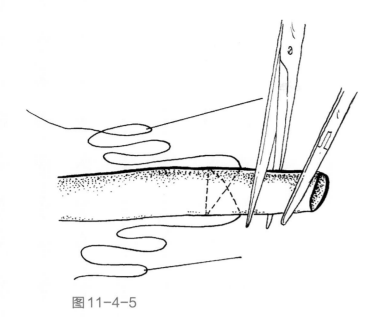

图 11-4-5

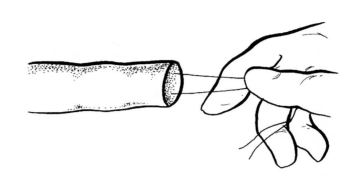

图 11-4-6

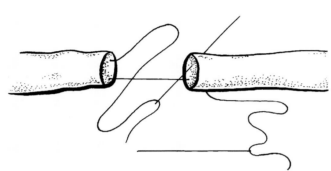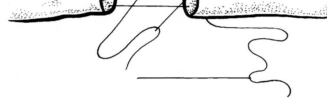

图 11-4-7

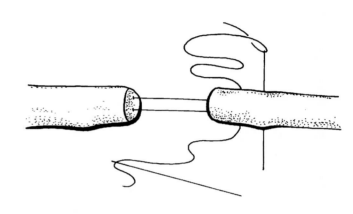

图 11-4-8

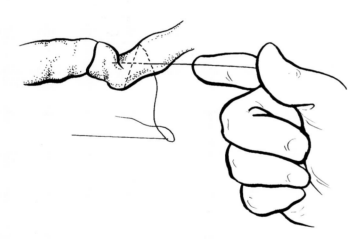

图 11-4-9

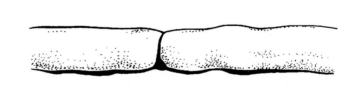

图 11-4-10

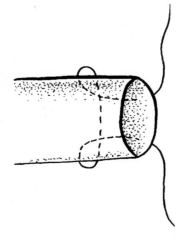

图 11-4-11

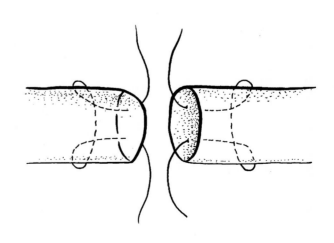

图 11-4-12

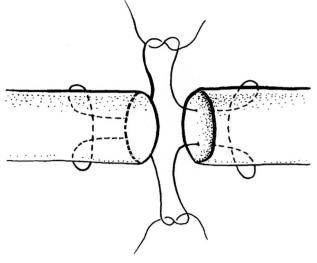

图 11-4-13

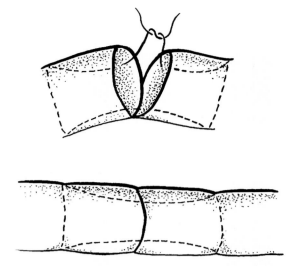

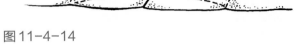

图 11-4-14

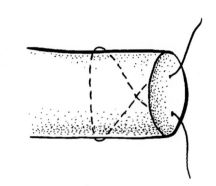

图 11-4-15

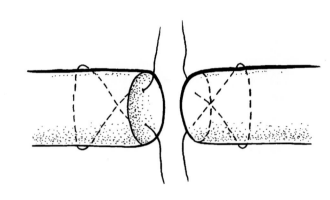

图 11-4-16

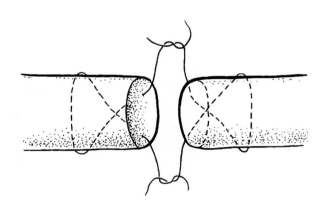

图 11-4-17

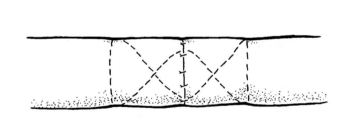

图 11-4-18

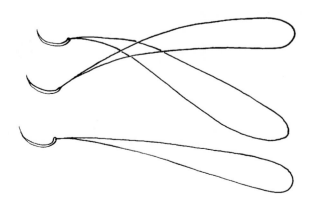

图 11-4-19

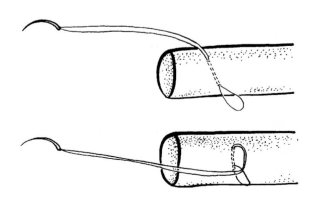

图 11-4-20

314

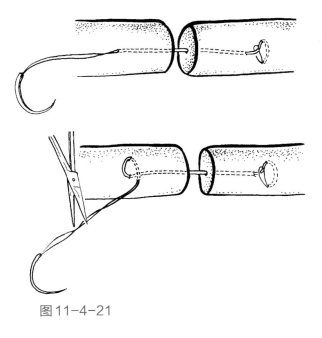

图 11-4-21

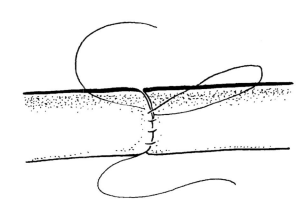

图 11-4-22

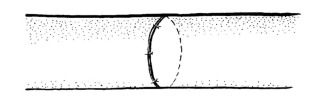

图 11-4-23

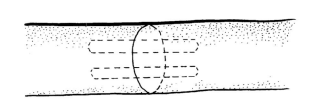

图 11-4-24

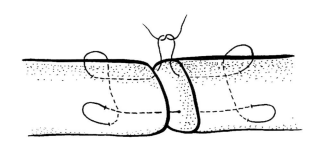

图 11-4-25

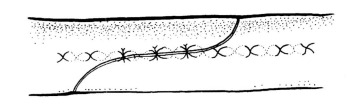

图 11-4-26

（二）Pulvertaft鱼嘴型编织缝合法

适 应 证　　用于缝合粗细、厚薄不等的两条肌腱。

手术步骤

❶ 在距粗肌腱断端2～3cm处用尖刀刺小孔，用血管钳将细肌腱经此孔拉出，保持适当张力，并缝合固定两针（图11-4-27）。

❷ 在距小孔近端0.5cm处再刺一小孔，将细肌腱经此孔拉出并缝合固定两针（图11-4-28），用直剪刀剪去露出的细肌腱并缝合数针，使肌腱残端埋入肌腱内（图11-4-29）。

❸ 最后将粗肌腱修剪成鱼口状，包裹在细肌腱上并缝合固定数针（图11-4-30）。

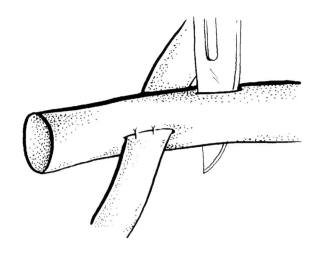

图11-4-27

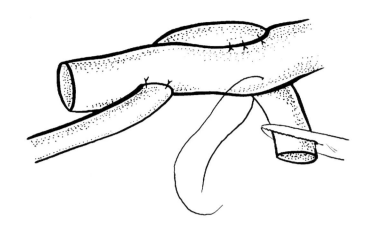

图11-4-28

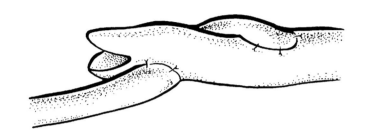

图11-4-29

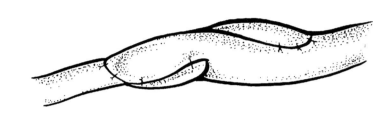

图11-4-30

（三）肌腱侧侧编织缝合法

适 应 证　　　用于缝合粗细稍有不等或相等的两肌腱。

手术步骤　　　❶ 在距近侧肌腱断端3cm处用尖刀刺一小孔。然后用止血钳将肌腱远断端
经此孔拉出，保持适当张力，缝合固定（图11-4-31）。

❷ 于近侧肌腱小孔的近侧0.5cm处再刺一孔，经此孔拉出远侧肌腱断端并
缝合固定（图11-4-32）。

❸ 于距第一小孔0.5cm处将远侧肌腱用尖刀刺一孔，经此孔拉出近侧断端
并缝合固定（图11-4-33）。

❹ 剪去近侧肌腱的残端，并缝合包埋于远侧肌腱内（图11-4-34）。

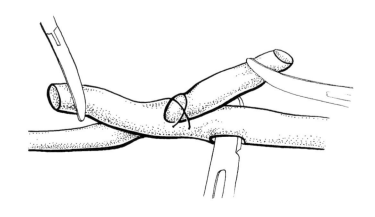

图11-4-31

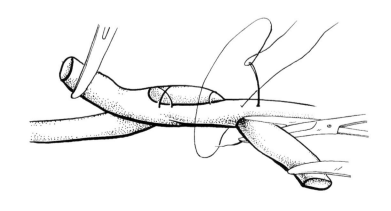

图11-4-32

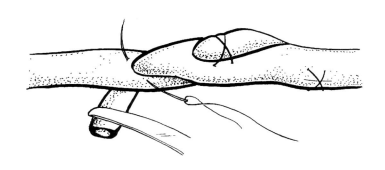

图11-4-33

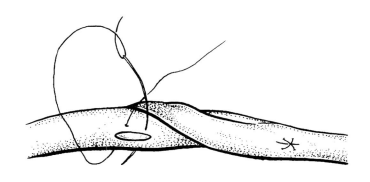

图11-4-34

三　各区肌腱损伤急诊修复

（一）Ⅰ区屈肌腱修复术——肌腱前移术

适 应 证	Ⅰ区指深肌腱损伤，断裂处距止点在1cm以内者。
麻　　醉	臂丛神经或指根神经阻滞麻醉。
体　　位	平卧位，患肢置于手术桌上。

手术步骤

❶ 切口　两侧延长位于手指掌侧的伤口（新鲜损伤）或掌侧斜行切口。

❷ 显露肌腱近端　找到回缩的指深屈肌腱，用注射针头固定，防止肌腱回缩（图11-4-35）。

❸ 肌腱固定　首先用粗丝线或不锈钢丝缝合近侧断端，并将回缩的断端向远侧牵拉。用小骨凿在指深屈肌腱止点近侧掀起一骨片。沿此骨槽在远节指骨上用粗针尖向指甲方向斜行穿洞（图11-4-36）。

❹ 缝合　将粗丝线或钢丝缝线贯穿远节指骨，将缝线在纽扣上打结，纽扣和指甲间用纱布夹于其中，以防纽扣压迫指甲（图11-4-37）。

术后处理　术后用石膏条将伤指固定于功能位，4周后去除内、外固定，开始功能练习。

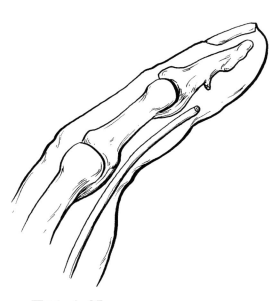

图11-4-35

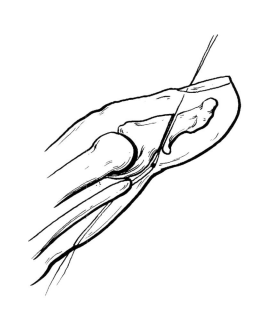

图11-4-36

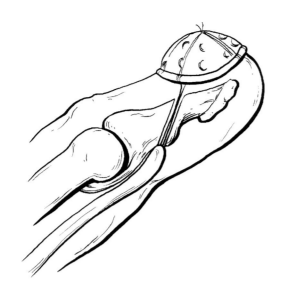

图 11-4-37

（二）Ⅱ～Ⅴ区屈肌腱修复术——肌腱端端缝合术

适应证
❶ 指深、浅肌腱新鲜损伤者。

❷ 指深、浅屈肌腱损伤，清创后闭合创口，在伤后2～4周内进行延迟早期修复者。

❸ 估计肌腱缺损不长者（不超过2cm）。

麻　醉　臂丛神经阻滞麻醉。

体　位　平卧位，患肢置于手术桌上。

手术步骤
❶ 切口　在原来的创口上将腱鞘沿其两侧分别向远、近端分别延长6～7mm，然后再横行切开腱鞘，形成两个相对的小腱鞘瓣（图11-4-38）。

❷ 显露肌腱近端　肌腱的远侧断端在屈指后很容易找到。而近侧断端可缩至手掌部腱鞘内，此时应极度屈腕，屈掌指关节，同时挤压手掌部方可牵出断端，然后在断腱近端横行穿一针头，以防肌腱回缩（图11-4-39）。

❸ 缝合　采用Kessler缝合法用5-0无损伤线缝合肌腱（图11-4-40）。然

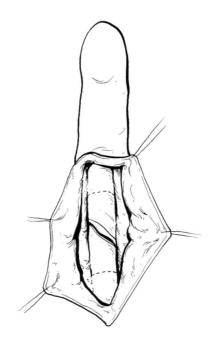

图 11-4-38

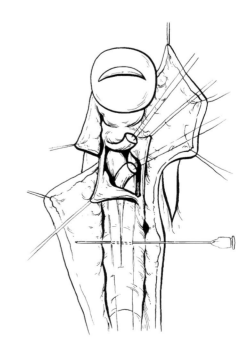

图 11-4-39

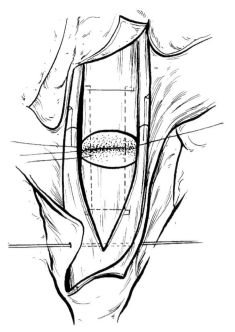

图11-4-40

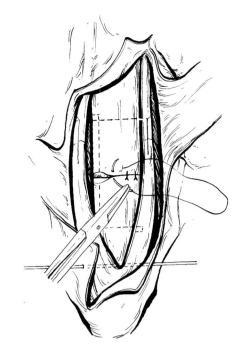

图11-4-41

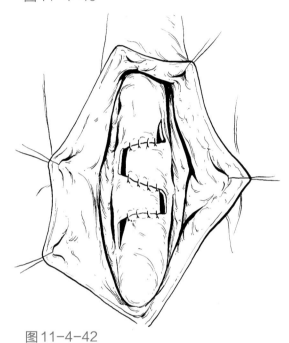

图11-4-42

后用6-0或7-0无损伤线肌腱外缝合数针加固（图11-4-41）。屈指浅肌腱可根据具体伤情，做一期缝合或切除。

❹ 腱鞘处理　腱鞘按图示方法缝合，鞘相对扩大，防止肌腱在腱鞘内粘连（图11-4-42）。

术后处理　❶ 术后用手背石膏托固定手及腕关节于屈曲位，早期（术后2～3天）可在医生指导下行主动伸指、被动屈指锻炼。

❷ 术后4周拆除石膏，进行主动功能锻炼。

（三）I区指伸肌腱损伤（槌状指）修复术

适 应 证　❶ 开放性指伸肌腱损伤无明显肌腱缺损者。

❷ 远节指骨基底撕脱骨折（闭合损伤）超过关节面1/3且伴有明显移位者。

麻　　醉　指根神经阻滞麻醉或臂丛神经阻滞麻醉。

体　　位　平卧位，患肢外展置于手术桌上。

手术步骤　❶ 切口　在远指间关节背侧做横切口（图11-4-43）。

❷ 显露　显露肌腱损伤部位，分离肌腱断端。

319

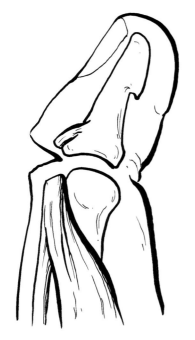

图11-4-43

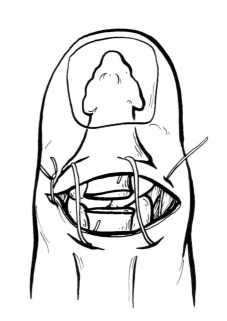

图11-4-44

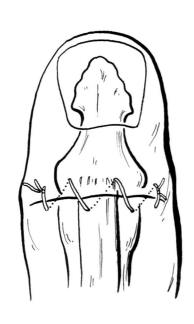

图11-4-45

❸ 缝合 远指间关节过伸位，将皮肤、肌腱端端连续全层缝合（图11-4-44），在皮肤外打结（图11-4-45）。如果合并末节指骨基底撕脱骨折，先用克氏钢针固定远位指间关节于过伸位，然后在该位置下用5-0无损伤线缝合肌腱。

术后处理 ❶ 用支具（如铝片）固定患指，近侧指骨间关节屈曲，远侧指骨间关节过伸。

❷ 术后第6周去除外固定（或拔除克氏针），开始功能锻炼。

（四）Ⅲ区指伸肌腱急性损伤修复术

适 应 证 急性锐器或钝器损伤，局部软组织条件良好者。

麻 醉 指根神经阻滞麻醉。

体 位 平卧位，患肢外展置于手术桌上。

手术步骤 ❶ 切口 在近指间关节背侧做"S"形切口。

❷ 显露 显露并修整肌腱断端（图11-4-46）。

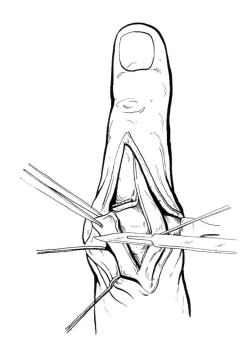

图 11-4-46

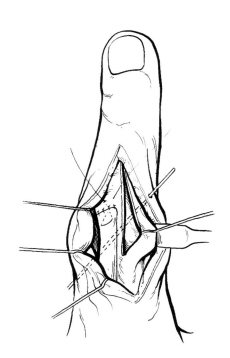

图 11-4-47

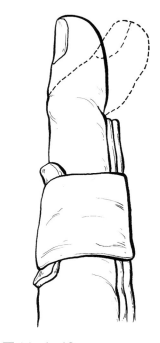

图 11-4-48

❸ 缝合固定　间断褥式缝合。内固定可采用克氏针将近指间关节固定于完全伸直位3周（图11-4-47）。外固定可采用铝板固定近指间关节于伸直位（图11-4-48）。

术后处理　　　　　术后第3周去除外固定（或拔除克氏针），开始功能锻炼。

（五）Ⅲ区指伸肌腱损伤晚期修复术（钮孔畸形）

适　应　证　　　　畸形明显，病程在3个月以上，近指间关节被动活动近于正常。

麻　　　醉　　　　臂丛神经阻滞麻醉。

手术步骤　　　❶ 切口　在手指背侧近指间关节水平做弧形或"S"形切口（图11-4-49）。

❷ 显露肌腱断端　钝性分离，松解伸肌腱膜及两侧的侧腱束，显露瘢痕连接的中央腱束。

❸ 缝合　如果中央腱断裂而侧腱束完整，可将两侧侧腱束部分纵行切开，移位中线加固缝合（图11-4-50）。如果中央腱与侧腱束同时断裂，可将

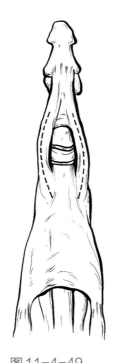

图 11-4-49

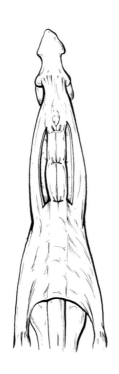

图 11-4-50

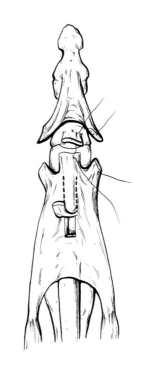

图 11-4-51

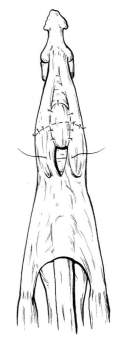

图 11-4-52

中央腱近段顺行劈开一条（图11-4-51），反折后加固缝合（图11-4-52）。逐层缝合切口。

术后处理 用铝条固定近侧指骨间关节于伸直位。5～6周时去除外固定，开始主动患手功能锻炼。

（六）Ⅴ区指伸肌腱损伤修复术

适 应 证 指伸肌腱帽撕裂，指伸肌腱滑脱，影响伸指功能者。

麻 醉 臂丛神经阻滞麻醉。

体 位 平卧位，患肢外展置于手术桌上。

手术步骤 ❶ 切口 在掌指关节背侧偏患侧做弧形或"S"形切口。

❷ 显露肌腱断端 显露指背部腱性结构，可发现中央腱尚完整，而腱帽损伤，中央腱向一侧移位（图11-4-53）。

❸ 缝合 缝合的方法有两种，一种是直接缝合在一起（图11-4-54）；另一种是将侧腱束切开一部分，交叉越过近指间关节后缝合至对侧（图11-4-55）。或中央腱纵行劈开一半（图11-4-56），绕过侧腱束，再缝合至中央腱上（图11-4-57）。逐层缝合切口。

术后处理 用石膏托将患手固定于伸腕20°，掌指关节和指间关节伸直位。6周后去掉外固定，功能锻炼。

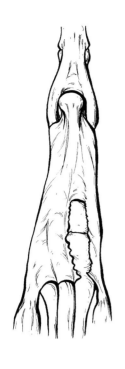
图 11-4-53

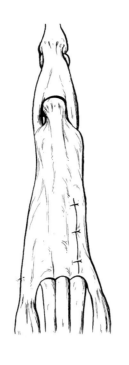
图 11-4-54

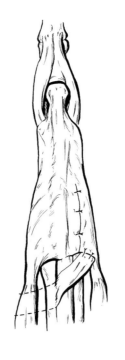
图 11-4-55

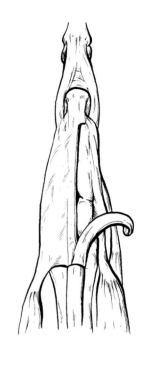
图 11-4-56

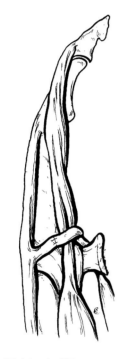
图 11-4-57

第五节　拇指缺损的重建手术

一　拇指缺损分度

拇指缺损共分6度（图11-5-1）。

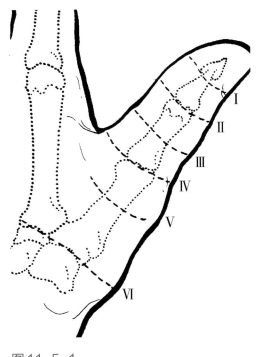

图 11-5-1

二 虎口加深术

（一）虎口 "Z" 形改形术

适 应 证
❶ 拇指Ⅱ°～Ⅲ°缺损伴虎口轻度狭窄者。
❷ 拇指Ⅱ°～Ⅲ°缺损伴第2～5指Ⅴ°～Ⅵ°缺损者。
❸ 不愿或不宜做足趾移植再造手术者。

麻 醉 臂丛神经阻滞麻醉。

体 位 平卧位，患肢外展置于手术桌上。

手术步骤
❶ 切口 于虎口部做一 "Z" 形切口（图11-5-2）。
❷ 皮瓣成形 切开皮肤及皮下组织，掀起两三角皮瓣，显露拇收肌，于近止点处切断其横头。
❸ 虎口加深 锐性分离松解加深扩大虎口，把两三角皮瓣做改向转位（图11-5-3）。
❹ 缝合 止血后改向缝合皮肤（图11-5-4）。

术中要点
❶ "Z" 形改形要按正规切口要求设计，以保证每个三角皮瓣有充分血供。
❷ 为了加深虎口，必要时可切断拇收肌横头，但必须保留斜头以维持内收功能。
❸ 防止损伤桡动脉腕背支及拇指尺侧指神经。

术后处理
❶ 术后局部用石膏夹制动以防虎口狭窄。
❷ 凡用克氏针支撑固定者，术后3周拔除克氏针开始行手功能练习。

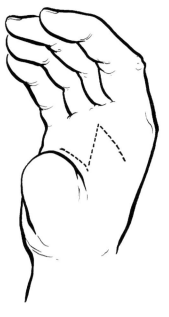
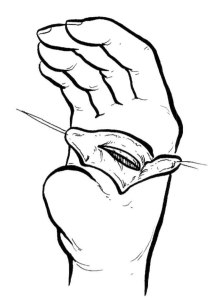
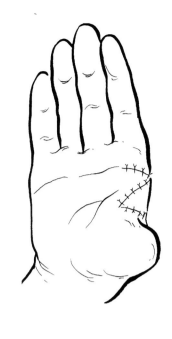

图 11-5-2　　　　　　　　　　　　　图 11-5-3　　　　　　　　　　　　　图 11-5-4

（二）掌管拇化术

适 应 证	同虎口"Z"形改形术。
麻　　醉	同虎口"Z"形改形术。
体　　位	同虎口"Z"形改形术。

手术步骤　❶　切口　于掌背侧设计切口，掌侧切口（图11-5-5）和背侧切口（图11-5-6）。

❷　第2掌骨移位　切开皮肤，掀起背侧皮瓣，用咬骨钳咬除第1掌骨部分掌骨头，并于第2、3掌骨头间做锐性分离，切断掌骨头间横韧带，与第1掌骨头断面平行处将第2掌骨截断（图11-5-7），将第2掌骨移于第1掌骨头上用克氏针固定（图11-5-8），并切断部分拇收肌横头肌纤维（图11-5-9）。第2掌骨近端多余掌骨咬除。

❸　缝合　把背侧皮瓣包绕于移位的第2掌骨，其他创面用全厚或中厚皮片移植打包缝合（图11-5-10）。

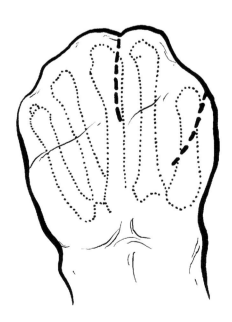
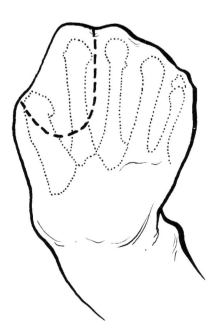
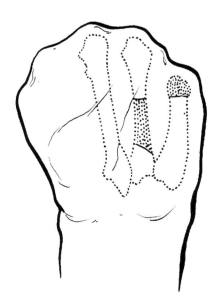

图 11-5-5　　　　　　　　　　　　　图 11-5-6　　　　　　　　　　　　　图 11-5-7

325

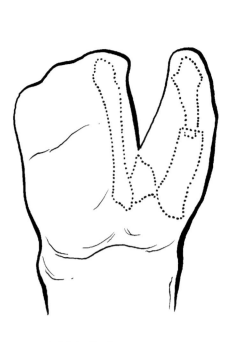

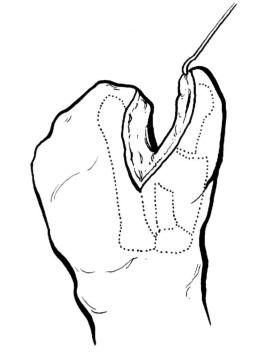

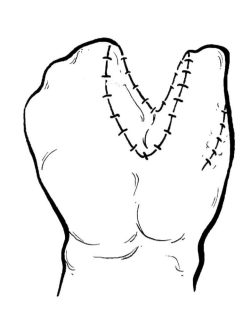

图 11-5-8   图 11-5-9   图 11-5-10

术中要点	同虎口"Z"形改形术。
术后处理	❶ 同虎口"Z"形改形术。
	❷ 掌骨拇化术在于加深第1、2掌骨间间隙，通过鱼际肌及拇收肌使第1掌骨与其他手指或第3掌骨产生对捏动作。

（三）背侧皮瓣转位虎口成形术

适 应 证	同虎口"Z"形改形术。
麻　　醉	同虎口"Z"形改形术。
体　　位	同虎口"Z"形改形术。
手术步骤	❶ 切口　于掌侧沿第1、第2掌骨间做一直切口（图11-5-11）；于背侧设计蒂在近侧的矩形皮瓣，其长宽包括第2、第3掌骨（图11-5-12）。
	❷ 皮瓣成形　先在掌侧切开皮肤及皮下组织，切断拇收肌横头，使拇指充分游离。切开背侧切口并掀起皮瓣（图11-5-13）。
	❸ 虎口加深成形　在充分松解加深、加大虎口的同时，把背侧皮瓣向虎口转位并覆盖于虎口创面以形成虎口，必要时用两根克氏针把第1、第2掌骨撑开固定，以防狭窄（图11-5-14）。
	❹ 缝合　背侧创面用中厚皮片移植打包缝合。
术中要点	同虎口"Z"形改形术。
术后处理	同虎口"Z"形改形术。

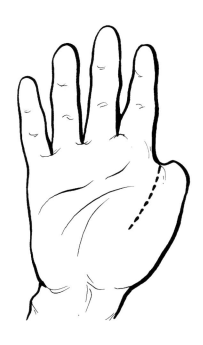

图 11-5-11

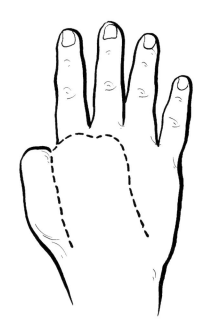

图 11-5-12

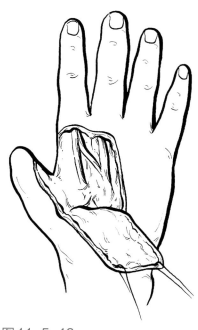

图 11-5-13

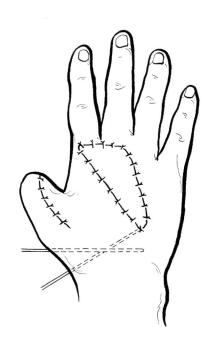

图 11-5-14

三　拇指残端提升加长术

（一）拇指残端提升术

适 应 证	❶ 拇指Ⅲ°缺损，近节指骨残留1cm以上。
	❷ 拇指残端皮肤条件好。
	❸ 不愿选其他方法再造或加长者，或老年患者。
麻　　醉	臂丛神经阻滞麻醉。
体　　位	平卧位，患肢外展置于手术桌上。
手术步骤	❶ 切口　距拇指残端2.5～3cm桡侧做弧形切口。切口绕过第1掌骨中部

鱼际肌纹（图11-5-15）。

❷ 皮瓣提升成形　切开皮肤及皮下组织，在深筋膜下向远端做潜行性剥离，形成以虎口部掌背侧为蒂的皮瓣（图11-5-16）。

❸ 拇指残端植骨　咬除少许指骨残端并扩大指骨残端髓腔。切取1.5～2cm长髂骨块，修整后插入指骨残端髓腔，用细克氏针做交叉内固定（图11-5-17）。

❹ 缝合　把提升皮瓣套在植骨条上并覆盖创面。创面用中厚皮片移植覆盖并加压包扎（图11-5-18）。

术中要点　　❶ 植骨长度不应超过1.5～2cm；做帽状提升后创面植皮加压包扎用力要适中，以不影响血液循环为原则。

❷ 用拇指残端帽状提升时，若发现一侧血管过紧而影响提升，可保留拇指尺侧血管神经束，结扎切断桡侧指动脉，使皮瓣提升松弛而又不影响皮瓣血供。

术后处理　　拇指呈外展对掌位石膏托制动术后6周拔除克氏针行功能练习。

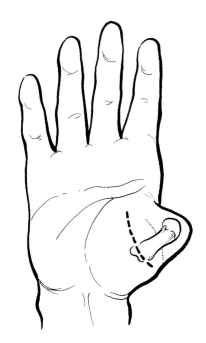

图11-5-15

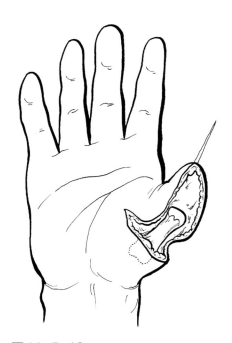

图11-5-16

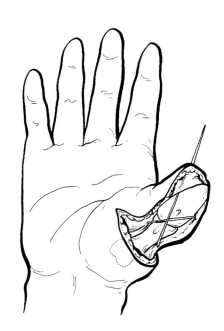

图11-5-17

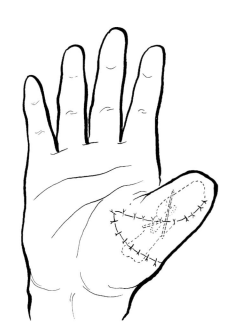

图11-5-18

（二）拇指残端帽状提升术

适 应 证	同拇指残端提升术。
麻　　醉	同拇指残端提升术。
体　　位	同拇指残端提升术。

手术步骤　❶ 切口　包括掌侧切口（图11-5-19）和背侧切口（图11-5-20）。于掌指关节稍远侧方到虎口部位，经鱼际部绕过第1掌骨尺侧做一环形切口。

❷ 皮肤帽状提升　切开皮肤，保留指背浅静脉并游离到掌背部。找到并分离拇指两侧血管神经束及背侧桡神经皮支，并在深筋膜下做潜行性剥离，使拇指残端皮肤呈帽状提升（图11-5-21）。

❸ 拇指残端植骨　咬除拇指残端硬化骨，显露髓腔。取约2cm自体髂骨条，修整后套入帽状皮瓣顶端并向远端提升，用克氏针做内固定（图11-5-22）。

❹ 缝合　将邻近筋膜的脂肪组织转移覆盖骨面，取中厚皮片移植，环形加压包扎。

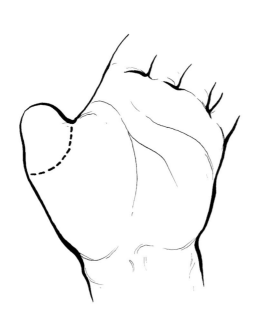

图 11-5-19

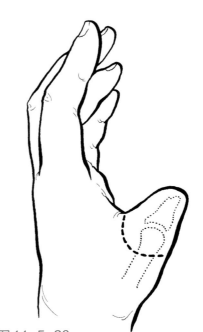

图 11-5-20

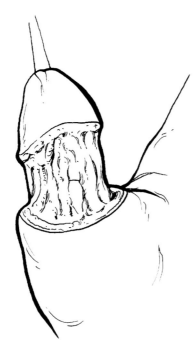

图 11-5-21

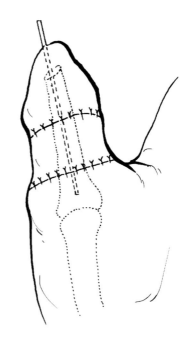

图 11-5-22

术中要点	同拇指残端提升术。
术后处理	同拇指残端提升术。

四　皮管植骨再造拇指术

（一）皮管成形植骨术

适 应 证	拇指Ⅳ°～Ⅴ°缺损，残端及虎口部皮肤瘢痕挛缩，年龄较大，不愿接受足趾组织移植及其他拇指延长术者。
麻　　醉	臂丛神经阻滞麻醉、气管内插管全身麻醉或局部浸润麻醉。
体　　位	平卧位，患肢外展置于手术桌上。
手术步骤	❶ 切口　拇指残端做环形或冠状切口（图11-5-23）。于腹部、锁骨下或上臂内侧设计皮瓣，宽度为健侧拇指周径加1cm，长度与健侧拇指等长（图11-5-24）。 ❷ 皮管成形　切除拇指残端瘢痕，切开皮肤达深筋膜浅层并掀起皮瓣，修薄皮瓣。彻底止血后缝成皮管（图11-5-25）。 ❸ 植骨　于髂骨凿取带骨膜的髂骨块。修成直径为1cm的髂骨条插入拇指残端髓腔中，并用克氏针固定（图11-5-26）。 ❹ 缝合　把固定于拇指的髂骨条套入皮内，皮管皮缘与拇指残端皮缘缝合（图11-5-27）。
术中要点	❶ 皮瓣修薄后，粗细类同于对侧拇指指根。皮管内要彻底止血，以防术后出血导致手术失败。 ❷ 植骨条粗细适宜，套入皮管后松紧要合适，植骨后的拇指指骨长度略短于健侧拇指指骨长度。
术后处理	❶ 术后将肢体置于舒适的体位，并用宽胶布与躯体固定，防止套入的植骨

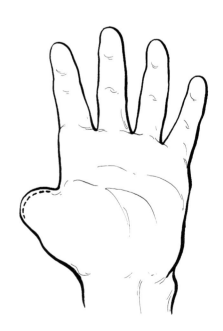

图 11-5-23

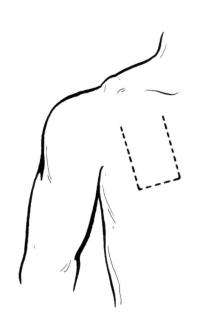

图 11-5-24

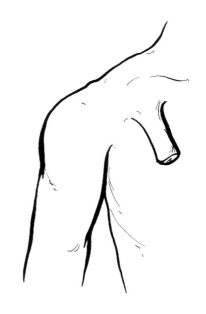

图 11-5-25

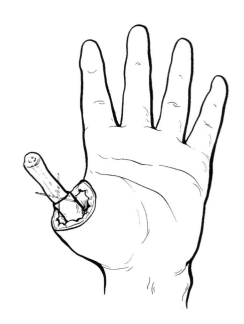

图 11-5-26

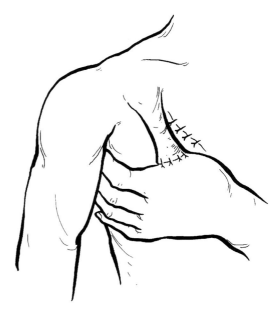

图 11-5-27

条松动及皮管扭曲。

❷ 术后 2 周拆线，术后 3 周开始于皮管根部用皮筋做阻断训练，待皮筋阻断皮管根部血供超过 1 小时，皮管血液循环仍正常时即可断蒂。

（二）皮管断蒂术

适 应 证	同皮管成形植骨术。
麻　　醉	同皮管成形植骨术。
体　　位	同皮管成形植骨术。
手术步骤	❶ 切口　皮管蒂部横切口。
	❷ 皮管断蒂　沿切口切断皮管。
	❸ 缝合　根据拇指长度修整皮管残端，皮肤缝合缘位于拇指背侧（图11-5-28）。

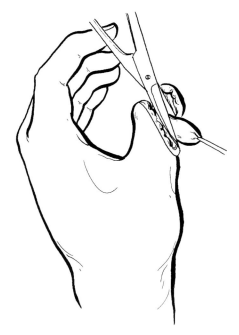

图 11-5-28

术中要点	同皮管成形植骨术。
术后处理	同皮管成形植骨术。

五　　示指残指移位拇指化术

适 应 证　　❶ 拇指Ⅳ°或Ⅴ°缺损，鱼际部肌功能正常，示指于近侧指骨间关节以远缺损，但指根部皮肤软组织正常。

❷ 患者不愿意接受足趾组织移植再造者。

麻　　醉　　臂丛神经阻滞麻醉或气管内插管全身麻醉。

体　　位　　平卧位，患肢外展置于手术桌上。

手术步骤　　❶ 切口　　在示指及拇指根部背侧设计一个不规则的"Y"形切口（图11-5-29），示指掌侧根部做环形切口，拇指掌侧做矢状切口（图11-5-30）。

❷ 解剖游离示指　　切开皮肤，于示指背侧游离出与示指相连的指背静脉并连同深筋膜一起带上（图11-5-31）。于掌侧保留示指桡侧血管神经束及尺侧指掌侧固有神经并予以分离。切断结扎第1指总动脉至中指桡侧指掌侧固有动脉，小心分离示指尺侧与中指桡侧的指总神经至第2掌骨中段（图11-5-32）。

❸ 切断示、中指的蹼韧带和第2、3掌骨头间横韧带，于近端切断示指伸肌腱，在示指根部切断第1骨间背侧肌及掌侧肌（图11-5-33）。用骨刀或电锯在适当部位截断示指近节或第2掌骨（图11-5-34），并在第2掌骨近端截取长约1.5cm的一段掌骨皮质骨以备做髓腔内固定的骨栓。

❹ 示指转位、拇指成形　　将截断的示指转位到拇指位，用截下的第2掌骨栓做髓内固定（图11-5-35），调整拇指于对掌位。

❺ 重建对掌功能　　缝合骨膜。将第1背侧骨间肌缝在示指尺侧原第1骨间

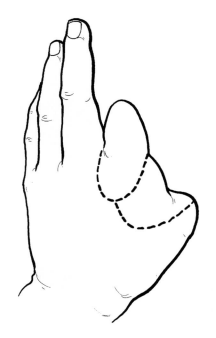

图 11-5-29

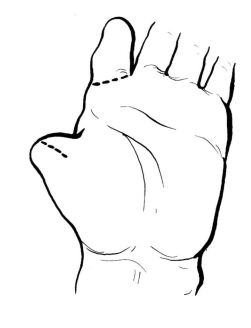

图 11-5-30

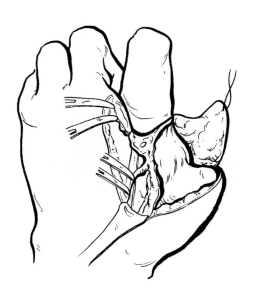

图 11-5-31

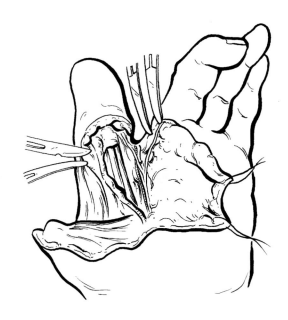

图 11-5-32

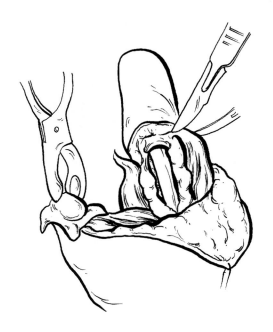

图 11-5-33

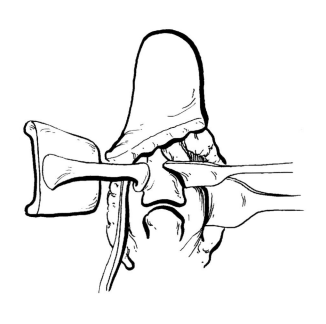

图 11-5-34

攀侧肌的腱止处（图11-5-36）。把拇短展肌腱止部于移位示指第1骨间背侧肌腱止处缝合（图11-5-37），最后将拇长伸肌腱残端与移位的示指伸肌腱缝合。

⑥ 缝合　把两块皮瓣互换位置（图11-5-38），缝合后形成新的虎口（图11-5-39）。

术中要点 ❶ 分离时避免损伤示指血管神经束，分离长度以转位为宜。

❷ 移位指体长短适中，不宜过长，拇化指保持对掌位，注意移位后内在肌的重建，缝合张力要略偏高。

❸ 术后处理　用石膏托制动并扩大虎口，术后6周视骨愈合情况拔除克氏针，开始做功能练习活动。

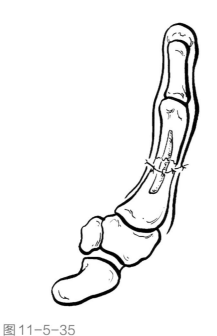

图11-5-35

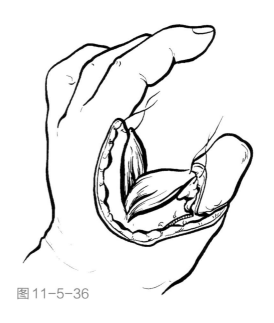

图11-5-36

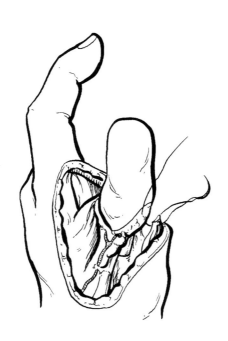

图11-5-37

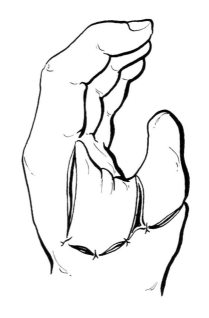

图11-5-38

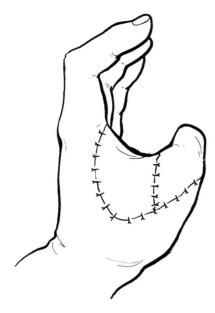

图 11-5-39

第六节　　拇指缺损拇指再造术

一　　示指背侧皮瓣与虎口皮瓣联合再造拇指术

适 应 证　　❶ 拇指Ⅲ° ～ Ⅳ°及部分Ⅴ°缺损。

❷ 示指及手背皮肤正常。

❸ 不愿接受足趾移植及前述方法再造者。

麻　　醉　　臂丛神经阻滞麻醉或气管内插管全身麻醉。

体　　位　　平卧位，患肢外展置于手术桌上。

手术步骤　　❶ 切口　根据再造拇指长度，设计示指近节背侧皮瓣 M 和蒂部位于掌侧虎
口皮瓣 N，并使皮瓣 N 边缘与拇指残端创面相连（图11-6-1）。

❷ 皮瓣成形转位　切开皮肤，于深筋膜下分离 M、N 皮瓣，将 N 翻向掌侧
用于再造拇指掌侧皮肤，M 皮瓣转移覆盖再造拇指背侧创面（图11-6-2）。

❸ 植骨　取髂骨块修成指骨状，骨条至适当长度，并将其与拇指残端做骨
固定。

❹ 缝合　把两块皮瓣瓦合缝合，供区创面用中厚皮片移植，并做加压包扎
（图11-6-3）。

术中要点　　❶ N 皮瓣在转向掌侧时会出现皮肤切口挛缩线，为此应把创缘修成锯齿状。

❷ M 皮瓣内可带第 1 掌背动脉，以保证皮瓣的血供。

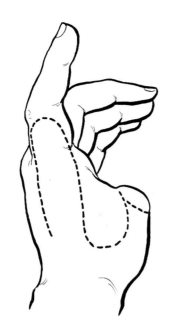

图 11-6-1

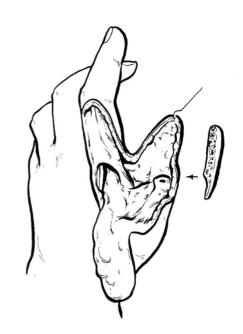

图 11-6-2

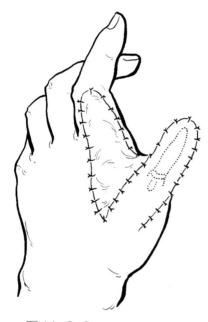

图 11-6-3

二　　第 1 掌骨背侧皮瓣与示指近节背侧皮瓣联合再造拇指术

适 应 证　❶　拇指Ⅲ° ～ Ⅳ°及部分Ⅴ°缺损。

❷　示指及手背皮肤正常。

❸　不愿接受足趾移植及前述方法再造者。

麻　　醉　臂丛神经阻滞麻醉或气管内插管全身麻醉。

体　　位　平卧位，患肢外展置于手术桌上。

手术步骤　❶　切口　根据再造拇指长度的需要，在示指近节背侧及第 1 掌骨背侧，以桡动脉深支进入第 1 骨间背侧肌二头之间为轴心点设计两块岛状皮瓣，两皮瓣之间以纵行切口相连（图 11-6-4）。

❷　皮瓣成形转位　沿示指背侧切口切开皮肤，在第 1 掌背动脉的投影线上保留宽约 1.5cm 的筋膜，并在第 1 背侧骨间肌肌膜下分离第 1 掌背动脉，保护筋膜内静脉，连同筋膜一并分离至皮瓣近侧缘，掀起示指近节背侧

皮瓣。沿第1掌骨背侧皮瓣近侧缘做切口，在桡动脉近端切断结扎，沿桡动脉背支下逆行分离该血管并掀起皮瓣，使头静脉于皮瓣内。此时于远端切断拇短伸肌腱并从近端抽出。然后在第1掌指关节近端掀起皮瓣并分离至第1骨间背侧肌两头之间，再缝合拇短伸肌腱。此时以桡动脉深支为蒂的两块皮瓣即告形成（图11-6-5）。

❸ 植骨　取髂骨块修成指骨状，骨条至适当长度，并固定于拇指骨端。

❹ 缝合　将两块皮瓣顺向转移呈瓦合覆盖指骨，使示指近节背侧皮瓣位于掌侧，第1掌骨背侧皮瓣位于背侧，两处供区创面用中厚皮片移植并做加压包扎（图11-6-6）。

术中要点　❶ 为了使再造拇指有正常的拇指感觉，可将转移的示指背侧岛状皮瓣内的桡神经浅支的近端与拇指尺侧固有神经相吻合。

❷ 在掀起两块皮瓣时注意保护肌腱的周围组织，以利于肌腱功能恢复及移植皮片成活。

术后处理　术后6周视骨折愈合情况拔除克氏针，开始做功能锻炼活动。

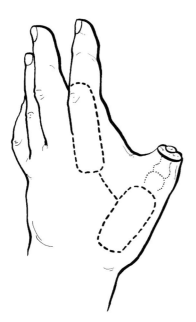

图11-6-4

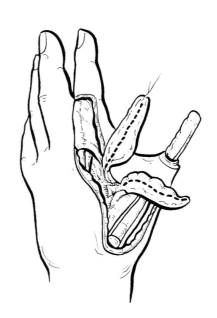

图11-6-5

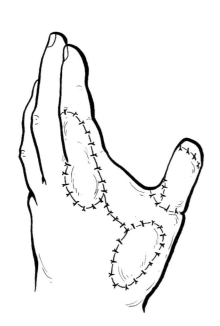

图11-6-6

适　应　证　　❶　拇指Ⅰ°以上缺损。

❷　患者的要求　年龄在5～50岁，全身情况良好，无器质性疾病。

❸　足趾外形正常，足部无外伤、手术史、无活动性脚癣或甲癣。

麻　　醉　　硬膜外阻滞麻醉加臂丛神经阻滞麻醉。

体　　位　　平卧位，患手置于手术台上。

手术步骤　　切取第2趾

❶　切口　在第2趾背侧做"Y"形切口，并向近端做"S"形延长，足底指根做"Y"形切口（图11-6-7）。

❷　足部解剖游离血管、神经、肌腱　解剖分离足背的大隐静脉、足背静脉弓、跖背静脉和第2趾的趾背静脉、小隐静脉。切断结扎静脉分支（图11-6-8）。切断并掀起趾短伸肌腱（图11-6-9）。由近向远分离足背动脉、第1跖背动脉、趾动脉，保留第1跖背动脉第2趾的分支，结扎跖趾分支，小心结扎第1跖背动脉的足底深支（图11-6-10）。于近踝关节处切断伸趾长肌腱及腓浅神经皮支（图11-6-11）。于足底切口分离并切断屈趾肌腱、趾神经，离断跖趾关节，第2趾即被游离（图11-6-12）。松止血带，观察足趾移植前的血运情况。

处理拇指残端

❶　切口　在拇指残端掌侧及背侧做弧形切口（图11-6-13）。

❷　手部解剖游离血管、神经、肌腱　咬除残端硬化骨，解剖出指神经及屈拇长肌腱；鼻烟窝处解剖出桡动静脉、头静脉、拇长短伸肌腱和桡神经浅支（图11-6-14）。

❸　第1掌骨用克氏针固定　对应缝合伸屈肌腱及指-趾神经，足背动脉与桡动脉吻合，大隐静脉与头静脉吻合（图11-6-15）。

❹　缝合　缝合皮肤，放置橡皮引流管（图11-6-16）。

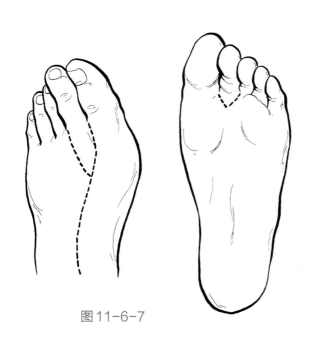

图11-6-7

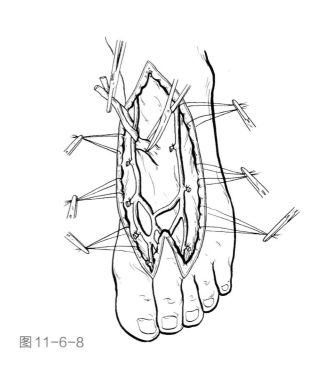

图11-6-8

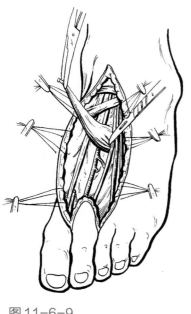

图 11-6-9

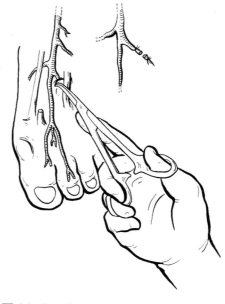

图 11-6-10

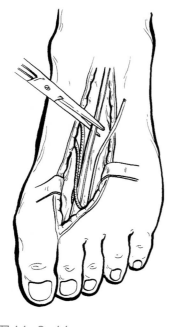

图 11-6-11

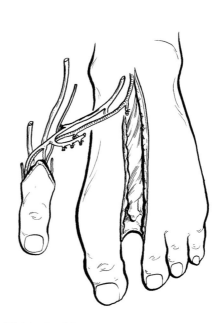

图 11-6-12

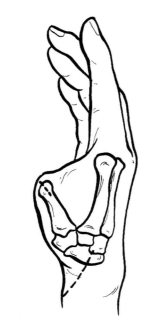

图 11-6-13

<table>
<tr><td>术中要点</td><td>❶ 取第2趾时先解剖游离静脉，静脉由远端向近端游离直达踝前，后解剖游离动脉，动脉由近端向远端游离。</td></tr>
<tr><td></td><td>❷ 在解剖分离足底深动脉时要特别小心，防止损伤附近深浅静脉的交通支，应逐一切断结扎，否则会造成创面出血，影响视野和耽误手术时间。</td></tr>
<tr><td></td><td>❸ 为保证皮肤缝合时无张力，除注意必要的骨缩短外，应将拇指残端两侧皮肤做充分分解，并将第2趾跖侧"Y"形皮瓣于筋膜下做锐性分离。</td></tr>
<tr><td></td><td>❹ 再造拇指的外展角度应略小于90°，对掌位应为45°。</td></tr>
<tr><td>术后处理</td><td>❶ 绝对卧床休息10天，患肢适当抬高，烤灯保温。</td></tr>
<tr><td></td><td>❷ 观察血运。</td></tr>
<tr><td></td><td>❸ 应用抗生素、抗凝及解痉药物。</td></tr>
<tr><td></td><td>❹ 2周拆线，6周后拔除克氏针行自主及被动伸指、屈指功能锻炼。</td></tr>
</table>

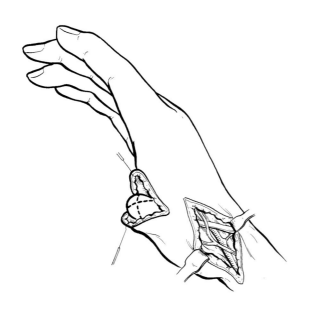

图 11-6-14

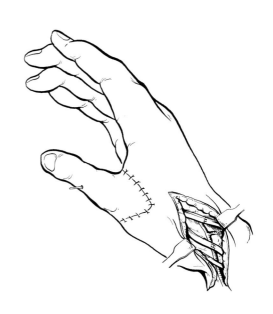

图 11-6-15

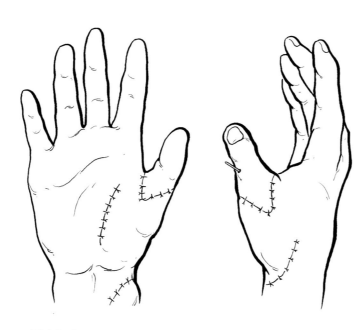

图 11-6-16

四　　　姆趾甲皮瓣（第1趾甲皮瓣）移植再造拇指术

适 应 证	❶ 拇指Ⅱ° ～ Ⅳ°缺损。
	❷ 拇指脱套伤，无再植条件或断指再植失败后皮肤坏死。
	❸ 其他同足2趾移植的全身及局部条件。
麻 醉	硬膜外阻滞麻醉加臂丛神经阻滞麻醉。
体 位	平卧位，患手置于手术台上。

手术步骤　　　**切取姆趾甲皮瓣**

❶ 切口　在姆趾背侧及足底做环形切口并向近侧延长（图11-6-17）。

❷ 足部解剖游离血管、神经、肌腱　血管（图11-6-18）、神经（图11-6-19）的分离方法同第2趾移植再造拇指术，只是保留姆趾分支，将第2趾的分支切断。

❸ 切断足背动、静脉及趾神经后，将姆趾离断，完全游离姆趾甲皮瓣（图11-6-20）。

解剖拇指残端

❶ 切口　在拇指残端上做掌、背侧弧形皮肤切口（图11-6-21）。

❷ 手部解剖游离血管、神经、肌腱　同第2足趾移植再造拇指术。

❸ 植骨　取髂骨修成植骨条，用克氏针与第1掌（指）骨固定（图11-6-22）。

❹ 姆趾皮瓣移位于拇指残端　将姆趾甲皮瓣包绕拇指残端上的植骨条，缝合固定。血管、神经的吻合同第2足趾移植再造拇指术（图11-6-23）。

❺ 缝合　缝合拇指处皮肤，放置橡皮引流管（图11-6-24）。移植皮肤将第1跖骨创面封闭。

术中要点　❶ 选用姆趾远节移植再造切口设计要周密，既要使长度合适，又要使胫侧舌状瓣留有宽度以覆盖创面，还要使趾指间两端皮肤松软缝合。

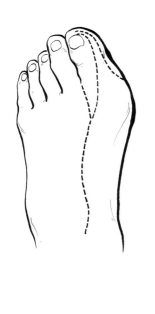 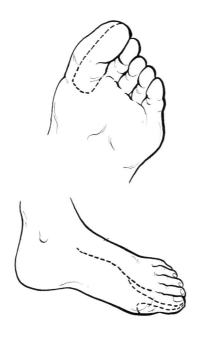 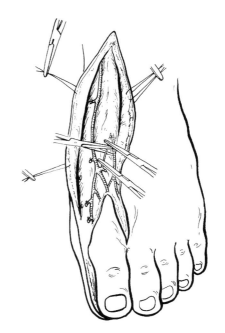

图11-6-17　　　　　　　　　　　　　　图11-6-18

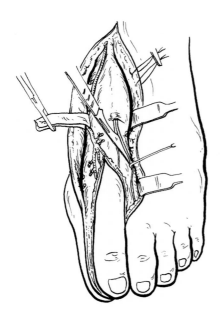

图 11-6-19

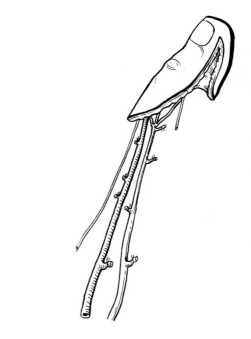

图 11-6-20

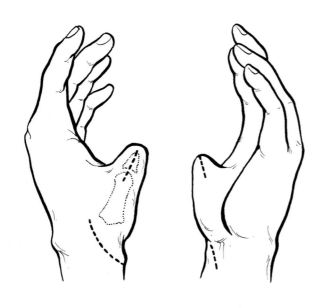

图 11-6-21

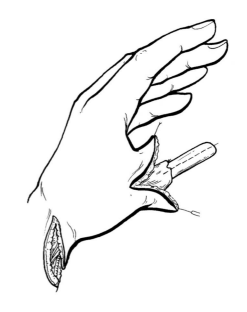

图 11-6-22

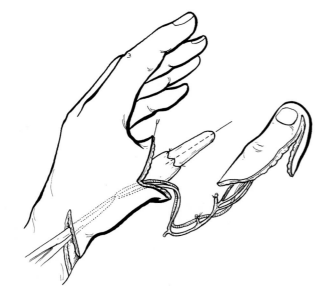

图 11-6-23

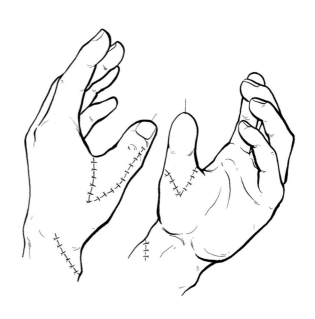

图 11-6-24

❷ 跗趾远节趾骨底骨嵴膨大，必须予以咬除、修小，并根据再造长度作短缩处理，同时切除部分跗趾跖侧较厚的皮下脂肪，缝合胫侧创面后使皮肤张力较低，又形成近似拇指外形的指体，否则会导致胫侧皮缘坏死。

术后处理　同第2趾游离移植再造拇指术。

第七节　　多指畸形整形修复术

一　　多拇指并畸形整形修复术

适　应　证　先天性多拇指并指畸形，末节两指骨共用一个指甲。

麻　　　醉　臂丛麻醉或插管全麻。

体　　　位　平卧位患肢外展于手术台旁手术桌上。

手术步骤　❶ 拇指末节指骨分叉，分叉的两指骨共一个指甲，拇指末节增宽畸形（图11-7-1）。设计拇指末节掌侧"∨"形切口及指甲"∨"形切口（图11-7-2）。将末节分叉的指骨劈开切除对应的各一半，将另外两半缝合在一起（图11-7-3）。

❷ 两半骨块用两根克氏针横行固定（图11-7-4），缝合指甲、皮肤，以及术后外形修复（图11-7-5）。

术后处理　术后及时换药，观察血运，骨折愈合后拔除克氏针进行功能锻炼。

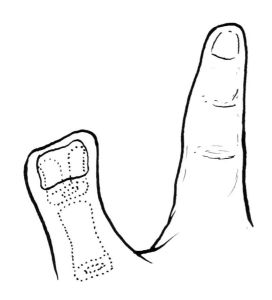

图11-7-1

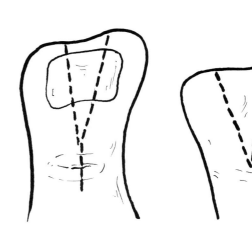

图11-7-2

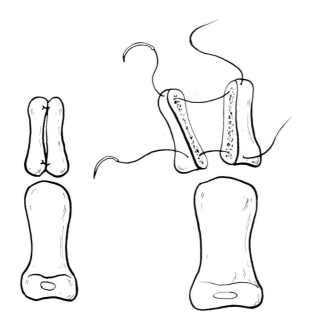

图 11-7-3

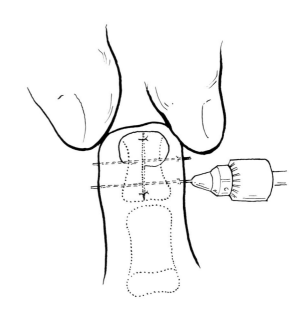

图 11-7-4

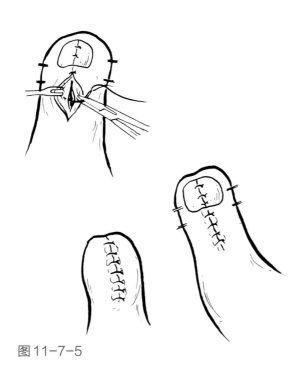

图 11-7-5

二 并指畸形整形修复术（以3～4指并指畸形为例）

适 应 证	先天性3～4指并指。
麻　　醉	臂丛麻醉或插管全麻。
体　　位	平卧位患肢外展于手术台旁手术桌上。
手术步骤	❶ 设计并指的3～4指掌侧及背侧皮肤切口（图11-7-6、图11-7-7）。
	❷ 沿设计线切开掌侧及背侧皮瓣皮瓣（图11-7-8、图11-7-9）。
	❸ 分开两手指，皮瓣交叉缝合，皮肤缺损部分游离植皮治疗（图11-7-10、图11-7-11）。
术后处理	术后及时换药，观察血运，及时功能锻炼。

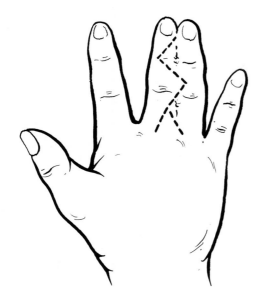

图 11-7-6

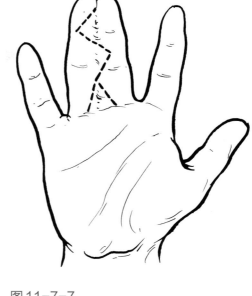

图 11-7-7

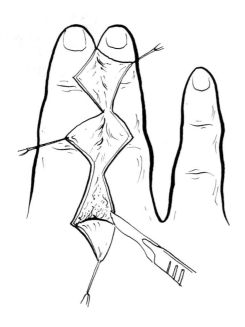

图 11-7-8

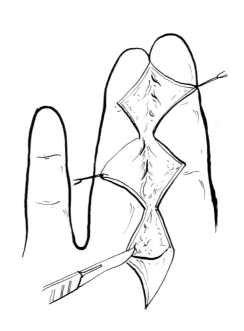

图 11-7-9

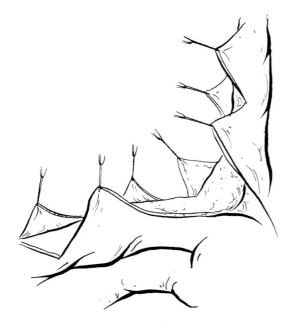

图 11-7-10

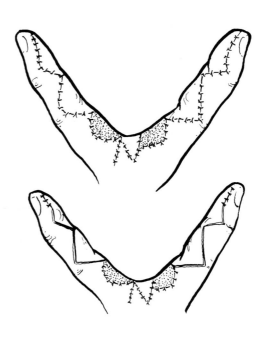

图 11-7-11

第十二章
髋臼和骨盆手术

视频目录

扫描二维码，
观看本书所有
手术视频

第一节　髋臼、骨盆显露途径

一　后外侧（Kocher-Langenbeck）入路

适应证
❶ 后壁骨折。
❷ 后柱骨折。
❸ 后柱伴后壁骨折。
❹ 后壁伴横形骨折。
❺ 以后柱为主的"T"形骨折。
❻ 同时须探查坐骨神经的髋臼骨折。

麻醉　全麻、硬膜外麻醉或椎管内麻醉。

体位　侧卧或俯卧位。取侧卧位对横形或"T"形骨折可因患肢的重量加重骨折移位，使复位困难，而俯卧位可避免此问题，但须注意因下肢处于伸直位时损伤坐骨神经。患者取侧俯卧位，即在侧卧位的基础上向俯卧位方向倾斜约30°，并适当屈膝，来避免复位困难或因下肢伸直导致坐骨神经绷紧、张力增大。

手术步骤
❶ 切口从髂后上嵴下方斜经股骨大粗隆顶点，再垂直向股骨外侧面远端切开约10cm（图12-1-1）。
❷ 切开皮肤、深筋膜，沿臀大肌纤维方向切开肌筋膜、阔膜张肌，并钝性分离臀大肌，臀大肌股骨止点必要时可切断，以便增大显露（图12-1-2）。
❸ 可内旋患肢，显露梨状肌及短外旋肌群，并在其股骨粗隆后方约0.5cm附着点切断并翻开，用骨膜剥离器在外旋肌深层与髋后方关节囊之间钝性剥离，可显露髋臼后壁、后柱、坐骨结节。股方肌内有旋股内侧动脉上升支，参与股骨头血供，尽可能保留，以防股骨头缺血、坏死。如有需要，可切断臀中肌后1/3，以显露髋臼前上方负重区。还可切开关节囊髂骨附着处，切断圆韧带，脱位髋关节，探视关节内病变（图12-1-3）。

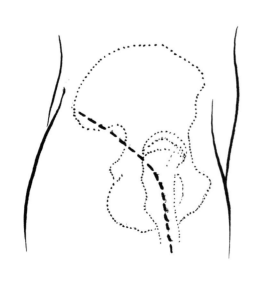

图12-1-1

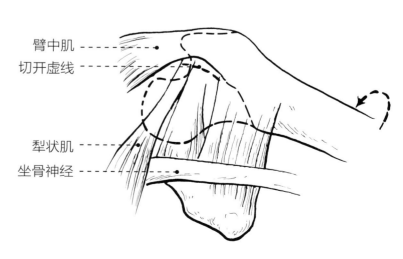

臀中肌
切开虚线
梨状肌
坐骨神经

图12-1-2

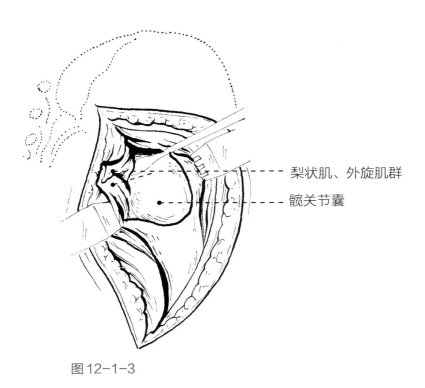

图 12-1-3 ----- 梨状肌、外旋肌群
----- 髋关节囊

术中要点

❶ 术中须保持髋关节伸直、膝关节屈曲位以保护坐骨神经，外旋肌要包裹坐骨神经向内侧翻开，不能强力、持久牵拉。在显露坐骨大切迹时，须避免强力牵拉臀中肌，以免损伤臀上动脉、臀上神经，造成难以处理的大出血、臀中肌等外展肌的永久损伤。

❷ 此入路与髋关节置换术的后方 Mooer 切口等相似，手术创伤较小，出血少，能满意显露髋臼后壁、后柱。

二　髂腹股沟入路

适应证

❶ 髋臼前壁骨折，髋臼前柱骨折，特别是骨折线位于髂耻隆起以远时。

❷ 髋臼横形骨折（骨折移位以前部为主），"T"形骨折。

❸ 双柱骨折，联合入路的前入路部分。

❹ 骶髂关节脱位，前方复位固定时。

❺ 耻骨上支骨折骨折线近髂耻隆起，钢板须跨髋臼前方固定者。

麻　醉　全麻、硬膜外麻醉或椎管内麻醉。

体　位　仰卧位，适当垫高。前后联合入路时采取漂浮体位。

手术步骤

❶ 切口自髂嵴中后 1/3 处起，沿髂嵴内侧约 1cm 至髂前上棘，再平行于腹股沟韧带，止于耻骨联合上方约 2cm 处（图 12-1-4）。切开皮肤、皮下组织。在髂前上棘内下方 2.5~3cm 处游离股外侧皮神经，并加以保护。

❷ 在髂嵴上将腹肌、髂肌止点切断并沿髂骨内板骨膜下剥离，即查显露髂窝、骶髂关节前方、真骨盆上缘。切口下段切开腹外斜肌腱膜、腹直肌鞘前筋膜，可达腹股沟管外口上方，找到精索或圆韧带及相邻的髂腹股沟神经，适当松解后，可用橡皮条牵开，辨认腹股沟韧带（图 12-1-5）。

❸ 切开腹股沟韧带，保留腹股沟韧带约 1mm，使之附着于用腹内斜肌、腹横肌、腹横筋膜。切开时切勿损伤腹股沟韧带下的股外侧皮神经、股

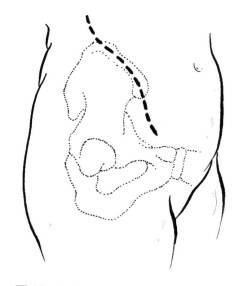

图 12-1-4

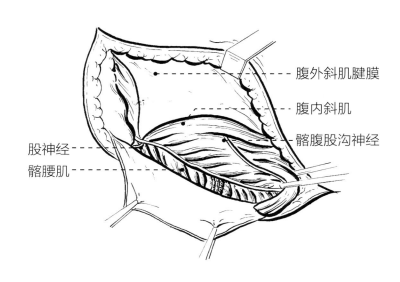

腹外斜肌腱膜

腹内斜肌

髂腹股沟神经

股神经

髂腰肌

图 12-1-5

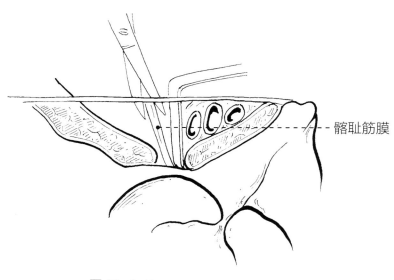

髂耻筋膜

图 12-1-6

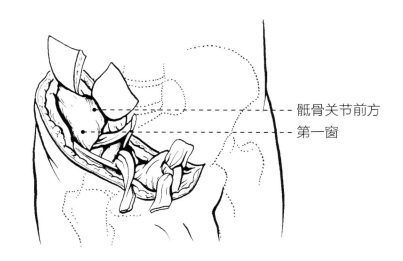

骶骨关节前方

第一窗

图 12-1-7

神经、髂外血管。在腹股沟韧带上松解腹内斜肌、腹横肌的共同止点后，即可进入腰大肌鞘。通过辨认股动脉，在其外侧找到并剪开髂耻筋膜（图12-1-6），到达髂耻隆起，进行骨膜下剥离，可用橡胶条将髂腰肌、股神经牵开。在精索后内侧切开腹内斜肌、腹横肌联合腱后，进入耻骨后 Retzius 间隙，可能须切断腹直肌（保留 1cm）耻骨止点。

❹ 经股动脉外侧向内行骨膜下剥离至精索外侧，可游离髂外血管及淋巴管，尽可能保持血管及淋巴管周围疏松组织的完整性。向不同方向牵引髂腰肌、髂外血管及淋巴管、精索的三条橡胶条，即形成外侧、中间、内侧三个窗口。将橡胶条分别向内外侧牵开后，在外侧窗可显露髂窝、骶髂关节前方、弓状线、坐骨大孔上部（图12-1-7）；中间窗可显露髋臼前壁、髋臼内侧四方体、坐骨棘、坐骨大小切迹、耻骨上支外侧、闭孔上缘（图12-1-8）。内侧窗可显露耻骨上支、闭孔上缘、耻骨后 Retzius 间隙（图12-1-9）。如需显露至耻骨联合，可将精索向外侧牵开即可。

❺ 若对侧合并有骨盆、髋臼骨折，须作髂腹股沟入路，可将两切口在耻骨联合上方 2cm 处联合，双侧腹直肌须切断，其余显露同前（图12-1-10）。

术中要点　　❶ 股外侧皮神经术中须找到并加以保护。股神经位于髂腰肌鞘内，术中不需要解剖出来。

350

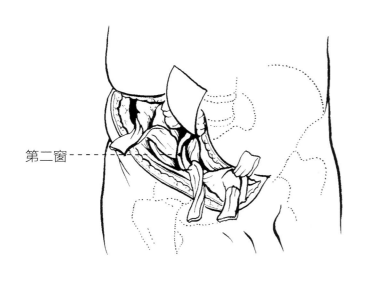

第二窗

图 12-1-8

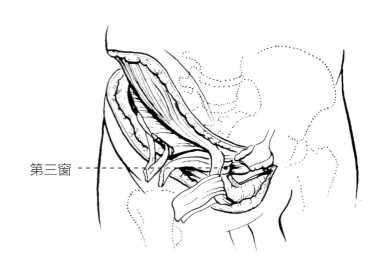

第三窗

图 12-1-9

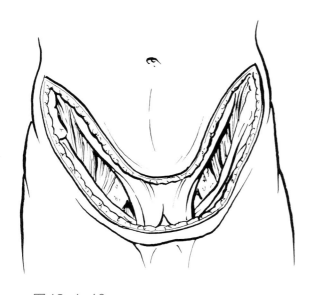

图 12-1-10

❷ 髂外血管及淋巴管周围的组织较疏松，尽可能保证其完整性，可减轻术后组织水肿、防止发生淋巴漏。

❸ 腹股沟区操作时要注意辨认其保护周围、内在的髂腹下神经、髂腹股沟神经、生殖股神经、精索或圆韧带等组织。

❹ "死亡冠"血管，由闭孔血管和髂外血管或腹壁下血管的吻合支组成，多行于耻骨上支，向内下方进入闭孔、骨盆或与闭孔血管吻合，变异很大，以静脉型、动静脉型、动脉型三种形式存在。因入路角度和视野限制，在操作时容易损伤，造成血管回缩至盆腔或闭孔，出现难以控制的大出血。

❺ 手术结束时，须仔细缝合腹横肌、腹内外斜肌髂骨止点、腹横膜、腹内斜肌、腹横肌等与腹股沟韧带，注意腹股沟管浅环的松紧，以防术后各类疝的发生。

❻ 因术区邻近污染区，应严格掌握无菌操作。

❼ 显露范围　从骶髂关节前方到耻骨联合的髂骨、耻骨内侧面，包括髂骨四方区、下、上耻骨支、坐骨、髂骨外侧面显露有限。按手术需要可分段操作使用。

三　　耻骨联合上方横切口

<table>
<tr><td>适 应 证</td><td>❶ 耻骨联合分离。</td></tr>
<tr><td></td><td>❷ 耻骨支骨折。</td></tr>
<tr><td></td><td>❸ 耻骨肿瘤刮除植骨或切除术。</td></tr>
<tr><td>麻　　醉</td><td>全麻、硬膜外麻醉或椎管内麻醉。</td></tr>
<tr><td>体　　位</td><td>仰卧位，适当垫高。前后联合入路时采取漂浮体位。</td></tr>
<tr><td>手术步骤</td><td>❶ 术前导尿。在耻骨联合上方约2cm做弧形横切口（图12-1-11）。</td></tr>
<tr><td></td><td>❷ 切开皮肤、皮下组织，平行于腹股沟韧带，横向切开部分腹外斜肌腱膜，分离精索或圆韧带、髂腹股沟神经，并牵开保护。在耻骨上支切开腹直肌腱膜、锥状肌，保留1cm以备缝合（图12-1-12）。</td></tr>
<tr><td></td><td>❸ 骨膜下剥离耻骨支，显露耻骨联合、耻骨支及耻骨后Retzius间隙（图12-1-13）。</td></tr>
<tr><td>术中要点</td><td>❶ 注意保护精索及髂腹股沟神经，防止膀胱损伤。</td></tr>
<tr><td></td><td>❷ 术毕要仔细缝合腹直肌，腹外斜肌腱膜修复时注意腹股沟浅环的松紧度，以防术后疝的发生。</td></tr>
</table>

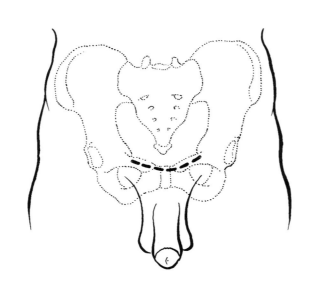

图 12-1-11

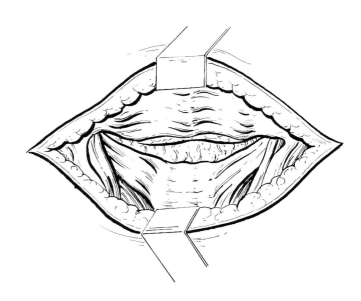

图 12-1-12

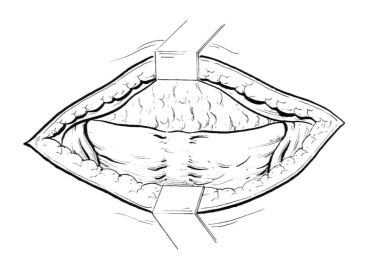

图 12-1-13

四　髂股入路

适 应 证	❶	髋臼前壁、前柱骨折。
	❷	向前移位的横形骨折。
	❸	部分前柱伴后半横形骨折。
	❹	前后联合入路的前入路。
麻　　醉		全麻、硬膜外麻醉或椎管内麻醉。
体　　位		仰卧位，适当垫高。前后联合入路时采取漂浮体位。
手术步骤	❶	皮肤切口始于髂嵴中部，向前越过髂前上棘，然后向远端沿缝匠肌的内侧缘到达大腿上段（图12-1-14）。
	❷	切开深筋膜，显露股直肌。从髂前上棘处切断缝匠肌的附着点，分离并保护髂前上棘下方的股外侧皮神经，从髂嵴上切开腹部肌肉组织并将它们向内侧牵开，推开髂腰肌可显露髂窝、骶髂关节前方、坐骨大切迹，前方可达髂耻隆起。在髂前下嵴、髋臼上缘切断股直肌的两个起点（保留1cm留备缝合），并向内下牵开，显露关节囊的前方及髋臼前柱（图12-1-15）。
术中要点	❶	此入路由Smith-Peterson入路改进而成，术中不需要解剖股血管，但股外侧皮神经损伤率高，要引起重视。
	❷	髋臼及其前柱的显露视野较小，不能强力牵拉来达到较大视野。内固定时钢板只能安放前柱近端，远端区域只能用螺钉固定。
	❸	髂腰肌在小粗隆止点上方可切断，能适当扩大髂骨内板的显露，前方可显露部分耻骨上支，不能显露耻骨联合。

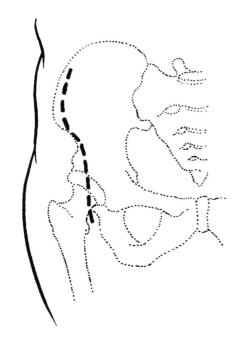

图 12-1-14

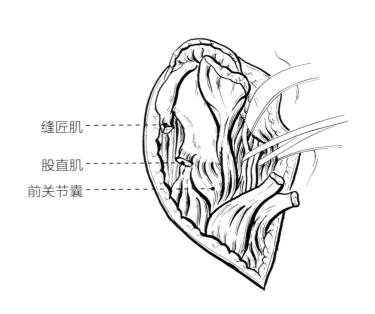

缝匠肌 ------

股直肌 ------

前关节囊 ------

图 12-1-15

五　　　髂股扩展入路

<table>
<tr><td>适 应 证</td><td>❶</td><td>髂臼顶劈裂的横形骨折。</td></tr>
<tr><td></td><td>❷</td><td>"T"形骨折。</td></tr>
<tr><td></td><td>❸</td><td>前柱伴后半横形骨折。</td></tr>
<tr><td></td><td>❹</td><td>陈旧性髂臼骨折。</td></tr>
</table>

麻　　　醉　　全麻、硬膜外麻醉或椎管内麻醉。

体　　　位　　侧卧位，背、腰部适当垫高倾斜约45°。前后联合入路时采取漂浮体位。

手术步骤

❶ 切口自髂后上棘沿髂嵴经髂前上棘，向下达大腿前外侧中部（图12-1-16）。切口呈倒"J"形。

❷ 切开皮肤、皮下组织，在髂前上棘以下约2.5cm处分离出股外侧皮神经并加以保护。切开髂嵴上的阔筋膜及骨膜，用骨膜剥离器剥离臀中、小肌和阔筋膜张肌，充填纱布垫以止血（图12-1-17）。其前方可剥离至髂前上棘，后方可至坐骨大切迹，下方可达髂臼上缘。

❸ 切口向下延伸，切开阔筋膜张肌，在股外侧肌前方找到并结扎旋股外侧动脉分支，在大粗隆顶部切断臀中肌及臀小肌止点（保留1.5cm以备缝合），亦可行大粗隆截骨，牵开臀部中、小肌后，适当内旋下肢显露后方的短外旋肌群并在粗隆后方切断并翻开（保留1cm以备缝合），注意保护坐骨神经、臀上动脉和静脉及臀上神经。在外旋肌深面用骨膜剥离器向内侧剥离达坐骨结节，显露后柱（图12-1-18）。

❹ 如需显露骨盆内面、前柱，可从髂嵴上沿骨板剥离髂腰肌，在髂前上棘水平剥离出腹股沟韧带及缝匠肌，予以切断。切断股直肌直头、反折头，向下翻开可显露髋关节囊前方（图12-1-19）。

❺ 有需要时可切断髂腰肌在股骨小粗隆止点（保留1.5cm以备缝合）。有需要时可在髋臼缘的平面横行切开关节。切断股骨头圆韧带，于屈髋、

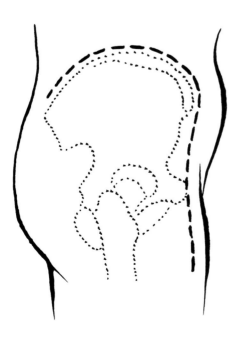

图12-1-16

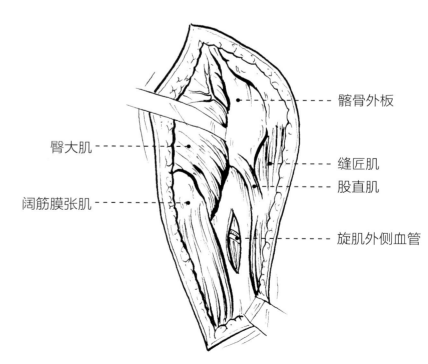

髂骨外板

缝匠肌

股直肌

旋肌外侧血管

臀大肌

阔筋膜张肌

图12-1-17

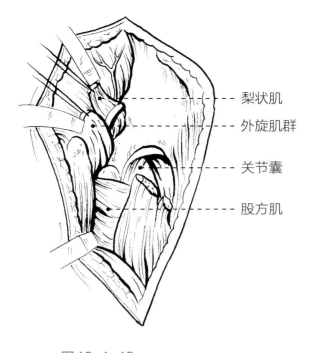

图 12-1-18

- 梨状肌
- 外旋肌群
- 关节囊
- 股方肌

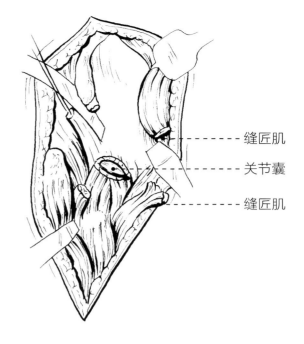

图 12-1-19

- 缝匠肌
- 关节囊
- 缝匠肌

内收、外旋位脱出股骨头，显露髋臼内面。

术中要点 此入路可显露清晰半个骨盆，无损伤股动静脉、股神经的风险。但因臀中小肌起止点均被剥离、切断，除臀上动脉与肌肉相连，基本呈游离状态，其血供损害较大。有学者建议术前行动脉造影，若有损伤，则选择其他入路。由于髂骨外侧面剥离较广，异位骨化率亦较高。对前柱显露、固定不理想，且因臀部中小肌剥离，术后外展肌力可明显减弱。建议少用此入路。

六　　　Stoppa入路

适 应 证 ❶ 前壁、前柱骨折、耻骨支骨折、耻骨联合分离或重叠者。

❷ 前柱伴后半横形骨折。

❸ 部分横形骨折、"T"形骨折。

❹ 骨折线高的后柱骨折。

❺ 坐骨切迹、邻近骶髂关节部的骨折、内移的四边体骨折。

麻　　醉 全麻、硬膜外麻醉或椎管内麻醉。

体　　位 仰卧位。手术台可透X线，适当屈髋、屈膝。

手术步骤 ❶ 术者站于伤髋对侧。在脐与耻骨联合上，自耻骨联合上方2cm起作长10～12cm的切口（图12-1-20）。

❷ 切开皮肤、深筋膜、腹白线。亦可作耻骨联合上方横切口（即改良Stoppa入路）。在腹白线上作直切口，钝性分离并牵开两侧腹直肌（为增大显露，可切断腹直肌），在腹膜外分离至耻骨后Retzius间隙，并保护膀胱底部。屈髋屈膝（可减轻髂腰肌、髂外血管神经等组织张力，以降低血管、神经可能的损伤），将髂腰肌、髂外血管神经一并牵向前外

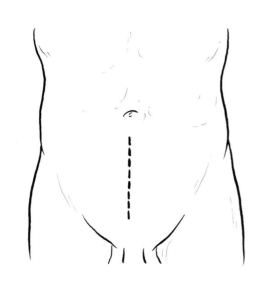

图 12-1-20

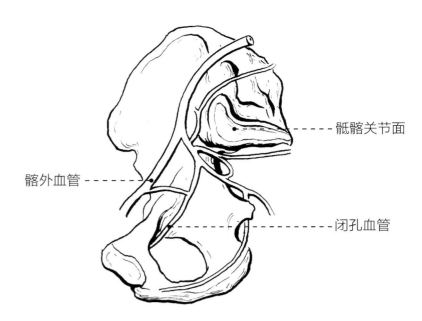

髂外血管

骶髂关节面

闭孔血管

图 12-1-21

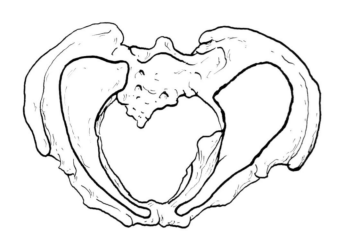

图 12-1-22

侧，腹部内容物用压肠板压向后内方，即可显露耻骨联合、耻骨上支，在髂耻隆起处探查冠状血管，若存在即结扎切断。（图12-1-21）。

❸ 在耻骨上支上切开骨膜，行骨膜下剥离，可显露耻骨联合、耻骨上支、髋臼前壁、内壁、四方体、髋臼后柱内侧面、真骨盆边缘（图12-1-22）。若扩大显露坐骨大切迹至髂髂关节前方，则须做显露髂窝的辅助切口。

术中要点　❶ 切开腹白线后注意对腹膜、膀胱的保护。

❷ 冠状血管在此切口上较容易找到，结扎、切断时要确实。

❸ 牵拉髂腰肌、髂外血管神经时切忌暴力。屈髋屈膝后可减轻其张力。

七　　骶髂关节后方入路

适应证　❶ 骶髂关节融合术。

❷ 骶髂关节结核、骨髓炎病灶清除术。

❸ 骶髂关节肿瘤切除术。

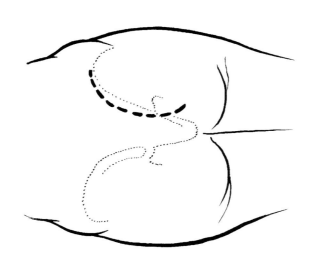

图 12-1-23

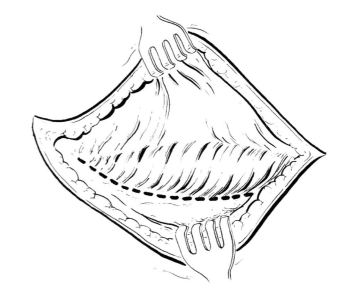

图 12-1-24

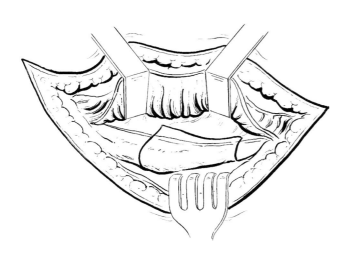

图 12-1-25

麻 醉	全麻、硬膜外麻醉或椎管内麻醉。
体 位	斜俯卧位，腰下部垫枕，患侧在上，患肢稍屈髋屈膝，健侧下肢膝关节屈曲。或俯卧位。

手术步骤

❶ 切口上端沿髂嵴中后 1/3，沿髂嵴向下端向股骨大粗隆方向，止于坐骨切迹处，长 10～15cm（图12-1-23）。

❷ 切开皮肤及皮下组织，显露骶棘肌与臀大分界处，并在髂骨的附着部纵行切开，将臀大肌内上部分与其深面的臀中肌后部行骨膜下剥离，剥离至坐骨切迹上方约2cm处，注意保护好髂腰韧带及骶髂后长、短韧带，显露骶髂关节的髂骨后部（图12-1-24）。

❸ 用骨开窗法，在髂后上棘下方与髂后下嵴稍上方作约4cm×2cm的骨瓣，骨瓣以髂嵴内侧软组织为铰链，其厚度成人约2cm并向内侧翻开，即可显露骶关节耳状面，处理好骶髂关节病变后，须将骨瓣回填（图12-1-25）。

术中要点

❶ 骶髂关节的大小相对恒定，切口再长，其显露的关节范围也不会变化，因此，应准确地选择切口。

❷ 剥离时，必须注意不要向坐骨大切迹深面剥离，避免损伤臀上动脉。

第二节　骨盆骨折的手术治疗

总　　论

骨盆骨折分为低能量的稳定性骨折，如髂前上棘、坐骨结节、耻骨支的撕脱性骨折；更多的是高能量创伤引起不稳定性骨折。高能量损伤引起的骨盆骨折可合并有骨盆大血管、神经的损伤；颅脑、气道、肝、脾、肾、肠道、膀胱、尿道、阴道等脏器的损伤，合并有四肢、脊柱骨折。病情复杂、残废率高、死亡率高。通过损伤控制，多学科协作救治为骨盆骨折治疗的首要任务。

骨盆骨折的分型：按解剖部位的Letournel-Judet分型；按骨折损伤机制的Young-Burgess分型；根据骨盆稳定性结合损伤机制建立的，被广泛接受及应用，并在AO/OTA分型的基础上发展、完善的Tile分型等。由于骨盆骨折的复杂性，每一种分型有其存在的价值，可帮助、指导医师判断骨盆骨折的损伤严重度、选择合理的手术治疗方法（表12-2-1）及对预后的判断。骶髂关节不稳定，可发生单纯的脱位，亦可经髂骨、骶骨脱位。因此，选择的每一手术切口都各有其特点及局限性。

表12-2-1　按骨盆环损伤Tile分型与手术选择

分型	骨盆环稳定情况	发生率	手术入路
A型	单发骨折，骨盆环力学稳定	50%～70%	只有特殊需要时才手术。如髂前上棘撕脱骨折
B型	旋转不稳定，垂直与水平方向稳定	20%～30%	仅固定骨盆前环，或骶髂螺钉固定
C型	前后环均不稳定，旋转、垂直、水平方向均不稳定	10%～20%	对前后环均须复位。后环固定可选择骶髂螺钉；髂嵴后张力带钢板固定；腰髂或腰骶髂固定

手术内固定的目的：通过手术达到骨盆前、后环的稳定，重建无畸形的、功能良好的骨盆。而髋臼骨折宜考虑为关节内骨折，手术治疗的重点在于重建、恢复髋臼关节面的平整性、完整性、与股骨头的匹配性，甚或为后期关节置换创造条件。

手术指征：前、后环不稳定的骨盆骨折；可能影响功能的畸形骨盆骨折；合并有重要脏器损伤的骨盆骨折。应该理解骨盆骨折保守治疗的适应证：侧方移位＜0.5cm；无移位的耻骨支骨折；耻骨联合分离＜2～2.5cm，且骶髂关节无损伤；应力位片提示，无移位的骨盆骨折。

手术禁忌证：休克等血流动力学稳定、急性颅脑损伤、气道损伤、腹内脏器损伤等未进入稳定期时，应视为切开复位内固定的手术禁忌。对于某些类型的骨折或入路亦有禁忌存在，如Stoppa入路对于单纯后壁或后柱骨折、后柱移位为主的"T"形骨折及骨折线位于坐骨棘以下的横行骨折；下腹部有手术病史，如剖宫产、子宫切除术、膀胱、前列腺手术等；腹胀、肠梗阻等引起的腹内压增高；存在髋关节内游离骨折者；超过3周的陈旧性骨折；已通过Stoppa入路行钢板内固定手术，拆除钢板者。

手术时机：根据患者的一般情况来决定，原则上对于不稳定的骨盆骨折应尽早固定。对于全身情况及血流动力学稳定者，手术治疗宜在伤后14天内进行，1周左右为最佳。手术时间过早会增加术中出血，太迟则术中复位困难，延长手术时间，增大术后感染机会。由于骨盆解剖结构复杂，手术操作有较大难度，骨盆手术应视为专家级手术。

术前准备：包括评估全身及血流动力学，确定手术时机；准备影像学资料，如骨盆正位X线片，骨盆出口、入口位片，CT平扫及三维重建图像，制订手术方案；术前评估、预防深静脉血栓；准备骨盆专用手术器械及钢板、螺钉等固定材料；准备高分辨率的C臂X线机、透X线手术床；自体血回输的术前准备与手术备血；对骨盆垂直不稳定型骨折术前骨牵引，有利于术中复位；术前清洁肠道可提高X线透视质量等。此手术费用大，不能疏忽对患者的经济条件和社会因素的评估。

复位要求：重建骨盆环的稳定性，骨盆后环的重建比前环更重要，不能以前环的固定来替代后环的固定，前环协助/辅助后环维持骨盆的稳定；不稳定的骨盆骨折，旋转移位＜10°；经后环或骶孔的垂直不稳骨盆骨折，垂直移位＜0.5cm；经髂骨翼、耻骨的垂直不稳定骨盆骨折，垂直移位＜1cm；耻骨联合分离＜2cm。

术后处理：按围手术期规定应用抗生素；一般按引流量小于50ml后拔除引流管；不稳定的骨盆骨折，须避免早期负重，一般在8～12周后护拐下负重。按《中国骨科大手术静脉血栓栓塞症预防指南》的要求，应对可能出现的深静脉血栓进行预防、治疗。

一　　髂骨翼骨折及骶髂关节不稳定前方内固定术

适 应 证	❶ 髂骨骨折明显移位需切开复位内固定者。
	❷ 旋转不稳定型骨盆骨折（Tile B型）。
	❸ 经骶髂关节的垂直不稳定的骨盆骨折（Tile C1型），或因后方软组织因素不能行后方手术者。
禁 忌 证	见本章节总论部分。
术前准备	见本章节总论部分。
麻　　醉	同髂腹股沟入路。

体　位	同髂腹股沟入路。

手术步骤

❶ 手术切口取髂腹股沟入路髂嵴段，自髂嵴中后1/3处至髂前上棘下方，切开皮肤、深筋膜，逐层切开腹内腹外斜肌、腹横肌，在髂骨内板进行骨膜下剥离，显露髂骨翼前面及骶髂关节前方，内下可及坐骨大孔边缘。屈髋屈膝有利显露。

❷ 髂骨翼骨折复位后在髂骨嵴区域，可选用经髂嵴的拉力螺钉固定。在骨盆区也可通过持骨钳、骨膜剥离器撬拨复位，复位困难时可在骨折两端髂骨上各植入一枚螺钉，用骨盆螺钉复位钳复位。选择塑形后的重建钢板固定，钢板宜放置在骨质较厚的髂嵴下方，尽量避开髂骨翼较薄的中心区（图12-2-1）。

❸ 显露骶髂关节前方后，观察骶髂关节脱位移位情况，在骶骨岬向内侧及下方剥离时，能作骨膜剥离及钢板螺钉固定的范围为1.5cm^{2}左右，要注意其骶骨缘内侧前方有腰$_5$神经根及输尿管，而坐骨大切迹处有臀上动脉转向骨盆后方。因此，在剥离腰$_5$神经根、输尿管、臀上动脉时均须小心操作，以防误伤。用骨盆复位钳夹住髂嵴内外板，通过提拉推挤复位。复位困难时，可在骶骨岬、髂骨耳状面外侧各植入一枚螺钉，用专用螺钉复位钳先略撑开后再复位，复位后立即钳夹紧并固定。对于Tile B型，螺钉放置在同一水平并钳夹；而垂直移位Tile C1型，螺钉宜上、下放置，进行钳夹复位。选取两块4孔重建钢板，塑形后跨骶髂关节固定，在骶岬上只能放置一枚螺钉，注意螺钉方向与骶髂关节面平行，螺钉切勿过长，以防进入骶孔、骶管，髂骨上放置两枚螺钉，两块钢板的位置可选择靠近髂后上棘下方及近坐骨大孔处，两处骨质较厚且密度大，用皮质螺钉固定，有良好把持力（图12-2-2）。AO认为两钢板呈90°放置最佳，60°次之，至少要达到40°，平行放置对抗垂直剪切力最差。若骨盆为垂直不稳型骨折合并有耻骨联合分离，在耻骨联合处宜放置两块钢板，即在上方、前方各放置一块钢板，加强前环稳定力量来协助后环稳定。

术中要点

❶ 在髂前上棘、骶骨岬边缘、坐骨大孔处操作时要注意对股外侧皮神经、腰$_5$神经根、输尿管、臀上动脉等的保护。有条件可行自体血回输。

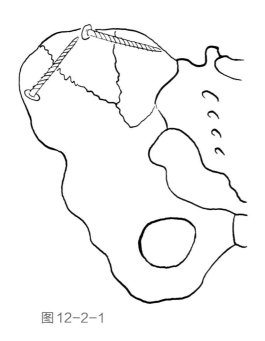

图12-2-1

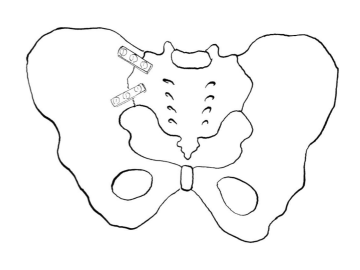

图12-2-2

❷ 术毕逐层缝合腹横肌、腹内外斜肌等组织，以防切口疝的发生，并在髂窝处放置引流管。

二　　耻骨支骨折、耻骨联合分离内固定术

适 应 证　❶ Tile B型、C型（旋转、垂直不稳定）骨盆骨折合并耻骨支骨折或耻骨联合重叠、分离。

❷ 耻骨联合分离大于2.5cm。

❸ 明显移位的耻骨上支骨折。或合并有股动脉、股神经损伤，或伴有髋臼前壁、前柱骨折、移位的四边体骨折。

禁 忌 证　见本章节总论部分。

术前准备　见本章节总论部分。

麻　　醉　同髂腹股沟入路。

体　　位　仰卧位。处理偏外的耻骨支骨折或四边体骨折，可适当垫高患髋。

手术步骤　❶ 耻骨联合处手术切口采用耻骨联合上方入路。耻骨上支骨折切口可偏向伤侧，骨折线靠近髋臼采用髂腹股沟入路。有需要时可联合对侧髂腹股沟入路切口。还可采用Stoppa入路，在耻骨联合上方作横切口，腹白线正中作纵切口来显露。

❷ 显露好耻骨联合、耻骨上支。耻骨联合分离复位前，须可先切除撕裂、残留的软骨盘，用大号点式复位钳钳夹住耻骨体前方，或伸入闭孔进行钳夹，逐渐、分次夹紧复位，助手可协同推挤髂骨翼或内旋髋关节，协助复位，亦可在两侧耻骨体前方各植入一枚螺钉，用专用螺钉复位钳进行逐渐、分次地夹紧复位，切忌暴力复位，须防螺钉松脱或造成骨折。若存在耻骨向内、向上移位，可钳夹耻骨体向前外、下方牵引复位。复位要求是耻骨联合上方对齐、后方平滑，以矫正髂骨旋转。耻骨上支骨折可直视下通过钳夹解剖复位，耻骨下支骨折不必强求解剖复位。根据需要，选择适当长度的重建钢板，塑形后放置在耻骨上方，皮质螺钉固定，每侧需2~3枚螺钉，若中间存在骨折断块，亦须有螺钉确切固定（图12-2-3）。垂直不稳的骶髂关节移位，行骶髂前方固定后或行髂嵴后方张力带钢板固定后，因对抗垂直剪切力偏小，可在耻骨联合前方加用一块钢板，塑形后用螺钉固定来辅助后方稳定。

术中要点　❶ 显露时注意对精索、髂外血管、腹股沟管内组织、Retzius间隙内血管丛、膀胱等的保护，须在骨膜下剥离。处理腹股沟中间窗时，因髂耻筋膜韧性强，切断时须小心操作，髂耻隆起附近可能存在死亡血管，注意辨认并结扎、切断。有条件可行自体血回输。

❷ 螺钉钻孔时须防钻透对侧皮质过深造成误伤，螺钉宜刚穿透对侧皮质，须保证在耻骨体、耻骨支内。

361

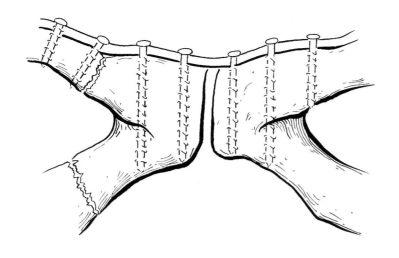

图 12-2-3

③ 术毕须修复切断的肌肉、腱膜、韧带等组织，逐层严密缝合，以防各类疝的发生，并在耻骨后 Retzius 间隙处放置引流管。

④ 选择 Stoppa 入路行骨盆前方或四边体钢板内固定手术，对髂骨翼、骶髂关节前方显露及固定的操作有局限性，须加用前方髂窝切口辅助切口。

三 骶髂关节不稳定经皮骶髂螺钉内固定术

适 应 证
① Tile C 型骨盆骨折，或合并有骶骨 I、II 骨折。
② Tile B 型骨盆骨折。

禁 忌 证
① 骶髂关节脱位合并 Denis I、II 型髂骨新月骨折。
② 髂骨进钉点周围粉碎性骨折。
③ Denis 分型为 III 型的骶骨骨折。
④ 骶骨骨折卡压神经术前牵引症状不能缓解。
⑤ 严重的骨质疏松患者。

术前准备
见本章节总论部分。

麻 醉
全麻、硬膜外麻醉或椎管内麻醉。

体 位
俯卧位或仰卧位。

手术步骤
① 取俯卧位或仰卧位。取俯卧位，确定进针点，方法一（Matta 法）：臀大肌止点前方 15mm 处，髂嵴与坐骨切迹连线中 1/3 为进针点，进针方向垂直于髂骨表面。方法二：在髂前后上棘连线中后 1/3 交点为进针点，男女恒定。方法三：进针点位于髂后上棘外 2～3 横指及坐骨大切迹上方 2 横指处，进针方向垂直于髂骨表面。方法四：以髂后下棘前方和坐骨大切迹上方各 25mm 作为进针点。

② 导针垂直髂骨缓慢进针，进入方式可用锤击或电钻进入，各有优点。并用 C 臂 X 线机反复透视骨盆正位、入口位、出口位、标准骶骨侧位 X 线

像（图12-2-4），引导导针经髂骨、骶髂关节、骶骨椎弓根，到达骶$_1$、骶$_2$椎体中央（图12-2-5），如果存在植钉通道，骶髂螺钉可穿过对侧髂骨外板。用直径6.5～7.3mm的松质骨拉力螺钉固定。进入导针、钻孔、丝攻、植入螺钉，均需在X线透视下进行。

术中要点

❶ 骶髂关节脱位须纠正。若单侧脱位复位失败者，还可选择伤侧后方切开复位，并后侧固定（图12-2-6）。

❷ 结合术前CT平扫及二、三维重建图像，提高术中C臂X线透视对入口、出口位的准确程度，辨别骶骨解剖变异。

❸ 植入导针、钻孔、丝攻、植入螺钉过程中，均需进行X线透视骨盆正位、出口位、入口位，甚至骶骨侧位的全程观察，导针可能需反复调整进针角度及方向。防止导针、丝攻、螺钉穿出骶骨、进入骶孔、骶管，误伤重要的血管、神经。

❹ 导航技术进行微创固定是骨盆骨折的治疗趋势。

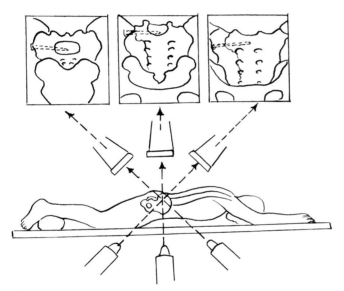

图12-2-4

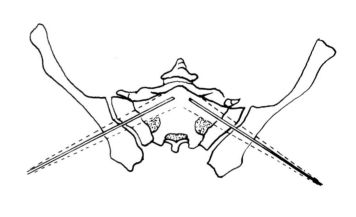

图12-2-5

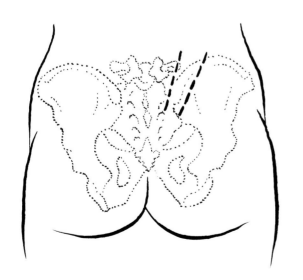

图12-2-6

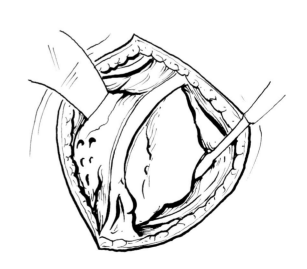

四　骶髂关节不稳定后方经髂骨张力带钢板内固定术

适 应 证	❶ Tile B 型骨盆骨折。
	❷ Tile C 型骨盆骨折，或合并有骶骨 I、II 型骨折。
禁 忌 证	❶ 骶髂后方存在皮下剥脱等软组织损伤者。
	❷ 钢板螺钉固定处存在骨折，无法提供坚强固定。
术前准备	见本章节总论部分。
麻　　醉	全麻、硬膜外麻醉或椎管内麻醉。
体　　位	俯卧位。
手术步骤	❶ 先行骨盆前环复位、固定后，取俯卧位。分别在两髂后上、下嵴间髂骨翼外侧作纵行切口，切开皮肤、深筋膜（图12-2-7）。
	❷ 在髂骨外板剥离臀大肌，通过牵引或钳夹复位后，在髂后上棘下方凿出稍大于重建钢板骨槽，并在骶骨后方作皮下隧道，选择适当长度钢板，保留两端 2～3 孔"门"折弯，经隧道放置，两端各用 2～3 枚皮质螺钉固定（图12-2-8）。在髂前下嵴近侧还可选择放置第二块钢板，加强后方固定。
术中要点	髂嵴处钢板不能高突皮肤，防止术后疼痛。皮下隧道处钢板稍向骶骨方向折弯出小弧形，防皮肤压迫坏死。存在骶骨纵形骨折时，是否须加压固定，术中可根据病情需要决定，骨折线经骶孔时，须防加压造成神经卡压。

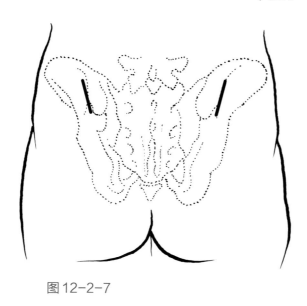

图12-2-7

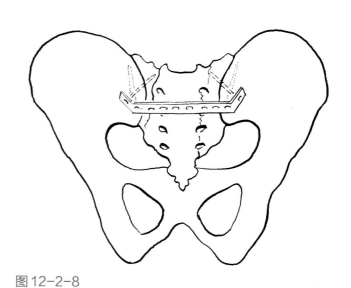

图12-2-8

五　腰（骶）髂固定术

适 应 证	❶ Tile C 型骨盆骨折，或合并有骶骨 I、II、III 型骨折；伴有腰骶结合部损伤。
	❷ 骶骨 U 形骨折；纵向移位明显且间接复位失败的骶骨骨折。
	❸ 陈旧性骶骨骨折。

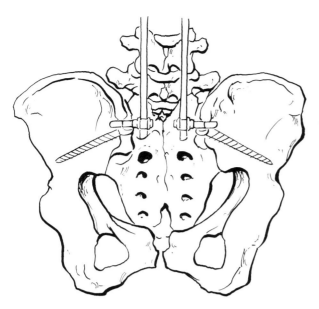

图 12-2-9

禁 忌 证	见本章节总论部分。
术前准备	见本章节总论部分。
麻　　醉	全麻、硬膜外麻醉或椎管内麻醉。
体　　位	俯卧位。

手术步骤

❶ 先行骨盆前环复位、固定后，取俯卧位。取腰骶部正中切口，切口一般从 L_3 棘突至 S_2、S_3 水平。

❷ 显露出椎板至关节突外侧、骶骨上部椎板、髂后上棘。在 L_4 或 L_5 植入椎弓根螺钉（特殊情况可选择 L_3），C 臂 X 线透视确定椎弓根螺钉位置良好。植入髂骨螺钉，进钉点为髂后上棘内上处，髂嵴上咬出匹配髂骨钉钉尾大小的骨槽，螺钉方向指向股骨大粗隆或髂前下嵴，用椎弓根探子作出钉道后植入螺钉，确保髂骨螺钉在髂骨内、外板之间。若需行腰骶髂固定，亦可在骶$_1$上植入椎弓根螺钉。有需要时可行骶管、骶孔减压，或骶骨复位。

❸ 选择适当长度的椎弓根连接直棒并预弯腰曲，选择侧方转接器。连接椎弓根螺钉、髂骨钉，通过钉棒系统根据需要纠正垂直、水平方向移位，X 线透视确认复位满意后，放置横连接，锁紧诸螺钉。骶髂关节单侧不稳可选择单侧植钉。根据需要进行植骨（图12-2-9）。

术中要点

❶ 安装髂骨螺钉钉尾不能高突皮肤，防止术后出现皮肤压迫引起疼痛、坏死。

❷ 髂骨钉、侧方连接器与椎弓根直棒连接时，操作空间狭小，亦可选择椎弓根钉与髂骨钉直接连接。

❸ 若需行骶管、骶孔减压时，须注意减压不彻底或过度减压，避免血管、神经的医源性损伤。骶骨骨折复位时亦需小心操作。

365

第三节　　髋臼骨折的手术治疗

总　　论髋臼骨折与骨盆骨折均属高能量损伤造成，往往合并有其他损伤，复苏与抢救是第一位的选择。髋臼骨折的治疗原则等同于下肢关节内骨折，通过解剖复位、坚强固定、早期活动达到治疗目的。手术治疗的重点在于重建、恢复髋臼关节面的平整性、完整性、与股骨头的匹配性，甚或为后期关节置换创造条件。

髋臼骨折的常用分型：Judet-Letournel分型简单、实用、易记忆，按骨折累及的解剖部位进行分类，分为简单型与复杂型两大类，同时又分有五种亚型（图12-3-1）。AO分型比Judet-Letournel分型更具体、细化（图12-3-2）。因髋臼骨折的复杂表现，没有一个手术切口可显露全部

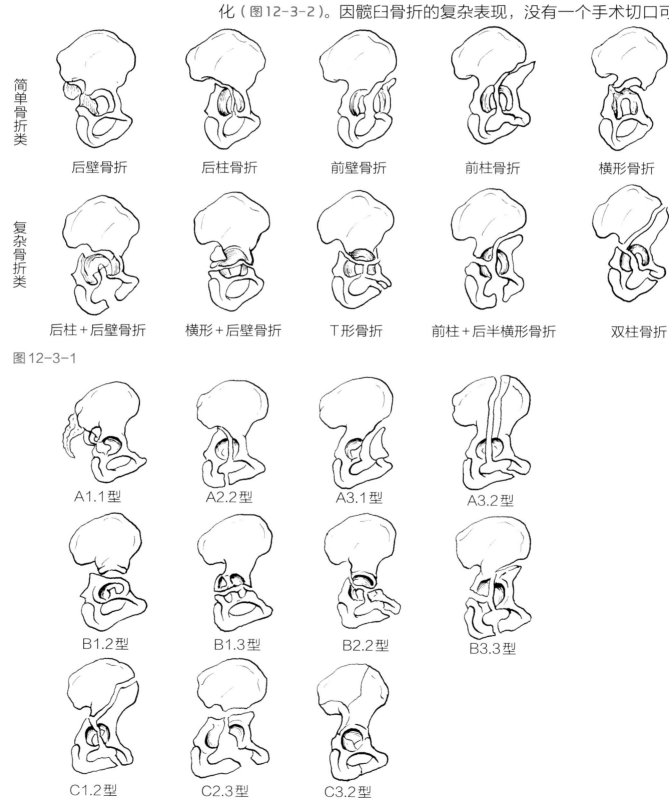

简单骨折类

后壁骨折　　　　后柱骨折　　　　前壁骨折　　　　前柱骨折　　　　横形骨折

复杂骨折类

后柱+后壁骨折　　横形+后壁骨折　　T形骨折　　前柱+后半横形骨折　　双柱骨折

图12-3-1

A1.1型　　　　A2.2型　　　　A3.1型　　　　A3.2型

B1.2型　　　　B1.3型　　　　B2.2型　　　　B3.3型

C1.2型　　　　C2.3型　　　　C3.2型

图12-3-2

髋臼骨折完成手术。对于复杂的髋臼骨折和陈旧性髋臼骨折，大多选择前后联合入路。如Stoppa入路+K-L入路、Stoppa入路联合髂腹股沟入路髂窝段（髂窝入路）、髂腹股沟入路+K-L入路。基本舍弃手术创伤大、剥离广、异位骨化率高的可同时显露前壁、前柱、后壁、后柱的扩展髂股入路。表12-3-1所示骨折分类与手术切口对应表，可提供参考。

表12-3-1 Judet-Letournel分型、AO分型与手术入路选择

骨折类型	手术入路
前柱骨折（A3.2型）、前壁骨折（A3.1型） 骨折线靠近髂耻隆起 需显露四边体、耻骨联合的复杂骨折	Stoppa+髂窝入路、髂股入路 髂腹股沟入路、Stoppa+髂窝入路
前柱+后半横形骨折（B3.3型）	髂腹股沟入路
后壁骨折（A1型）、后柱骨折（A2型）	K-L入路
后柱+后壁骨折	K-L入路
横形+后壁骨折（B1.3型）	K-L入路
横形骨折（B1.2型）	根据骨折移位及旋转方向选择K-L入路、髂腹股沟入路，或联合入路
T型（B2型）	根据具体情况选择K-L入路、髂腹股沟入路，或联合入路
双柱骨折（C型）	K-L入路或髂腹股沟入路、联合入路

急诊手术指征：难以复位的股骨头脱位；髋关节脱位复位后仍无法稳定者，即牵引状态下仍难复位；进行性坐骨神经损伤，或合并有血管损伤，如前壁或前柱骨折造成股动脉损伤；罕见的开放性骨折。

手术适应证：前壁和/或前柱、后壁和/或后柱骨折合并股骨头脱位，髋臼后壁骨折＞40%，均属于髋关节不稳定骨折；头臼匹配不良，骨折累及臼顶，关节面骨折移位＞3mm，且Matta顶弧角髋关节正位、闭孔斜位、髂骨斜位X线片分别＜30°、40°、50°，常见于累及臼顶的前壁骨折、后壁骨折、前柱伴后半横形骨折，高位横形骨折或"T"形骨折，双柱骨折；关节骨有骨块或软组织嵌入；伴有移位的股骨头骨折；髋臼骨折合并坐骨神经损伤须手术探查者；合并同侧股骨骨折、膝部损伤（股骨髁、胫骨平台、髌骨骨折或后交叉损伤等）有利于患肢早期康复；合并有影响骨盆环稳定的耻骨骨折、耻骨联合分离、骶髂骨骨折，手术的目的是重建骨盆环的完整与稳定；需为后期行髋关节置换保留足够骨质的髋臼骨折。

手术禁忌证：患者全身情况不稳定或患者原有严重的心、肺、肝、肾等基础疾病不能耐受手术者；严重的骨质疏松；手术区存在软组织问题，不宜早期手术；下腹部存在肠道、膀胱造瘘等不宜行髂腹股沟入路手术。

手术时机：除需行髋臼急诊手术外，对于全身情况及血流动力学稳定者，手术治疗宜在伤后2～3天后进行，1周左右为最佳，最长不超过3周；陈旧性骨折可因局部瘢痕、软组织挛缩、骨折端骨痂形成，影响骨折复位质量，延长手术时间，增大术后感染机会。

术前准备：包括评估全身及血流动力学，确定手术时机；准备影像学资料，如骨盆（髋臼）正位X线片、髂骨斜位片、闭孔斜位片、CT平扫及三维重建图像，制订手术方案；术前评估、预防深静脉血栓；准备骨盆、髋臼专用手术器械及钢板、螺钉等固定材料；准备高分辨率的C臂X线机、透X线手术床；自体血回输的术前准备与手术备血；对骨盆不稳定骨折或髋关节脱位复位后仍欠稳定者可行术前骨牵引，有利于术中复位、固定；术前清洁肠道可提高X线的透视质量等。此手术费用大，不能疏忽对患者的经济条件和社会因素的评估。

麻醉与体位：选择全麻、硬膜外麻醉、腰硬联合麻醉。体位可选择仰卧位、侧卧位、漂浮位，保持髋关节伸直、膝关节屈曲约45°。体位须根据手术入路决定，结合手术显露骨折的顺序选择。

复位方法、顺序与固定：术中可通过人力牵引、骨钩、Schanz螺钉牵引辅助复位；通过点式复位钳、专用螺钉复位钳、爪形复位钳、顶棒等器械钳夹、推顶复位；还可通过拉力螺钉、过度预弯的钢板进一步纠正骨折移位等方式进行复位、固定。复位的顺序一般应遵循先处理髂骨、骨盆前后环的移位，再处理髋臼骨折的移位；先处理柱的移位，再纠正壁的移位。克氏针或钳夹器械的临时固定，有助于需要反复调整的前、后柱骨折复位。通常选用重建钢板及螺钉固定，还可选择技术要求高的髂耻螺钉、髂坐拉力螺钉来固定前后柱，在导航下操作可以精确植钉。

术中要点：包括显露、复位、钢板及螺钉钻孔固定时对手术区的重要血管、神经、脏器的保护，防止误伤。注意钢板、螺钉放置的位置，达到坚强固定。手术结束时对切开的各个层次组织的修复与缝合。

术后处理：按围手术期规定应用抗生素；一般按引流量小于50ml后拔除引流管；须避免早期负重，一般在8～12周后护拐下负重。按中国骨科大手术要求，应对可能出现的深静脉血栓进行预防、治疗。根据病情及内固定质量，指导康复锻炼。为预防异位骨化，术后可应用消炎痛片25mg/次，3次/d，1周以上。但因消炎痛有肠胃刺激、影响凝血功能、影响骨折愈合等因素，多数医师不主张长时间使用。

一　　髋臼后壁、后柱骨折内固定术

适 应 证	见手术适应证。
禁 忌 证	见本章节总论部分。
术前准备	见本章节总论部分。

麻　醉	见本章节总论部分。
体　位	侧卧位，患侧在上，可稍向前方倾斜。
手术步骤	❶ 切口　选择后外侧K-L入路。
	❷ 显露　切开皮肤深筋膜，显露并切开臀大肌、阔筋膜张肌、大粗隆后方外旋肌群，显露髋关节后关节囊，用剥离器向前上、内、下方显露髋臼后壁、髋臼前上方、后柱、坐骨结节。此时可见到移位的后壁、后柱骨折线、撕裂的关节囊，翻开后壁骨折块，可见到髋臼及股骨头，牵引下探查关节腔，可取出游离的骨折块，可见到后壁关节面压缩（图12-3-3）。
	❸ 复位固定　先对后柱进行复位，通过剥离器撬拨或骨折两端各打入一枚螺钉后，用螺钉复位钳复位，并在后柱上放置适当长度的重建钢板、螺钉固定。复位后壁前，对存有后壁压缩骨折者，可对移位的关节面压缩骨块进行撬拨复位并植骨，再纠正后壁骨折，可用克氏针临时固定或用顶棒推压，维持复位，选择适当长度的直形加压钢板或重建钢板，按髋臼后方形状塑形，钢板两端须用2～3枚螺钉固定，后壁中间可经钢板向后柱方向植入1～2枚螺钉，也可在钢板外植入螺钉。钢板近端螺钉植入困难，可适当切断部分臀中肌，以方便操作，下端可放在坐骨支（图12-3-4）。
	❹ 后壁骨折块较小或呈粉碎性骨折，若没有可包容后壁的特殊钢板，可选择1/3管形钢板，折弯约90°后剪去一头，用折弯头抓压后壁骨块关节缘，另一头在后柱方向用螺钉固定（图12-3-5），再在此钢板上方放置髋臼后壁钢板，两钢板基本呈垂直安放，以加强后壁固定的牢固度。
	❺ 缝合　内固定结束后须经X线透视髋关节正位、髂骨斜位、闭孔斜位，确认髋关节腔内无螺钉，并活动髋关节，确认固定牢固度良好后，放置引流管，并逐层缝合切口。
术中要点	见本章节总论部分。
术后处理	见本章节总论部分。

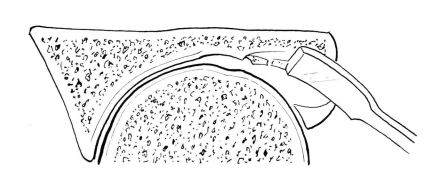

图12-3-3

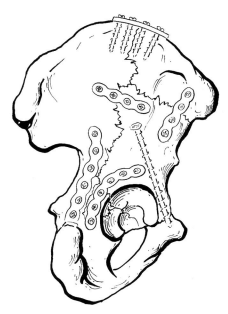

图12-3-4

369

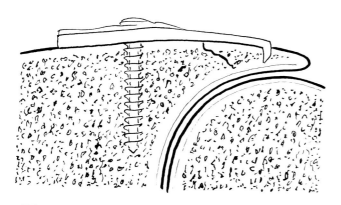

图 12-3-5

二 髋臼前壁、前柱骨折内固定术

适应证	见本章节总论部分。
禁忌证	见本章节总论部分。
术前准备	见本章节总论部分。
麻醉	见本章节总论部分。
体位	仰卧位，患侧可稍垫高。

手术步骤　　❶ 切口　显露髋臼的髂腹股沟入路，根据需要可适当延长，或选择 Stoppa 切口＋髂窝辅助切口。

❷ 显露　按髂腹股沟入路逐层切开、分离，骨膜剥离器从髂骨内板剥离，显露髂骨翼内面、髋臼前柱、前壁、耻骨上支。

❸ 复位内固定　直视下将骨折解剖复位，根据骨折块的大小和程度选用合适的螺钉或塑形钢板牢固固定（图 12-3-6）。

❹ 缝合　满意后彻底冲洗，活动髋关节见稳定后，留置引流管，逐层缝合切口。

术中要点	见本章节总论部分。
术后处理	见本章节总论部分。

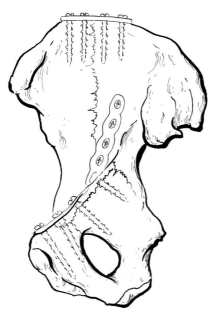

图 12-3-6

三　髋臼横形骨折内固定术

适　应　证	见本章节总论部分。
禁　忌　证	见本章节总论部分。
术前准备	见本章节总论部分。
麻　　醉	见本章节总论部分。
体　　位	漂浮位。

手术步骤

❶ 切口　横形或加后壁骨折，选择K-L入路；单纯横形骨折视骨折移位情况选择前方髂腹股沟入路或后方的K-L入路；前后均移位的复杂骨折或陈旧性骨折，选择联合入路。

❷ 显露　以切口的选择，显露髋臼前、后方。

❸ 复位内固定　骨折复位见前面章节。经X线透视确认经髋臼的骨折解剖复位后，选择钢板分别前、后方固定或前、后均行钢板固定。对前后方均须固定者，在同一切口中还可选择后路钢板结合经后方的前路（髂耻）拉力螺钉、前路钢板结合经前方的后柱（髂坐）拉力螺钉固定。前柱（髂耻）拉力螺钉可选择从后往前打入导针，植钉、固定（图12-3-7），也可以在耻骨结节下逆行打入导针，经耻骨髓腔轴线植钉、固定（图12-3-8），建议选择螺钉直径6.5mm，长度不超过10cm。后柱（髂坐）拉力螺钉由前向后植钉，其进钉中心点为骶髂关节下缘水平线向远端1cm，距盆缘2.5cm，进钉区域稍大，导针指向坐骨节结，螺钉直径、长度为7.2mm、12mm（图12-3-9 ～图12-3-11）。

❹ 缝合　同前。

术中要点

骨折均须得到解剖复位，放置导针、螺钉过程需要反复X线透视确认，避免导针、螺钉切出骨面（髋臼上、下缘存在的凹陷）或进入关节腔的风险（图12-3-12、图12-3-13）。骨盆骨折经解剖复位后，在导航下植入拉力螺可避免此风险。骨盆骨折微创化治疗是发展趋势。

术后处理

见本章节总论部分。

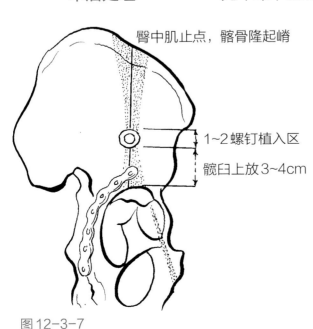

臀中肌止点，髂骨隆起嵴

1~2螺钉植入区

髋臼上放3~4cm

图12-3-7

图12-3-8

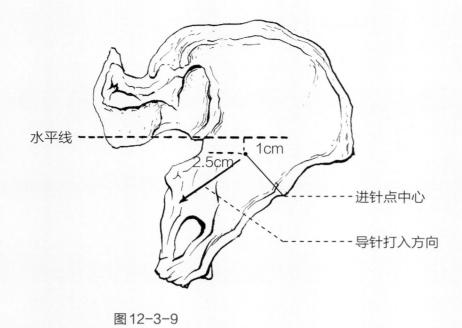

水平线 ----
1cm
2.5cm
进针点中心
导针打入方向

图 12-3-9

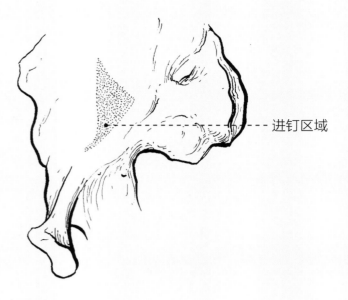

进钉区域

图 12-3-10

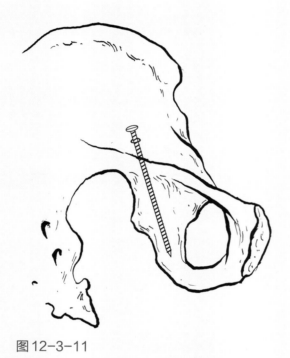

图 12-3-11

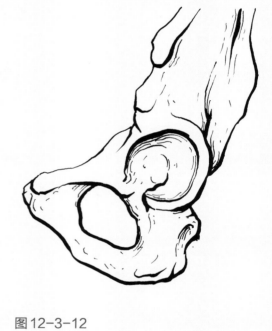

图 12-3-12

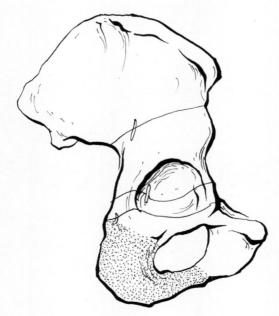

图 12-3-13

适 应 证	见本章节总论部分。
禁 忌 证	见本章节总论部分。
术前准备	见本章节总论部分。
麻　　醉	见本章节总论部分。
体　　位	漂浮位。

手术步骤　❶ 切口　T形骨折是前、后柱独立存在的复杂骨折，是最难处理的一类髋臼骨折。多数先选择K-L入路，前柱复位困难时，再联合髂腹股沟入路。髂股扩展入路、三叉扩展入路因手术创伤大、术后异位骨化等问题，多数被替代。

❷ 显露　见本章节总论部分。

❸ 复位内固定　见本章节总论部分。

❹ 缝合　见本章节总论部分。

术中要点	见本章节总论部分。
术后处理	见本章节总论部分。

五　　髋臼双柱骨折内固定术

适 应 证	见本章节总论部分。
禁 忌 证	见本章节总论部分。
术前准备	见本章节总论部分。
麻　　醉	见本章节总论部分。
体　　位	漂浮位。

手术步骤　❶ 切口　双柱骨折其后柱呈较大的完整骨块，后壁多数没有骨折，前柱与股骨头向前脱位。多先选择髂腹股沟入路，若合并有后壁骨折、后柱经骶髂关节面且有移位、髋臼关节面移位或骨块嵌入、陈旧性双柱骨折复位时，可联合K-L入路。

❷ 显露　见横形骨折章节。

❸ 复位内固定　见横形骨折章节。还可选择髋臼框架螺钉技术植钉（图12-3-14～图12-3-16），通过髂腹股沟入路，在髋臼前方用钢板支撑前柱，用经前方的髋臼上、下方的后柱拉力螺钉来闭合前、后柱构成后方支撑，用通过四方体的螺钉来连接前、后柱，完成髋臼框架的力学稳定性。

❹ 缝合　同前。

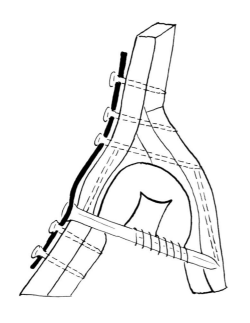

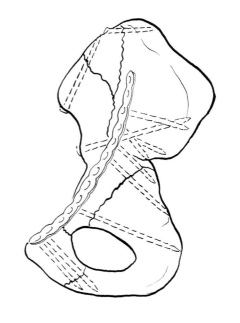

图 12-3-14   图 12-3-15

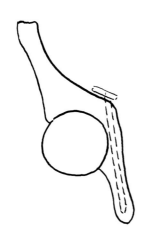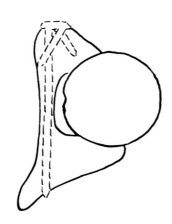

图 12-3-16

术中要点   骨折的解剖复位是关键要点。对髋臼壁的骨折要求先做壁与柱的加压固
               定，再加中和保护钢板；对柱的要求是加压闭合髋臼前、后柱构成框架
               结构加保护钢板。由术中透视提供保障。

术后处理   见本章节总论部分。

第十三章

髋部手术

视频目录

扫描二维码，
观看本书所有
手术视频

第一节 髋关节显露途径

一 前方入路

适 应 证
1. 髋关节前脱位切开复位术。
2. 髋关节融合术。
3. 人工股骨头置换术，全髋关节置换术。
4. 髋关节滑膜活检。
5. 先天性髋脱位切开复位术。
6. 小儿瘫骨盆延长，髋臼造盖术。
7. 股骨颈部、髂骨肿瘤刮除植骨术。
8. 股骨颈骨折缝匠肌蒂骨瓣或旋髂深血管蒂髂骨瓣移植术。

麻 醉　全麻或硬膜外阻滞麻醉。

体 位　仰卧位，患侧臀部垫高约30°。

手术步骤
1. 切口自髂嵴中点沿髂嵴外缘经髂前上棘，向大腿前外侧延伸 10～12cm，切口指向髌骨外侧缘，根据术中需要可适当延长切口（图 13-1-1）。
2. 切开皮肤、皮下组织和深筋膜。可在髂嵴上切断臀中肌和阔筋膜张肌止点，用骨膜剥离器骨膜下剥离臀中肌和臀小肌，纱布填塞止血，显露切口下部分髂骨外侧面。外旋下肢，使缝匠肌紧张，在缝匠肌与阔筋肌之间，距髂前上棘下方约2.5cm处找到股外侧皮神经并加以保护，在阔筋膜张肌内缘分离进入，将缝匠肌、阔筋膜张肌分别向内上、外下方牵开，即可显露深部的股直肌、臀中肌（图13-1-2）。旋股外侧动脉升支行走于缝匠肌与阔筋肌肌间隙近侧，分离该间隙时须结扎或电凝止血。
3. 将股直肌直头起于髂前下棘，反折头起自髋臼上唇，反折头还有部分纤

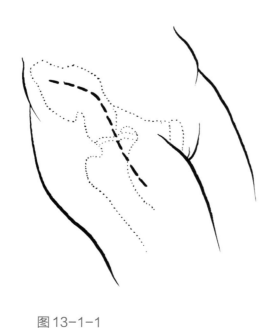

图 13-1-1

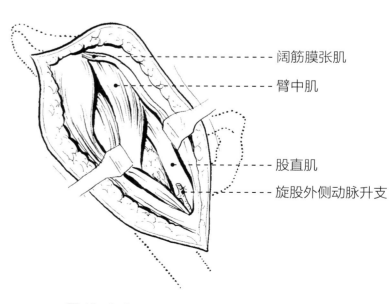

阔筋膜张肌

臀中肌

股直肌

旋股外侧动脉升支

图 13-1-2

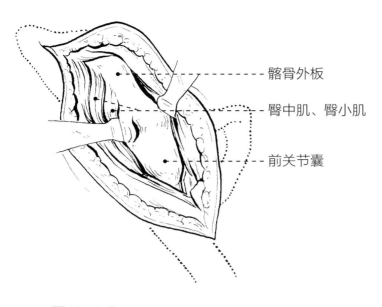

髂骨外板

臀中肌、臀小肌

前关节囊

图 13-1-3

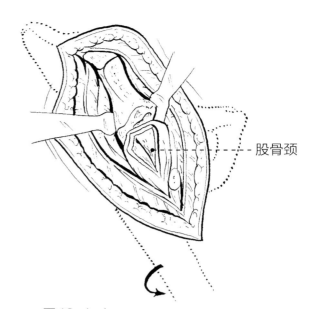

股骨颈

图 13-1-4

维起自髋关节囊前方，与关节囊关系紧密。显露股直肌在髂前下棘起点，切断并向远侧翻转，将臀中肌向外侧牵开，即可显露髋关节囊前方（图 13-1-3）。

❹ 将关节囊"T"形切开（近髋臼缘横切，沿股骨颈纵轴纵切），即可显露股骨头及髋臼上缘。牵开已切开的关节囊，切断圆韧带，将髋关节过伸、内收、外旋，脱出股骨头，可充分显露整个髋臼、股骨头及关节囊的后部（图 13-1-4）。

术中要点　此为 Smith-Petersen 入路，术中注意勿损伤股外侧皮神经及股神经。股外侧皮神经大约在髂前上棘下方 2.5cm 处，误伤后局部可形成痛性神经瘤，并在股外侧出现一感觉减退区。股神经位于髋关节前方的股三角中，术中分离时，可通过扪及股动脉搏动而定位，在股三角内，股动脉位于股神经的内侧。旋股外侧动脉升支行走于缝匠肌与阔筋肌肌间隙近侧，分离时须结扎或电凝止血。

二　前外侧入路

适 应 证
❶ 全髋关节置换术、人工股骨头置换术。
❷ 股骨颈骨折切开复位内固定术。
❸ 髋关节滑膜活检术。

麻　　醉　全麻或硬膜外麻醉。

体　　位　仰卧位，患侧臀部垫高，使身体与手术台呈 20°～30°角，使患髋部悬空（髋部皮肤及脂肪等组织下垂）。行关节置换时采用侧卧位，可更好地显露髋臼后方，以增大视野，有利于操作。

手术步骤
❶ 屈髋 30°，内收患肢使阔筋膜张肌松弛并移向前方。以股骨大粗隆顶点为中心作长约 15cm 的直切口，切口于股骨大粗隆至股骨干部偏后 1/3

处（图13-1-5）。

❷ 切开皮肤、皮下组织、深筋膜、阔筋膜张肌，切口近端可在阔筋膜张肌与臀中肌肌间隙分离，同时止血。两侧牵开后即可显露髋关节前方（图13-1-6）。

❸ 辨认大粗隆顶端及臀中肌止点，由前向后切断并适当分离，向前上方翻开臀中肌，亦可同时切断部分臀小肌并牵开，用剥离子推开股直肌反折头，Homan拉钩可放置至髋臼前缘，以充分显露髋关节前外侧关节囊（图13-1-7）。还可选择用线锯或摆锯行大粗隆截骨，可充分松解臀中肌及臀小肌，可方便股骨扩髓及假体安装，截骨前可切开股外侧肌股骨粗隆外侧嵴起点（图13-1-8）。截骨后可从后方将梨状肌等组织向后方牵开，充分显露髋关节前外侧关节囊。

❹ 切开的关节囊，外旋、内收、屈髋即可脱出股骨头，充分显露整个髋臼、股骨头及关节囊的后部。如脱位困难，可松解关节囊，切除髋臼骨赘，或行股骨颈截骨，忌行暴力（图13-1-9、图13-1-10）。

术中要点

❶ 术中注意勿损伤股三角内的股神经及股动静脉。常见原因是过度牵拉或髋臼拉钩安放不当。Homan拉钩应紧贴骨面，不能嵌有软组织，屈髋30°能使髋前方组织松弛，有利于安放拉钩及牵开。

❷ 注意股骨干骨折、股骨粗隆骨折。在髋关节脱位时，应注意患者是否存在髋臼大量骨赘，髋臼已明显增深，影响脱位，须先行骨赘切除，或先行股骨颈截骨，取出股骨头。避免强力旋转股骨，造成股骨干旋转性骨折。未行粗隆截骨，行股骨扩髓时，应注意顺髓腔方向进行，以免器械

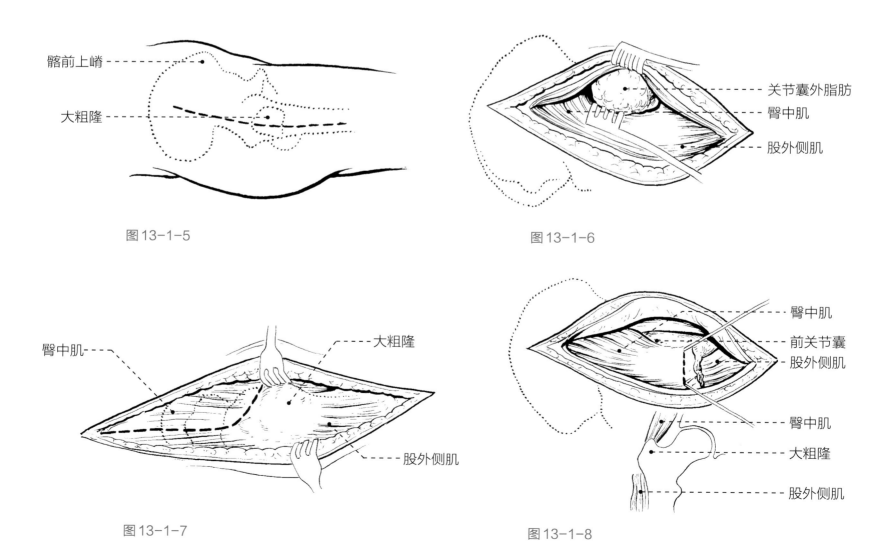

图 13-1-5

图 13-1-6

图 13-1-7

图 13-1-8

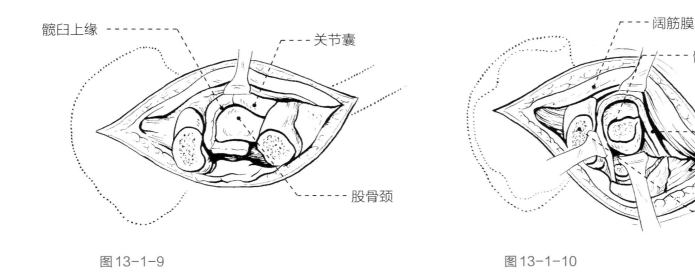

<table>
<tr><td>髋臼上缘 ----</td><td></td><td>---- 关节囊</td></tr>
</table>

髋臼上缘 ---- ---- 关节囊

---- 股骨颈

图13-1-9

阔筋膜

髋臼

---- 下关节囊

---- 股外侧肌

---- 大转子

图13-1-10

挤顶股骨粗隆，造成大粗隆骨折；股骨扩髓时亦须防止股骨干骨折，适当内收，有利于操作。

❸ 臀中肌向上翻开应注意不能超过大粗隆顶端上方5cm或髋臼上缘4cm，以免伤及臀上神经分支。

❹ 此为Watson-Jones入路，适用于髋关节周围软组织有较严重的瘢痕挛缩、髋畸形、帕金森病等神经肌肉性疾病患者。对肥胖患者，手术视野欠佳，髋臼后方操作空间有限。

三　后外侧入路

适　应　证

❶ 股骨颈骨折切开复位内固定术、股方肌骨瓣移植术。

❷ 人工股骨头置换术和全髋置换、翻修术。

❸ 髋臼后壁、后柱骨折切开复位内固定术。

❹ 髋关节后脱位切开复位术。

❺ 髋关节成形术、融合术。

❻ 髋关节后方肿瘤切除、游离体摘除、病灶清除术。

❼ 股骨上端骨骺滑脱股骨颈截骨术。

麻　醉　全麻或硬膜外麻醉。

体　位　侧卧位，患侧向上。

手术步骤

❶ 切口起自髂后上棘外下方，沿臀大肌纤维走向切开至大粗隆的后外侧，沿股骨轴线切开10～15cm（图13-1-11）。

❷ 切开皮肤及皮下组织，从切口远端向近端切开阔筋膜张肌、臀大肌，将相邻组织向前、后翻开，适当外展、内旋大腿，可显露大粗隆及附着其上的外旋肌群、梨状肌等止点及坐骨神经等（图13-1-12）。

❸ 将外旋肌群、梨状肌等股骨粗隆后方止点切断并翻开，即可显露髋关节囊（图13-1-13）。

❹ 作"T"形或"U"形切开关节囊，如需脱位髋关节，可在屈髋屈膝牵引下，内收内旋大腿，在后方脱出股骨头（图13-1-14）。

379

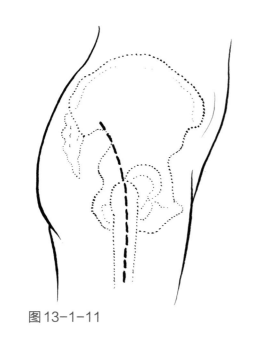

图 13-1-11

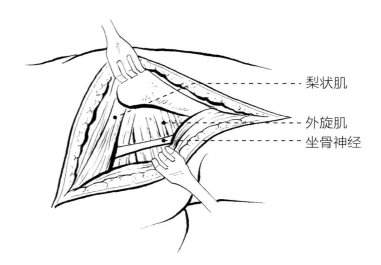

梨状肌

外旋肌

坐骨神经

图 13-1-12

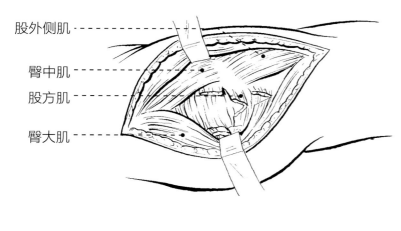

股外侧肌

臀中肌

股方肌

臀大肌

图 13-1-13

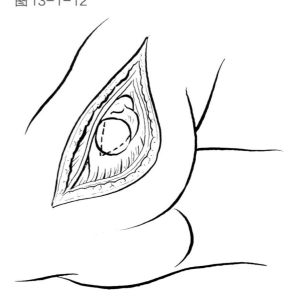

图 13-1-14

术中要点	❶ 保护好坐骨神经。后方切口不需要显露坐骨神经，可将切断的梨状肌及外旋短肌翻开即可得到保护，但不能强力牵拉。
	❷ 分离臀大肌时注意其深面的臀上血管，认真止血。
	❸ 手术终了时要将臀中肌和梨状肌牢固地缝回原位，以保证术后早期髋关节后方的稳定。

四　外侧"U"形入路

适 应 证	❶ 先天性髋关节脱位开放复位，髋臼加深术。
	❷ 髋关节结核病灶清除术、游离体摘除术。
	❸ 股骨颈、粗隆部肿瘤切除术。
	❹ 髋关节成形术。
	❺ 全髋关节置换术。
麻　醉	全麻或硬膜外阻滞麻醉。
体　位	仰卧位，患侧髋部垫高约20°。
手术步骤	❶ 切口自髂前上棘起沿阔筋膜张肌前缘向远侧延伸，绕过大粗隆下方呈

"U"形弧形向上，至大粗隆与髂后上棘的连线中点，长约40cm（图13-1-15）。

❷ 切开皮肤、皮下组织及深筋膜，适当游离皮瓣并牵开，切开阔筋膜，使阔筋膜张肌、臀中肌、臀大肌、大粗隆得以显露，于阔筋膜张肌后与臀大肌中部肌纤维方向作切线，会合于大粗隆顶点。沿切线切开筋膜并做游离，臀大肌向近端牵开，阔筋膜张肌牵向前方，使臀中肌与深面的臀小肌得以充分游离（图13-1-16）。

❸ 在大粗隆下方截断大粗隆，将粗隆连同臀中肌、臀小肌一起翻向上方，显露髋关节囊外侧（图13-1-17）。

❹ 顺股骨颈纵轴方向切开关节囊，并向两侧牵开，即可显露髋臼和股骨头（图13-1-18）。如需髋关节脱位，切断圆韧带，使股骨头内收外旋即可脱出。

术中要点

❶ 如欲显露股骨干上端，在"U"形底线中心再加一垂直切口（Murphy切口），并纵行分离股外侧肌，显露股骨干。

❷ 切开关节囊时，需注意保护旋股内侧动脉的关节囊分支，避免影响股骨头及颈的血运。

❸ 手术结束时，需将大粗隆原位固定，必要时向下移位固定，臀大肌等腱性部分需缝合。

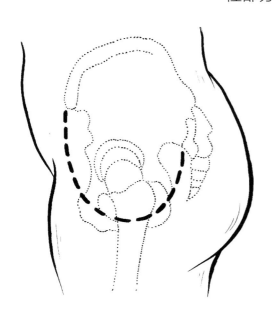

图13-1-15

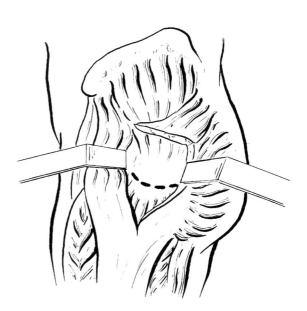

图13-1-16

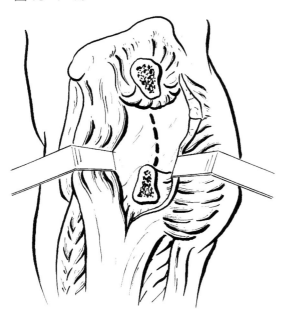

图13-1-17

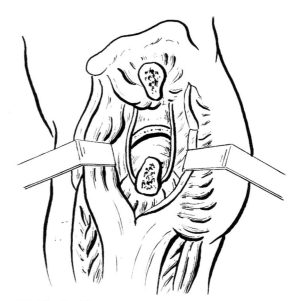

图13-1-18

第二节　股骨颈骨折的手术治疗

一　股骨颈骨折闭合复位空心加压螺钉内固定术

适应证
❶ 闭合复位理想的股骨颈骨折。
❷ 年老体弱不能承受其他较大手术者。

禁忌证
❶ 闭合复位不满意。
❷ 股骨颈粉碎性骨折，严重骨质疏松。
❸ 全身状况差，不能耐受此手术者。

术前准备
❶ 仔细阅读X线片，明确骨折类型和移位情况。
❷ 术前可行骨牵引或皮牵引，利于术中复位。
❸ 器械准备。

麻　醉　气管内插管全身麻醉或硬膜外阻滞麻醉、局部浸润麻醉。

体　位　仰卧位。

手术步骤
❶ 切口　牵引复位后，经电视X线机检查复位满意后，自大粗隆顶点向下纵行切口长6～8cm（图13-2-1）。
❷ 大粗隆下钻孔　逐层切开，显露股骨上端外侧面，在大粗隆下3～5cm处（根据颈干角来确定），钻成倒"品"字形，三根导针尖端距股骨头软骨面5mm左右，其中最下方的导针位于股骨距（图13-2-2）。
❸ 旋入加压螺钉　满意后，沿导针旋入长度合适的空心加压螺钉，使骨折端加压靠紧（图13-2-3、图13-2-4）。
❹ 缝合　退出导针，冲洗止血，逐层缝合，关闭切口。

术中要点
❶ 复位时手法要轻柔，不要过牵和过度内旋，避免损伤股骨颈后外侧支持带的残存血管。

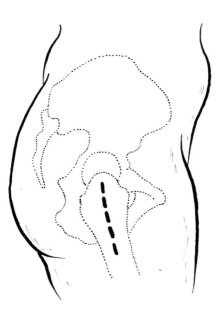

图 13-2-1

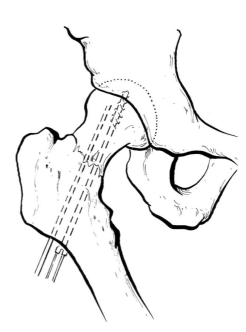

图 13-2-2

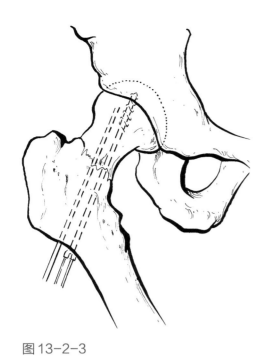

图 13-2-3

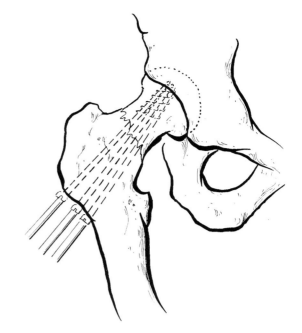

图 13-2-4

❷ 导针和螺钉的方向、位置和长度一定要适宜，注意股骨颈有15°左右的前倾角。导针及螺钉亦可经皮植入，亦可呈"品"字或"一"字形植入。

❸ 加压螺钉的螺纹部分要全部通过骨折线，才能起加压作用，避免造成骨折端分离而不愈合。尽早行股四头肌功能锻炼。

术后处理　皮牵引或穿"丁"字形矫正鞋2周，后可持双拐下地，当X线片显示有骨愈合征象时，可逐渐负重锻炼。定期复查，以便早期发现股骨头坏死和塌陷。围手术期应用抗生素，预防VTE。

二　股骨颈骨折切开复位加压螺钉内固定术

适 应 证
❶ 股骨颈骨折内收型和中间型有发生移位的倾向。
❷ 成人外展型、股骨头后倾>30°。
❸ 闭合方法无法复位。

禁 忌 证
❶ 股骨颈粉碎性骨折。
❷ 严重骨质疏松。
❸ 全身状况差，不能耐受手术者。

术前准备
❶ 仔细阅读X线片，明确骨折类型和移位情况。
❷ 术前可行骨牵引或皮牵引，利于术中复位。
❸ 器械准备。

麻　　醉　气管内插管全身麻醉或硬膜外阻滞麻醉。

体　　位　仰卧位，患侧垫高。

手术步骤
❶ 切口　髋关节前外侧切口。
❷ 复位　切开皮肤、皮下组织和深筋膜，依前述切开剥离，显露关节囊，切开关节囊可显露股骨头、颈及骨折线。稍加牵引，屈髋20°～30°，

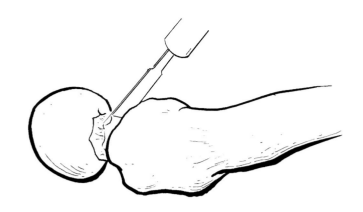

图13-2-5

用骨刀插入骨折的前面有利于复位（图13-2-5）。

钻入导针、螺钉固定、缝合等，同前一章节。

术中要点
① 同闭合复位加压螺钉内固定术。
② 本手术使用的是空心加压螺钉，也可使用其他类型的加压螺钉。
③ 如外侧皮质有骨质疏松或粉碎相当严重，可使用带小侧方钢板的加压螺钉。

术后处理
同前一章节。

三　股骨颈骨折带股方肌肌蒂骨瓣转移、加压螺钉内固定术

适 应 证
① 50岁以下尤其是青壮年的股骨颈头下型或头颈型骨折，有明显移位。
② 陈旧性股骨颈骨折不愈合。

禁 忌 证
① 股骨颈粉碎性骨折。
② 股骨头已坏死塌陷。
③ 全身状况不能耐受手术。

术前准备
同股骨颈骨折切开复位加压螺钉内固定术。

麻　　醉
气管内插管全身麻醉或硬膜外阻滞麻醉。

体　　位
侧卧位，患侧向上。

手术步骤
① 切口　髋关节后侧切口，长15～20cm显露关节囊：切开皮肤、皮下组织及深筋膜分开臀大肌，保护坐骨神经，显露游离并切断外旋肌，显露后关节囊（图13-2-6）。
② 取带股方肌肌蒂的骨瓣　自股方肌上缘游离股方肌肌腹至坐骨结节，于粗隆间嵴部位距股方肌止点外1.5cm处切开骨膜，并向外侧剥离少许。用骨刀从上、外、下三个边切取骨块呈长方形，一般距大粗隆顶点处3cm处始，沿股方肌止点，包括粗隆间嵴外侧面，下至小粗隆水平，长4～5cm，宽约1.5cm，深约1cm。用骨刀将骨块与股方肌止点一起剥离并掀开备用（图13-2-7）。
③ 复位固定　于关节囊后侧做"十"字形或"T"形切开，显露骨折部。

轻轻牵引并内旋患肢，使骨折解剖复位。进行加压螺钉内固定，详见加压螺钉内固定术（图13-2-8）。

❹ 转移并固定带蒂骨瓣 于股骨颈后侧沿长轴制成骨槽并挖深约1cm，将股方肌肌蒂骨瓣上移并植入到骨槽中，远端用一枚螺钉固定于大粗隆上，将周围软组织与骨块的软组织缝合。拧紧螺钉的螺帽，使骨折端嵌牢（图13-2-9）。

❺ 缝合 冲洗止血，放置引流管一根，逐层缝合，关闭切口。

术中要点

❶ 注意保持股方肌无张力及无扭曲。

❷ 股骨颈后侧如有骨缺损，可用松质骨充填以增加稳定性。

❸ 保护好坐骨神经及臀上血管。

❹ 带股方肌蒂的骨块也可用一根克氏针固定（2周后拔除）或骨块下钻孔缝合于关节囊。

术后处理 同股骨颈骨折闭合复位可折断加压螺钉内固定术。

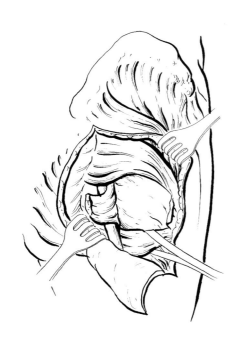

图 13-2-6

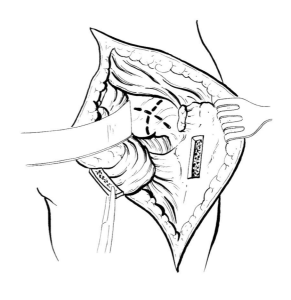

图 13-2-7

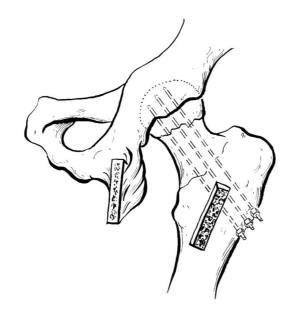

图 13-2-8

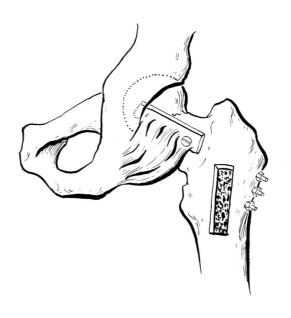

图 13-2-9

385

四 　股骨颈骨折带旋股外侧血管升支蒂的髂骨瓣转移、加压螺钉内固定术

适 应 证	同股骨颈骨折带股方肌肌蒂骨瓣转移、加压螺钉内固定术。
禁 忌 证	同股骨颈骨折带股方肌肌蒂骨瓣转移、加压螺钉内固定术。
术前准备	同股骨颈骨折带股方肌肌蒂骨瓣转移、加压螺钉内固定术。
麻 醉	气管内插管全身麻醉或硬膜外阻滞麻醉。
体 位	仰卧位，臀部垫高。

手术步骤

❶ 切口　髋关节前外侧切口，长度视需要而定。

❷ 显露血管蒂　切开皮肤及皮下组织，游离股外侧皮神经并向内侧牵拉，在髂前上棘处切断缝匠肌的起点，分开腹直肌与阔筋膜张肌间隙，将两肌向内外侧拉开，在股直肌深面游离旋股外侧血管升支主干。

❸ 切取骨瓣　在髂嵴内侧面行骨膜下剥离至切骨处，在距髂前上棘和髂嵴下2～3cm处保留阔筋膜张肌的上部肌肉，切取全层髂骨块，长3～4cm，宽约2cm，深约2cm，连同髂前上棘一并取下，带骨膜瓣6cm×4cm。此时骨瓣仅以血管蒂与主干相连，取下的骨瓣渗血活跃或滴血，用盐水纱布包好备用。血管蒂解剖见图13-2-10。

❹ 骨折复位内固定，骨瓣转移　股骨颈骨折复位，加压螺钉内固定（同前述）。在股骨颈前方凿一相应骨槽，使骨槽尽量向股骨头内延伸。修整并骨瓣嵌入骨瓣，螺钉固定骨瓣，骨膜包绕缝合。

❺ 缝合　冲洗止血，放置引流管一根，逐层缝合，关闭切口。

术中要点

❶ 由于旋股外侧血管升支主干横过股直肌深面后转向上方，当需要较长血管蒂时宜切断股直肌起点并向下翻转，并注意要紧贴腱组织进行分离，避免损伤髂嵴支。

❷ 股神经至骨外侧肌的肌支与旋股外侧血管升支主干起始处关系密切，当黏附很紧或存在解剖变异时，要仔细分离，避免损伤。

❸ 注意血管蒂要保持无张力及无扭曲。

术后处理　同股骨颈骨折带股方肌肌蒂骨瓣转移、加压螺钉内固定术。

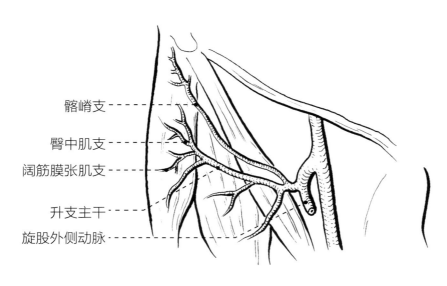

髂嵴支------
臀中肌支------
阔筋膜张肌支------
升支主干------
旋股外侧动脉------

图13-2-10

第三节 股骨粗隆部骨折的手术治疗

一 股骨粗隆间骨折鹅头钉（DHS）内固定术

适应证
1. 成人股骨粗隆间骨折（股骨粗隆外侧壁完整）。
2. 高龄患者不能耐受长期卧床牵引者。

禁忌证
1. 严重粉碎性骨折。
2. 粗隆下骨折。
3. 全身状况不能耐受手术者。

术前准备
1. 仔细阅读X线片，明确骨折类型和移位情况。
2. 如有挛缩，术前可行骨牵引或皮牵引，利于术中复位。
3. 器械准备。

麻醉 气管内插管全身麻醉或硬膜外阻滞麻醉。

体位 仰卧位，牵引床，患侧垫高。

手术步骤
1. 切口 采用髋关节外侧切口，长10～15cm。
2. 骨折复位 牵引床下闭合复位（图13-3-1）。
3. 闭合复位失败，切开皮肤、皮下组织及阔筋膜，切开臀中肌和阔筋膜张肌的间隙，分别向后、向前牵开臀中肌和阔筋膜张肌，于该肌后缘切开肌膜并将该肌牵向前方，钝性剥离显露关节囊。将股外侧肌沿大粗隆做"L"形切开至骨膜下并翻向前下方，切开关节囊，在直视下做骨折复位（图13-3-2）。
4. 穿入导针 X线下示复位满意后，一般在股外侧肌嵴以下约2cm处、小粗隆尖水平进入，向股骨颈和股骨头中心插入导针，可在其近端打入另一导针固定，防止再移位（图13-3-3）。
5. 鹅头钉内固定 X线下示导针满意后，用扩孔器（组合绞刀）沿导针钻孔，攻丝，将选择好的粗螺钉沿导针方向拧入，达软骨下1cm以内。选择适当长度（骨折线下3～4枚螺钉）和角度（135°～150°，一般135°）的套筒钢板，对准螺钉槽套入，使钢板与股骨干相贴并用螺钉固定。如骨折线有较大裂隙，可经套筒旋入尾加压螺钉（图13-3-4）。
6. 缝合 摄正侧位片满意后，彻底冲洗止血，留置引流管，逐层缝合，关闭切口。

术中要点
1. 如有导向器，放置时要在股骨外侧皮质中线并与外侧皮质平齐且平行，以确保角度准确。
2. 在打导针前可将钢板和套筒放在术野或粗隆部前方，以保证导针的准确。
3. 攻丝和拧入螺钉注意不要穿入关节腔内。
4. 使用加压螺钉加压要适当，避免拉毁骨道的螺纹沟而致固定不牢。

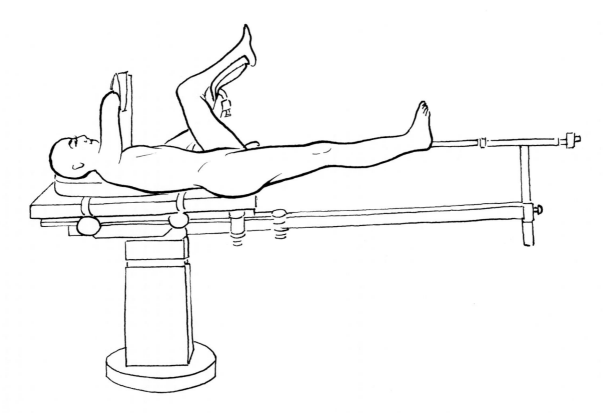

图 13-3-1

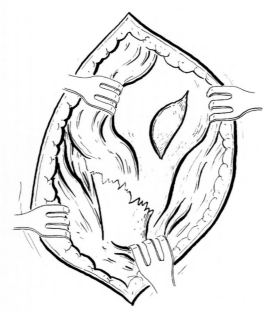

图 13-3-2

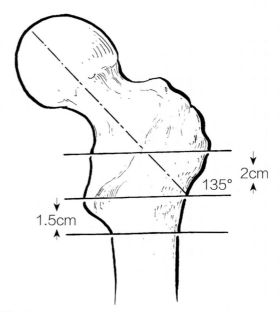

图 13-3-3

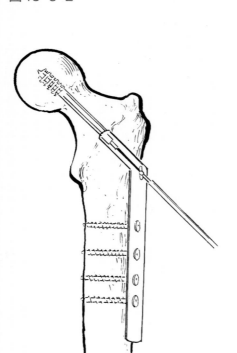

图 13-3-4

⑤ 根据情况尽量采取闭合复位，行大粗隆外侧切口，同样内固定，可减少感染和髋内翻等并发症。

术后处理
❶ 术后48小时拔除引流管。应用抗生素。围手术期应用抗生素，预防VTE。

❷ 术后3天可练习坐起，3周后患肢不负重扶双拐下床行走，6～8周逐步练习负重行走。

二 股骨粗隆间骨折 L‐梯形钢板内固定术

适 应 证
成人股骨粗隆间骨折，高龄患者不能耐受长期卧床牵引者。

禁 忌 证
❶ 大粗隆严重粉碎性骨折。

❷ 全身状况不能耐受手术者。

术前准备
❶ 仔细阅读X线片，明确骨折类型和移位情况。

❷ 如有挛缩，术前可行骨牵引或皮牵引，利于复位。

❸ 器械准备，并根据健侧选择合适 L‐梯形钢板。

麻 醉
气管内插管全身麻醉或硬膜外阻滞麻醉。

体 位
仰卧位，患侧垫高。

手术步骤
❶ 闭合复位 麻醉生效后在牵引床下闭合复位。

❷ 切口 大粗隆外侧切口，长约15cm（图13-3-5）。

❸ 显露大粗隆下部 切开皮肤、皮下组织及阔筋膜，沿肌纤维方向切开肌肉，股骨骨膜下剥离，显露大粗隆和股外侧肌（图13-3-6）。

❹ 梯形钢板内固定 在大粗隆下缘沿股骨颈上缘经股骨头至髋臼内壁打入一根克氏针，于针下1cm处按L‐梯形钢板角度和长度用5mm钻头开槽，将L端贴股骨颈上部打入，直达股骨头下。经近端第二皮质钉孔至小粗隆钻孔、攻丝，并拧入皮质骨螺钉，使小粗隆复位固定。经近端第

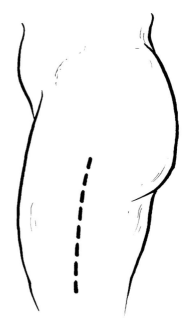

图 13-3-5

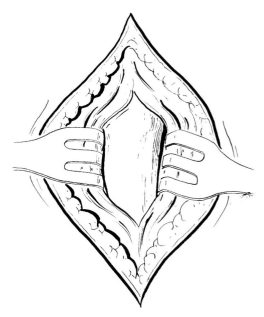

图 13-3-6

一皮质钉孔沿股骨颈轴线至股骨头钻孔（钻头、丝攻和5mm丝锥），并拧入6.5mm松质骨螺钉，至头软骨下1.5cm内，使骨折部嵌插加压，再固定其余螺钉并拔除克氏针（图13-3-7）。

⑤ 缝合 摄正侧位片满意后，彻底冲洗止血，留置引流管，逐层缝合切口。

术中要点
❶ 确定好钻孔位置和方向。
❷ 骨槽大小要合适，打入L端时敲击宜轻柔，以免骨端破碎。
❸ 如大粗隆骨折片复位固定困难，可加用拉力螺钉或钢丝固定。
❹ 对难以闭合复位者，可切开复位。

术后处理
❶ 术后48小时拔除引流管，应用抗生素。围手术期应用抗生素，预防VTE。
❷ 术后3天可练习坐起，3～4周后患肢不负重扶双拐下床行走，6～8周逐步练习负重行走。
❸ 定期摄片，如发现颈干角减小应停止负重，待骨愈合后再负重。

三 股骨粗隆下骨折L-梯形钢板内固定术

适 应 证
❶ 成人股骨粗隆间骨折（股骨粗隆外侧壁完整）。
❷ 高龄患者不能耐受长期卧床牵引者。

禁 忌 证
❶ 严重粉碎性骨折特别是内侧，估计切开复位也不能稳定者。
❷ 全身状况不能耐受手术者。

术前准备
❶ 仔细阅读X线片，明确骨折类型和移位情况。
❷ 术前可行骨牵引或皮牵引，利于复位。
❸ 器械准备，并根据健侧选择合适的L-梯形钢板。

麻 醉 气管内插管全身麻醉或硬膜外阻滞麻醉。

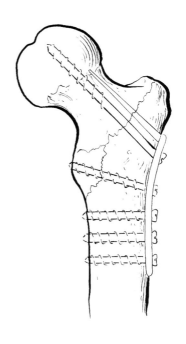

图13-3-7

<table>
<tr><td>体　位</td><td>仰卧位，患侧垫高。</td></tr>
<tr><td>手术步骤</td><td>

❶ 切口　大粗隆外侧切口，从大粗隆外侧正中向下做直切口，至远位骨折端以下6～8cm（图13-3-8）。

❷ 显露骨折端　切开皮肤、皮下组织及阔筋膜，显露大粗隆和股外侧肌，沿肌纤维方向切开肌肉，股骨骨膜下剥离至骨表面，显露骨折端（图13-3-9）。

❸ 梯形钢板内固定　选择长度合适（远端骨折线以下最好有四枚螺钉固定）的L-梯形钢板按骨表面塑形折弯，依前述打入钢板的L端，整复骨折。如内侧有蝶形骨片，用两枚拉力螺钉通过钢板的两中央螺孔将其固定。再拧入其余的皮质骨螺钉和上端的松质骨螺钉（如前述）（图13-3-10）。

❹ 缝合　摄正侧位片满意后，彻底冲洗止血，留置引流管，逐层缝合切口。

</td></tr>
<tr><td>术中要点</td><td>

❶ 尽量减少对内侧软组织的剥离，以免影响骨折片的血运。

❷ 对骨质疏松或内侧有缺损者应取髂骨植骨，内侧骨折片或植骨应至少有两枚螺钉固定。

❸ 术中应注意用螺钉固定大的骨折块时，不要因位置而影响钢板的使用。

❹ 如术中固定不太满意，术后应加用适当的外固定。

</td></tr>
<tr><td>术后处理</td><td>

❶ 术后48小时拔除引流管，应用抗生素。围手术期应用抗生素，预防VTE。

❷ 术后3天可练习坐起，3～4周后患肢不负重扶双拐下床行走，6～8周逐步练习负重行走。

❸ 定期摄片，有连续外骨痂形成方可完全负重，如骨折端出现吸收间隙，应停止负重并限制活动。

</td></tr>
</table>

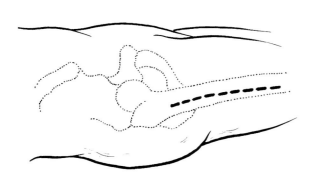

图13-3-8

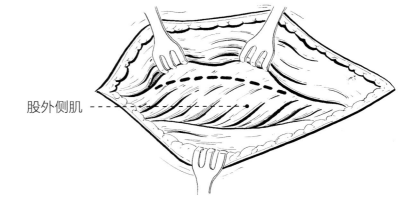

股外侧肌 -----

图13-3-9

391

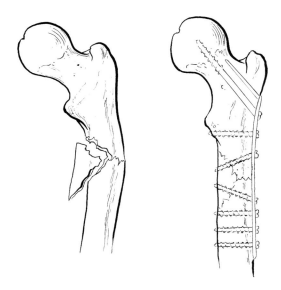

图 13-3-10

四 股骨粗隆骨折髓内钉内固定术（PFNA）

适 应 证
❶ 各种类型的成人股骨粗隆骨折。
❷ 高龄患者不能耐受长期卧床牵引者。

禁 忌 证
全身状况不能耐受手术者。

术前准备
❶ 仔细阅读X线片，明确骨折类型和移位情况。
❷ 器械准备，选择合适的髓内钉。

麻 醉
气管内插管全身麻醉或硬膜外阻滞麻醉。

体 位
仰卧位，牵引床，患肢轻度内收，臀部垫高（图13-3-11）。

手术步骤

ER13-3-1
股骨粗隆间骨折闭合复位 PFNA 固定术

❶ 闭合复位　麻醉生效后在牵引床下闭合复位。
❷ 切口　髋关节外侧小切口约5cm，分离后手指触摸找到股骨大粗隆顶点（图13-3-12）。
❸ 于股骨大粗隆顶点打入导针，C臂机定位后，于大粗隆顶点沿导针开口扩髓（图13-3-13 ~ 图13-3-15）。
❹ 沿扩髓隧道植入直径合适的髓内钉主钉至合适深度，并在C臂机透视定位下沿支架通过髓内钉近端拉力螺钉孔打入股骨颈导针至股骨头软骨下1cm，并用C臂机透视导针正位片于股骨颈中下 1/3，侧位片位于股骨颈中间，测量深度后植入合适长度带螺旋刀片拉力螺钉达股骨头软骨下1cm，通过导引支架打入远端锁钉（图13-3-16）。
❺ 缝合　冲洗止血，逐层缝合，关闭切口。

术中要点
❶ 先骨折复位，后固定，否则难以通过内固定复位骨折。
❷ 导针进针点在股骨大粗隆顶点，沿导针开口扩髓，开口偏内或偏外会导致骨折复位丢失或粗隆外侧壁医源性骨折。
❸ 拉力螺钉正位片于股骨颈中下1/3，侧位片位于股骨颈中间，能获得最佳把持力，避免内固定切割导致复位丢失。

术后处理
❶ 围手术期应用抗生素，预防深静脉血栓。

❷ 术后3天可练习坐起，3～4周后患肢不负重扶双拐下床行走，6～8周逐步练习负重行走。

❸ 定期摄片，有连续外骨痂形成方可完全负重，如骨折端出现吸收间隙，应停止负重并限制活动。

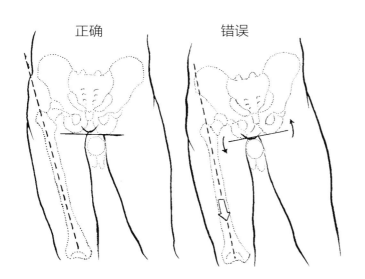

正确　　　错误

图 13-3-11

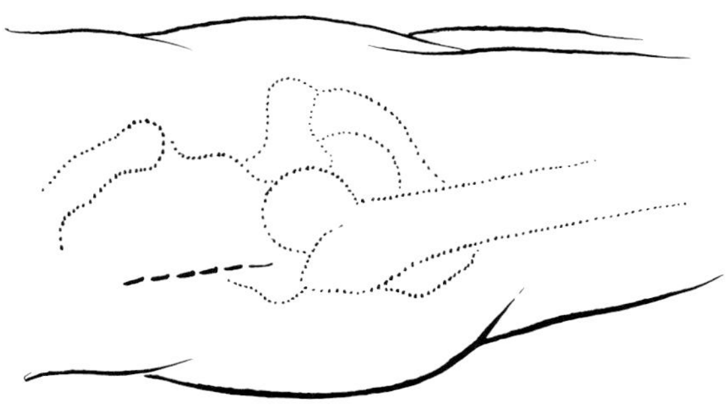

图 13-3-12

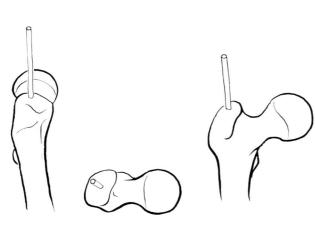

图 13-3-13

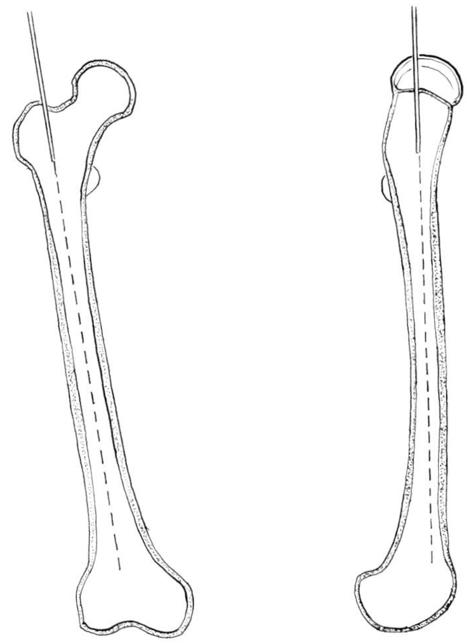

图 13-3-14

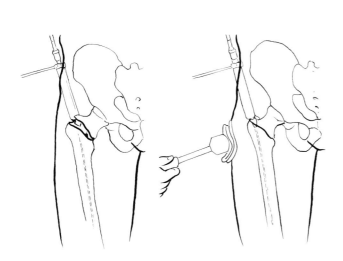

图 13-3-15

图 13-3-16

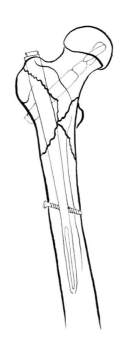

五　　　　股骨粗隆骨折锁定钢板内固定术

适 应 证
❶ 各种类型的成人股骨粗隆骨折。
❷ 高龄患者不能耐受长期卧床牵引者。

禁 忌 证
全身状况不能耐受手术者。

术前准备
❶ 仔细阅读X线片，明确骨折类型和移位情况。
❷ 器械准备，选择合适的股骨近端锁定钢板。

麻　　醉
气管内插管全身麻醉或硬膜外阻滞麻醉。

体　　位
仰卧位，患侧垫高。

手术步骤
❶ 切口　大粗隆外侧切口，从大粗隆外侧正中向下做直切口，至远位骨折端以下6～8cm（图13-3-17）。
❷ 显露骨折端　切开皮肤、皮下组织及阔筋膜，显露大粗隆和股外侧肌，沿肌纤维方向切开肌肉，股骨骨膜下剥离至骨表面，显露骨折端（图13-3-18）。
❸ 锁定钢板内固定　选择长度合适（远端骨折线以下最好有四枚螺钉固定）的股骨近端锁定钢板，整复骨折，钢板至于股骨外侧面，拧入近端及远端的锁定螺钉（图13-3-19）。
❹ 缝合　摄正侧位片满意后，彻底冲洗止血，留置引流管，逐层缝合，关闭切口。

术中要点
❶ 尽量减少对内侧软组织的剥离，以免影响骨折片的血运。
❷ 对骨质疏松或内侧有缺损者应考虑髂骨植骨，内侧骨折片尽量复位固定。
❸ 术中应注意用螺钉固定大的骨折块时，不要因位置而影响钢板的使用。

术后处理
❶ 术后48小时拔除引流管，围手术期应用抗生素，预防深静脉血栓。
❷ 术后3天可练习坐起，注意适当关节功能及股四头肌功能锻炼，并注意预防下肢深静脉血栓。
❸ 定期摄片，有连续外骨痂形成方可负重锻炼，如骨折端出现吸收间隙，应停止负重并限制活动。

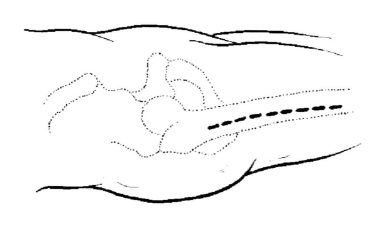

图 13-3-17

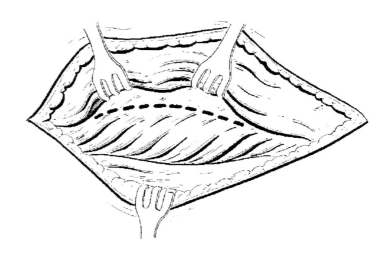

图 13-3-18

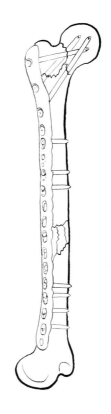

图 13-3-19

第四节　人工髋关节置换术

一　生物型人工全髋关节置换术

适 应 证　❶ 原发或继发性骨性关节炎。

❷ 股骨头缺血坏死 Ficat Ⅲ、Ⅳ期。

❸ 髋臼发育不良或先天性髋关节脱位。

❹ 类风湿关节炎、强直性脊柱炎的髋关节病变者。

❺ 股骨颈骨折（年龄 ＞ 60 ～ 65 岁的 Garden Ⅲ、Ⅳ型骨折，骨折不愈合或股骨头坏死）。

❻ 累及股骨近端和髋臼的低度恶性肿瘤。

❼ 化脓性、结核性髋关节炎静止期。

❽ 髋关节强直于非功能位，影响日常工作、生活者，或髋关节融合失败者。

禁 忌 证　❶ 全身状况差，不能耐受较大手术者。

❷ 存在活动性感染。

❸ 严重骨质疏松或存在进行性骨量丢失性疾病者。

❹ 神经营养性髋关节病或髋外展肌（臀中肌）肌力丧失或不足。

❺ 年龄 ＜ 60 ～ 65 岁应慎用。

395

⑥ 无法配合术后功能康复者，如脑瘫、智障等。

术前准备

❶ 评估全身情况，特别是心、肺、肝、肾等重要脏器功能、凝血功能等。

❷ 筛查须治疗的感染性病灶，如口腔、呼吸道、泌尿道、皮肤等感染。

❸ 按中国骨科大手术要求进行围手术期深静脉栓塞的预防与治疗。围手术期抗生素的应用。

❹ 准备影像学资料，如骨盆正位片、股骨正侧位片。必要时须准备髋关节CT+三维重建图像。

❺ 术前对髋关节疼痛、行走能力、关节活动度、功能进行评估与记录。开展围手术期健康宣教，特别对手术感染等并发症、人工假体设计寿命、保养、可能翻修等情况进行详细宣教。

❻ 准备可能需要的血体血回输与备血。

❼ 手术材料与关节置换专用工具的准备，每一厂家的全髋假体及操作要求各有特点，术前应仔细了解、掌握，并根据影像资料配备假体。

麻　　醉

全麻或腰硬联合麻醉。

体　　位

体位根据手术切口选择，目前多数采取侧卧位（后外侧切口），要求骨盆与躯体垂直于手术台。

手术步骤

❶ 切口及显露　以后外侧切口为例。切开皮肤、深筋膜等，由助手内旋髋关节，沿梨状肌上缘，经股骨粗隆后方，一并切断梨状肌、外旋肌群、股方肌及深面的关节囊，翻开后即能显露股骨颈（图13-4-1）。

❷ 股骨颈截骨　显露股骨颈后，助手继续内旋髋关节并屈膝90°，使小腿与手术床垂直。在小粗隆上缘1～1.5cm与大转子窝处截骨，截骨面与股骨颈轴心垂直（图13-4-2），并取出股骨头，显露髋臼。

❸ 髋臼备制　切除盂唇与卵圆窝内的韧带、脂肪组织，先用小髋臼锉锉出髋臼底（卵圆窝骨皮质），确认患者骨盆垂直于手术床，髋臼锉指向对侧肾脏，选择由小到大的髋臼锉逐级磨锉髋臼，至软骨下骨均匀渗血。若存在软骨下囊肿，可刮除后用取出的股骨头内松质骨植骨。

❹ 髋臼假体植入　按最后使用的髋臼锉选择模具试模，选定植入假体规格，确认患者的骨盆与手术床垂直，装配定位杆，要求髋臼假体外展

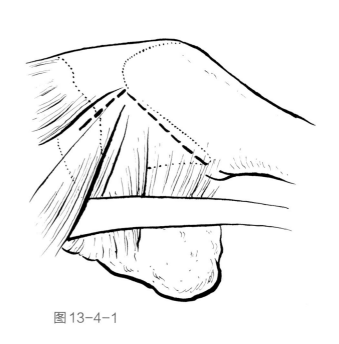

图13-4-1

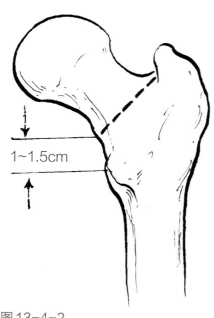

1~1.5cm

图13-4-2

35°～45°（图13-4-3），前倾15°～25°（图13-4-4），锤击植入髋臼假体，锤击时发出的声音为实音时，表示假体压配紧密，植入完成。测试假体稳定性，确认牢固后，一般无须用螺钉加强固定。也可选择1～2根自攻钉在髋臼后上象限固定。冲洗髋臼假体内面，安装聚乙烯内衬，内衬后高边一般偏向后上方。

❺ 股骨髓腔制备与植入　助手使髋关节外旋、内收、屈曲，同时屈膝90°（小腿与手术床垂直），协助显露术区视野，清理大粗隆内壁残留的软组织，用箱式骨凿紧贴大隆骨壁沿股骨颈截面长轴开槽（前倾角15°～20°，图13-4-5），并紧贴大粗隆内壁，指向股骨内髁开髓，根据术前X线片测量股骨中上段髓腔最狭处直径，选择髓腔锉由细至粗逐级扩髓，每一髓腔锉须完全打入髓腔，锤击时声音为实音时，髓腔锉不再移动，表示压配紧密，术者通过手柄确认髓腔锉旋转的稳定性，拆除手柄，平台锉磨平颈残端，选择头颈假体试模，确认下肢长度及内、外旋稳定度（图13-4-6）。

❻ 装配与缝合　分别牢固植入模具匹配的股骨柄、股骨头颈假体，复位髋关节，再次确认下肢长度及内、外旋稳定度。留置负压引流管。冲洗、止血，缝合关节囊和外旋肌群，逐层缝合，关闭切口。

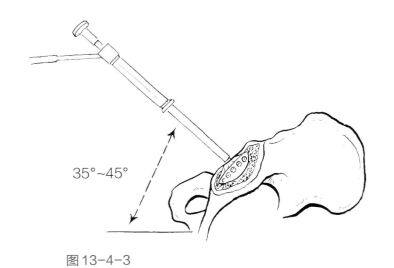

图13-4-3

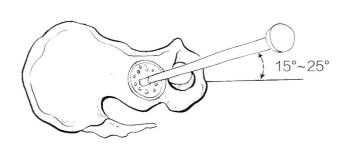

图13-4-4

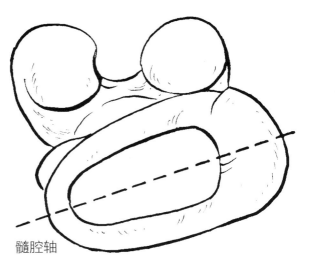

图13-4-5

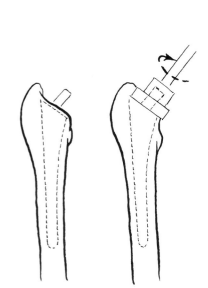

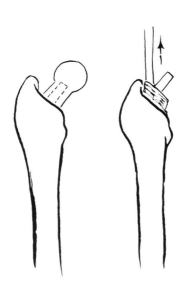

图13-4-6

术中要点	❶	髋臼卵圆窝骨质很薄，易磨穿，一般磨平即可。
	❷	若髋臼假体压配不实，应在假体与髋臼床之间有软组织嵌入或骨赘阻挡，应重新处理髋臼床后，再另选髋臼假体压配植入，或可选择骨水泥型假体植入。
	❸	扩股骨髓腔时，要注意方向，防大粗隆骨壁组织残留多，造成髓腔锉远端穿出股骨皮质，或大粗隆劈裂。逐级扩髓时须防猛力击入造成股骨粗隆爆裂。
	❹	头颈假体选择过长可能造成髋关节复位困难，注意调整，切忌暴力。
术后处理	❶	按围手术期规定，选择应用抗生素。
	❷	按中国骨科大手术要求，对可能出现的深静脉血栓进行预防、治疗。
	❸	围手术期健康宣教与功能锻炼指导。一般要求患下肢保持外展30°中立位，禁下肢过度内收（超过中线）、内旋、外旋，避免屈髋超过90°。2～3天后助行器保护下地负重，逐渐增加活动范围，2～4周后逐步弃拐。6～8周后恢复正常工作、生活，但不鼓励恢复体力劳动。建议术后3个月、6个月、1年随访，每隔1～2年复查X线片。

二　　水泥型人工全髋关节置换术

适 应 证	同生物型全髋关节置换。
禁 忌 证	同生物型全髋关节置换。
术 前 准 备	同生物型全髋关节置换。
麻　　醉	同生物型全髋关节置换。
体　　位	同生物型全髋关节置换。

手术步骤	❶	切口及显露　同生物型全髋关节置换。
	❷	股骨颈截骨　同生物型全髋关节置换。
	❸	髋臼备制　大多数医师主张选择生物型髋臼。髋臼磨锉同生物型全髋关节置换备制。
	❹	髋臼假体植入　备制完成后，分别在髂骨、耻骨支、坐骨面钻出直径、深度为3mm×3mm的小骨洞。脉冲冲洗髋臼并除尽碎屑、擦干。将真空调制的成团期骨水泥用手指顶压到髋臼骨面，并用髋臼骨水泥加压器压紧（图13-4-7），再植入匹配的髋臼假体，假体背面有突起的，须对准已开的小骨槽，髋臼假体按外展35°～45°、前倾15°～25°放置，并适当轴向加压至骨水泥完全固化，同时快速清除溢出的骨水泥（图13-4-8）。
	❺	股骨髓腔备制与植入　股骨髓腔备制、植入与生物型固定的假体相似，但髓腔锉并非如同生物型要求完全压配紧密。满意后试模，测试长度及髋关节稳定性。放置髓腔塞，脉冲冲洗髓腔并除尽碎屑、擦干。将真空调制的成团期骨水泥用水泥枪压入髓腔内，压紧后，选择匹配的股骨假

体顺髓腔方向并保持前倾角为15°～20°插入，同时清除溢出的骨水泥，待骨水泥固化（图13-4-9）。无水泥枪时，也可用手指植入骨水泥（图13-4-10）。

❻ 装配与缝合　同生物型全髋关节置换。

术中要点　骨水泥植入至固定须与麻醉师配合，注意观察血压变化，预防骨水泥全身反应。其余同生物型全髋置换。

术后处理　同生物型全髋置换。

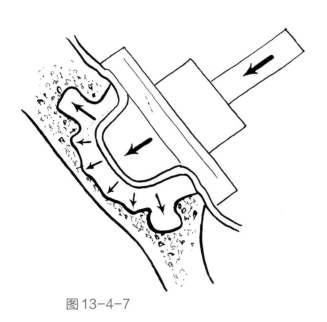

图 13-4-7

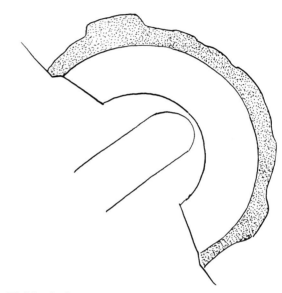

图 13-4-8

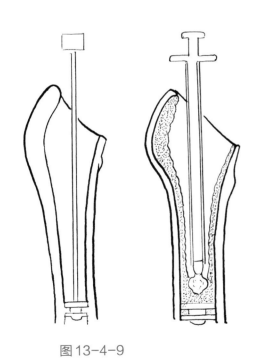

图 13-4-9

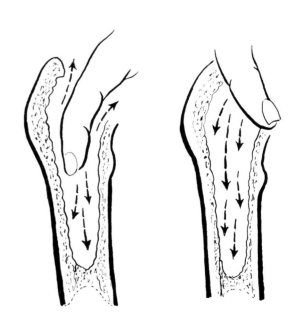

图 13-4-10

399

三　人工股骨头置换术

适 应 证	主要适用于年龄＞70岁，且全身情况较差而难以耐受全髋置换的股骨颈骨折（Garden Ⅲ、Ⅳ型）、陈旧性骨折、股骨头坏死的患者，要求髋臼退变、磨损不明显。
禁 忌 证	同生物型全髋置换。
术前准备	同生物型全髋置换。
麻　醉	同生物型全髋置换。
体　位	同生物型全髋置换。
手术步骤	同生物型全髋置换股骨侧处理。
术中要点	同生物型全髋置换股骨侧处理。
术后处理	同生物型全髋置换。

四　人工全髋关节置换术后翻修

适 应 证	❶ 假体松动、感染、反复出现的关节脱位。 ❷ 假体周围骨折。 ❸ 假体穿出股骨干。 ❹ 人工股骨头置换术后髋臼磨穿。
禁 忌 证	同生物型全髋置换。
术前准备	准备翻修用人工假体及固定、翻修器械，骨缺损者，准备同种异体骨。其余同生物型全髋置换。
麻　醉	同生物型全髋置换。
体　位	同原手术位。
手术步骤 ER13-4-1 人工髋关节 置换术	❶ 显露　沿原手术入路逐层切开显露关节囊，将关节囊周围连同瘢痕切除，如显露困难，可行大粗隆截骨。 ❷ 取出髋臼假体　骨水泥全髋，灵活使用骨凿、弧形骨刀等器械，取出骨水泥及髋臼假体。注意勿造成髋臼骨折。假体突入盆腔时，注意保护内壁，防止损伤盆内血管。生物型髋臼因骨长入，取出很困难，如翻修原因为反复脱位或聚乙烯内衬磨损，可更换内衬并调整高边方向。如还需更换髋臼假体，骨凿紧贴假体外面凿开取出，取出困难时，可用电锯或骨凿将髋臼杯分割数块，并取出（图13-4-11）。 ❸ 取出股骨假体　使用匹配的拔除器可将假体拔除。骨水泥股骨假体应先用磨钻或薄锯片去除假体骨皮质间骨水泥，再用取出器械拔出假体，须防止引起股骨劈裂。再用长柄骨凿、髓腔钻等专门器械取出髓腔内的骨

水泥。若远端残余水泥仍结合紧密，可在股骨前外侧皮质上开窗取出。生物型假体股骨近端骨长入者可用薄锯片将入区将假体与髓腔剖开取出。若近、远端均骨长入者，可将容纳假体的股骨上段按前2/3、后1/3锯开，直视下移除假体，新假体植入时再复位固定（图13-4-12）。假体柄折断，远端可用环钻套取，取出困难时，可在假体远端开0.5～1.5cm的骨窗，逆行锤出（图13-4-13），也可开长骨窗直视下取出。

❹ 植入新假体　清除髋臼和髓腔内的残余纤维膜和组织碎屑并反复冲洗，骨缺损按AAOS分型或Paprosky分型，进行同种异体骨植骨或皮质骨重建植骨，选择翻修假体或特制假体按全髋关节置换术要求重新植入。

术中要点　翻修术的技术要求较高，难度大，手术效果相对较差，并发症的发生概率更大，因此条件不成熟不可贸然手术。其余同全髋置换。

术后处理　术后的负重时间应视人工关节的稳定程度和植骨块的生长情况而决定。一般术后扶双拐3个月或更长时间。或根据X线提示植物骨愈合后，恢复正常负重。其余同生物型全髋置换。

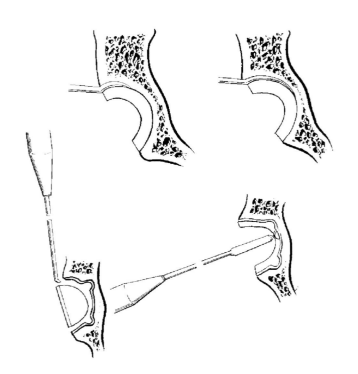

图 13-4-11

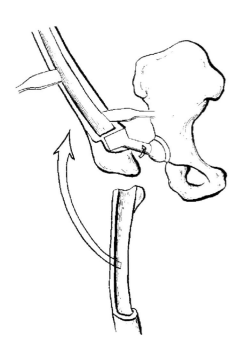

图 13-4-12

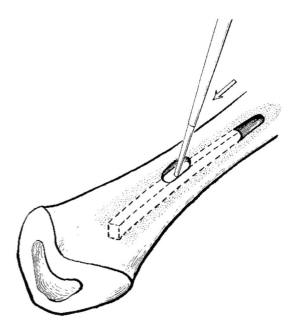

图 13-4-13

401

第五节　髋关节其他手术

髋关节结核病灶清除术

适 应 证	❶	髋关节单纯滑膜结核非手术治疗效果不明显。
	❷	单纯股骨头、股骨颈或髋臼结核。
	❸	早期全髋关节结核。
禁 忌 证		结核病活动期；全身情况未能耐受手术者。
术前准备	❶	仔细阅读X线片或CT片，明确病灶定位。
	❷	伴有软组织挛缩，关节半脱位或脱位者，应予以牵引矫正和复位。
	❸	术前应用抗结核药物。
麻 　 醉		全麻或硬膜外麻醉。
体 　 位		仰卧位，患侧腰臀部垫高。
手术步骤	❶	切口　髋关节前外侧切口。
	❷	游离并保护股外侧皮神经　切开皮肤、皮下组织，于髂前上棘下外侧游离并保护股外侧皮神经，于髂嵴外侧分离阔筋膜张肌并拉向外侧，将缝匠肌连同股外侧皮神经牵向内侧（图13-5-1）。
	❸	显露关节囊　切开髂嵴骨膜，骨膜下剥离髂骨内外面，外面掀开阔筋膜张肌、臀小肌和臀中肌的起点，内面掀开腹内外斜肌、缝匠肌和髂腰肌。于髂前上棘下1cm处切断股直肌直头和反折头，向下游离翻开，显露关节囊（图13-5-2）。
	❹	切除增厚滑膜和关节囊　先行关节腔内穿刺抽液检查，如正常，只需单纯处理骨内病灶，凿一骨窗，刮匙清除结核组织。如为股骨头颈的病灶，"T"形切开关节囊，同样刮匙清除。如关节液异常，"T"形切开关节囊，吸净脓液，切除已分离出来的增厚滑膜和关节囊（图13-5-3）。
	❺	清除关节内病灶　向各方向活动髋关节，依次显露关节面，如基本正常，仅为单纯滑膜结核，不需脱位，但应尽量清除关节后方的病灶。如关节后方病变较重，则应使髋关节脱位，清除关节内的病灶（图13-5-4）。切除关节后方的滑膜和关节囊（图13-5-5）。
	❻	缝合　反复冲洗，彻底止血，放置链霉素1g，异烟肼200mg，复位股骨头，股直肌原位或挛缩者延长缝合。逐层缝合，关闭切口（图13-5-6）。
术中要点	❶	翻开股直肌时，注意勿损伤从内侧进入肌腹的运动神经分支。
	❷	髋关节脱位时不要用力过猛，避免损伤软骨面和股骨头颈部。
	❸	脱位后，如髋臼和股骨头软骨面有色泽改变、软化、破坏，应切除病变的软骨面及软骨下潜在病灶。
	❹	如遗留的骨腔较大，可取髂骨松质骨填充植骨，将翻开的骨膜骨瓣复位覆盖，闭合骨窗。

<table>
<tr>
<td>术后处理</td>
<td>❶</td>
<td>儿童用髋人字石膏固定髋关节于功能位3周，再改成皮肤牵引。成人可行皮肤牵引，6周后拆除。</td>
</tr>
<tr>
<td></td>
<td>❷</td>
<td>继续应用抗结核药物治疗，应用抗生素。</td>
</tr>
<tr>
<td></td>
<td>❸</td>
<td>术后48小时，即可开始股四头肌功能锻炼，去除牵引后，床上练习患髋活动功能，3个月后经X线片证实病变稳定，才可负重行走。</td>
</tr>
</table>

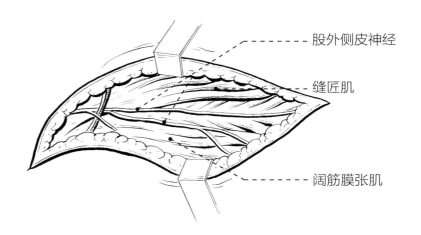

图13-5-1

股外侧皮神经
缝匠肌
阔筋膜张肌

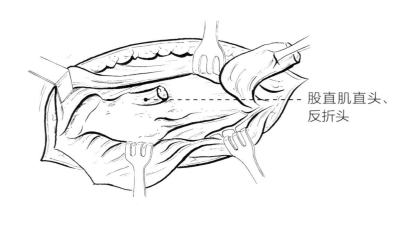

图13-5-2

股直肌直头、反折头

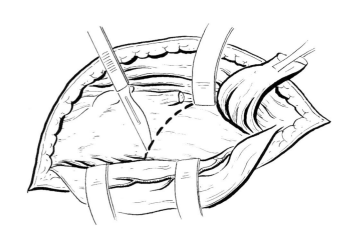

图13-5-3

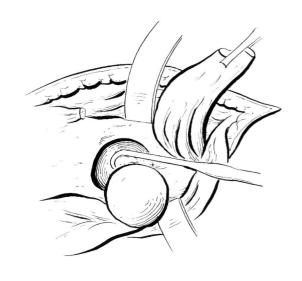

图13-5-4

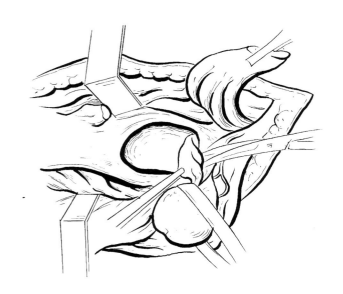

图13-5-5

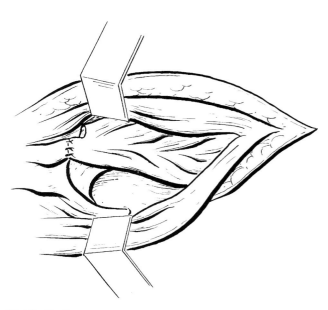

图13-5-6

第十四章
大腿部手术

视频目录

扫描二维码，
观看本书所有
手术视频

第一节　　股骨显露途径

一　股骨上段及转子部外侧入路

适 应 证　❶ 股骨上段骨折。

❷ 股骨转子间骨折。

❸ 股骨转子下截骨术。

麻 　 醉　气管内插管全身麻醉或硬膜外阻滞麻醉。

体 　 位　仰卧位，患侧臀部垫高。

手术步骤　❶ 切口起自股骨大转子上前方5cm，在大转子后方外侧弯向下后方，沿大腿外侧与股骨平行向下延伸10cm左右（图14-1-1）。

❷ 用骨膜剥离器将肌肉进行骨膜下剥离，显露股骨干的外侧及前外侧面（图14-1-2）。

❸ 向上进行股外侧肌股中间肌上端的骨膜下剥离，显露股骨转子间线及股骨前侧面。沿皮肤切口分开阔筋膜，在股骨大转子远侧横行切断股外侧肌（图14-1-3），分离并结扎股深动脉的穿支。

术中要点　❶ 缝合时将股外侧肌覆盖于股骨外侧面。

❷ 注意防止股外侧皮神经的损伤。

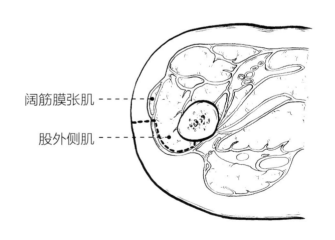

阔筋膜张肌

股外侧肌

图14-1-1

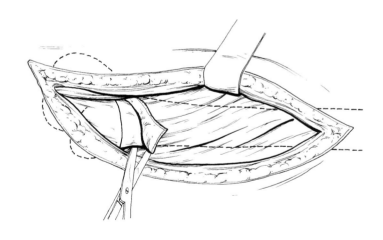

图14-1-2

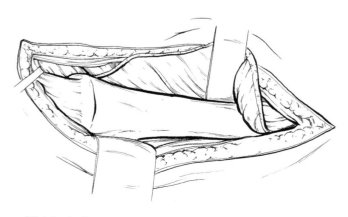

图14-1-3

二　股骨上部前侧入路

适 应 证
❶　股骨上段骨折。
❷　股骨头骨骺滑移的截骨术。
❸　股骨颈骨不连截骨术。
❹　股骨转子下截骨术。

麻　　醉　气管内插管全身麻醉或硬膜外阻滞麻醉。

体　　位　仰卧位，患侧臀部垫高。

手术步骤　❶　沿髂嵴前 1/3 切开，沿阔筋膜张肌前缘切开筋膜（图14-1-4）。

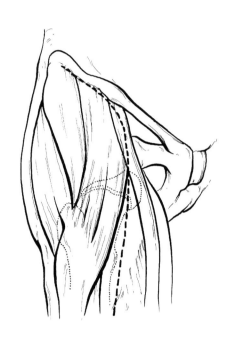

图14-1-4

❷　寻找并保护股外侧皮神经，沿髂嵴切开髂嵴外侧附着的肌肉，在髋关节囊髋臼盂唇的外侧切开关节囊下面。在髋臼上缘部分切断股直肌反折头。

术中要点
❶　在股直肌和阔筋膜张肌之间的肌肉鞘内，有旋股外侧动脉的升支及其伴行静脉，找到这些血管后再切开筋膜。
❷　切开关节囊之前必须掀起臀中肌和臀小肌构成的帽状覆盖物。

三　股骨干前外侧入路

适 应 证　股骨中段骨折。

麻　　醉　气管内插管全身麻醉或硬膜外阻滞麻醉。

体　　位　仰卧位。

手术步骤
❶　切口自髂前上棘至髌骨外缘的连线（图14-1-5）。
❷　沿股直肌和股外侧肌之间的间隙分开（图14-1-6）。

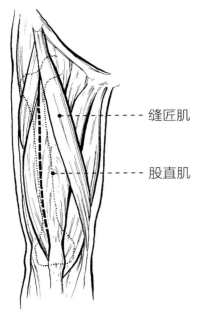

缝匠肌

股直肌

图 14-1-5

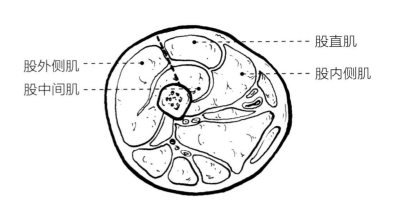

股外侧肌

股中间肌

股直肌

股内侧肌

图 14-1-6

术中要点　　　　此切口不宜用于股骨上段手术。

四　　股骨干外侧入路

适 应 证　　❶ 股骨中段骨折。

　　　　　　　　❷ 股骨下段骨折。

麻　　醉　　气管内插管全身麻醉或硬膜外阻滞麻醉。

体　　位　　仰卧位。

手术步骤　　❶ 沿股骨大转子与股骨外侧髁连线做适当长度的皮肤切口。按肌纤维方向劈开股外侧肌和股中间肌（图14-1-7）。

　　　　　　　　❷ 切开适当长度的骨膜（图14-1-8）。

术中要点　　❶ 显露股骨上段时可以结扎旋股外侧动脉分支。

　　　　　　　　❷ 在股骨远端上2cm可以显露并结扎膝上外侧动脉。

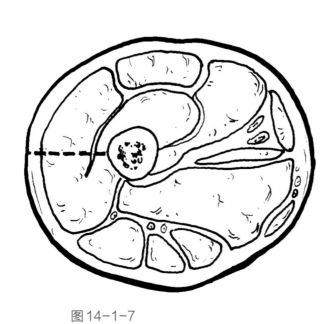

图 14-1-7

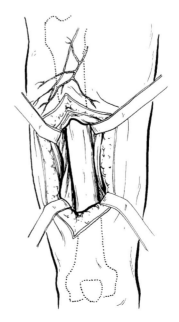

图 14-1-8

五　股骨干后外侧入路

适 应 证　❶　股骨中段骨折。
　　　　　　❷　股骨下段骨折。

麻　　醉　气管内插管全身麻醉或硬膜外阻滞麻醉。

体　　位　仰卧位，患肢垫高。

手术步骤　❶　切口自股骨大转子基底部到股骨外侧髁连线（图14-1-9）。
　　　　　　❷　沿髂胫束前缘切开浅筋膜和阔筋膜，显露股外侧肌后部。沿股外侧肌间隔前面向深层解剖（图14-1-10）。
　　　　　　❸　显露股骨（图14-1-11）。

术中要点　❶　在大腿中段可以结扎并切断股深动脉的第二穿支。
　　　　　　❷　避免分离股二头肌长短头，防止损伤坐骨神经和股深动脉。

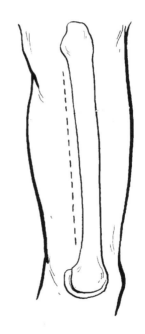

图14-1-9

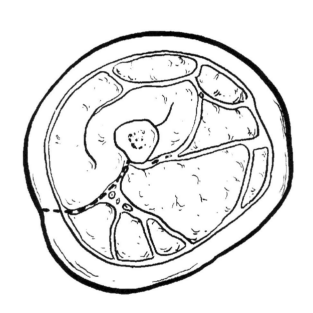

图14-1-10

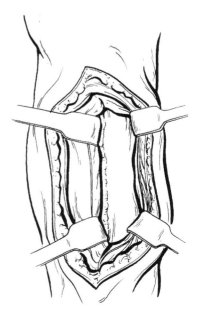

图14-1-11

六　　　股骨干后侧入路

适 应 证	股骨干骨折。
麻　　醉	气管内插管全身麻醉或硬膜外阻滞麻醉。
体　　位	俯卧位。
手术步骤	❶ 切口大腿后面正中纵行切开，从臀纹远端至腘窝近处（图14-1-12）。
	❷ 钝性分离股二头肌。牵开股内侧肌和股外侧肌的结合部，显露粗线中段（图14-1-13）。
	❸ 将股二头肌长头和坐骨神经牵向外侧（图14-1-14）。
	❹ 显露股骨下段（图14-1-15）。
术中要点	此入路可能损伤坐骨神经，手术中尽力避免。

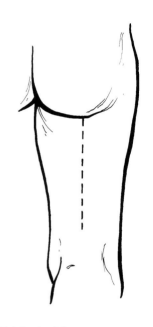

图14-1-12

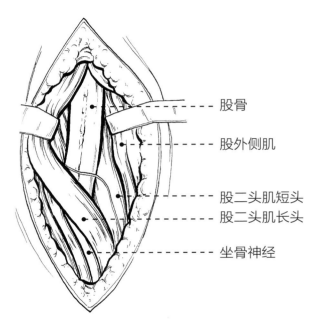

股骨

股外侧肌

股二头肌短头
股二头肌长头

坐骨神经

图14-1-13

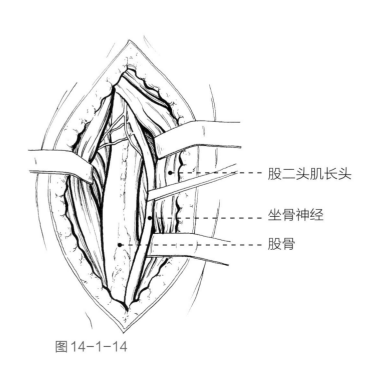

股二头肌长头

坐骨神经

股骨

图14-1-14

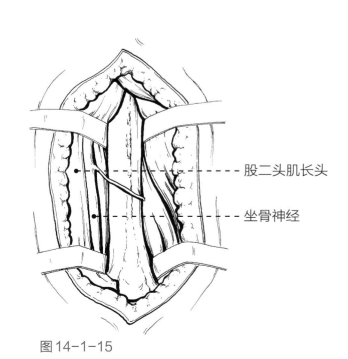

股二头肌长头

坐骨神经

图14-1-15

七　　　股骨腘窝面外侧入路

适　应　证	❶　股骨髁部骨折。
	❷　股骨下段骨折。
麻　　　醉	气管内插管全身麻醉或硬膜外阻滞麻醉。
体　　　位	仰卧位，膝关节略屈曲。
手术步骤	❶　切口自沿髂胫束后缘切开皮肤（图14-1-16）。
	❷　在股外侧肌间隔的后面将股二头肌短头的附着点分离下来。在切口的后壁将腘血管向后侧牵开（图14-1-17）。
术中要点	术中注意保护腓总神经。

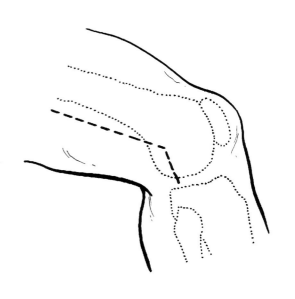

图14-1-16

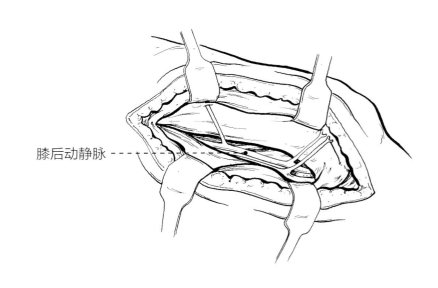

膝后动静脉 - - -

图14-1-17

八　　　股骨腘窝面内侧入路

适　应　证	❶　股骨髁部骨折。
	❷　股骨下段骨折。
麻　　　醉	气管内插管全身麻醉或硬膜外阻滞麻醉。
体　　　位	仰卧位，膝关节略屈曲。
手术步骤	❶　切口起于收肌结节近端15cm，沿收肌腱向远端延伸，止于收肌结节远端5cm（图14-1-18）。显露大收肌腱，从内收肌腱后方直达腘窝内股骨的后面。
	❷　将大收肌腱和部分骨内侧肌牵向前方，显露股骨（图14-1-19）。
术中要点	注意保护缝匠肌深面的隐神经。

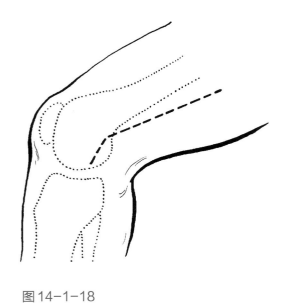

图 14-1-18

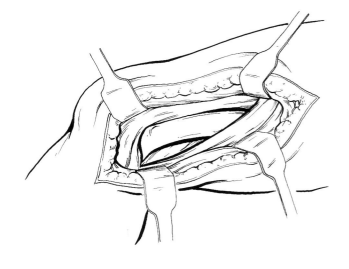

图 14-1-19

九　　股骨腘窝面后侧中央入路

适 应 证 ❶ 股骨髁部骨折。

❷ 股骨下段骨折伴有膝关节后方的病变。

麻　　醉 气管内插管全身麻醉或硬膜外阻滞麻醉。

体　　位 俯卧位，膝关节略屈曲。

手术步骤 ❶ 腘窝处及股骨下端"S"形皮肤切口（图14-1-20）。沿半膜肌腱向远端延伸达关节间隙水平。

❷ 找到小腿外侧皮神经、腓肠神经、胫神经和腓总神经，给予保护（图14-1-21）。

术中要点 ❶ 术中注意避免胫神经的损伤。

❷ 注意避免腘动脉及腘静脉的损伤。

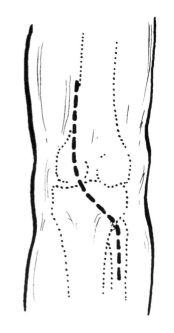

图 14-1-20

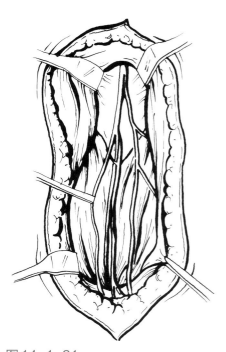

图 14-1-21

第二节　股骨干骨折的手术治疗

一　股骨干骨折交锁髓内针固定术

适 应 证　股骨干（粗隆至距股骨远端上方6～8cm范围内）横形、斜形或粉碎性骨折，或钢板内固定失败翻修者。

禁 忌 证　青少年骨骺发育未完全者。

术前准备　做好对侧股骨长度及髓腔最狭窄部位直径的测量，备骨科牵引床、C臂X线透视机、髓内钉专用工具、各种规格的髓内钉。熟悉、掌握供应商提供的髓内钉操作说明。

麻 　 醉　气管内插管全身麻醉或硬膜外阻滞麻醉。

体 　 位　仰卧位便于患肢内收；侧卧位容易显露进针点，尤其是肥胖患者选择梨状窝入点者适宜。选择能透视的骨科牵引床方便操作。

手术步骤　❶ 入口选择　在大粗隆上方作4～8cm纵行切口（与股骨干同轴），切开阔筋膜张肌。粗隆顶端入口：粗隆外侧壁前1/3与后2/3交界处（图14-2-1）；梨状窝入口：在大粗隆顶端、臀中肌后方触摸粗隆内侧斜坡上陷窝（梨状窝）。确定进针点后，尖锥开口，或导针沿股骨干髓腔轴进针，经X线透视确认，插入导针（图14-2-2）。随着髓内钉的改进、植钉技术的提高，目前市面供应的髓内钉多为粗隆顶端入口，可经皮微创植钉。

❷ 骨折复位　建议先行手法闭合复位和通过导针或髓内钉闭合复位再固定，出现困难时可做骨折端辅助切口，帮助导针或髓内钉进入骨折远端，再进行复位，若还存在困难，考虑开放复位，骨折端剥离骨膜不宜

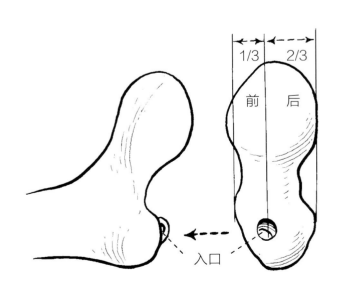

图 14-2-1

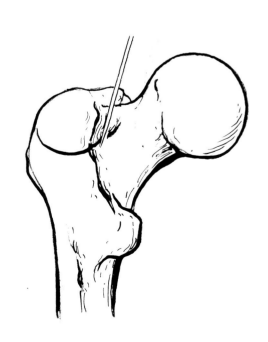

图 14-2-2

413

过多。选择梨状窝入口者可将导针自骨折近端远侧逆行插入髓腔，穿出梨状窝至皮下，再顺行进入股骨远端髓腔（图14-2-3）。

❸ 扩髓与髓内钉植入　一般由最小号扩髓钻（8或9mm）开始进行扩髓并递增扩髓钻直径，最后扩髓直径根据术前X线片测量的股骨髓腔最狭处增大1号（增大1～2mm），选择与最后扩髓钻直径匹配的髓内钉（一般比最后扩髓钻小1～1.5mm），长度可根据术前测量或X线透视结果确认，并确定其近端不高于大粗隆顶端、远端不超过股骨远端骨骺线。

❹ 远、近端锁钉植入　确认骨折复位良好，下肢长度及旋转纠正后，装配远端锁钉瞄准器，确定股骨远端定位杆经股骨前方皮质抵住髓内钉前方，分别植入测量长度后的2枚远端锁钉，可由X线透视确认，亦有利用股骨远端定位杆骨孔当作远端锁钉孔的髓内钉，可远端锁钉。如股骨横形或短斜形骨折者（稳定骨折），其骨折接触良好，或回击髓内钉使骨折端加压。再装配近端锁钉瞄准器，植入1～2枚锁钉（图14-2-4）。

❺ 缝合　最后行X线透视，确认股骨骨折端对位和旋转的情况、髓内钉及锁钉位置、股骨颈有无医源性骨折等，冲洗、止血，逐层缝合切口。

术中要点　❶ 手术前再次确认所选择的髓内钉型号（空心钉、实心钉；扩髓型、非扩髓型），并根据供应商提供的材料确定选择进针点。

❷ 插入导针时宜透视确认，确保导针开口位置、方向与股骨髓腔同轴。

❸ 骨折移位、旋转纠正后才能扩髓，扩髓或植入髓内钉遇到困难时，不能强行进入，应通过透视分析原因，排除障碍后继续操作，扩髓、插钉时要防止股骨近端的医源性骨折，避免过度扩髓或穿出股骨髓腔。非扩髓型髓内钉按术前测量选择合适直径的髓内钉直接插入。扩髓及插钉时注意股骨近端的皮肤保护。

❹ 髓内钉的直径与长度一般在术前通过对侧股骨正侧位片基本能确定，具体根据术中扩髓后选择。一般男性11～13mm，女性9～12mm，长度38～42cm。为确保骨折端的稳定性，髓内钉不宜过短，其远端宜超骨折端6～8cm。

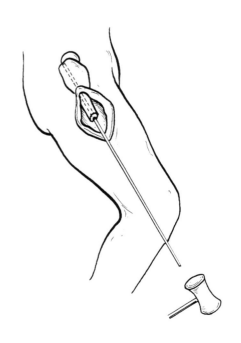

图14-2-3

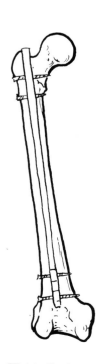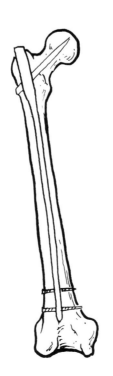

图14-2-4

❺ 锁钉须先行远端锁定，再行近端锁定，一般选择静力锁钉。远端锁钉可因杠杆作用或肢体移动，导致股骨远端定位杆移位（未能抵住髓内钉），锁钉失败，须确保定位杆抵住髓内钉，才能顺利锁钉。若仍失败，可在透视下徒手操作，通过透视股骨远端侧位像，使透视射线与锁钉孔圆心共轴（完美的圆），钻头位于圆心钻入，确保钻头轴线与透视轴线共轴，钻孔时，钻头穿过髓内钉、股骨皮质有明显手感，若发生钻入困难或滑移，则方向有误，须调整后进行（图14-2-5）。有供应商提供电磁导航或其他瞄准器械，可提高远端锁钉准确度。空心髓内钉通过导针长短可确认锁钉是否通过锁钉孔。

❻ 对于严重的粉碎性骨折或合并多段骨折者，恢复下肢长度及旋转有一定困难，一般可通过测量力线及骨性标志来控制。切开复位是一种选择，但不能追求完美的复位而过度剥离骨膜。阻挡钉技术可调整部分水平移位、成角移位，用于髓腔粗大的近骺端骨折移位者。

❼ 术中关注可能发生的脂肪梗塞情况，以便及时处理。

术后处理　❶ 术后患肢垫软枕抬高。早期做足趾及踝关节的活动锻炼。常规进行深静脉血栓的防治，围手术期应用抗生素。1周后可以开始下床扶拐活动。关注可能发生的脂肪梗塞。

❷ 一般术后2～3个月视骨折稳定程度及骨痂生长情况，考虑是否改动力型固定。

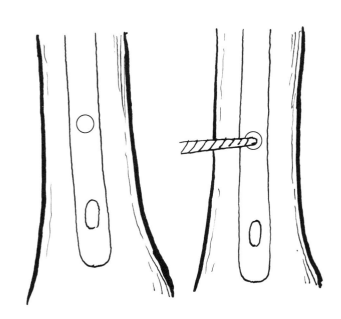

图14-2-5

二　股骨干骨折切开复位加压钢板固定术

适 应 证　各种类型闭合性股骨干骨折。

禁 忌 证　无绝对禁忌。

术前准备　骨科牵引床、C臂X线透视机及各种长度类型的钢板。

麻　　醉	气管内插管全身麻醉或硬膜外阻滞麻醉。
体　　位	仰卧位。

手术步骤　❶ 切口及显露　股骨干外侧入路。以骨折处为中心，切口长度以钢板长度确定。切开阔筋膜，钝性分离股外侧肌，显露骨折端（图14-2-6）。

❷ 骨折复位固定　直视下手法复位，将钢板置于股骨外侧，检测螺钉孔位置，用持骨器固定钢板及骨折段，应用螺钉固定钢板（图14-2-7）。

❸ 缝合　冲洗止血，放置引流管，逐层缝合切口。

术中要点　两骨折端剥离骨膜不宜环形剥离，否则影响术后骨折愈合。

术后处理　引流管通常放置2～3天。术后应早期活动肌肉和关节。

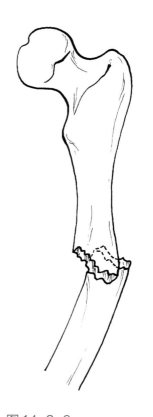

图14-2-6

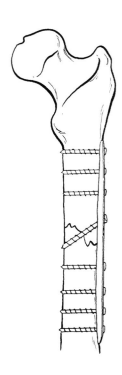

图14-2-7

第三节　股骨髁部骨折的手术治疗

一　股骨髁上骨折AO髁部钢板固定术

适 应 证　股骨下端距关节面15cm以内的股骨干下段骨折。

禁 忌 证　身体状况不能耐受手术。

术前准备　仔细阅读X线片及CT，明确骨折分型，选择合适的入路及内固定材料。

麻　醉	气管内插管全身麻醉或硬膜外阻滞麻醉。
体　位	仰卧位。

<table>
<tr><td>手术步骤</td><td>

❶ 切口及显露　股骨干外侧入路。自股骨外髁最高点向上直至骨折近端6 ~ 8cm处。切开阔筋膜，分离股外侧肌，切开关节囊和骨膜进行剥离，显露骨折处（图14-3-1）。

❷ 骨折复位固定　经股骨髁部骨折整复，使关节面平整，以两根钢针暂时固定（图14-3-2）。

❸ 在股骨外髁中央距关节面约1.5cm处用AO槽形骨刀凿一隧道（图14-3-3）。

❹ AO钢板按髁部形状塑型后，将L端由股骨外侧打入髁部，远侧拧入两枚松质骨螺钉，近侧拧入3 ~ 4枚皮质骨螺钉（图14-3-4）。

❺ 缝合　冲洗止血，放置引流管，逐层缝合切口。

</td></tr>
</table>

术中要点	

❶ 整复股骨髁部骨折应注意关节面平整，否则愈后会发生创伤性关节炎。目前国内市场有多种解剖型髁钢板或DCS钢板，已不需在髁部开槽，选择髁部钢板放置位置后，直接用拉力螺钉植入。

❷ 股骨髁部至股骨干中部的骨折还可选择股骨逆行髓内钉固定（股骨端AO分型，图14-3-5）。仰卧曲膝40° ~ 50°作微创髌旁内侧小切口或膝正中切口，将髌骨向外翻开进入关节腔，入点正位像为髁间窝中央或后交叉止点稍偏内上约0.5cm，侧位像为Blumensaat线顶端。插入导针用X线透视确认导针准确置入髓腔中央，按股骨髓内钉操作要求，先骨折复位（确认下肢长度及旋转纠正）再扩髓，选择直径、长度合适的髓内钉植入，分别远、近端锁钉、放置尾帽（图14-3-6）。因股骨下1/3髓腔粗大，髓内钉植入后会出现远端向后成角，可用阻挡钉技术克服，髓内钉尾帽不能高突于关节软骨。

术后处理	

❶ 引流管拔除后即可活动肌肉和关节。

❷ 2 ~ 3周后拄双拐下地不负重行走。8 ~ 12周后离拐行走。

❸ 常规进行深静脉血栓的防治，围手术期应用抗生素。

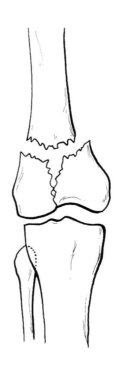

图14-3-1

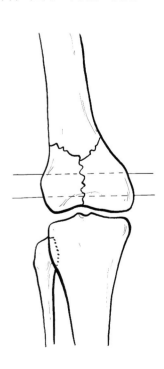

图14-3-2

417

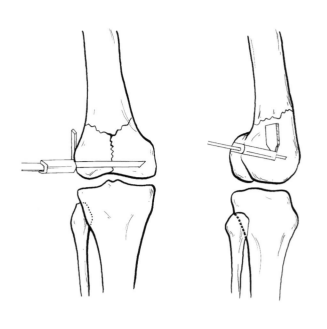

图 14-3-3

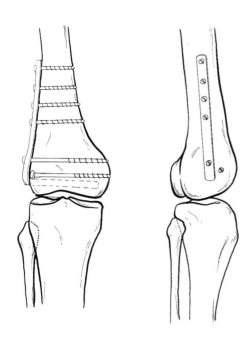

图 14-3-4

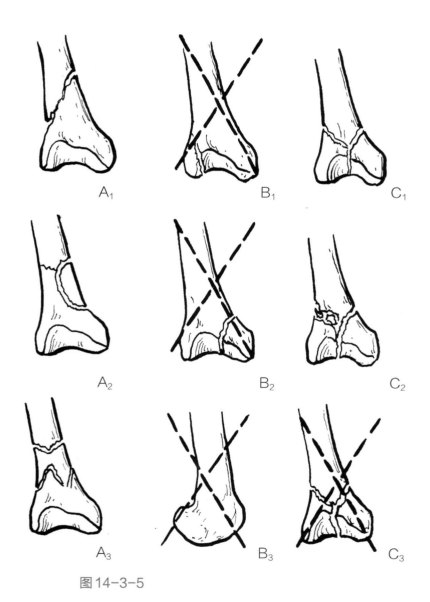

图 14-3-5

图 14-3-6

二　股骨内髁骨折切开复位松质骨螺钉固定术

适 应 证	股骨内髁骨折。
禁 忌 证	身体状况不能耐受手术。
术前准备	仔细阅读X线片及CT，明确骨折分型，选择合适的入路及内固定材料。
麻　　醉	气管内插管全身麻醉或硬膜外阻滞麻醉。
体　　位	仰卧位或患侧卧位。

术 后 处 理

手术步骤　❶ 切口及显露　切开膝上关节囊，分离股内侧肌，将髌骨拉向外侧。

❷ 复位固定　整复骨折螺钉固定：以两根钢针由内向外横穿固定，自股骨内髁拧入两枚松质骨螺钉（图14-3-7）。

❸ 缝合　冲洗止血，放置引流管，逐层缝合切口。

术中要点　整复股骨髁部骨折应注意关节面平整，否则愈后会发生创伤性关节炎。

术后处理　❶ 引流管拔除后即可活动肌肉和关节。

❷ 2～3周后拄双拐下地不负重行走。8～12周后离拐行走。

❸ 常规进行深静脉血栓的防治，围手术期应用抗生素。

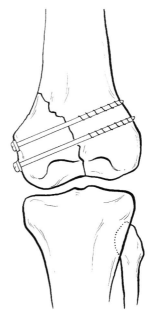

图 14-3-7

三　股骨后髁骨折切开复位松质骨螺钉固定术

适 应 证	股骨后髁部骨折。
禁 忌 证	身体状况不能耐受手术。
术前准备	仔细阅读X线片及CT，明确骨折分型，选择合适的入路及内固定材料。
麻　　醉	气管内插管全身麻醉或硬膜外阻滞麻醉。

体　　位	俯卧位。

手术步骤　❶ 切口　膝关节后内侧切口，长约10cm。

❷ 复位固定　切开骨膜，分离腓肠肌内侧头，显露骨折片，完全整复，两根钢针固定，钻孔，拧入两枚松质骨拉力螺钉（图14-3-8）。

❸ 缝合　冲洗止血，放置引流管，逐层缝合切口。

术中要点　术中注意预防腘窝内血管神经的损伤。能配合小钢板固定更坚强。

术后处理　❶ 引流管拔除后即可活动肌肉和关节。

❷ 2～3周后拄双拐下地不负重行走。8～12周后弃拐行走。

❸ 常规进行深静脉血栓的防治，围手术期应用抗生素。

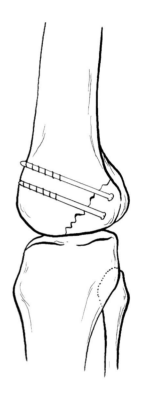

图 14-3-8

第十五章
膝部手术

视频目录

扫描二维码，
观看本书所有
手术视频

第一节　膝关节显露途径

一　前内侧入路

适 应 证
❶ 髌骨骨折内固定。
❷ 膝关节成形术。
❸ 髌骨成形术。
❹ 髌韧带止点移位术。
❺ 滑膜切除术。
❻ 截骨矫形术。
❼ 膝关节结核病灶清除术。
❽ 膝关节切开引流术。

麻 醉　气管内插管全身麻醉或硬膜外阻滞麻醉。

体 位　仰卧位。

手术步骤
❶ 切口起自髌骨上8～10cm，沿股四头肌腱内侧缘下行，至髌骨上时绕髌骨内侧缘达髌骨下再回到中线，止于胫骨结节（图15-1-1）。
❷ 切开皮肤、皮下组织及深筋膜，在股直肌和股内侧肌之间分开（图15-1-2）。
❸ 沿股四头肌及髌骨内侧缘切开关节囊（图15-1-3）。
❹ 屈曲膝关节，将髌骨外翻，即可显露膝关节各结构（图15-1-4）。

术中要点
❶ 注意保护隐神经的髌骨下支。
❷ 在股四头肌腱内缘及股内侧肌之间分开进入，使膝关节屈曲并将髌骨翻向外侧，以使膝关节结构显露。

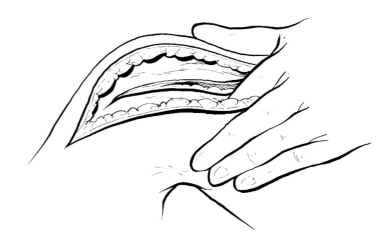

图 15-1-1

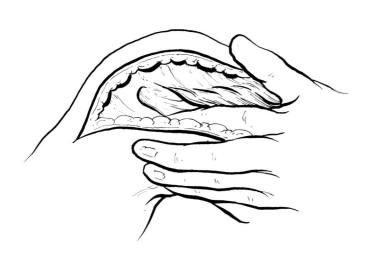

图 15-1-2

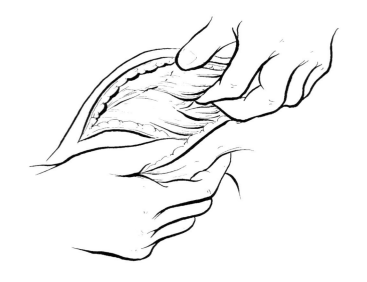

图 15-1-3

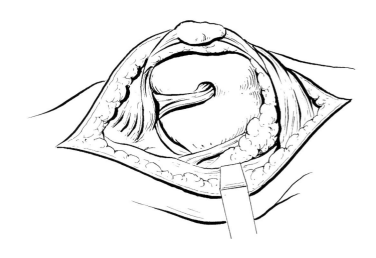

图 15-1-4

二　前外侧入路

适 应 证	❶	膝关节外翻成形术。
	❷	髂胫束挛缩松解术。
	❸	腓骨小头切除术。
	❹	腓总神经受压探查及松解术。
麻　　醉		气管内插管全身麻醉或硬膜外阻滞麻醉。
体　　位		仰卧位。
手术步骤	❶	切口起自髌骨上8~10cm，沿股四头肌腱、髌骨及髌韧带外侧缘下行，止于胫骨结节下5cm（图15-1-5）。
	❷	切开皮肤、皮下组织及深筋膜，直至切开关节囊以及滑膜（图15-1-6）。
	❸	屈曲膝关节，将髌骨向外牵开，即可显露膝关节各结构（图15-1-7）。

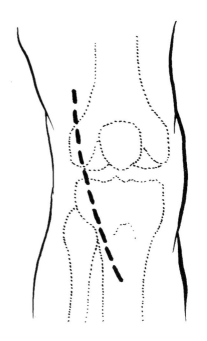

图 15-1-5

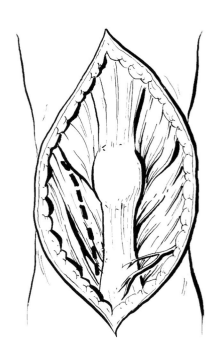

图 15-1-6

423

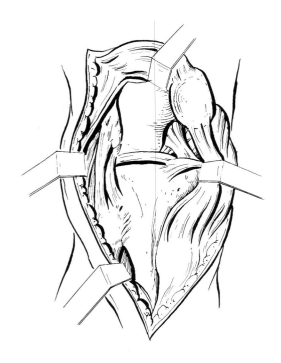

图15-1-7

术中要点 在股直肌腱外缘及股外侧肌之间分开进入，使膝关节屈曲并将髌骨翻向内侧，以使膝关节结构显露。

三　前侧入路

适应证
❶ 肿瘤切除术。
❷ 韧带重建术。
❸ 骨折复位及内固定术。
❹ 其他成人重建手术。

麻　　醉 气管内插管全身麻醉或硬膜外阻滞麻醉。

体　　位 俯卧位。

手术步骤
❶ 切口起自髌骨上10cm，沿股四头肌腱、髌骨及髌韧带外侧缘下行，止于关节下15cm（图15-1-8）。
❷ 切开皮肤、皮下组织及深筋膜，向两侧充分牵开（图15-1-9）。
❸ Gerdys结节截骨以显露胫骨外侧干骺端（图15-1-10）。
❹ 胫骨结节截骨　用骨刀标记出长5cm、近端宽2cm，远端宽1.5cm的骨片，在骨片上钻3个孔用以固定胫骨结节，用扁骨刀取下骨片。将髌骨、髌韧带及胫骨结节掀起（图15-1-11）。
❺ 分离并掀起内侧及外侧半月板的前方和周围部（图15-1-12）。
❻ 缝合时可将半月板用2-0不可吸收线缝合（图15-1-13）。
❼ 胫骨结节用拉力螺钉固定，关节囊间断缝合（图15-1-14）。

术中要点
❶ 固定胫骨结节的拉力螺钉要钻透对侧骨皮质。
❷ 在缝合关节囊后再将缝合半月板的缝线打结。

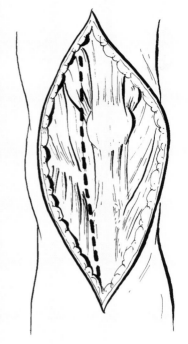

图 15-1-8

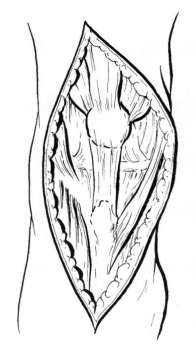

图 15-1-9

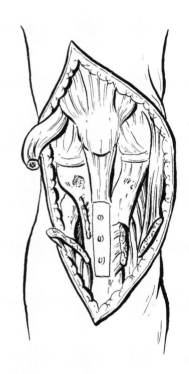

图 15-1-10

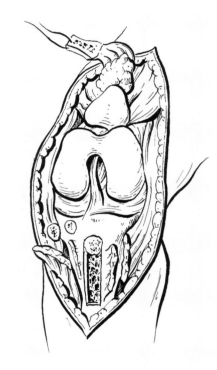

图 15-1-11

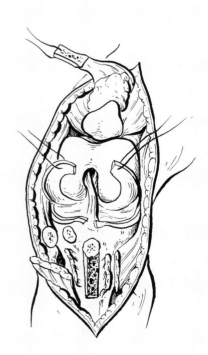

图 15-1-12

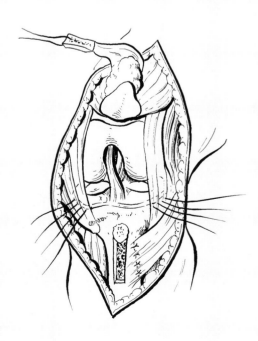

图 15-1-13

425

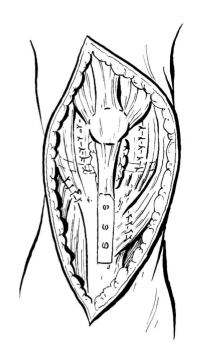

图 15-1-14

四　后外侧入路

适 应 证　❶ 肿瘤切除术。

　　　　　❷ 韧带重建术。

　　　　　❸ 骨折复位及内固定术。

麻　　醉　气管内插管全身麻醉或硬膜外阻滞麻醉。

体　　位　仰卧位，屈膝90°。

手术步骤　❶ 膝关节外侧弧形切口，长约8cm（图15-1-15）。

　　　　　❷ 在股二头肌与髂胫束之间进入（图15-1-16）。

　　　　　❸ 切开关节囊，显露膝关节（图15-1-17）。

术中要点　在股二头肌与腓骨头之间进入，可以避免损伤腓总神经。

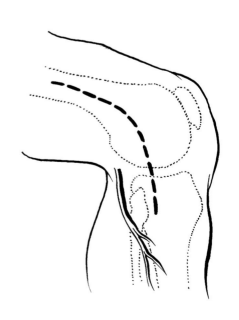

图 15-1-15

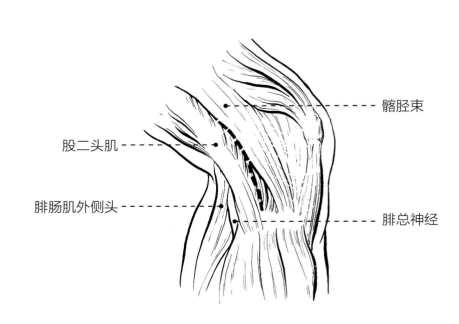

髂胫束

股二头肌

腓肠肌外侧头

腓总神经

图 15-1-16

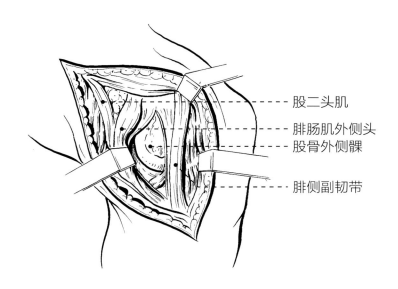

图 15-1-17

股二头肌

腓肠肌外侧头

股骨外侧髁

腓侧副韧带

五　后内侧入路

适 应 证	❶ 肿瘤切除术。
	❷ 韧带重建术。
	❸ 骨折复位及内固定术。
麻　醉	气管内插管全身麻醉或硬膜外阻滞麻醉。
体　位	仰卧位，屈膝90°。
手术步骤	❶ 膝关节内侧弧形切口，弧略向前方，长约7.5cm（图15-1-18）。
	❷ 在松弛的半膜肌、半腱肌、缝匠肌与股薄肌之间进入（图15-1-19）。
	❸ 显露并切开内侧副韧带，纵行切开关节囊，显露膝关节（图15-1-20）。
术中要点	注意保护隐神经的髌骨下支。

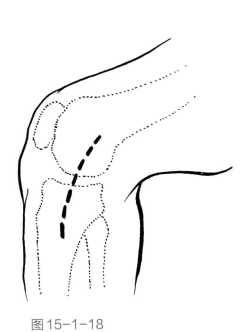

图 15-1-18

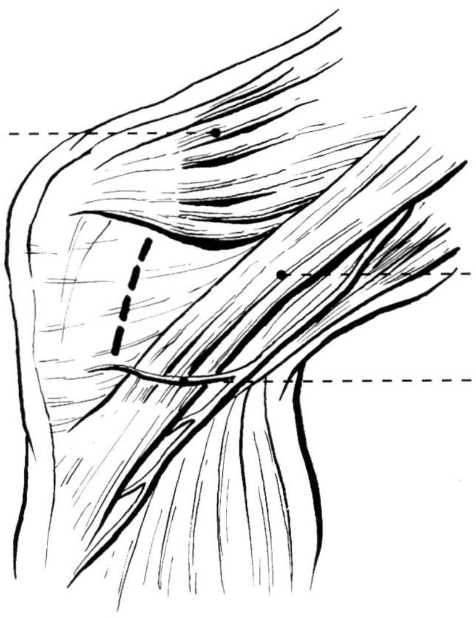

股内侧肌

缝匠肌

隐神经髌下支

图 15-1-19

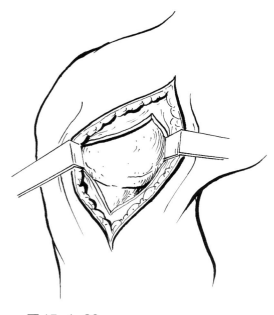

图 15-1-20

六　　　　后侧入路

适　应　证	❶ 腘窝囊肿切除术。
	❷ 腘窝部神经血管探查及手术。
麻　　　醉	气管内插管全身麻醉或硬膜外阻滞麻醉。
体　　　位	仰卧位，屈膝 90°。
手术步骤	❶ 膝关节后侧腘窝中央 "S" 形切口，长 10～15cm，切口上部沿半腱肌向下至关节线转向外侧，自腓肠肌外侧头向下（图 15-1-21）。
	❷ 切开皮肤、皮下组织，显露小腿后侧皮神经（图 15-1-22）。
	❸ 分离显露坐骨神经及其分支，腘动、静脉（图 15-1-23）。
	❹ 显露腓肠肌内侧头，于内侧头肌腱起点处切断（图 15-1-24）。
	❺ 显露关节囊（图 15-1-25）。如有需要，腓肠肌外侧头可以同样方式处理。
术中要点	❶ 膝关节后侧显露途径中会遇到许多重要的神经和血管结构，术中要避免

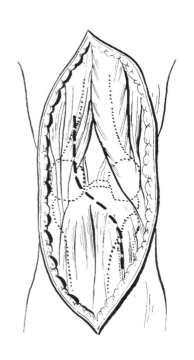

图 15-1-21

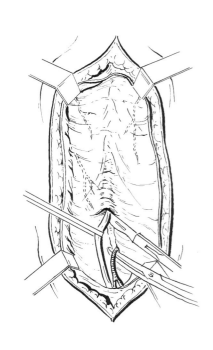

图 15-1-22

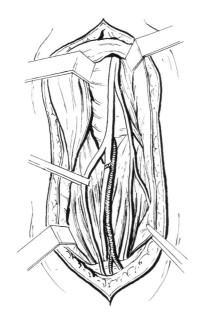

图 15-1-23

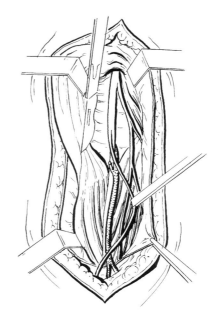

图 15-1-24

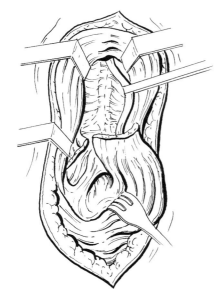

图 15-1-25

损伤这些结构，以免引起严重残疾。

❷ 在牵开腓肠肌外侧头时必须小心，以免损伤腓总神经。

❸ 钝性显露关节囊。

第二节 髌骨骨折的手术治疗

髌骨骨折张力带钢丝内固定

适 应 证　　　移位明显的横行骨折。

429

禁 忌 证	严重粉碎的为相对禁忌。
术前准备	备手术所用材料。
麻　　醉	气管内插管全身麻醉或硬膜外阻滞麻醉。
体　　位	仰卧位。

手术步骤
❶ 切口及显露　髌内侧弧形切口，在深筋膜层剥离，向两侧拉开皮瓣以显露髌骨及股四头肌腱。

❷ 手术　显露全部骨折片，清洗关节腔内的积血。在近侧骨折片上距中垂线两侧1～1.5cm处于偏关节面平面上各钻一孔（图15-2-1）。

❸ 以克氏针从此孔将整复后的髌骨贯穿，至髌韧带处（图15-2-2）。

❹ 以直径1～1.2mm钢丝绕两针环形固定或分别绕两针做"8"字固定，将针上下两端剪去并折弯向关节面（图15-2-3）。

❺ 缝合　冲洗止血，逐层缝合切口。

术中要点
❶ 在深筋膜下剥离髌骨以免皮瓣坏死。
❷ 钻孔时一定要在偏关节面上。

术后处理　术后膝关节功能位，2～3天后活动膝关节，3～4周后负重行走。

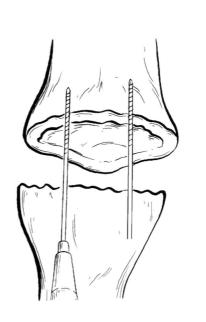
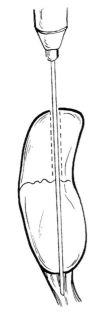

图15-2-1

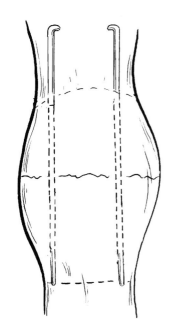

图15-2-2

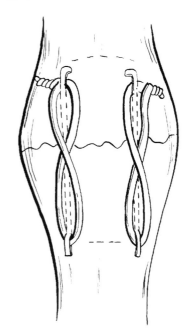

图15-2-3

第三节　全膝关节置换手术

全膝关节置换术

适 应 证
❶ 膝关节骨关节炎，终末期病变，出现疼痛，畸形、不稳等。
❷ 类风湿性关节炎，终末期病变，出现疼痛，畸形、不稳等。
❸ 创伤性关节炎，终末期病变，出现疼痛，畸形、不稳等。
❹ 膝部肿瘤（须定制假体）。
❺ 膝关节内、外翻畸形导致严重疼痛、关节不稳等。

禁 忌 证
❶ 存在活动性感染灶。
❷ 伸膝装置不连续或严重膝功能障碍。
❸ 无症状的关节强直。
❹ 既往膝部有骨髓炎病史或膝关节明显供血不足等（相对禁忌）。

术前准备
❶ 下肢全长X线片，明确膝关节畸形程度。
❷ 假体选择与专用工具准备。

麻　　醉　全麻或硬脊膜外麻醉。

体　　位　仰卧位。

手术步骤
❶ 切口及显露　在髌上7.5cm左右起行膝前正中切口，止于胫骨结节内侧。逐层切开至股四头肌，沿其中线切开经髌旁内缘（保留支持带0.5cm），向下沿髌韧带内侧至胫骨结节内侧。外翻髌骨切除脂肪垫，屈膝90°，锐性剥离关节囊，充分显露关节内部。清理关节腔内的半月板、骨赘及增生滑膜。

❷ 股骨切骨　屈膝90°，在股骨髁后交叉韧带止点偏内0.5cm钻孔，并安放股骨髓腔定位杆（图15-3-1），放置股骨截骨导板，测量截骨厚度后行前方切骨（图15-3-2）。安装远端4合1截骨导板，分别进行股骨远端、股骨髁后方、前、后斜面切骨（图15-3-3），并分别测量截取的股骨远端、股骨髁后方骨片的厚度。要求股骨髁外翻5°～7°（中立位膝或内翻膝外翻5°，外翻膝外翻7°），远端截骨厚度8～12mm，髁后方厚度约6mm（图15-3-4、图15-3-5），内髁及髁后方切下的骨片厚度一般会较外侧多2～3mm。处置髁间窝切骨残留并用松质骨封闭髓腔。

❸ 胫骨切骨　安装胫骨髓外定位器，通常在胫骨结节中、内1/3与内、外踝中点稍偏内即对准第1趾蹼连线为下肢力线。安装截骨导板，通过内侧平台最低点截骨，切面与力线垂直并后倾5°～10°，截骨厚度8～12mm。一般外侧比内侧截骨厚（图15-3-6、图15-3-7）。

❹ 测试伸屈间隙与力线　切骨完成后，伸屈膝关节，查看伸、屈间隙，一般呈现两个矩形，通过Spacer（模具）测试内外侧软组织的松紧度，确认下肢力线。若张力不平衡，进行软组织挛缩处松解（图15-3-8、图15-3-9）。

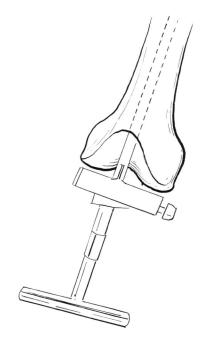

图 15-3-1

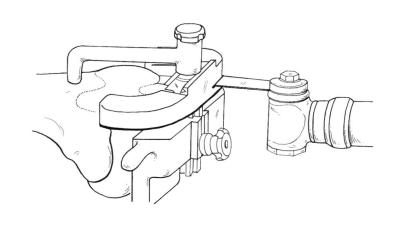

图 15-3-2

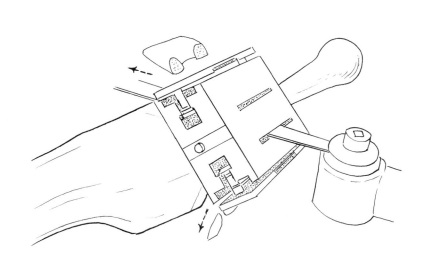

图 15-3-3

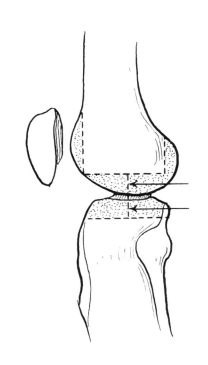

图 15-3-4

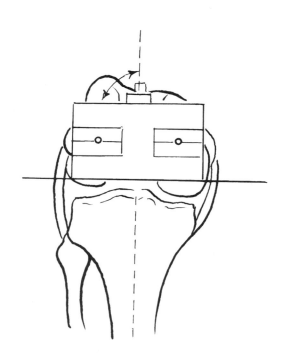

图 15-3-5

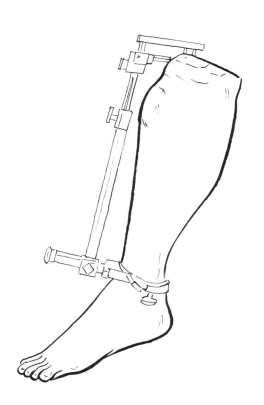

图 15-3-6

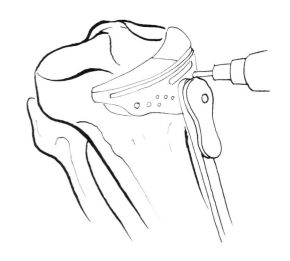

图 15-3-7

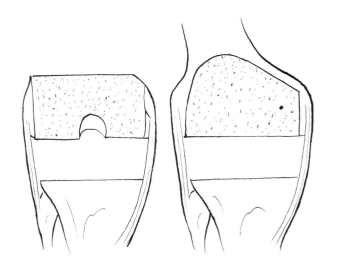

图 15-3-8

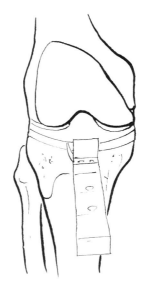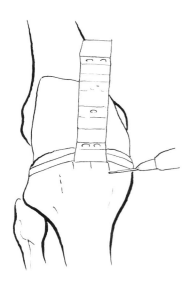

图 15-3-9

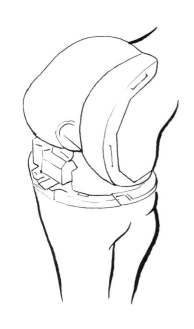

图 15-3-10

❺ 安放假体　根据切骨后股骨、胫骨切面大小选择并安装假体试模、聚乙烯垫片型号（图15-3-10）。伸屈膝关节检查股骨端与胫骨端的匹配情况。通过模具钻孔、描记假体有股骨、胫骨放置位置。调骨水泥至成团期，分别植入匹配股骨、胫骨假体，并同时去除多余骨水泥（图15-3-11）。
髌骨切骨：髌骨置换有争议。若不置换，须清除髌骨周缘骨赘，伸屈膝关节，检查、确认髌股关节面对合与运动轨迹良好。如需置换，按模具进行切骨、钻孔，安装试模后，检查髌股对合与运动轨迹良好，再用匹配的髌骨假体置换（图15-3-12）。

❻ 缝合　清理关节腔后逐层缝合切口，留置负压引流管。

术中要点　❶ 髌骨翻开时须防髌韧带胫骨止点撕裂。

❷ 手术过程中要保护内外侧副韧带的完整性，防止断裂、撕脱。

❸ 膝后方行软组织松解时避免腘窝内血管、神经的损伤。

术后处理　❶ 按围手术期规定使用抗生素及深静脉栓塞的预防。

❷ 围手术期健康宣教与功能锻炼指导。

433

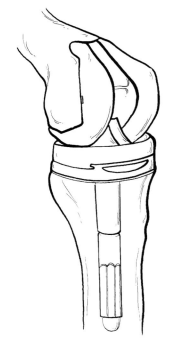

图15-3-11

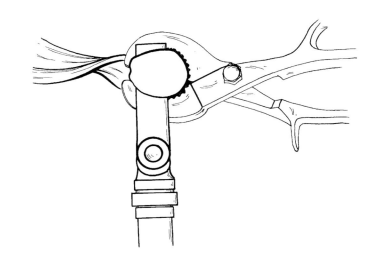

图15-3-12

❸ 术后即可行股四头肌功能锻炼，并配合CPM机锻炼，逐渐加大主、被动伸屈活动度。术后2～3天全身情况稳定，助行器保护下下地负重、步行，2～4周逐步弃拐。6～8周后恢复正常工作、生活，但不鼓励恢复体力劳动。建议术后3个月、6个月、1年随访，每隔1～2年复查X线片。

第四节　膝关节其他手术

一　髌前滑囊切除术

适 应 证	创伤性髌前滑囊炎保守治疗无效，髌前滑膜增厚和纤维化形成痛性结节。
麻　　醉	气管内插管全身麻醉或硬膜外阻滞麻醉。
体　　位	仰卧位。
手术步骤	❶ 切口　膝关节弧形切口。
	❷ 切除囊肿　将滑囊从皮肤及皮下组织分，完整切除滑囊壁（图15-4-1）。
	❸ 缝合　止血，一期缝合，加压包扎。
术后处理	支具固定膝关节于伸直位2周。

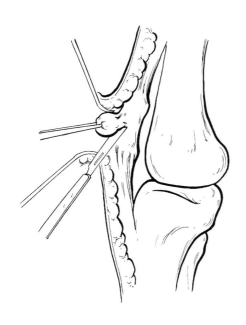

图15-4-1

二　　腘窝囊肿切除术

适 应 证	腘窝囊肿保守治疗无效，形成痛性结节。
术前准备	检查是否有骨关节炎、内侧半月板后角损伤等。
麻　　醉	气管内插管全身麻醉或硬膜外阻滞麻醉。
体　　位	仰卧位。
手术步骤	❶ 切口　依据囊肿部位，在囊肿隆起部位做斜切口（图15-4-2）。
	❷ 切除囊肿　切开深筋膜，显露囊肿，剥离囊壁（图15-4-3）。
	❸ 在囊肿蒂部切断，蒂断端缝合结扎（图15-4-4）。
	❹ 也可以取腓肠肌内侧头腱性部分缝合囊蒂部，阻塞囊肿与关节腔相通处（图15-4-5）。
	❺ 缝合　冲洗止血，逐层缝合切口。
术中要点	❶ 尽量保持囊肿完整。

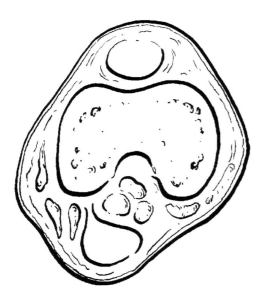

图15-4-2

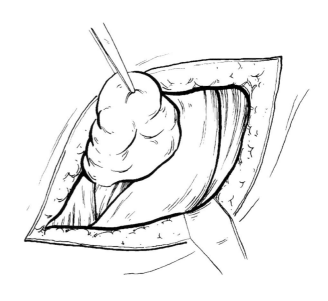

图15-4-3

435

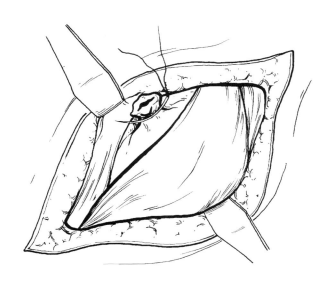

图 15-4-4

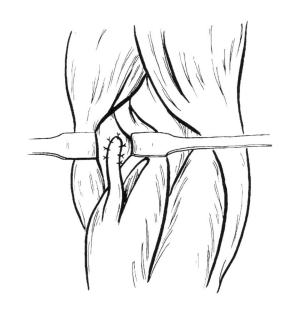

图 15-4-5

❷ 如不能缝扎，可取半腱肌腱与腓肠肌内侧头缝合，以阻塞囊肿的关节腔通道。

术后处理　　　　支具固定膝关节于伸直位2周。术后2天股四头肌锻炼。

三　　膝关节结核病灶清除术

适　应　证　❶ 患者全身状况好转，结核中毒症状轻。

❷ 体温正常，血沉稳定。

❸ 单纯滑膜结核，非手术疗法效果不明显。

❹ 单纯骨结核，有死骨或窦道形成。

❺ 儿童全膝结核。

禁　忌　证　❶ 其他部位有活动性结核病灶。

❷ 经抗结核药物治疗后，全身症状无改善者。

术前准备　　❶ 仔细检查以排除其他病灶，确定骨与关节病灶的部位和程度，改善全身状况。

❷ 术前抗结核用药至少2周，并依据脓液药物敏感试验选择敏感药物。

❸ 术前对病变区做石膏外固定，有关节挛缩、脱位者应予牵引。

麻　　　醉　　气管内插管全身麻醉或硬膜外阻滞麻醉。

体　　　位　　仰卧位。

手术步骤　　❶ 切口　前内侧入路。切开皮下沿股直肌与骨内侧肌间隙分开，在髌内1cm处切开肌腱扩张部，在股直肌深面分离髌上囊，向两侧拉开即见关节囊（图15-4-6）。

❷ 清除病灶　干骺端骨结核，根据其位置显露骨端后，切开骨膜，开窗切除病灶。骨骺病变，要经关节囊定位后，切开一软骨瓣后清除病灶。冲洗后止血，用松质骨填塞骨腔，复位骨或软骨瓣。骨腔及关节腔注入抗

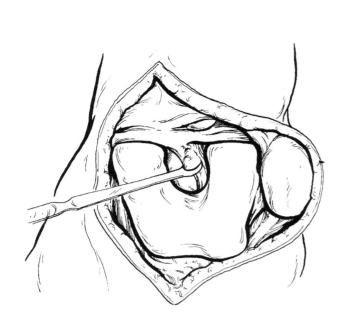

图 15-4-6

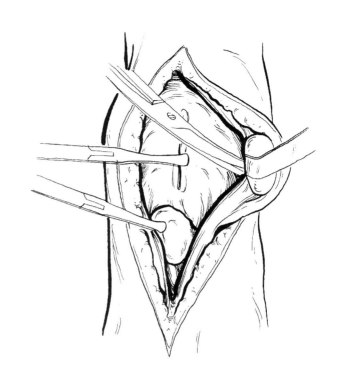

图 15-4-7

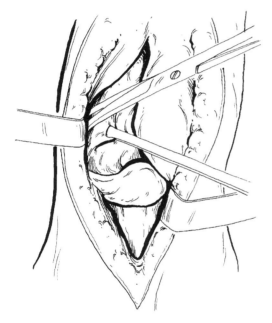

图 15-4-8

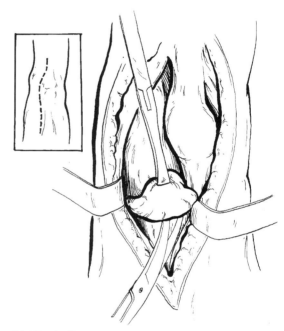

图 15-4-9

结核药物。髌骨结核严重者可切除。

❸ 切除滑膜　在髌内缘切开滑膜，吸尽脓液（图15-4-7）。

❹ 把髌骨从四周滑膜上分离下来，拉向外侧。封闭滑膜破口并牵引之，将其分离，再在滑膜骨端附着处将滑膜和滑囊全部切除（图15-4-8）。

❺ 用刮匙将关节内，尤其是髁间的肉芽刮净，检查关节后方滑膜是否全部切除及关节软骨和骨端是否有病变，如有病变，一并切除（图15-4-9）。

❻ 缝合　冲洗止血，切口内放抗结核药物，逐层缝合。

术中要点　❶ 清除骨结核病灶时，要妥善隔离，以免污染。

❷ 软骨旁有血管翳侵蚀要刮除。

术后处理　❶ 术后石膏托功能位固定。

❷ 早期锻炼股四头肌，3周后拆石膏换皮牵引，并在皮牵下练习屈膝，4周后去牵引扶拐步行，逐步负重。

437

四　骨巨细胞瘤清除术

适 应 证	骨巨细胞瘤。
禁 忌 证	无明显禁忌证。
术前准备	术前设计好重建方法。
麻　　醉	气管内插管全身麻醉或硬膜外阻滞麻醉。
体　　位	仰卧位。

手术步骤

❶ 切口　前正中切口，绕过髌骨进入髌韧带内侧。

❷ 显露　逐层切开后，游离股神经并在股内收肌与股内侧肌之间游离股动、静脉至内收肌管内，将其与肿瘤相关的血管结扎。

❸ 清除肿瘤　探查病灶，胫骨上端病灶前开窗，彻底刮除肿瘤（图15-4-10）。

❹ 植骨重建　取相应大小的髂骨块或腓骨条植入残腔，若病灶累及关节面，可重建关节面（图15-4-11）。

❺ 缝合　冲洗止血，残腔灭活或冷冻，逐层缝合切口。

术中要点

❶ 显露时，小心游离股神经感觉支并将其拉向前侧。

❷ 重建方法可根据情况采用瘤骨灭活再植、人工膝关节置换术或膝关节融合术。

术后处理　　术后长石膏托外固定。

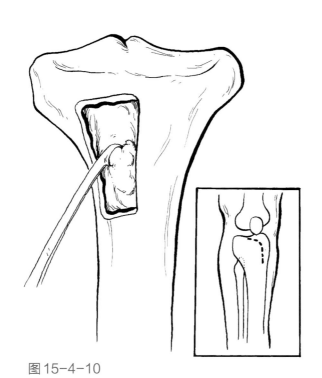

图15-4-10

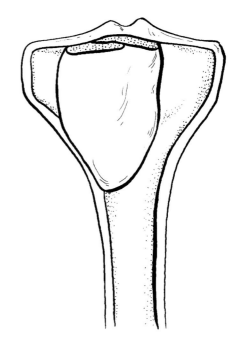

图15-4-11

第十六章

小腿部手术

扫描二维码，
观看本书所有
手术视频

第一节　胫骨、腓骨显露途径

一　胫骨外侧髁的前外侧入路

适 应 证
❶ 胫骨平台单髁（外侧髁）或双髁骨折切开复位内固定术。
❷ 外侧副韧带损伤修补术。
❸ 该处肿瘤切除术。

麻　　醉　气管内插管全身麻醉或硬膜外阻滞麻醉。

体　　位　仰卧位，膝关节后方垫扁枕，屈膝45°。

手术步骤
❶ 切口　（大腿上部扎气囊止血带）自股骨外侧髁上缘（即关节线上方3～4cm处）开始，沿外侧副韧带前方向下，稍向内弯曲至髌韧带外缘，再向下至胫骨结节下方2cm处做一切口（图16-1-1）。
❷ 切开皮肤、皮下组织及深筋膜，在膝外侧副韧带前缘切开关节囊，进入关节腔（图16-1-2）。牵开关节囊清除积血，显露胫骨外侧髁。

术中要点
❶ 将髌骨推向内侧，稍屈膝，可显露更充分。
❷ 可将髌韧带于骨膜下做部分游离，否则髌骨推向内侧很困难。
❸ 术中尽可能显露由腓骨小头穿向前方的腓总神经，予以保护，防止损伤。

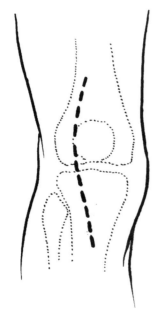

图 16-1-1

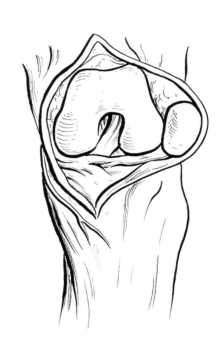

图 16-1-2

二　胫骨内侧髁的前内侧入路

适 应 证
❶ 胫骨内侧髁骨折切开复位内固定术。
❷ 内侧副韧带损伤修补术。

③ 胫骨内髁肿瘤切除术。

④ 膝关节病灶清除术、探查术。

⑤ 内髁慢性骨髓炎死骨摘除术。

麻　醉　　气管内插管全身麻醉或硬膜外阻滞麻醉。

体　位　　仰卧位，膝关节后方垫扁枕。

手术步骤　❶ 由膝关节线上4cm处沿髌骨内侧缘向下，稍向外弯曲至胫骨粗隆内缘，再向下2cm（图16-1-3）。

❷ 切开皮肤、皮下组织后，在切口内侧有隐神经的髌下支，向旁侧牵开，予以保护。纵行切开深筋膜，于股直肌腱与股内侧肌连接处沿股直肌的腱性部做纵向切开，以免损伤肌肉纤维引起较多出血（图16-1-4）。

❸ 向下沿髌骨内缘切开髌内侧支持带及关节囊，进入关节腔，显露胫骨内侧髁（图16-1-5）。

术中要点　❶ 注意保护隐神经髌下支。

❷ 沿腱性部切开，避免出血过多。

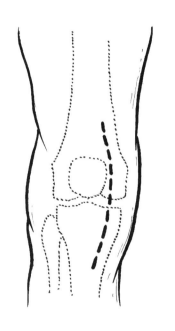

图16-1-3

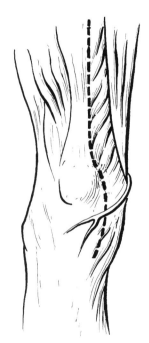

图16-1-4

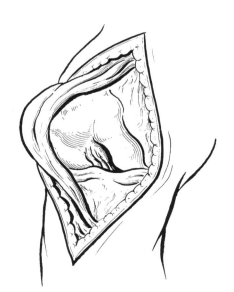

图16-1-5

③ 向外侧推开髌骨，稍屈膝，可使手术部位显露充分。

④ 该切口术中需切断缝匠肌、股薄肌、半腱肌和半膜肌附着部，术中要妥善缝合，慎重切开关节囊。

三　胫骨近端后内侧入路

适 应 证
① 主要适用于需要显露胫骨的手术，特别是近端 1/4 胫骨。

② 胫骨近端后方骨折切开复位内固定术。

③ 胫骨上端后方慢性骨髓炎死骨摘除术。

④ 胫骨上端后方骨肿瘤切除术。

麻　　醉　气管内插管全身麻醉或硬膜外阻滞麻醉。

体　　位　俯卧位。

手术步骤
① 在腘窝部做一倒"L"形切口，起于膝关节屈曲皱褶的外侧端，横行至内侧端，由此切口转向下方，沿小腿内侧面走行（图16-1-6）。

② 切开皮肤、皮下组织，形成一角形皮瓣，切开深筋膜，辨认及保护皮神经和浅层血管。找到半腱肌腱和腓肠肌内侧头的界面，将半腱肌牵向近、内侧，腓肠肌牵向远、外侧，显露深面的腘肌和趾长屈肌腱（图16-1-7）。

③ 将腘肌向近、内侧牵开，趾长屈肌向远、后侧牵开，进行骨膜下剥离，显露胫骨近侧 1/4。

术中要点
① 辨认半膜肌与腓肠肌内侧头界面。

② 认准腘肌与趾长屈肌的间隙，避免损伤腘肌下缘神经。

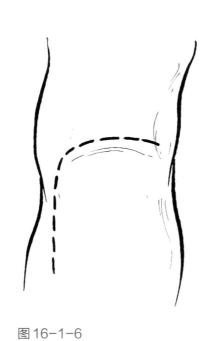

图16-1-6

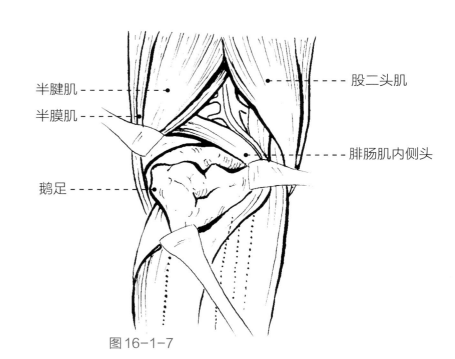

图16-1-7

半腱肌

半膜肌

鹅足

股二头肌

腓肠肌内侧头

四　　　胫骨干前外侧入路

适 应 证　　　　适用于显露胫骨的手术。

麻　　醉　　　　气管内插管全身麻醉或硬膜外阻滞麻醉。

体　　位　　　　仰卧位。

手术步骤　　❶ 沿胫骨前缘做凸面向外弧形切口，切口长短应以需要显露范围大小而定。

　　　　　　　❷ 切开皮肤、皮下组织，将皮瓣稍游离。于胫骨嵴外侧面纵行切开深筋膜
（图16-1-8）。

　　　　　　　❸ 显露胫骨外侧面，纵行切开骨膜，将骨膜向外侧剥离，将骨膜、胫前
肌、胫前动、静脉及腓深神经一起向外侧牵开，即可显露胫骨外侧面
（图16-1-9）。

术中要点　　　　骨膜是胫骨血运的主要来源，剥离应尽量小，切不可将胫骨剥离得全无
血运。

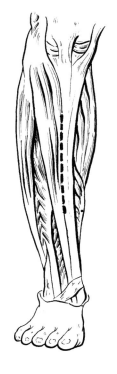

图16-1-8

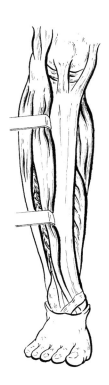

图16-1-9

五　　　腓骨的外侧入路

适 应 证　　　　适用于显露腓骨干的手术。

麻　　醉　　　　气管内插管全身麻醉或硬膜外阻滞麻醉。

体　　位　　　　仰卧位或侧卧位，患侧在上。

手术步骤　　❶ 沿腓骨偏后做一纵行切口，切口可以从外踝之后开始，向上延伸至腓骨
头，从腓骨小头上一横指处可将切口继续向上。后方沿股二头肌腱后缘
延长（图16-1-10）。

443

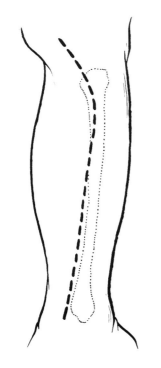

图 16-1-10

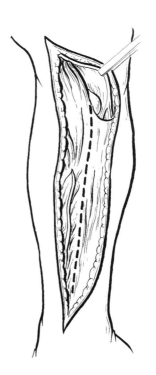

图 16-1-11

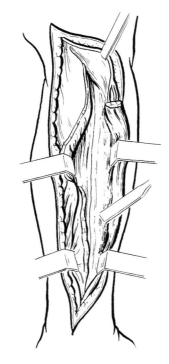

图 16-1-12

❷ 切开皮肤、皮下组织，沿腓骨长肌后缘切开深筋膜，在股二头肌腱后缘寻找腓总神经，切断腓骨长肌附着于腓骨小头的肌纤维，显露并保护腓总神经（图16-1-11）。

❸ 切开骨膜，骨膜下剥离，显露腓骨（图16-1-12）。

术中要点

❶ 显露腓总神经方法　刀刃朝上、朝前将腓骨长肌纤维挑断，操作时应注意辨认和保留腓总神经的分支。游离后可用橡皮条轻轻牵向腓骨小头之前。确定外后肌间隔的交界面，将其切开并从腓骨上将肌肉剥离。

❷ 所有起自腓骨的肌肉，其纤维均向远侧足、踝方向走行。因此，应自远向近端剥离，而直接附着于骨的肌肉常需切开。附着在腓骨的骨间膜纤维为斜向上走行，需进行骨膜下剥离。

❸ 切口位于中部，需将腓骨长短肌自腓骨向后剥离、牵开，勿损伤腓浅神经。

❹ 一般取腓骨移植时，可沿腓骨下段外侧切开，因此段紧贴皮下，易于显露，但不应切除腓骨下 1/4，以免使踝关节不稳定。

六   胫骨近端后外侧入路

适 应 证	❶ 主要适用于需要显露胫骨后外侧平台的手术。
	❷ 胫骨后外侧平台切开复位内固定术。
麻 醉	气管内插管全身麻醉或硬膜外阻滞麻醉。
体 位	俯卧位。
手术步骤	❶ 在腘窝部做一倒"L"形切口，起于膝关节屈曲皱褶的内侧端，横行至外侧端，由此切口转向下方，沿小腿外侧面走行（图16-1-13）。
	❷ 切开皮肤、皮下组织，形成一角形皮瓣，切开深筋膜，从股二头肌及肌腱与腓肠肌外侧头间隙分离进入，找到腓总神经并游离神经避免损伤（图16-1-14），显露胫骨后外侧平台。
术中要点	后外侧入路时有腓总神经经过，所以入路时需小心游离腓总神经，避免损伤。

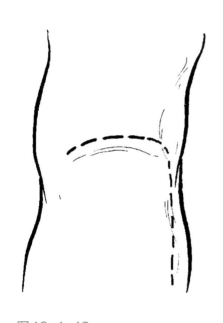

图16-1-13

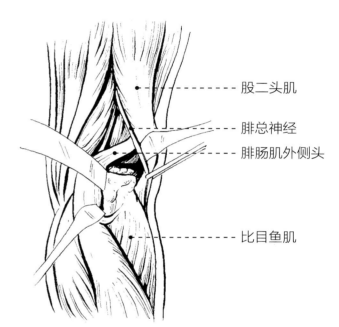

图16-1-14

股二头肌

腓总神经

腓肠肌外侧头

比目鱼肌

第二节   胫骨平台骨折的手术治疗

一   胫骨平台骨折分型

❶ Schatzker分型见图16-2-1。

❷ 三柱分型见图16-2-2。

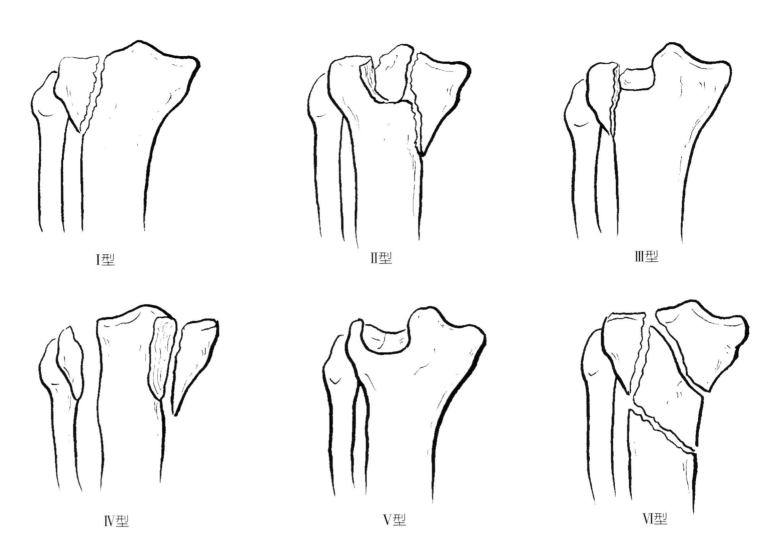

I型　　　　　　　　　II型　　　　　　　　　III型

IV型　　　　　　　　　V型　　　　　　　　　VI型

图 16-2-1

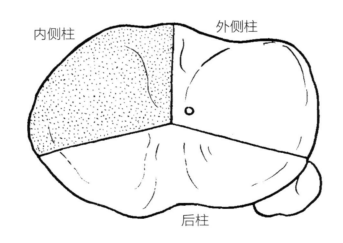

内侧柱　　　　外侧柱

后柱

图 16-2-2

二　　　胫骨外侧平台骨折切开复位固定术

适 应 证　　❶ 单纯外侧柱骨折移位严重或合并压缩畸形，非手术疗法不能复位者。

❷ 外侧柱骨折合并外侧副韧带损伤或同侧半月板破裂者。

❸ 伴有腓骨颈骨折不稳定者。

禁 忌 证　　身体状况难以耐受手术的患者。

术前准备　　❶ 若软组织肿胀明显，需7～10天或更长时间直到软组织肿胀明显好转，
到比较安全的情况下手术。但不建议等待3～4周后手术，周围骨痂形

成会导致复位困难。

❷ 仔细阅读X线片及CT，明确骨折分型，选择合适的入路及内固定材料。

麻　　醉　　气管内插管全身麻醉或硬膜外阻滞麻醉。

体　　位　　仰卧位，膝下垫扁枕，患侧大腿上止血带。

手术步骤　　❶ 切口　自股骨外侧踝上缘（关节间隙上方3～4cm）开始，沿外侧副韧带前方向下，稍向内弯曲至髌韧带外缘，再向下至胫骨结节下方外侧处做一切口（图16-2-3）。

❷ 显露　逐层切开，显露外侧关节囊，横行切开外侧半月板及胫骨平台连接处以打开侧方关节囊，进入关节腔，向上牵开外侧半月板，清除积血，显露外侧平台骨折处（图16-2-4）。

❸ 骨折固定

Schatzker I型：复位后从骨块外侧直接用拉力螺钉固定（图16-2-5），注意螺钉不要太靠近近端，以免干扰韧带结构和压缩外侧关节间室而引起疼痛。

Schatzker Ⅲ型：对压缩的关节面，必须通过骨折处或经骨皮质开窗轻

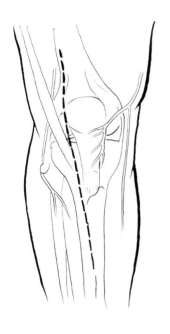

图16-2-3

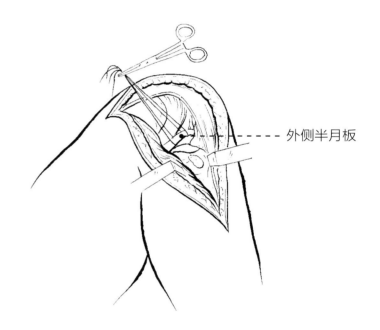

外侧半月板

图16-2-4

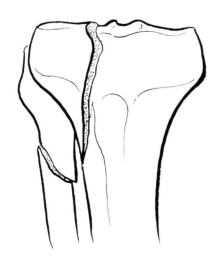

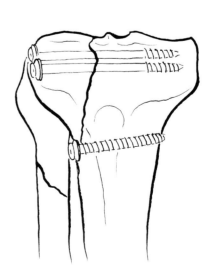

图16-2-5

447

轻抬起关节面。最重要的是骨缺损要用骨松质或带皮质骨的骨松质自体移植、填充，以防后期塌陷（图16-2-6），也可选择骨替代物。然后选择螺钉或合适外侧钢板固定（图16-2-7）。

Schatzker Ⅱ型：处理与Ⅲ型相同，通过骨折处轻轻抬起关节面，骨缺损用骨松质或带皮质骨的骨松质自体移植、填充，并将骨折复位后钢针固定（图16-2-8），也可选择骨替代物。用合适钢板内固定（图16-2-9）。

❹ 缝合 冲洗止血，放置引流管，逐层缝合切口。

术中要点

❶ 尽量用骨膜剥离器撬动复位，牵引并内收小腿，扩大股胫间隙，以利复位，注意恢复胫骨上端正常关节面。

❷ 注意滑膜囊要用1号丝线予以缝合。

术后处理

术后48小时拔除引流管，2周拆线，术后当日即开始练习足趾活动及股四头肌收缩，2周开始做膝关节屈伸活动及按摩，不可过早负重，以免发生平台骨折塌陷，3～5个月经X线片证实骨折已坚固愈合时，方可下地负重。

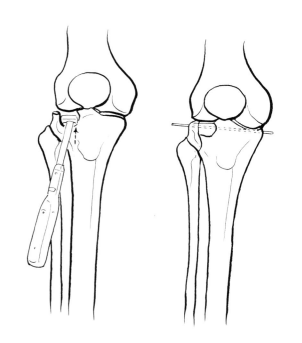

图16-2-6

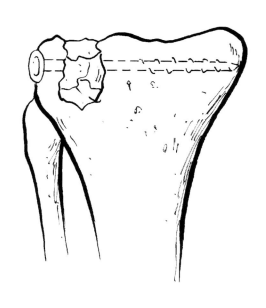

图16-2-7

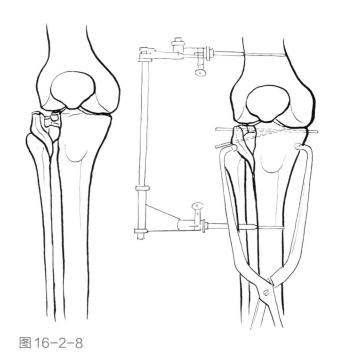

图16-2-8

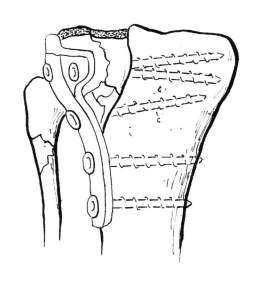

图16-2-9

三　复杂胫骨平台骨折切开复位固定术

适 应 证　❶ 骨折分型　Schatzker Ⅳ型（不稳定）、Ⅴ型、Ⅵ型。

❷ 陈旧性骨折畸形愈合。

禁 忌 证　身体状况难以耐受手术的患者。

术前准备　❶ 若软组织肿胀明显，需7～10天或更长时间直到软组织肿胀明显好转，到比较安全的情况下手术。但不建议等待3～4周后手术，周围骨痂形成导致复位困难。

❷ 仔细阅读X线片及CT，明确骨折分型，选择合适的入路及内固定材料。

麻　　醉　气管内插管全身麻醉或硬膜外阻滞麻醉。

体　　位　仰卧位（膝关节轻度屈曲）或漂浮体位，患侧大腿上止血带。

手术步骤　❶ 前外侧联合后内侧入路

ER16-2-1

ER16-2-1
胫骨开放性
骨折清创复
位外固定术

前外侧切口：同前。

后内侧切口：在腘窝部做一倒"L"形切口，起于膝关节屈曲皱褶的外侧端，横行至内侧端，由此切口转向下方，沿小腿内侧面走行（见显露章节）。

❷ 骨折复位固定　通过前外侧入路显露胫骨平台外侧柱，通过外侧柱骨折处抬起压缩关节面，骨缺损用骨松质或带皮质骨的骨松质自体移植、填充，以防后期塌陷，并将骨折复位，同时通过后内侧入路显露内侧柱及后柱骨折，将内侧柱及后柱骨折复位，用钢针临时固定，并C臂机透视检查复位情况（图16-2-10）。选择合适的后内侧钢板及前外侧钢板固定骨折（图16-2-11）。

❸ 缝合　冲洗止血，放置引流管，逐层缝合切口。

术中要点　❶ 胫骨上端骨折为关节内骨折，不仅破坏了胫骨平台的关节面，同时多伴有关节内大量积血，因此，必须恢复关节面的完整与平滑，以免术后发

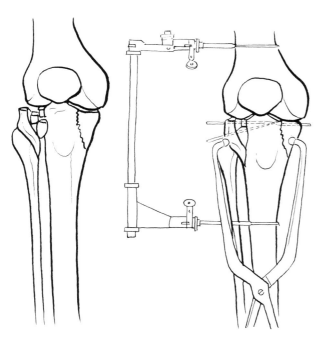

图 16-2-10

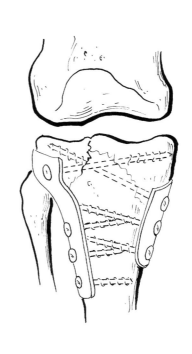

图 16-2-11

生创伤性关节炎，同时要清除积血，防止发生粘连，影响功能恢复。

❷ 如合并对侧副韧带损伤，需适当延长切口，一期修复侧副韧带，同侧半月板体部明显撕裂阻挡骨折复位时，先摘除半月板，再做骨折复位与内固定。

❸ 合并腓骨颈骨折，术中应同时予以复位，不必做内固定，如有腓总神经损伤，应予以适当的处理。

❹ 胫骨平台多柱骨折移位严重者，有时也合并内外半月板损伤，术中要仔细检查，如有损伤，无法保留时，同时予以切除。

术后处理　术后48小时拔除引流管，2周拆线，术后当日即开始练习足趾活动及股四头股收缩，2周开始做膝关节屈伸活动及按摩，不可负重过早，以免发生平台骨折塌陷，3～5个月经X线片证实骨折已坚固愈合时，方可下地负重。围手术期应用抗生素，预防VTE。

第三节　胫骨干骨折的手术治疗

一　胫骨骨折切开复位加压钢板固定术

适 应 证　❶ 手法复位失败，牵引疗法无效。

❷ 骨折不愈合，畸形愈合影响功能者。

❸ 短斜及横断骨折、蝶形骨折。

禁 忌 证　身体状况难以耐受手术的患者。

术前准备　❶ 详细了解病情，阅读X线片，选择合适的钢板和螺钉。

❷ 如需植骨，要准备供骨处的皮肤消毒。

麻　　醉　气管内插管全身麻醉或硬膜外阻滞麻醉。

体　　位　仰卧位。

手术步骤　❶ 切口及显露　以小腿前面胫骨骨折部为中心，做一弧形切口，其凸面朝向外侧，长度按所需钢板长度而定，12～15cm。逐层切开，显露骨折部，清除血肿、积血或骨折碎片。

❷ 复位与固定　用持骨钳夹住骨折两端，向下牵引足部，并用持骨钳保持位置，如为粉碎性骨折，应先使小骨折片与一个主要骨折段对合，形成两个骨折段（图16-3-1）。

❸ 正确对位后，将接骨板安放就位，用第三把钳子与前两把钳子呈90°夹住接骨板，确认钢板已处于骨折中间位，即可钻孔上螺钉（图16-3-2）。

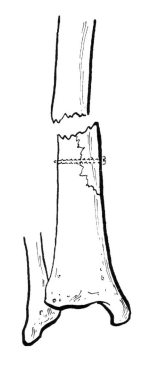

图 16-3-1

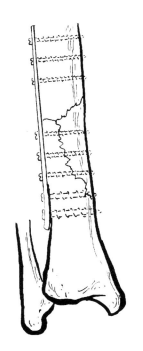

图 16-3-2

❹ 缝合　冲洗止血，放置引流管，逐层缝合切口。

术中要点

❶ 接骨板选择要正确，如斜折面较大，或为螺旋折，也可只用 2～3 枚螺钉将骨折段固定。

❷ 膝、踝两关节是垂直胫骨的两个平行屈伸关节，如胫骨骨折不能准确复位，使膝、踝两关节失去平行，易形成创伤性关节炎。

❸ 尽量保护骨膜，切开剥离骨膜范围不可过大，只比钢板略大即可，以免影响骨膜营养血管，导致骨折延迟愈合。

❹ 钢板尽可能放在前外侧。

❺ 开放性骨折，除必须彻底清创外，还应正确处理筋膜和皮肤缺损。一般的筋膜不应缝合，以免肿胀影响循环，若皮肤缺损较大，可同时行小腿交叉皮瓣移植或游离皮片移植，以消除创面，防止感染。若缺损较小，可于距创缘 3～4cm 处做一减张切口，然后缝合原切口，对减张切口新创面应以凡士林纱布覆盖，择期 2～3 周后植皮。

❻ 胫腓骨上 1/3 骨折或由于挤伤所致骨折，张力较大，需同时做深筋膜切开减张术。

❼ 对陈旧性骨折，内固定同时需植骨。

❽ 复位时，注意胫骨骨性标志，上 2/3 为三棱形，下 1/3 为四方形，胫骨前嵴上 1/2 弯曲凸向内，下 1/2 凸向外。

术后处理

术后患肢抬高以利血液循环，注意末梢血运、感觉、运动情况，并早日做股四头肌收缩及各关节功能锻炼。围手术期应用抗生素，预防 VTE。

二　胫骨骨折髓内针固定术

适应证

❶ 胫骨中段骨折。

❷ 陈旧性胫骨骨折不愈合。

禁 忌 证 身体状况难以耐受手术的患者。

术前准备 做好对侧胫骨长度及髓腔最狭窄部位直径的测量，备Ｃ臂Ｘ线透视机、髓内钉专用工具、各种规格的髓内钉。熟悉、掌握供应商提供的髓内钉操作说明。备气囊止血带。

麻 醉 气管内插管全身麻醉或硬膜外阻滞麻醉。

体 位 仰卧位，患肢屈髋45°，屈膝90°。

手术步骤 ❶ 切口及显露 开放性骨折先常规行彻底清创，重新消毒、铺巾，更换手术器械。髌旁内侧入路：显露胫骨结节上端，自髌骨下缘水平至胫骨结节，沿髌腱内侧纵行切开，长约5cm，将髌腱向外侧牵开，显露胫骨结节上端斜坡（图16-3-3）。勿损伤关节囊及半月板。经髌韧带入路：自髌骨下缘水平至胫骨结节，沿髌腱中间纵行切开将髌腱向两侧牵开，显露胫骨结节上端斜坡（许多医师认为可增加术后膝关节疼痛）。

❷ 开口与扩髓 用三棱锥在髌韧带后方胫骨结节斜坡中间偏上处开口，沿胫骨纵轴（解剖轴）钻孔至胫骨髓腔（图16-3-4、图16-3-5）。将导针插入髓腔并顺利通过骨折端。通过助手在牵引下复位，或加用点式复位钳辅助复位。透视确认导针位于胫骨远端髓腔内。骨折复位困难，导针在髓腔不能调整到理想位置时，可作骨折端辅助切口进行复位。用扩髓锉沿导针由小到大逐级扩大髓腔（操作要求同股骨交锁髓内钉）（图16-3-6）。

❸ 打入并锁定髓内针 沿导针打入髓内针，针孔对胫骨侧面。在远端导向器导向下，植入两枚螺钉锁紧远端，加压使折端拉紧后，同样方法植入两枚螺钉锁紧近端（技术与股骨交锁髓内钉类似）（图16-3-7）。

❹ 缝合 冲洗止血，放置引流管，逐层缝合切口。

术中要点 同股骨髓内钉。

术后处理 同股骨髓内钉。

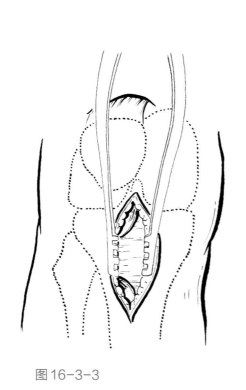

图16-3-3

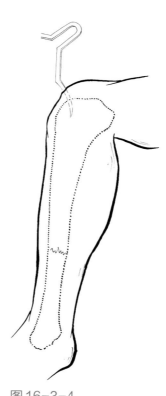

图16-3-4

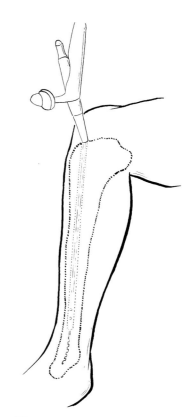

图16-3-5

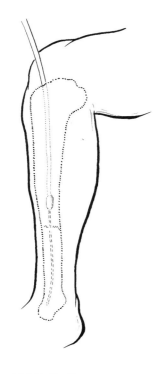

图 16-3-6

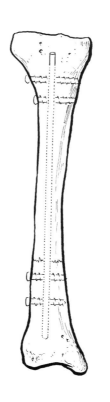

图 16-3-7

三　胫骨骨折不愈合吻合血管游离腓骨移植术

适 应 证	胫骨骨折不愈合，硬化端较长，大段胫骨缺损者。
禁 忌 证	身体状况难以耐受手术的患者。
术前准备	显微外科手术器械，血管吻合线。
麻　　醉	气管内插管全身麻醉或硬膜外阻滞麻醉。
体　　位	俯卧位。
手术步骤	❶ 切口　腓骨外后缘长纵蛇形切口，不超过下腓骨 1/4，向上可延至腘窝处（移植腓骨）（图16-3-8）。

❷ 显露血管神经　切开皮肤、皮下组织及深筋膜，锐性切开比目鱼肌和腓骨肌间隙，距腓骨处 1cm 切断跋长屈肌，显露并保护此肌下面的腓动脉及腓骨营养动脉，在腓动脉内侧缘 1cm 处分离胫后肌并切断，贴骨间膜向内剥离胫后肌、跋长屈肌直至显露适当长度的胫骨后侧面，包括胫骨折端。

❸ 修整胫骨折端　切除硬化胫骨，并在胫骨两端的后侧面各凿去一层皮质骨，造成新鲜面（图16-3-9）。

❹ 移植腓骨　在腓骨上、下选好截骨平面，截断腓骨，若骨段包括腓骨小头，也应将腓骨小头从胫骨关节面处锯断。为保证移植腓骨段血管供应，最好保证骨膜及附着于腓骨小头和外侧面的腓骨长肌、部分腓骨短肌，附于腓骨前侧面腓骨长肌，后面的跋长屈肌部分肌肉 0.5～1cm 厚，形成一层肌肉鞘。若移植包括腓骨小头，应切断附着其上的股二头肌腱。腓骨游离后，于腓骨下端截骨平面处，结扎切断腓血管，而腓血

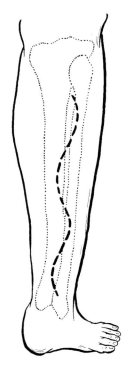

图 16-3-8

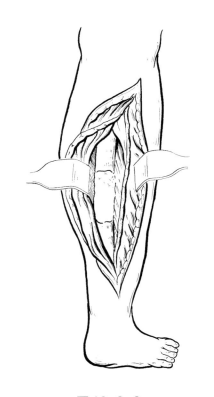

图 16-3-9

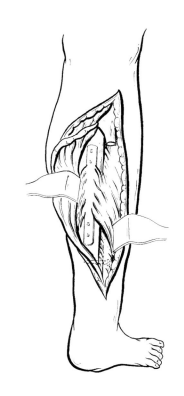

图 16-3-10

管的上端则暂予保留，待交叉准备就绪后再切断，未切断血管前可观察腓骨骨上肌肉断面骨膜及髓腔有无出血，以观察腓动脉骨血液循环情况。修整腓骨两端，修整骨段与胫骨折端形成梯形吻合，并各用两枚螺钉固定（图16-3-10）。将腓骨骨段血管与胫后动脉行端侧吻合。

❺ 缝合　冲洗止血，放置引流管，逐层缝合切口。包扎后长腿石膏托功能位固定。

| 术中要点 | ❶ 要分离出腓总神经，保护切断腓骨头外侧腓骨长肌时不要损伤腓总神经。不可损害胫前动、静脉。 |

术中要点　❶ 要分离出腓总神经，保护切断腓骨头外侧腓骨长肌时不要损伤腓总神经。不可损害胫前动、静脉。

❷ 腓骨下端远侧1/4必须保存，以免影响踝关节稳定性。

术后处理　长腿石膏固定3个月，然后配戴髌腱负重支架行走锻炼，增粗后逐渐负重行走。

四　胫骨骨折畸形愈合矫形术

适 应 证　胫骨骨折畸形愈合，疼痛者。

禁 忌 证　身体状况难以耐受手术的患者。

术前准备　❶ 针对骨质疏松、肌肉血运和萎缩情况进行功能恢复。

❷ 阅读X线片，设计截骨平面。

麻　　醉　气管内插管全身麻醉或硬膜外阻滞麻醉。

体　　位　俯卧位，下肢伸直。

手术步骤　❶ 截断腓骨　以腓骨骨折畸形愈合处为中心，自小腿外侧沿腓骨纵轴做

4～5cm长切口。切开皮肤、皮下组织和深筋膜，自趾伸肌和腓骨长短肌之间进入，显露腓骨畸形愈合处，以骨刀凿开之，并切深1～2cm（图16-3-11）。

❷ 胫骨矫形和固定　以胫骨畸形愈合处为中心，在小腿前内侧做弧形切口，纵行切开骨膜，并做骨膜下分离。先用骨钻钻透两侧畸形愈合处皮质骨，而后用骨刀截断（图16-3-12）。按术前设计，在截骨上隙或下隙切出一楔形骨块，牵引下使胫骨复位。

❸ 加压钢板内固定　以截骨平面为中心放好加压钢板，植骨，加压螺钉固定（图16-3-13）。

❹ 缝合　松止血带，止血，冲洗切口，逐层缝合，放置引流管，患肢用长腿石膏固定。

术中要点　　❶ 避免过多剥离骨膜，影响愈合。

❷ 如有周围组织粘连，仔细分离血管神经，再做进一步处理，避免损伤。

❸ 注意打通髓腔，截骨线周围植骨。

术后处理　　❶ 抬高患肢，术后24～48小时更换敷料，拔除引流管。

❷ 主动做下肢肌肉收缩锻炼，促进血液循环。

❸ 术后4～6周可扶双拐下地行走，但不可负重。

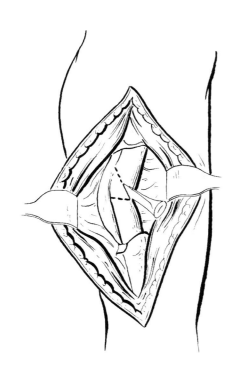
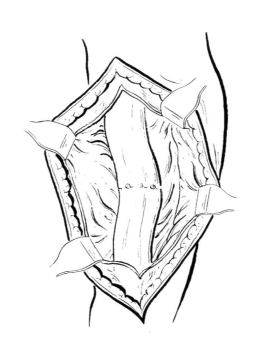
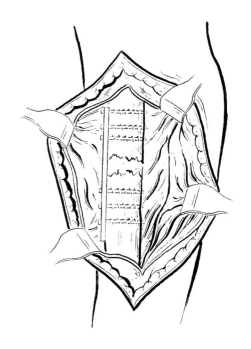

图16-3-11　　　　　　　　　　　图16-3-12　　　　　　　　　　图16-3-13

第十七章
踝部手术

视频目录

扫描二维码，
观看本书所有
手术视频

第一节　　踝关节显露途径

一　　前外侧入路

适 应 证
❶ 四关节融合术。

❷ 踝关节结核病灶清除术。

❸ 距骨切除，跟胫关节融合术。

麻　　醉　　硬膜外阻滞麻醉。

体　　位　　仰卧位。

手术步骤
❶ 于踝关节前外侧自腓骨前缘内侧、踝关节上5cm处起，沿小腿前外侧向下经过踝关节、距骨体的前外侧及跟骰关节直至第4跖骨基底处（图17-1-1）。

❷ 切开皮肤、皮下组织，切开小腿横韧带及小腿十字韧带（图17-1-2）。

❸ 将趾长伸肌腱、腓浅神经、足背动脉、腓神经牵向内侧，纵行切开胫骨下端骨膜及关节囊，显露踝关节前外侧（图17-1-3）。

❹ 将伸趾短肌起点剥离并向远侧翻转，显露跟距关节，切开距舟关节，此时踝关节、跟距关节、跟骰关节均清晰显露（图17-1-4）。

术中要点
❶ 术中勿损伤足背动脉、腓深神经。

❷ 术终时需缝合小腿横韧带及十字韧带。

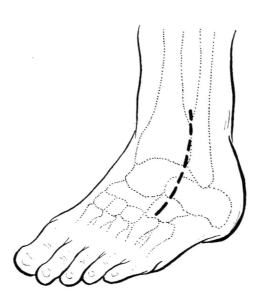

图 17-1-1

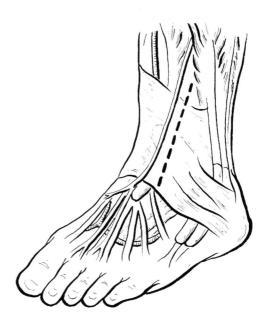

图 17-1-2

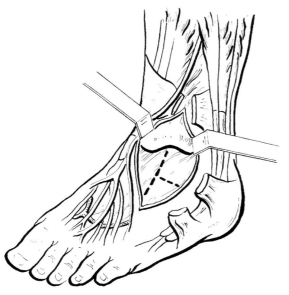

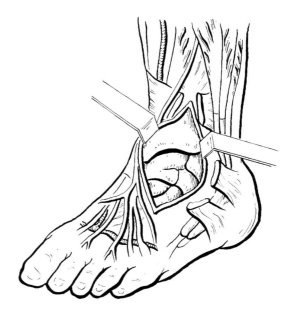

图 17-1-3

图 17-1-4

二　　前侧入路

适 应 证	❶ 踝关节融合术。
	❷ 踝关节结核病灶清除术。
	❸ 踝关节前方游离体摘除术。
	❹ 胫骨下缘前唇骨折合并距骨前脱位的切开复位内固定术。
麻　　醉	硬膜外阻滞麻醉。
体　　位	仰卧位（图17-1-5）。
手术步骤	❶ 在踝关节前方做一15cm长纵行切口，起自关节近侧10cm处，向远侧约在两踝连线中点越过关节，终止于足背（图17-1-6）。
	❷ 切开小腿浅筋膜，向外侧拉开腓浅神经（图17-1-7）。沿胫骨嵴切开深筋膜，显露胫前肌、跛长伸肌腱、趾长伸肌之间的胫前动、静脉和腓深神经（图17-1-8）。
	❸ 在跛长伸肌腱、趾长伸肌腱之间分离，显露出胫骨下端及踝关节囊（图

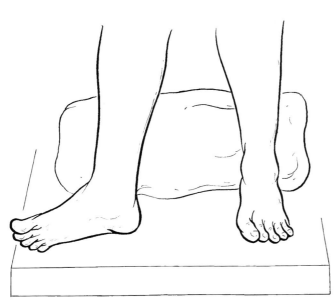

图 17-1-5

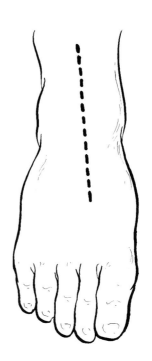

图 17-1-6

459

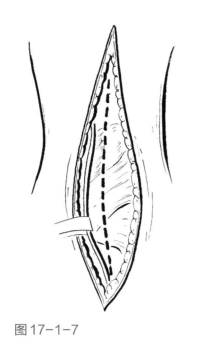

图 17-1-7

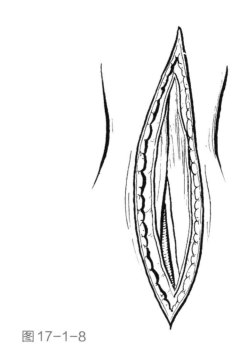

图 17-1-8

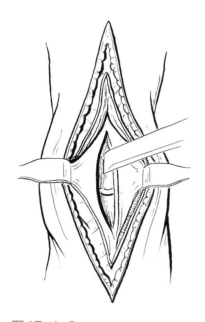

图 17-1-9

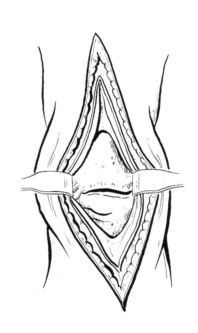

图 17-1-10

17-1-9）。切开骨膜并进行骨膜下剥离，显露胫骨下端踝关节腔及距骨（图 17-1-10）。

术中要点

❶ 腓浅神经位于皮下，应避免伤及。

❷ 腓深神经及胫前动脉在浅层分离中必须辨明并加以保护。

三　外侧长弧形入路（Kocher 入路）

适 应 证

❶ 四关节或三关节融合术。

❷ 踝关节结核病灶清除术。

❸ 波及跟距关节的跟骨骨折切开复位内固定术。

❹ 跟距关节融合术。

麻　醉　　　硬膜外阻滞麻醉。

体　位　　　仰卧位。

手术步骤	❶ 切口起自外踝顶点以上5cm处，在跟腱与腓骨后缘之间向下向前延伸，绕过外踝尖以下2cm处，至距骨头外前方止（图17-1-11）。
	❷ 切开皮肤、皮下组织，显露腓骨长短肌腱，将其向后侧牵开（图17-1-12）。
	❸ 将腓浅神经，第3腓骨肌牵向前方，显露踝关节外侧关节囊，弧形切开（图17-1-13）。
术中要点	扩大切口时可将切口向上延长5~8cm。

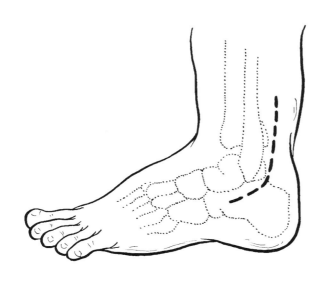

图17-1-11

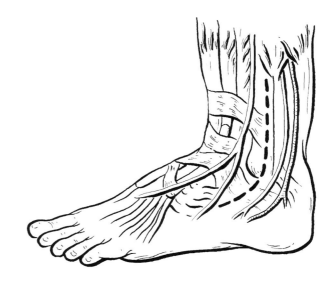

图17-1-12

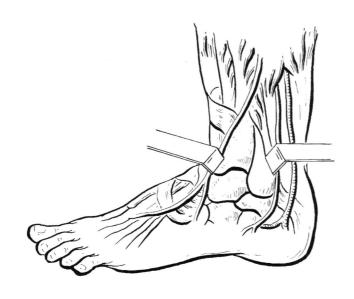

图17-1-13

四　外侧短弧形入路（Ollier入路）

适 应 证	❶ 足部三关节融合术。
	❷ 跗中关节骨折或脱位切开复位内固定术。
麻　　醉	硬膜外阻滞麻醉。
体　　位	仰卧位。
手术步骤	❶ 自距舟关节背侧开始，斜向下后方，止于外踝下方2cm处，做弧形切口（图17-1-14）。

❷ 切开皮肤、皮下组织并牵向两侧，切开小腿十字韧带（图17-1-15）。

❸ 在切口上半段显露趾长伸肌腱，将其向内侧牵开。在切口的下半段，将腓骨长短肌向后下侧牵开。在跟骨前上方锐性剥离趾短伸肌起点并将其向远端翻开，显露跗骨窦，从这里出发，逐步显露距下关节、跟骰关节、距舟关节（图17-1-16）。

术中要点　　　　切口位置要准确，切口偏高可因牵拉远端皮瓣，导致术后皮瓣坏死、感染。

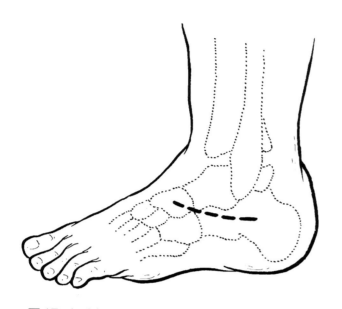

图17-1-14

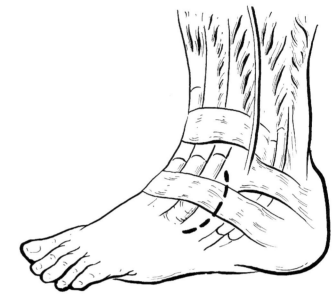

图17-1-15

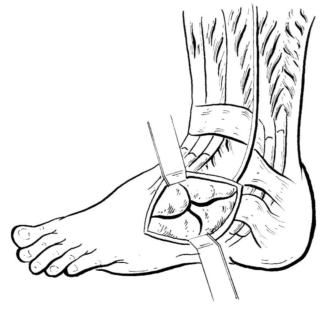

图17-1-16

五　　　内侧短弧形入路

适应证　　　❶ 内踝切开复位内固定术。
　　　　　　　❷ 内踝肿瘤切除术。

麻　醉　　　硬膜外阻滞麻醉。

体　位　　　仰卧位。

462

手术步骤	❶ 切口起自内踝后，向下向前绕过内踝至舟骨顶点止（图17-1-17）。
	❷ 向上向下牵开切开的皮肤、皮下组织，显露内踝，用骨刀切断内踝，保留三角韧带（图17-1-18）。
	❸ 向下翻开切断的内踝，并将距骨外翻使之半脱位，显露踝关节（图17-1-19）。

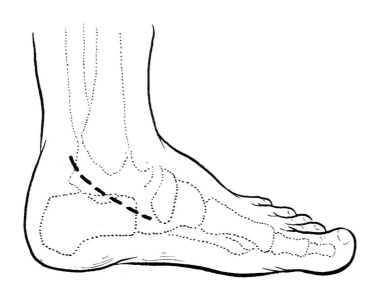

图17-1-17

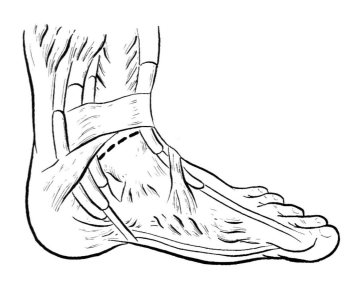

图17-1-18

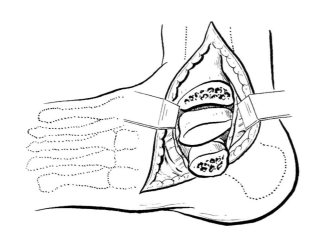

图17-1-19

六　　内侧长弧形入路

适 应 证	❶ 内踝或胫骨下端后唇切开复位内固定术。
	❷ 跟骨骨折，脱位，切开复位。
麻　　醉	硬膜外阻滞麻醉。
体　　位	仰卧位。
手术步骤	❶ 切口起自内踝尖以上5cm胫骨后缘与跟腱之间，距胫骨1cm向下延伸，绕过内踝尖向前至舟骨顶点止（图17-1-20）。
	❷ 牵开皮肤、皮下组织，在内踝后缘切开小腿横韧带及分裂韧带，然后切开胫后肌与趾长屈肌腱的腱鞘（图17-1-21）。

463

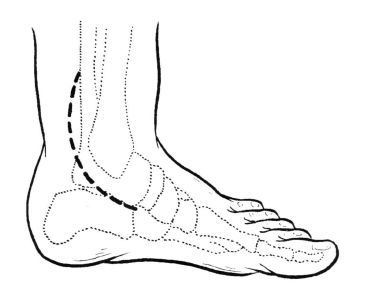

图 17-1-20

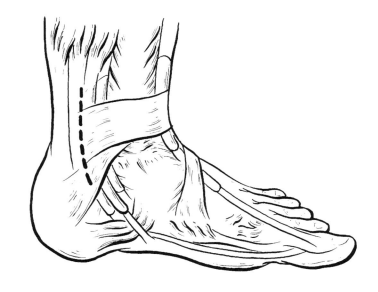

图 17-1-21

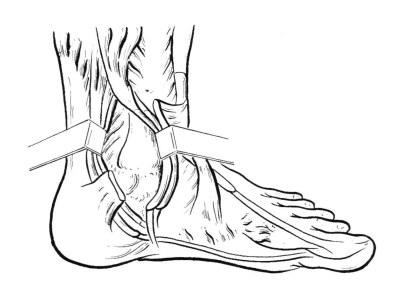

图 17-1-22

❸ 将胫后肌、趾长屈肌、胫后动、静脉、胫神经、姆长屈肌牵向后方，切开胫骨下端骨膜并进行骨膜下剥离，最后弧形切开关节囊并向后内侧翻转，牵开显露踝关节内侧、内踝及后踝（图17-1-22）。

七　　后侧入路

适 应 证　　❶ 跟腱延长术。

❷ 胫骨远端后唇骨折切开复位术。

❸ 距骨颈骨折伴距下关节脱位切开复位。

麻　　醉　　硬膜外阻滞麻醉。

体　　位　　俯卧位。

手术步骤　　❶ 沿跟腱外缘做10～12cm纵行切口，向下终止于跟腱抵止处（图17-

1-23）。

❷ 牵开切开的皮肤、皮下组织、深筋膜，显露跟腱，"Z"形切断跟腱（图17-1-24）。

❸ 将切断的跟腱上下翻开，牵开胫后动静脉、胫神经、趾长屈肌、姆长屈肌，显露踝关节后侧（图17-1-25）。

❹ 横行切开踝关节囊及距下关节囊，将足背伸，显露踝关节后侧、距骨后面、距下关节和跟骨。

术中要点 注意勿损伤胫后动静脉、胫神经。

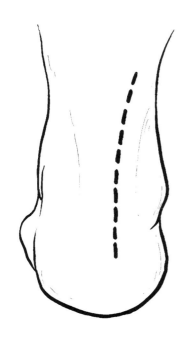

图 17-1-23

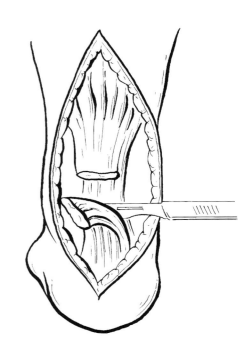

图 17-1-24

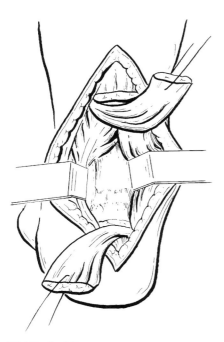

图 17-1-25

第二节 踝部骨折、脱位的手术治疗

一 内踝骨折内固定术

适 应 证	❶ 内踝骨折手法复位失败者。
	❷ 内踝骨折手法复位后不稳定者。
禁 忌 证	无明确手术禁忌证。
术前准备	❶ 仔细阅X线片，确定骨折块的移位类型。
	❷ 挑选长度合适的螺钉及克氏针等。
	❸ 皮肤准备，手术最好在6～8小时内，未出现水疱前做。
麻 醉	硬膜外阻滞麻醉或局部浸润麻醉。
体 位	仰卧位。
手术步骤	❶ 切口　切口起自内踝尖端上方3cm处，沿胫骨前缘下行至内踝下方1cm处并弯向后方，至相当于内踝后缘为止（图17-2-1）。
	❷ 显露　切开皮肤、皮下组织及深筋膜，向后方翻开皮瓣，显露骨折部，清除积血和骨折碎片。
	❸ 复位与内固定　用消毒巾钳钳夹骨折片使其复位。在内踝下部做纵行小切口，显露内踝尖端，以电钻由内踝尖端通过骨折线向外上方钻一骨孔，拧入长度合适的螺钉（图17-2-2）。
	❹ 缝合与外固定　生理盐水冲洗切口，缝合切开的韧带、皮下组织及皮肤。用膝下石膏托外固定。
术中要点	❶ 注意勿损伤位于皮下的大隐静脉和隐神经。
	❷ 切口下部勿伤及胫后动脉、胫神经或胫后肌腱。关节面解剖复位。
术后处理	术后2周拆线，即可进行关节功能锻炼。

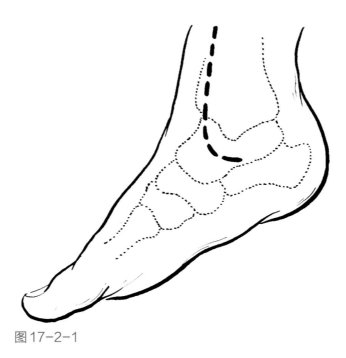

图17-2-1

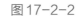

图17-2-2

二　外踝骨折内固定术

适 应 证	外踝骨折手法复位失败或复位后不稳定者。
禁 忌 证	无明确手术禁忌证。
术前准备	❶ 术前皮肤准备。
	❷ 术前仔细阅读X线片。
	❸ 选择合适长度钢板、螺钉。
麻　　醉	硬膜外阻滞麻醉或局部浸润麻醉。
体　　位	仰卧位。
手术步骤	❶ 切口　上端起自外踝上方3cm处，沿腓骨前缘向下并绕过外踝下端向后，止于外踝后下部（图17-2-3）。
	❷ 显露　沿切口方向切开深筋膜，即可显露骨折端，清除积血及骨折小碎片。
	❸ 复位与外固定　用手指推压外踝，使骨折片复位，用消毒巾钳将其固定于腓骨上，自外踝尖侧面斜向内上方经骨折线钻骨孔，用一枚螺钉固定（图17-2-4）。
	❹ 关闭切口，冲洗切口，止血。缝合皮下组织与皮肤。用膝下石膏托固定。
术中要点	❶ 勿损伤腓骨长、短肌腱。
	❷ 关节面必须解剖复位。
	❸ 骨折片小时，可用克氏针或张力带固定。
术后处理	术后2周拆线，即可进行关节功能锻炼。

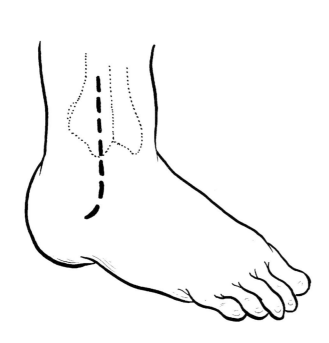

图17-2-3

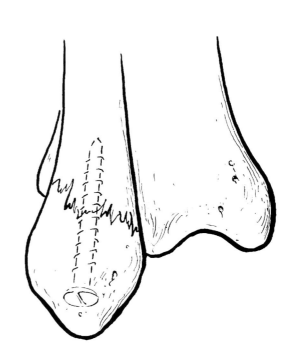

图17-2-4

467

三　　　后踝骨折内固定术

适 应 证	后踝骨折片较大超过胫骨关节面1/3，应切开复位内固定。
禁 忌 证	无明确手术禁忌证。
术前准备	❶ 术区皮肤准备。
	❷ 仔细阅读X线片。
	❸ 挑选合适螺钉。
麻　　醉	硬膜外阻滞麻醉。
体　　位	俯卧位。
手术步骤	❶ 切口　沿跟腱内缘至跟骨上缘做一长约6cm的纵行切口，也可沿跟腱外缘切口。
	❷ 显露　剥开腱前脂肪，清除积血后即可显露骨折部。
	❸ 复位与固定　如有距骨脱位，先复位距骨，然后以手指推压骨折片，使其完全复位，以消毒巾钳将骨折片固定于胫骨上，通过骨折线钻孔，拧入螺钉或打入克氏针（图17-2-5）。
	❹ 缝合　冲洗切口，彻底止血，逐层缝合切口。膝下石膏托外固定。
术中要点	如由跟腱内缘做切口，注意勿损伤胫后血管、神经。
术后处理	术后2周拆线，即可进行关节功能锻炼。

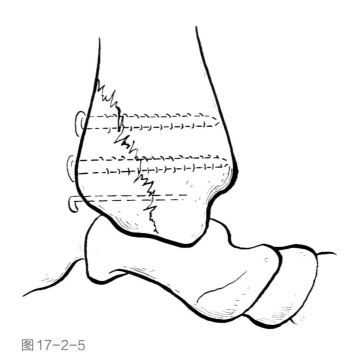

图17-2-5

四　　　内、外踝骨折内固定术

适 应 证	❶ 双踝骨折。
	❷ 双踝骨折合并胫腓远侧关节分离。
禁 忌 证	无明确手术禁忌证。

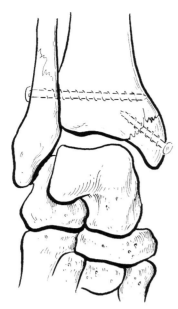

图 17-2-6

术前准备	❶ 术区皮肤准备。
	❷ 阅读X线片。
	❸ 挑选合适的钢板、螺钉。
麻　　醉	硬膜外阻滞麻醉。
体　　位	仰卧位。
手术步骤	❶ 先行内踝骨折内固定术，方法同内踝骨折内固定术。
	❷ 复位下胫腓关节并固定外踝骨折，复位时，向下牵引足部，用两手向中线挤压两踝部，使胫腓关节复位。用一长螺钉经胫腓远侧关节稍上方，将腓骨下折段固定于胫骨上（图17-2-6）。
	❸ 缝合　冲洗切口，彻底止血，逐层缝合切口。膝下石膏托外固定。
术中要点	必须整复下胫腓关节分离。
术后处理	术后2周拆线，即可进行关节功能锻炼。

五　　三踝骨折内固定术

适 应 证	三踝骨折手法复位失败者。
禁 忌 证	无明确手术禁忌证。
术前准备	❶ 术区皮肤准备。
	❷ 踝关节、侧、斜位X线片。
	❸ 挑选合适的钢板、螺钉。
麻　　醉	硬膜外阻滞麻醉。
体　　位	俯卧位。
手术步骤	❶ 后踝骨折内固定术　方法同后踝骨折内固定术。如有距骨脱位，应先复位距骨脱位，再行骨折复位。

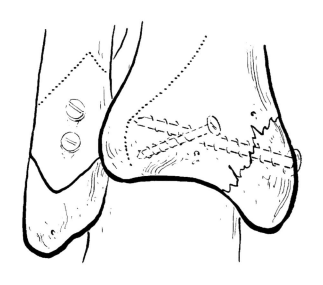

图 17-2-7

❷ 内踝骨折内固定术　方法同内踝骨折内固定术。

❸ 外踝骨折内固定术　方法同外踝骨折内固定术。固定见图 17-2-7。

❹ 缝合　冲洗切口，彻底止血，逐层缝合切口。膝下石膏托外固定。

术中要点　　需注意有无合并下胫腓关节分离。

术后处理　　术后石膏托制动 2 周，拆线后即可进行关节功能锻炼。

六　胫腓骨远端粉碎性骨折内固定术

适 应 证　　胫骨下端粉碎骨折伴有腓骨下端和内踝骨折。

禁 忌 证　　无明确手术禁忌证。

术前准备　　术区清洁皮肤。

麻　　醉　　硬膜外阻滞麻醉。

体　　位　　仰卧位。

手术步骤　　❶ 切口　做腓骨远端后内侧直切口及胫骨嵴远端外缘切口，绕至内踝下方。

ER17-2-1
三踝骨折切
开复位内固
定术

❷ 骨折复位与固定　切开筋膜，显露骨折端。先整复腓骨骨折，恢复其长度，以 6 孔梯形钢板固定于后外侧。向下牵引足并内翻，整复胫骨下端关节面及内踝骨折。于胫骨外前方距关节面 1cm 处以骨刀开槽，打入 L-TCP 的 L 端，拧入 4.5mm 松质骨螺钉固定（图 17-2-8）。内踝及个别不稳定骨片加用 4.5mm 或 3.5mm 拉力螺钉固定。

❸ 缝合　冲洗切口，彻底止血，逐层缝合切口。膝下石膏托外固定。

术中要点　　注意螺钉长度，勿进入关节腔。

术后处理　　术后石膏托制动 2 周，拆线后即可进行关节功能锻炼。

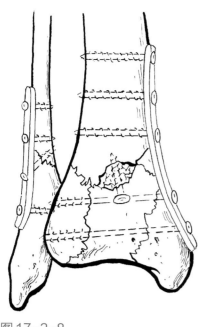

图17-2-8

第三节　踝部韧带急性损伤的手术治疗

一　三角韧带急性损伤修复与重建术

适 应 证　　　三角韧带撕裂伴距骨移位或外踝骨折及下胫腓分离。

禁 忌 证　　　无明确手术禁忌证。

术前准备　　　术区清洁皮肤。

麻　　醉　　　硬脊膜外阻滞麻醉。

体　　位　　　仰卧位。

手术步骤　❶　切口　由内踝上5cm处起，弧形向前下，再向后止于内踝下2.5cm（图17-3-1）。

　　　　　❷　三角韧带显露　切开深筋膜，牵开胫后肌腱，显露三角韧带（图17-3-2）。

　　　　　❸　三角韧带修补

（1）三角韧带由近端撕裂伴下胫腓关节分离时，可先整复下胫腓关节，再在内踝钻3~4个骨孔，用丝线将三角韧带与内踝缝合（图17-3-3）。

（2）三角韧带自中部撕裂，可直接以丝线缝合。

（3）三角韧带自远端撕裂伴下胫腓韧带损伤时，可先缝合下胫腓韧带，再将三角韧带远端用粗丝线，缝合在距骨上（图17-3-4）。

（4）当撕裂的韧带附有小骨片时，可用张力带固定撕脱骨片（图17-3-5）。

　　　　　❹　缝合　冲洗切口，彻底止血，逐层缝合切口。膝下石膏托外固定。

术中要点　　　缝合三角韧带时，先穿好丝线，待其余部位损伤修复后，再拉紧打结，

471

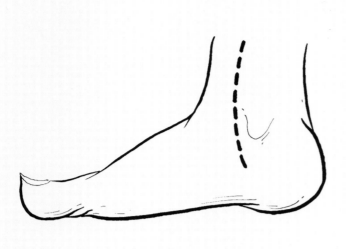

图 17-3-1

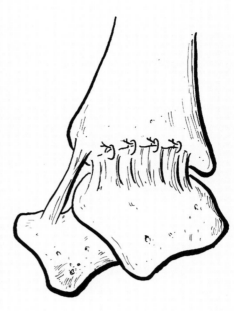

图 17-3-2

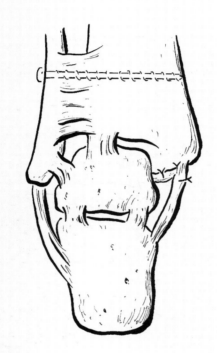

图 17-3-3

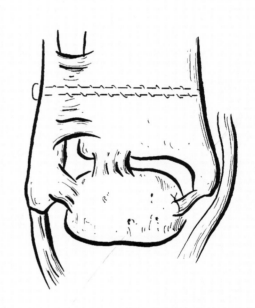

图 17-3-4

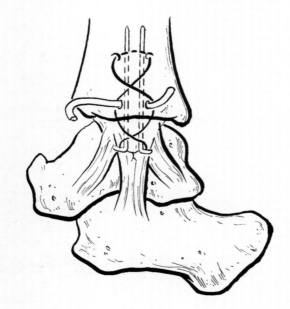

图 17-3-5

有助于更好地修复韧带。

术后处理　　　　　　管型石膏内翻位固定4～6周。

二　　踝部外侧副韧带急性损伤修复与重建术

适 应 证　　　　❶　距腓前韧带和跟腓韧带同时断裂。

❷　患者关节不稳、疼痛、跛行，经保守治疗无效者。

禁 忌 证　　　　无明确手术禁忌证。

术前准备　　　　术区清洁皮肤。

麻　　醉　　　　硬膜外阻滞麻醉。

体　　位　　　　侧卧位，患侧在上。

手术步骤　　　　❶　切口及显露　由外踝顶点上5cm，腓骨后缘1.5cm处起，弧形向下，至外踝顶点再弧向前至第5跖骨基底（图17-3-6）。切开腓骨肌腱鞘，牵开腓骨肌腱，显露出跟腓韧带（图17-3-7）。

❷　外侧副韧带的修补术

（1）若跟腓、距腓韧带同时损伤，可分别在跟骨及腓骨上钻一骨洞，将跟腓及距腓韧带分别缝合到骨洞内（图17-3-8）。

（2）若胫腓、距腓韧带同时损伤，可在外踝钻一骨洞，将距腓韧带断端固定在骨洞内，然后将胫腓韧带反折与距腓韧带加固缝合（图17-3-9）。

❸　外侧副韧带的重建术

（1）改良Watson-Jones手术：由肌腱与肌腹结合部尽量向近端分离腓骨短肌腱，以保证足够的长度。切断腓骨短肌腱，其近端缝于腓骨长肌腱上。利用腓骨短肌经外踝、距骨骨洞重建外侧副韧带（图17-3-10）。

（2）Evans手术：利用腓骨短肌经外踝骨洞重建外侧副韧带（图17-3-11）。

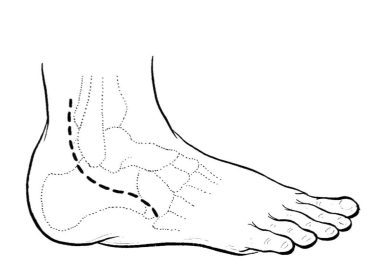

图17-3-6

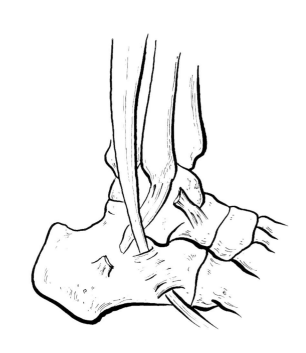

图17-3-7

473

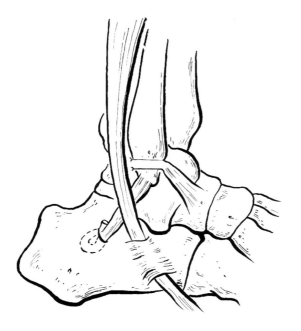

图 17-3-8

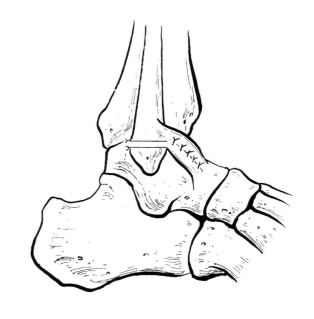

图 17-3-9

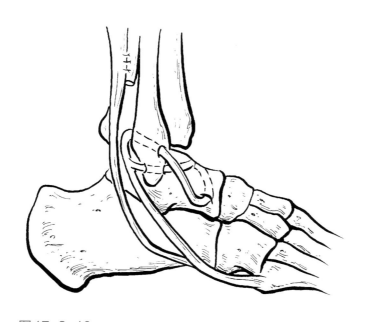

图 17-3-10

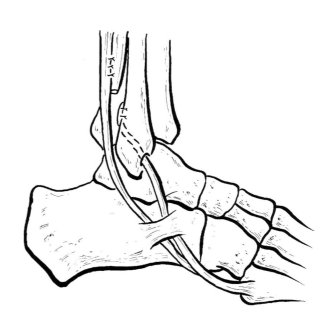

图 17-3-11

（3）改良 Ehnslie 手术：在肌腹交界处，纵行劈开腓骨短肌，保留止点，利用腓骨短肌的半侧，经腓骨骨洞和跟骨骨洞重建外侧副韧带（图17-3-12）。

❹ 缝合 冲洗切口，彻底止血，逐层缝合切口。膝下石膏托外固定。

术中要点 需再次评估韧带修复后踝关节的稳定性。

术后处理 小腿管型石膏固定4～6周，3周开始逐渐负重行走，以后穿外侧垫高的鞋行走6个月以上。

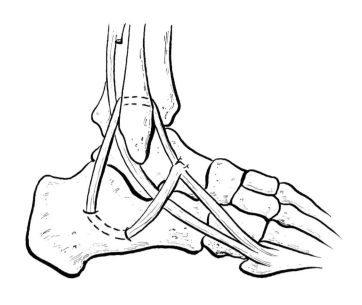

图17-3-12

第四节　踝部肌腱手术

一　胫后肌腱断裂修复术

适 应 证　新鲜的胫后肌腱断裂者同时合并内侧其他肌腱断裂者。

禁 忌 证　无明确手术禁忌证。

术前准备　术区清洁皮肤。

麻　　醉　硬膜外阻滞麻醉。

体　　位　平卧位。

手术步骤　❶ 切口及显露　内侧弧形切口（图17-4-1）。显露胫后肌腱、趾长屈肌腱、
　　　　　　 拇长屈肌腱及胫后血管、神经束，将胫后血管、神经束加以保护。

　　　　　　❷ 修补胫后肌腱

　　　　　　（1）胫后肌腱近止点断裂：可在舟骨内侧钻一骨洞，将胫后肌腱近侧断
　　　　　　 端植入骨内（图17-4-2）。

　　　　　　（2）胫后肌腱远止点断裂：将趾长屈肌腱切断，断端远端与拇长屈肌缝
　　　　　　 合，近侧分别缝合胫后肌腱的两个断端（图17-4-3）。也可将趾长屈肌腱
　　　　　　 自止点处切断，一分为二纵行劈开（图17-4-4）。其中的半侧与胫后肌断
　　　　　　 裂的残端缝合，另半侧固定于舟骨的近侧，胫后肌腱断端的近侧与趾长
　　　　　　 屈肌腱缝合在一起（图17-4-5）。

　　　　　　❸ 缝合　冲洗切口，彻底止血，逐层缝合切口。膝下石膏托外固定。

术中要点　胫后肌腱损伤时间较长，可造成平底足，此时检查如无其他病变存在，

475

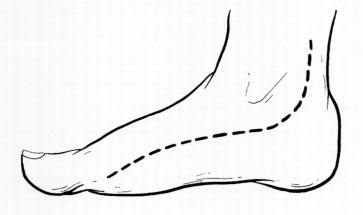

图 17-4-1

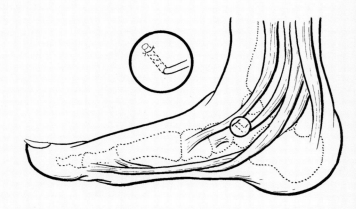

图 17-4-2

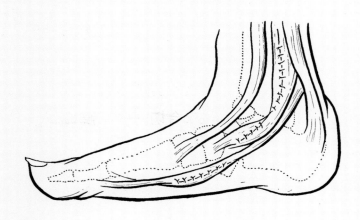

图 17-4-3

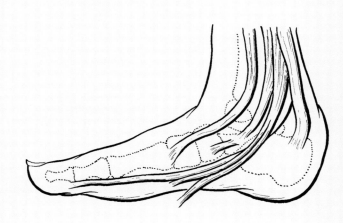

图 17-4-4

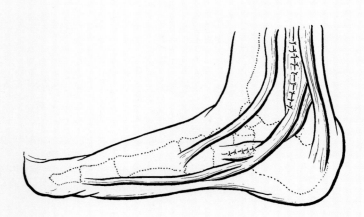

图 17-4-5

可在修复胫后肌腱的同时延长跟腱，紧缩跟舟韧带和距舟韧带。

术后处理　　　　　踝内翻20°，小腿管型石膏外固定，6周拆除石膏，可逐渐下地行走。

二　跟腱延长术

适 应 证　　　　　跟腱挛缩引起足畸形。

禁 忌 证　　　　　无明确手术禁忌证。

术前准备　　　　　一般无特殊准备。

麻　　醉　　　　　硬膜外阻滞麻醉或局部浸润麻醉。

体　　位　　　　　俯卧位。

手术步骤　　❶ 切口及显露　于跟腱内侧做8～10cm纵行或弧形切口。切开皮下组织后，于跟腱正中切开跟腱鞘膜鞘，露出跟腱（图17-4-6），延长跟腱：膝伸直、足背伸，使跟腱紧张，以尖刀自跟腱附着部上1cm处呈额状面插入，再向跟腱近侧平行切开，至肌肉与肌腱交界处移向浅面，切断腱片（图17-4-7）。再将深层腱片于跟腱抵止处切断（图17-4-8）。用力背伸足，矫正足下垂畸形。对合腱片，以丝线结节缝合（图17-4-9）。

　　　　　　　　❷ 缝合　冲洗切口，彻底止血，仔细缝合切开的跟腱鞘膜或腱周疏松组织。膝上石膏托外固定。

术中要点　　　　　尽量减少跟腱腱鞘的损伤，以免影响跟腱血运。

术后处理　　　　　石膏固定6周，去掉石膏，功能锻炼。

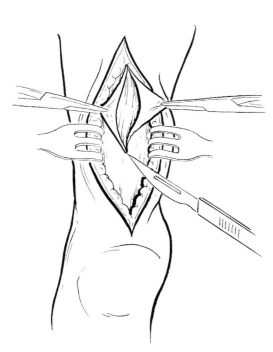

图17-4-6

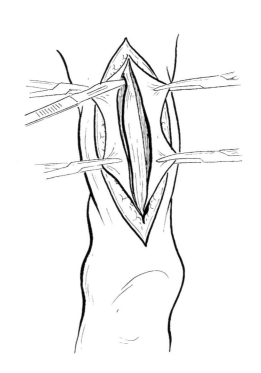

图17-4-7

477

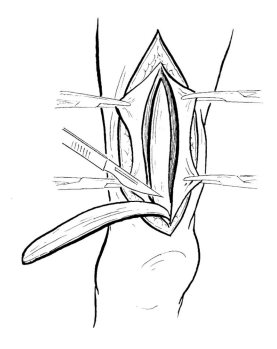

图 17-4-8

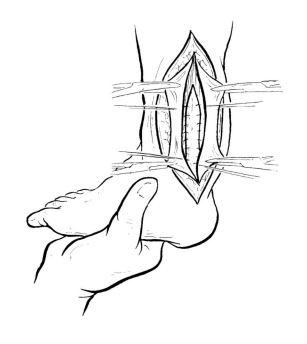

图 17-4-9

第五节　　踝关节融合术

一　　经踝关节前侧融合术

适 应 证　　❶ 踝关节骨折脱位合并骨性关节炎。

　　　　　　❷ 踝关节结核、感染致关节严重破坏。

　　　　　　❸ 距骨脱位致距骨缺血坏死。

　　　　　　❹ 足下垂畸形其他方法不能治愈。

　　　　　　❺ 踝关节类风湿关节炎及骨性关节炎等。

禁 忌 证　　无明确手术禁忌证。

术前准备　　准备骨钻、骨刀、电锯、螺钉等器械。

麻　　醉　　硬膜外阻滞麻醉。

体　　位　　仰卧位。

手术步骤　　❶ 切口及显露　踝关节前侧入路。切开深筋膜、小腿横韧带及十字韧带，由䮟长伸肌腱与趾长伸肌腱之间进入，将趾长伸肌腱牵向外侧，腓深神经、胫前血管和䮟长伸肌腱牵向内侧，显露踝关节前侧及胫骨远端前侧。

　　　　　　❷ 内固定融合术

　　　　　　（1）骨滑槽植骨融合术：切开关节囊，尽量跖屈足，充分显露踝关节。用骨刀凿除全部关节软骨面及部分骨质，直到露出松质骨为止。切开胫骨下端骨膜，向两侧剥离，露出骨皮质。设计一个长约10cm，宽为

478

2.5cm的截骨块（图17-5-1）。先用骨钻沿截骨线钻孔，然后再用骨刀全层将骨块凿下（图17-5-2）。将踝关节保持在跖屈5°位左右，在距骨上面与胫骨骨槽相对应的位置凿出一2cm深的骨槽，刚好能容纳胫骨骨片。将骨片下移插入距骨上的骨槽内，以两枚螺钉分别固定骨片于胫骨和距骨上，用松质骨填入所有的关节空隙（图17-5-3）。

（2）髂骨块植骨融合术：经胫距关节面凿一形骨槽，深度3～4cm。然后取一个同等大小的髂骨块，纵行将髂骨内、外板一分为二，将两骨块固定在骨槽内、外侧，其间植入松质骨。也可水平位凿去胫、距关节面，取髂骨植入。

❸ 缝合　冲洗切口，彻底止血，逐层缝合切口。膝下石膏托外固定。

术中要点	❶ 关节软骨清理需彻底。
	❷ 植骨充分。

术后处理　小腿管型石膏固定踝于跖屈5°～10°，4周后逐渐负重行走。3个月后，拍X线片确定临床愈合后，可去除外固定。

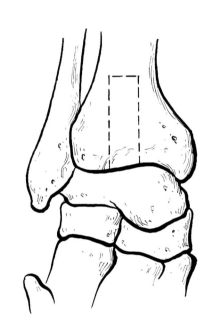

图17-5-1

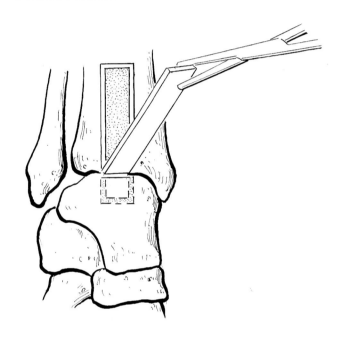

图17-5-2

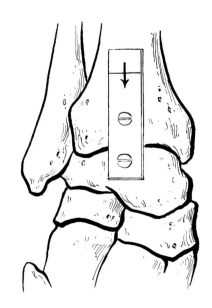

图17-5-3

479

二　经踝关节外侧融合术

适 应 证	同经踝关节前侧融合术。
禁 忌 证	无明确手术禁忌证。
术前准备	同经踝关节前侧融合术。
麻　　醉	硬膜外阻滞麻醉。
体　　位	仰卧位。

手术步骤	❶ 切口及显露　踝关节外侧入路。牵开切口，纵行切开骨膜，骨膜下剥离，显露腓骨。
	❷ 段截腓骨　于踝上10cm用骨刀或线锯截断腓骨，并将腓骨远段完全游离取下，待植骨用。
	❸ 内固定融合术　切开外侧及前后侧关节囊，用力内翻足部，显露胫距关节面。尽量切除关节软骨，保持踝于正确的融合位置。将取下的腓骨段纵行劈开，用骨刀修整胫骨远端和距骨的侧面，露出骨质，将腓骨的外侧半置于胫骨远端和距骨的外侧，用力向近端推按足底，使胫距关节相互贴紧。以两枚螺钉固定腓骨于胫骨上，一枚螺钉固定腓骨于距骨上。腓骨内侧半截成碎骨块填塞于关节间隙中（图17-5-4）。
	❹ 缝合　冲洗切口，彻底止血，逐层缝合切口。膝下石膏托外固定。

术中要点	同踝关节前侧滑槽植骨融合术。
术后处理	同踝关节前侧滑槽植骨融合术。

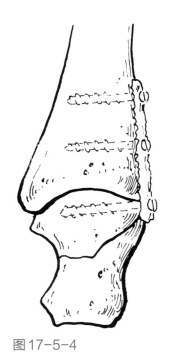

图17-5-4

三　经踝关节内侧融合术

适 应 证	同经踝关节前侧融合术。

禁 忌 证	无明确手术禁忌证。
术前准备	同经踝关节前侧融合术。
麻　　醉	硬膜外阻滞麻醉。
体　　位	仰卧位。

术 式步骤

❶ 定位　先在内踝切一小口，将内踝尖用骨刀凿下。然后透视下确定胫距关节间隙，自内踝顶点经皮穿入一根克氏针，经过关节间隙，穿出外踝（图17-5-5）。

❷ 截除胫距关节面　以克氏针为中心，做皮肤纵行切口。切开骨膜，以导针为中心，骨膜下剥离显露约3cm范围的骨质（图17-5-6）。用环锯套入克氏针上，透视下用环形锯锯下胫距关节面，保留腓骨外侧皮质（图17-5-7）。植骨融合：取一同等大小的髂骨，打入骨洞内（图17-5-8）。

❸ 缝合　冲洗切口，彻底止血，逐层缝合切口。

术中要点	同踝关节前侧滑槽植骨融合术。
术后处理	小腿管型石膏固定踝于跖屈5°位，4周后逐渐负重行走。3～4个月待骨性愈合后，去除石膏托。

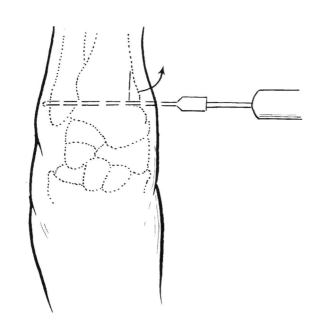

图17-5-5

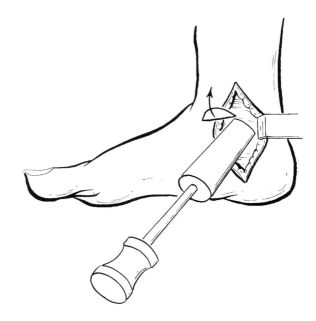

图17-5-6

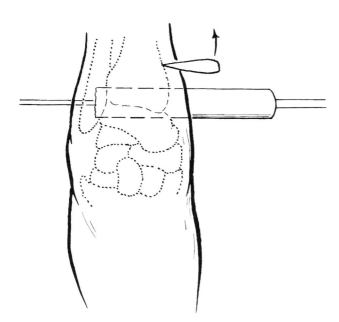

图17-5-7

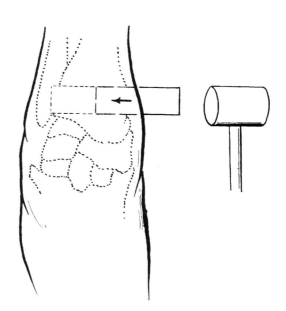

图17-5-8

四　经踝关节后侧融合术

适　应　证　　　同经踝关节前侧融合术。

禁　忌　证　　　无明确手术禁忌证。

体　　位　　　仰卧位。

手术步骤　　　❶ 切口及显露　后内侧或后外侧入路。如要显露充分，可将跟腱 "Z" 形切开，显露后关节囊，切开后踝骨膜、后关节囊及距骨后侧骨膜。

　　　　　　　❷ 融合固定　纵行凿下后踝（图17-5-9）。顺踝关节后间隙，将关节软骨面水平位切除，在距骨后、上方凿一骨槽，后踝骨块下推嵌入骨槽内，然后紧贴胫骨后缘，用两枚螺钉固定，再在关节内斜行固定一枚螺钉（图17-5-10）。

　　　　　　　❸ 缝合　冲洗切口，彻底止血，逐层缝合切口。膝下石膏托外固定。

术中要点　　　同踝关节前侧滑槽植骨融合术。

术后处理　　　短腿管型石膏固定踝关节跖屈5°～10°，4周后逐渐负重，3个月拍片证实临床愈合后，可去除石膏外固定。

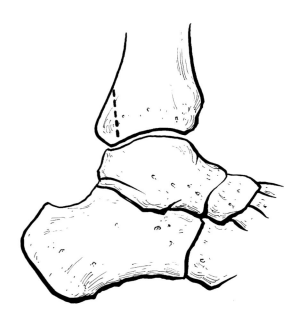

图17-5-9

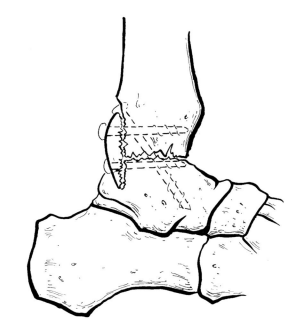

图17-5-10

第十八章
足部手术

视频目录

扫描二维码，
观看本书所有
手术视频

第一节　足部手术显露途径

一　足部外侧弧形入路

适 应 证	三关节融合术。
麻　　醉	硬膜外阻滞麻醉。
体　　位	仰卧位。
手术步骤	❶ 切口起自外踝后方1cm处，向下绕过外踝尖端下方1.5cm，再向前至距舟关节（图18-1-1）。
	❷ 切开皮肤、皮下组织及深筋膜，向后下分开或切断腓骨长、短肌腱，以充分显露跟距关节以及跟骰、距舟关节。
术中要点	避免损伤腓浅神经。

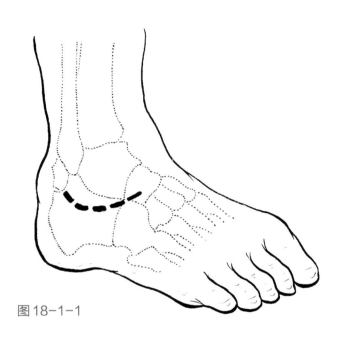

图18-1-1

二　跟骨内侧入路

适 应 证	跟骨内侧有病变者。
麻　　醉	硬膜外阻滞麻醉。
体　　位	半仰卧位。患肢外旋、膝关节屈曲。
手术步骤	❶ 纵行入路
	（1）切口：在跟骨结节2cm，沿跟腱内侧缘和屈踇长肌腱之间，向下至足底做一直切口（图18-1-2）。
	（2）显露：将皮肤向前后牵开，切断分开韧带。将屈踇长肌腱、胫后动

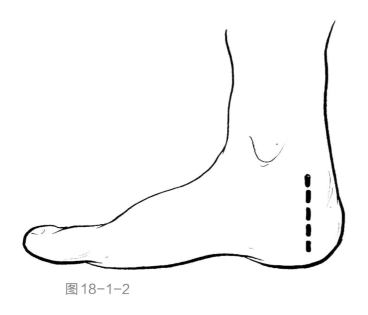

图 18-1-2

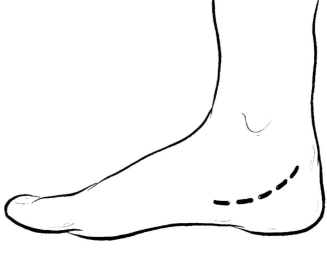

图 18-1-3

脉和胫神经牵向前方，跟腱牵向后方，切开骨膜，显露跟骨内侧。

❷ 弧形入路

（1）切口：起于跟骨结节上1cm、跟腱内缘弧形向前下方（图18-1-3）。

（2）显露：皮肤向背、跖两侧牵开。切断分裂韧带和分离踇展肌。将胫后动脉的分支跟内侧动脉、足底内侧动脉和足底外侧动脉及伴行的静脉和神经牵向远端，显露跖方肌，横行分离该肌纤维，牵开后显露跟骨内侧。

术中要点　　勿损伤胫后动静脉及神经。

三　　跟骨外侧入路

适 应 证　　❶ 跟骨外侧病灶清创术。

❷ 跟骨骨折切开复位术。

❸ 跟骨截骨术。

麻　　醉　　硬膜外阻滞麻醉。

体　　位　　侧卧位。

手术步骤　　❶ 切口　起于跟结节上1cm跟腱外侧缘弧形向前下方（图18-1-4）。

❷ 显露　切断腓骨肌上下支持带，游离腓骨肌，在腓骨肌腱下切开跟腓韧带，连同腓骨肌腱鞘一起翻开，显露跟骨外侧（图18-1-5）。

术中要点　　无。

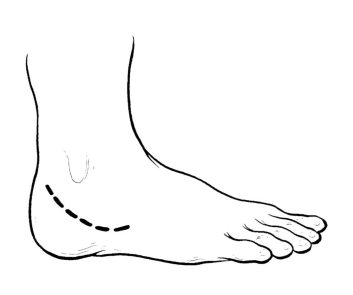

图 18-1-4

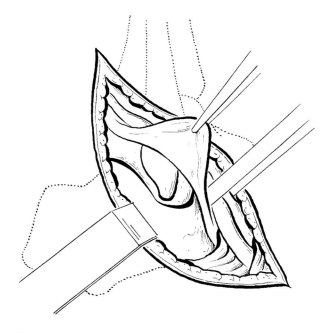

图 18-1-5

四　跟骨后外侧"L"形入路

适 应 证　❶ 跟骨全切除术。

❷ 跟骨肿瘤切除术。

❸ 跟骨慢性骨髓炎死骨摘除术。

麻　　醉　硬膜外阻滞麻醉。

体　　位　仰卧位。

手术步骤　❶ 切口　自内踝上5cm处起沿跟腱与胫骨后缘之间，向下行到跟骨结节内侧突，再横行绕足跟经跟骨结节外侧突，延伸到第5跖骨基底部止（图18-1-6）。

❷ 切开皮肤、皮下组织及深筋膜后向两侧牵开，切断腓骨肌上、下支持韧带（图18-1-7）。将跟部皮垫向下牵开，将腓骨长、短肌连同切开的皮肤牵向前外侧，显露跟骨后侧与外侧面（图18-1-8）。

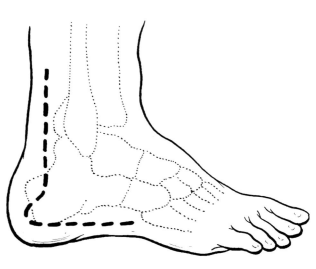

图 18-1-6

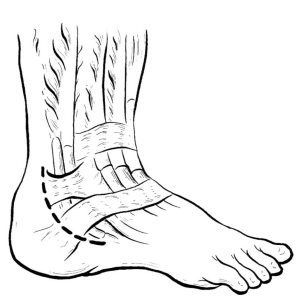

图 18-1-7

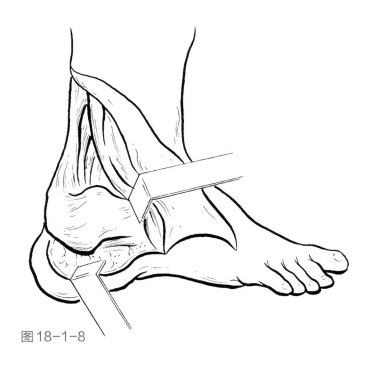

图18-1-8

术中要点	❶ 勿损伤胫后动脉、胫神经。
	❷ 勿损伤腓肠神经。

五　距骨前内侧入路

适 应 证	距骨骨折、脱位切开复位内固定术。
麻　　醉	硬膜外阻滞麻醉。
体　　位	仰卧位。
手术步骤	❶ 自内踝前上方起向前下弧形延伸至足舟骨内侧面止（图18-1-9）。
	❷ 切开皮肤、皮下组织，皮瓣略加游离分别牵向两侧。在内踝上方切开小腿横韧带（图18-1-10）。

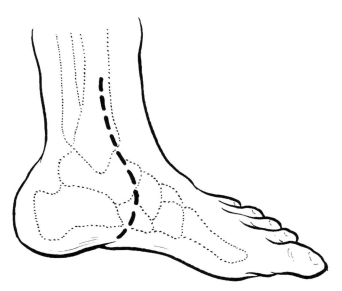

图18-1-9

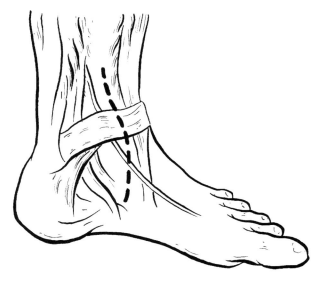

图18-1-10

487

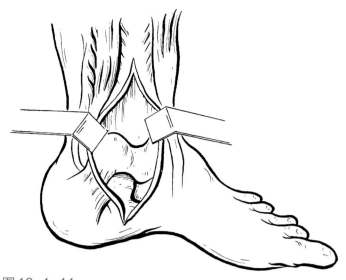

图18-1-11

⑧ 在内踝后下方切断分裂韧带。将胫后肌腱牵向后侧，切开踝关节前内侧关节囊显露距骨体、颈，继向远端锐性剥离显露距骨头（图18-1-11）。

术中要点　　　　注意勿损伤隐神经。

六　　跟距、距舟、跟骰关节前外侧入路

适 应 证　　　　❶ 足部三关节融合术。
　　　　　　　　❷ 跗中关节骨折或脱位切开复位内固定术。

麻　　醉　　　　硬膜外阻滞麻醉。

体　　位　　　　仰卧位。

手术步骤　　　　❶ 自距舟关节背侧开始，斜行向下后方，止于外踝下方约2.5cm处，做弧形切口（图18-1-12）。
　　　　　　　　❷ 切开皮肤、皮下组织并牵向两侧，切开小腿十字韧带（图18-1-13）。
　　　　　　　　❸ 在切口上方显露趾长伸肌，向前内侧牵开，在切口下方将显露的腓骨长短肌向后下侧牵开，在跟骨前上方锐性剥离趾短伸肌的起点，并将其后远端翻开，显露跗骨窦外的脂肪组织并切除，显露跗骨窦，依次显露跟距、距舟、跟骰关节（图18-1-14）。

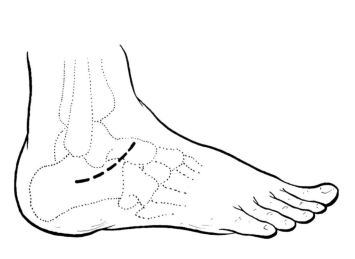

图18-1-12

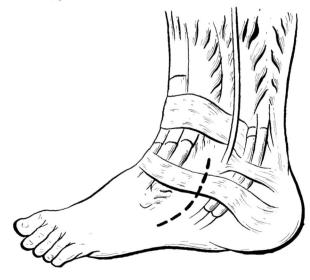

图18-1-13

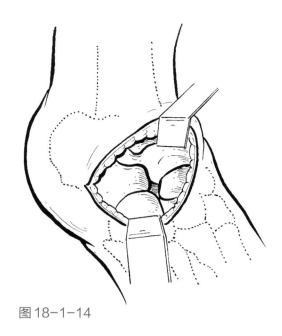

图 18-1-14

术中要点	❶ 注意切口位置准确，如切口偏高则显露不好，常需牵拉远端皮瓣，导致术后皮瓣坏死及感染。
	❷ 勿损伤腓浅神经。

七　　跖骨背侧入路

适 应 证	跖骨骨折切开复位术。
麻　　醉	硬膜外阻滞麻醉。
体　　位	仰卧位。
手术步骤	❶ 切口　第1跖骨切口沿伸踇长肌腱内侧纵行切开；第2、3跖骨切口沿踇长伸肌腱外侧切开；如同时显露相邻两个跖骨，可用中间切口（图18-1-15）。
	❷ 显露　游离皮下组织后，切开深筋膜及骨膜即可显露跖骨。
术中要点	仔细辨认趾间神经血管束。

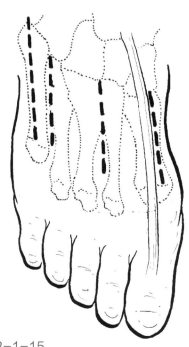

图 18-1-15

八　　　足底入路

适 应 证　　　　足底软组织肿块摘除术。

麻　　醉　　　　硬膜外阻滞麻醉。

体　　位　　　　仰卧位。

手术步骤　　　　❶ 切口　足底手术入路根据不同的手术目的可选用足底纵行直切口（图18-
　　　　　　　　　　1-16）、足底纵行弧形切口（图18-1-17）、跖骨头近侧横切口和跖骨头远
　　　　　　　　　　侧横切口。

　　　　　　　　　❷ 显露　根据足底的4层解剖进行显露，注意不要损伤底内、外侧动脉和
　　　　　　　　　　神经（图18-1-18）。

第1跖趾关节前侧入路

适 应 证　　　　❶ 跖骨头切除术。

　　　　　　　　　❷ 近节趾骨近侧部切除术。

　　　　　　　　　❸ 趾骨外生骨疣切除术。

　　　　　　　　　❹ 跖骨远段截骨术。

　　　　　　　　　❺ 蹞外翻的软组织矫正术。

　　　　　　　　　❻ 跖趾关节融合术。

　　　　　　　　　❼ 跖趾关节人工关节置换术。

　　　　　　　　　❽ 第1趾跖关节骨折脱位切开复位术。

麻　　醉　　　　硬膜外阻滞麻醉。

体　　位　　　　仰卧位。

手术步骤（以　　❶ 切口起自趾间关节近侧，正在蹞长伸肌腱内侧。切口向近侧延伸，与
蹞外翻显露为　　　　蹞长伸肌腱平行并在其内侧，终止于跖趾关节近侧2～3cm处（图18-
例）　　　　　　　　1-19）。

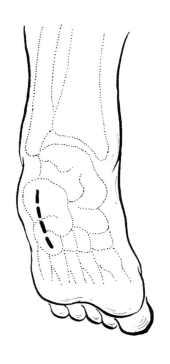

图 18-1-16

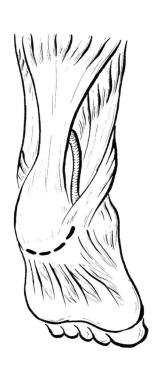

图 18-1-17

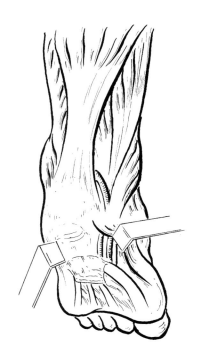

图 18-1-18

❷ 沿切口线切开深筋膜，将踇长伸肌腱牵向外侧。切开背侧关节囊（图18-1-20）。

❸ 将关节囊自近节趾骨基底及第1跖骨处，做锐性骨膜剥离，并牵开两侧，显露第1跖趾关节（图18-1-21）。

术中要点　❶ 注意勿损伤踇长屈肌腱。

❷ 骨膜剥离范围应尽量小些，避免跖骨头缺血坏死。

第2、3、4、5跖趾关节入路

适 应 证　❶ 趾骨头切除术。

❷ 跖骨远端截骨术。

❸ 近节趾骨部分切除术。

❹ 跖趾关节融合术。

❺ 跖趾关节囊切开术。

❻ 肌腱切断术。

❼ 神经切除术。

麻　　醉　硬膜外阻滞麻醉。

体　　位　仰卧位。

手术步骤（以第2跖趾关节为例）

❶ 切口　在跖趾关节背外侧做2～3cm长纵切口。切口在趾长伸肌腱外侧（图18-1-22）。

❷ 切开深筋膜，牵开趾长伸肌腱显露跖趾关节背侧（图18-1-23）。

❸ 纵行切开跖趾关节囊背侧部进入该关节（图18-1-24）。

术中要点　无。

趾间入路

适 应 证　足趾、趾间畸形矫形或切除神经瘤。

麻　　醉　硬膜外阻滞麻醉。

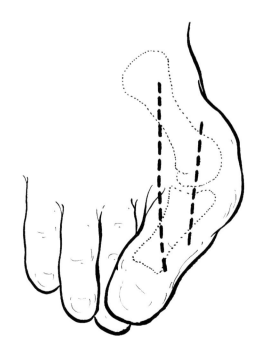

图18-1-19

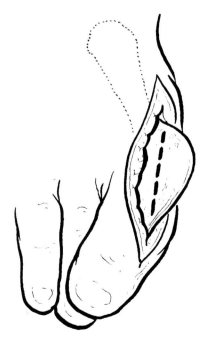

图18-1-20

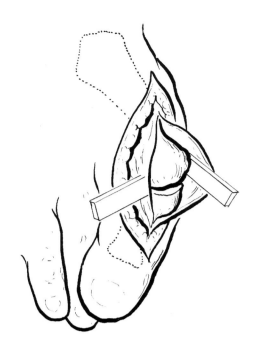

图 18-1-21

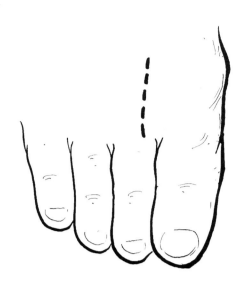

图 18-1-22

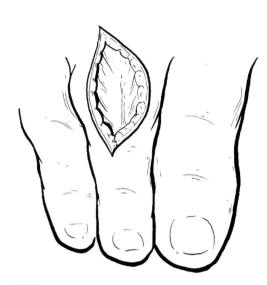

图 18-1-23

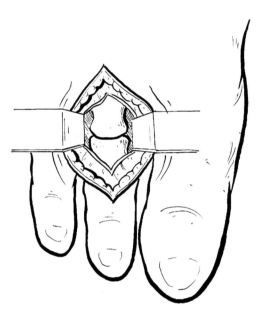

图 18-1-24

体　位	仰卧位。
手术步骤	根据手术需要可采用纵行切口（图18-1-25）、横行切口（图18-1-26），有时需切透足底（图18-1-27）。
术中要点	无。

ER18-1-1
跚外翻手术
（跚收肌切
断+跖骨截
骨）

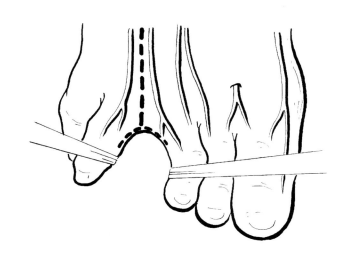

图 18-1-25

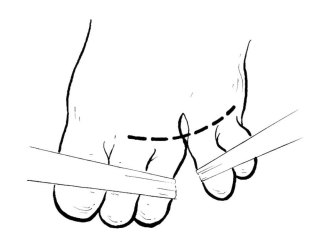

图 18-1-26

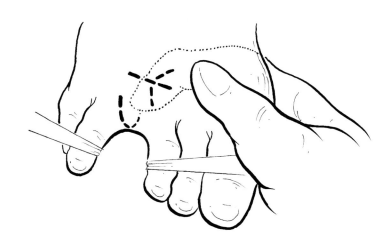

图 18-1-27

第二节　足部骨折、脱位的手术治疗

一　距骨颈骨折切开复位内固定术

适 应 证	距骨颈及体部骨折手法整复失败者。
禁 忌 证	无明确手术禁忌证。
术前准备	❶ 术前摄足部正侧位X线片，以了解骨折及移位程度。
	❷ 准备长短适宜的松质骨螺钉一枚。

麻　　醉	硬膜外阻滞麻醉。
体　　位	仰卧位。
手术步骤	❶ 切口　踝关节前内侧切口。自内踝前上方向前下延伸至舟骨内侧面，长约8cm（图18-2-1）。
	❷ 显露　切开皮肤、皮下组织，将胫后肌腱向后牵开，锐性剥离骨膜即显露距骨头及颈部（图18-2-2）。
	❸ 复位内固定　清除血肿，观察骨折移位情况，将足跖屈并向后推即可使骨折复位。如有必要，可将骨膜剥离器插入距骨体下，借助杠杆力量抬起距骨体使之与颈部对合（图18-2-3）。布巾钳固定后骨钻钻孔拧入松质骨螺钉固定颈体部（图18-2-4）。
	❹ 缝合　冲洗切口，彻底止血，逐层缝合切口。膝下石膏托外固定。
术中要点	减少软组织及骨膜剥离，避免距骨坏死及不愈合。
术后处理	术后短腿石膏托固定踝关节于中立位，2周后拆线换小腿管型石膏，直至骨折愈合，一般需3个月。

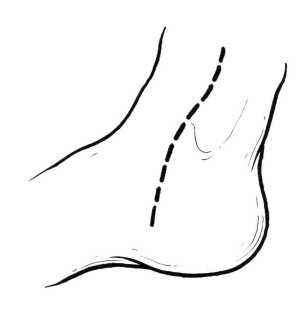

图18-2-1

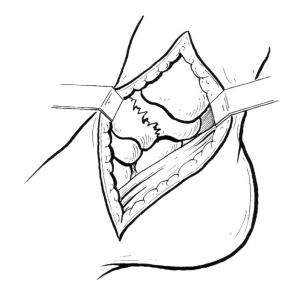

图18-2-2

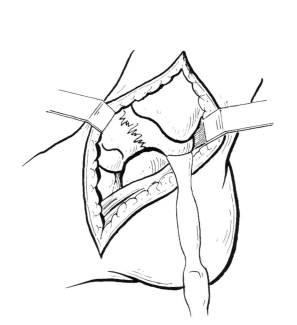

图18-2-3

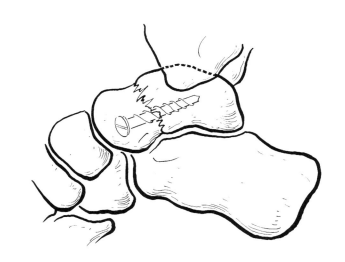

图18-2-4

二　距骨颈骨折合并距下关节半脱位切开复位固定术

适 应 证	距骨骨折距骨体向后移位，距下关节脱位，经手法整复失败者。
禁 忌 证	无明确手术禁忌证。
术前准备	术前摄足部X线正侧位片，了解骨折移位情况，并准备适宜长度的松质骨螺钉一枚。
麻　　醉	硬膜外阻滞麻醉。
体　　位	仰卧位。

手术步骤

❶ 切口　于踝关节后内方做长10cm的纵切口，切口起自内踝尖上6cm处，止于跟骨（图18-2-5）。

❷ 显露　切开皮肤、皮下组织及深筋膜，将胫后肌腱、跛长屈肌腱及跟腱向后方牵开，切开踝关节关节囊，即可显露距骨体及跟骨的后内侧（图18-2-6）。

❸ 整复固定　观察骨折及距骨体移位方向，向前牵拉前足并适当背伸，复位将距骨体纳入踝穴内（图18-2-7）。如纳入困难，可将跟腱"Z"形延长，以扩大胫跟间距使距骨体顺利还纳。将足跖屈以使距骨骨折复位，若复位不成功，则再于踝关节前内侧做一小切口显露距骨颈、体部，使距骨准确复位。以布巾钳夹持两骨折段，将骨折段用松质骨螺钉固定，最后检查胫距关节是否稳定，可于跟骨跖面向胫骨下端纵行钻入一骨圆针固定（图18-2-8）。

❹ 缝合　冲洗切口，彻底止血，逐层缝合切口。膝下石膏托外固定。

术中要点	减少软组织及骨膜剥离，避免距骨坏死及不愈合。
术后处理	术后长腿石膏管型固定于屈膝30°，踝关节中立位，3周后拆线，拔除骨圆针，换短腿管型石膏固定，直至骨折愈合，固定期间为防止距骨体缺血性坏死，应避免患肢负重。

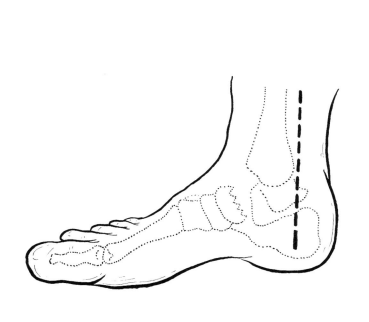

图18-2-5

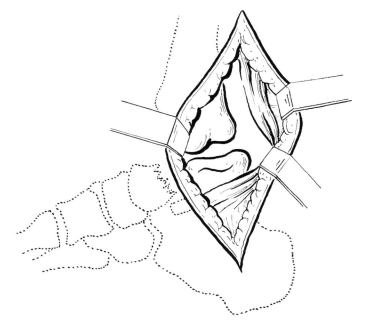

图18-2-6

495

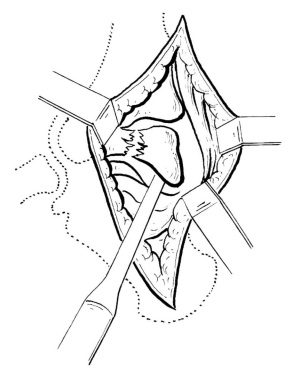

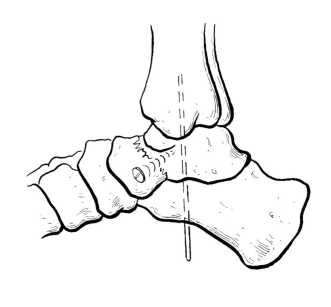

图18-2-7   图18-2-8

三　　跟骨骨折切开复位植骨内固定术

适 应 证　　跟骨骨折手法复位失败者。

禁 忌 证　　无明确手术禁忌证。

术前准备　　足部正侧位，跟骨轴位X线片，同时髂骨部皮肤消毒以备术中植骨。

麻　　醉　　硬膜外阻滞麻醉。

体　　位　　仰卧位。患侧臀部垫以薄枕。

手术步骤　　❶ 切口及显露　跟骨外侧入路。切开皮肤、皮下组织及深筋膜，为扩大视野，可将踝关节外侧韧带前部切断，但术毕应予以缝合。

❷ 复位与固定　显露塌陷的跟距关节面，自前下方插入一小骨膜剥离器，将其向上撬动，即可见关节面骨片被向上顶起，使之与距骨关节面靠拢（图18-2-9）。

❸ 植骨　关节面复位后，在其下方所留的空隙内用髂骨块填塞，使之撑起关节面骨片，并用松质骨碎片填满周围间隙（图18-2-10）。如果骨折块较大伴有距下关节分离，可行骨折及距下关节脱位复位，用"工"形钢板、"Y"形钉或"U"形钉固定。如果仅为关节外的单纯骨折，可用两枚螺钉固定即可。

❹ 缝合　冲洗切口，彻底止血，逐层缝合切口。膝下石膏托外固定。

术中要点　　如果采用外侧入路，应注意保护位于切口附近的腓肠神经，如果采用内侧入路，注意保护位于踝管的血管神经束。

术后处理　　用短腿管型石膏固定患足于略跖屈位，术后即开始趾、膝关节活动及小腿肌肉收缩锻炼，术后3～4周后换小腿管型石膏固定患足于中立位，

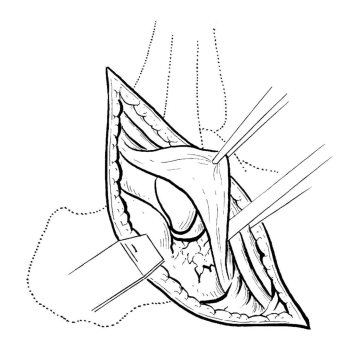

图18-2-9

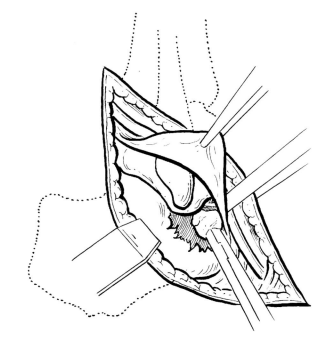

图18-2-10

术后8～10周拆除外固定，X线片复查如骨折及植骨愈合良好，即可开始逐步负重行走。

四　跟骨骨折距跟关节融合术

适应证　❶ 累及距跟关节的严重跟骨粉碎性骨折。
❷ 虽经复位，但跟骨后关节面移位未能整复或已畸形愈合影响功能者。

禁忌证　无明确手术禁忌证。

术前准备　摄跟骨侧位及轴位X线片，了解骨折类型。

麻醉　硬膜外阻滞麻醉。

体位　依据切口位置选择不同体位，后方切口取俯卧位。

手术步骤
（以后侧入路为例）

❶ 切口　沿跟腱外侧做长8～10cm的切口（图18-2-11）。

❷ 显露距跟关节　切开皮肤及深层筋膜后，于腓肠肌与腓骨肌之间行钝性分离，显露踝关节关节囊，将踝关节囊与其下的距跟关节囊距跟关节处横行切开即可显露距跟关节。

❸ 凿制骨槽　由距跟关节后缘依其走向向前凿一骨槽，直达跗骨窦，骨槽上下长约1.5cm，跨越距骨及跟骨，宽约3cm，深入约3cm。

❹ 植骨
（1）髂骨植骨融合术：在髂骨嵴处凿取3cm×3cm的髂骨块，将切取的髂骨嵴修整，植入到骨槽内，用一枚螺钉固定。
（2）胫骨移植融合术：于胫骨上段后方取6cm×1.5cm大小骨片，一分

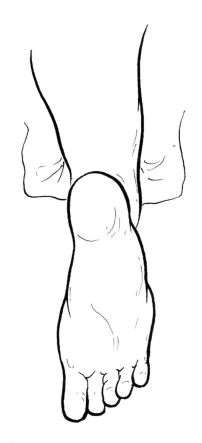

图 18-2-11

为二，植入到骨槽内。如有间隙，则取松质骨碎片填塞。

❺ 缝合　冲洗切口，彻底止血，逐层缝合切口。膝下石膏托外固定。

术中要点　充分植骨。

术后处理　术后小腿石膏夹固定，1周后可扶拐下地活动，4～6周拆除石膏，换行走石膏，术后3个月摄片复查了解融合情况，如融合不好可继续石膏固定直至其融合牢固。

五　跖骨骨折内固定术

适　应　证　跖骨骨折手法整复失败或陈旧性骨折畸形愈合者。

禁　忌　证　无明确手术禁忌证。

术前准备　术前摄足部正斜位X线片及准备克氏针。

麻　　醉　硬膜外阻滞麻醉。

体　　位　仰卧位。

手术步骤

ER18-2-1
距骨软骨损伤病灶清除植骨术

❶ 切口　在足背侧以骨折为中心做纵行短切口，长4～6cm。在行多根跖骨切开复位时，处理两根相邻跖骨可用一个皮肤切口。若为第1跖骨骨折，则可在跖骨内侧做纵行切口。

❷ 显露　切开皮肤及皮下组织后，将伸趾肌腱牵至一侧，即可显露骨折端，注意显露时尽量少剥离软组织。

❸ 克氏针内固定　适当松解妨碍复位的软组织，用一根克氏针自远骨折段的近端髓腔穿入，同时使跖趾关节尽量过伸，使针尖由跖骨头处皮肤穿

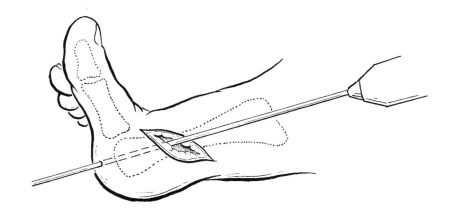
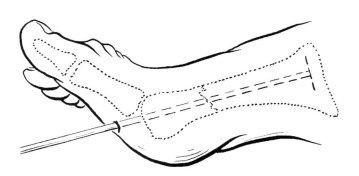

图 18-2-12   图 18-2-13

出，使钢针尾端退至骨折端（图18-2-12）。整复骨折后，再将钢针钻入骨折近端髓腔，剪断钢针，针尾留于皮外（图18-2-13）。第1或第5跖骨骨折固定时尚可选用钢板固定。对于跖骨基底部的骨折，可采用螺钉或克氏针加钢丝固定。

❹ 缝合　冲洗切口，彻底止血，逐层缝合切口。膝下石膏托外固定。

术中要点　　无。

术后处理　　小腿管型石膏固定，外露克氏针尾应用敷料覆盖，卧床3周并抬高患肢，3周后拔除克氏针，并改小腿行走石膏固定。6～8周后拆除石膏，可穿硬底鞋行走。

第三节　　足部关节融合术

一　　三关节融合术

适 应 证　❶ 用于手法、矫形支具及软组织手术不能矫正的足部畸形，如马蹄足、高弓足、内翻足、外翻足等。进行三关节融合术时，要求足部仍保留一定的肌力，特别是小腿三头肌肌力。

❷ 距骨颈骨折引起距骨头或体部的退行性变，甚至坏死导致的跟骨内翻和前足内收畸形。

❸ 跟骨骨折波及跗中关节，经治疗仍留下持续性疼痛者。

禁 忌 证　无明确手术禁忌证。

术前准备　术前行X线、CT检查，以明确病变状况。

麻　　醉　硬膜外阻滞麻醉。

体　　位　仰卧位。

手术步骤　❶ 切口　根据不同的手术方式选择不同的入路。

（1）直切口：踝关节前下，经跟骰关节前方达距骨的基底部。

（2）Ollier 氏切口：自跟距关节下后方至距骨头。

（3）Kocer 氏切口：切口起自跟距关节外后方，经跟骰关节弯向距舟关节。

（4）Dunn 氏切口：起自跟距关节后方经跟骰关节中点至第1跖骨底。

❷ 截骨　通常截骨范围如图18-3-1。

（1）常规方法：如果无明显异常畸形，可将跟骰、跟距、距舟关节面切除，行三关节面融合术。如果以高弓足畸形为主，可根据畸形的程度做楔形截骨。如果伴有马蹄内翻足，可根据足部X线片，用骨刀削出标志，首先在跟骰、距舟两个关节上，截除一适当的楔形骨块，楔形的尖指向内下方，其基底在外上方，将楔形骨块取出后，将前足外展和背伸，即可矫正足的前部内收和下垂畸形。然后，再于跟距关节上切除另一楔形骨块，其尖端向内，基底向外，即可矫正足跟的内翻畸形。

（2）跟骨后移法：常用于跟腱肌力较弱的足部畸形。方法是切除整个舟骨、跟骰关节面、跟距关节面及部分楔骨关节面，然后将足向后方移位，也就是将胫骨连同距骨一同向前移位，使足的负重线移至足弓的顶部，从而增强后半足的杠杆作用，以稳定足踝部。手术可采用 Dunn 氏切口，先将跟骰关节做适当的楔形切除，然后再切除舟骨，第1、2、3楔骨的近侧关节面，距骨关节面及跟距关节面。截骨后在距骨下将足向

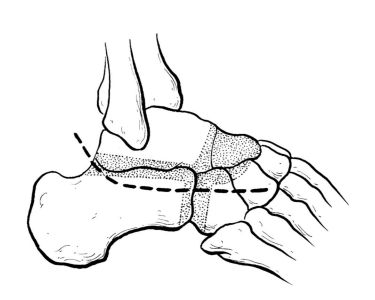

图18-3-1

后移位1～1.5cm，从而使截骨面严密对合。

（3）距骨嵌入法：该法用于严重的马蹄畸形或麻痹性足下垂。手术采用Dunn氏切口，首先切除跟骰关节，再切除距骨头及部分体部、舟骨的后下部。截骨后，将足背伸，使距骨的前端嵌入舟骨之下，利用距骨后结节顶住胫骨下端，固定后使前足得到支持，可纠正马蹄畸形，防止足下垂。

（4）鸟嘴样法：常用于马蹄高弓足，手术采用Kocer氏弧形切口，手术首先切除跟骰关节和距下关节，然后切除舟骨背侧骨皮质，保留距骨头、颈背侧骨皮质，使其呈鸟嘴样。保留距骨前侧至踝关节下方的软组织，再将距骨头颈鸟嘴紧扣在残留的舟骨上方的截骨面。

❸ 植骨固定　将术中获取的骨块剪成薄片填塞空隙，直至所有关节面获得最大接触面，尤其是距舟关节区应丰富植骨，因该区域最可能形成假关节。如有必要，跗骨可用克氏针贯穿关节使之维持矫正位置，待关节骨性融合后再拔除克氏针，将软组织蒂移入跗骨窦内，用丝线间断缝合固定（图18-3-2）。

❹ 缝合　通常无须缝合皮下组织，褥式缝合皮肤。

术中要点

❶ 如用后外侧弧形切口，因该处皮肤血液供应差，切口不易愈合或边缘坏死，故术中不宜广泛剥离皮瓣，缝合切口时不可过紧。

❷ 做三关节融合术时，如需同时做肌腱移植术，应先做肌腱移植，将肌腱通入隧道，暂不做肌腱固定，待三关节融合后再做固定。

❸ 马蹄内翻足常需行跟腱延长术，以尽量矫正足的下垂畸形，剩余畸形可在三关节融合时矫正。

❹ 三关节融合术，矫正跟骨内翻畸形是重要的步骤，否则不能恢复足部的正常位置，达不到稳定的目的。

术后处理

术后将踝关节置于中立位，小腿石膏夹固定或正中开槽小腿管型石膏固定，术后14天拆线，换小腿管型石膏再固定3个月，拆石膏后摄片证实关节骨性愈合后可负重练习行走。

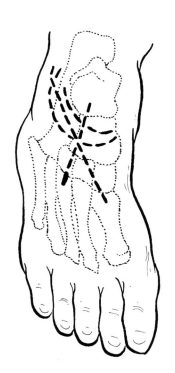

图18-3-2

二　逆行髓内钉胫距跟关节融合术

适 应 证　❶ 踝关节或距下关节炎导致的严重疼痛和关节损害。

❷ 创伤后、退行性变或风湿性关节炎。

❸ 踝关节置换失败，距骨骨坏死，神经性关节病变，先天性畸形，肌肉性疾病。

禁 忌 证　❶ 感染。

❷ 周围血管病以及依从性差的患者。

术前准备　下肢负重X线片、足踝部CT可显示局部骨质质量，MRI以明确距骨骨坏死。

麻　　醉　硬膜外神经阻滞麻醉或全身麻醉。

体　　位　仰卧位或俯卧位或侧卧位。

手术步骤　❶ 切口　内外踝连线距内踝2/3的距离定为导针的入针点。做一垂直切开直切到筋膜。术中X线透视定位跟骨嵴和胫骨中线（图18-3-3）。

将跟骨力线调整至所需位置，确保与胫骨干相匹配。踝关节轻度背伸位时将导针自跟骨向近端插入，使其在正侧位上均与胫骨轴线保持一致。空心钻开口（图18-3-4）。

❷ 扩髓　依型号逐渐扩至较髓内钉大1mm，避免骨皮质破裂（图18-3-5）。

手动沿导针插入髓内钉，直至末端与跟骨骨质平齐（图18-3-6）。

安装导向器，拧入跟骨螺钉，在距骨行外部加压同时拧入距骨螺钉（图18-3-7）。

❸ 缝合　通常无须缝合皮下组织，褥式缝合皮肤。

术中要点　❶ 胫距关节面软骨的清理很重要。入钉点的确定必须准确，否则会影响手

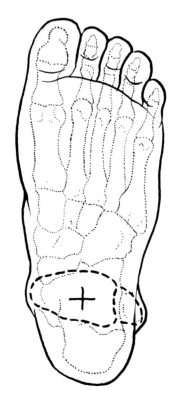

图18-3-3

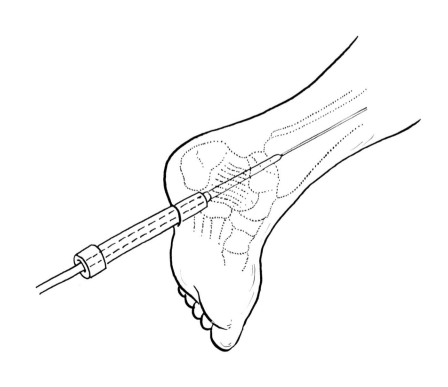

图18-3-4

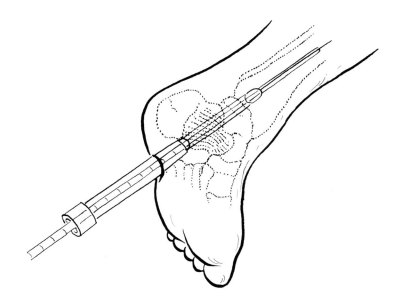

图 18-3-5

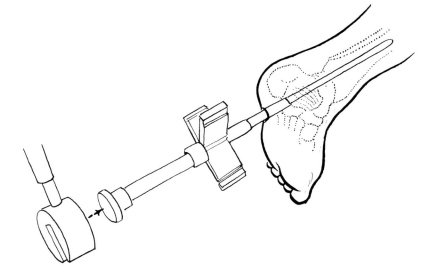

图 18-3-6

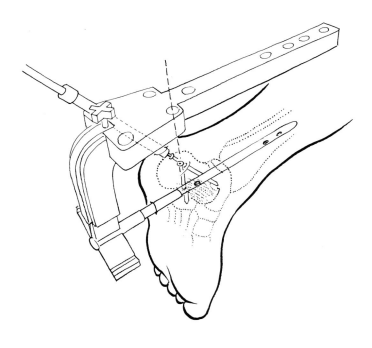

图 18-3-7

术操作和手术时间。

❷ 切开皮肤时要锐性切开，不要钝性分离。

❸ 插入髓内钉时需手动插入，避免锤击，以免骨质破裂。

术后处理　术后将踝关节置于中立位，小腿石膏固定，术后 14 天拆线，换小腿管型石膏再固定 4 周，拆石膏后摄 X 线片证实骨性愈合后可负重行走。

第十九章

周围神经损伤手术

视频目录

扫描二维码，
观看本书所有
手术视频

第一节　周围神经损伤修复术

一　神经缝合术

适 应 证

❶ 临床检查神经损伤呈完全性，神经支配的主要功能丧失。

❷ 肌电检查显示神经传导速度完全消失。

❸ 术中发现神经连续性中断或虽存在但病变部呈神经瘤样改变。

❹ 术中电刺激病变部近端的神经，远端无任何反应。

❺ 病变神经切除后两断端可在无张力条件下缝合，或神经缺损是神经干直径的4倍以内。

禁 忌 证　无明确手术禁忌证。

术前准备　术前行肌电图检查。

麻　　醉　气管内插管全身麻醉。

体　　位　仰卧位。

手术步骤

❶ 神经断端处理　显露出神经损伤局部，用锐利的刀片切除神经近端的假性神经瘤和远端的结缔组织，每次切除约1mm长的一段，直到切面显出正常的神经组织为止，断端力求整齐（图19-1-1）。

❷ 神经外膜缝合　神经断端处理后，根据神经表面血管位置和断面神经束的形状，准确对位后用7-0缝合线在神经断端两侧各缝一针定点牵引线，使两断端的切面靠拢，先缝合前面的神经外膜（图19-1-2），然后翻转神经再缝合后面的神经外膜（图19-1-3）。

❸ 部分神经损伤缝合　离断1/2或2/3较粗大的神经干清创后，将断裂部分直接缝合，未断裂部分保持屈曲状态（图19-1-4）。

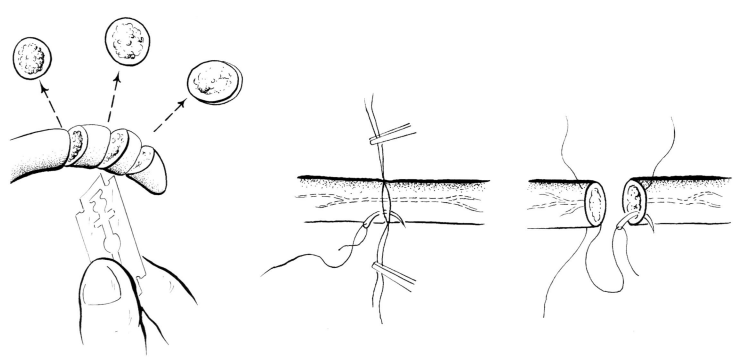

图19-1-1

图19-1-2

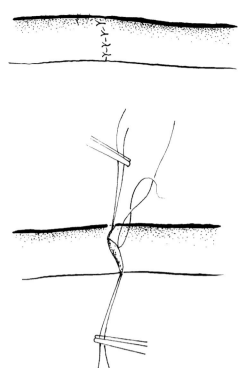

图 19-1-3

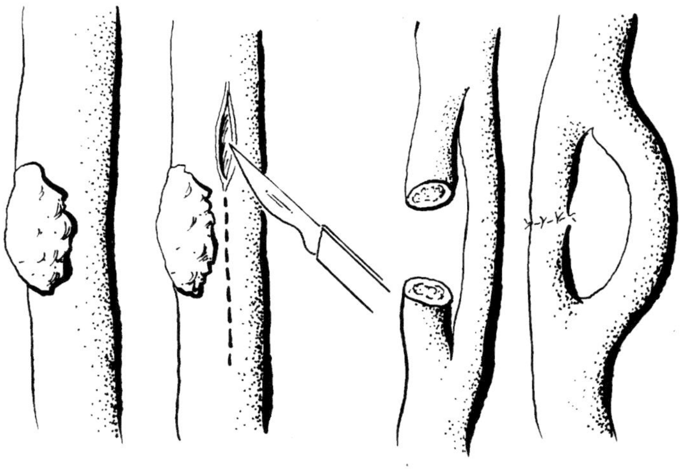

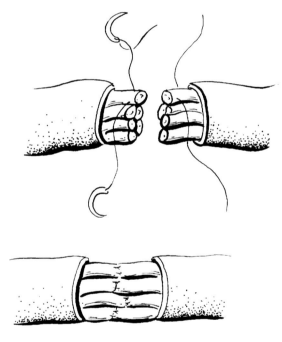

图 19-1-4

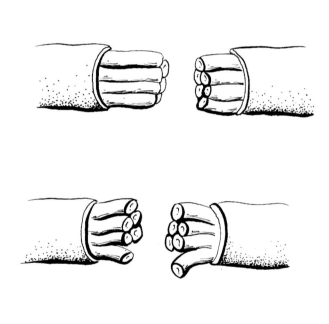

图 19-1-5

图 19-1-6

❹ 神经束膜间缝合　在手术显微镜下进行操作。游离出神经后，在神经两端环形切除 1 ～ 2cm 长的神经外膜，分离出对应的神经束，切除神经束断端的瘢痕组织，显露出正常的神经组织（图19-1-5）。为了减少彼此间的粘连，将各神经束的断面错开，用 10-0 线将各神经束对应缝合。一般每束缝 1 ～ 2 针，仅缝合神经束膜，不要伤及神经质，线结也不宜过紧，以对齐为度，如有张力，需做束间神经移植（图19-1-6）。

术中要点　　准确对合神经束。

术后处理　　为保证修复的神经无张力和防止撕脱，用石膏将关节固定于屈曲位。3 ～ 4 周后拆除外固定，进行关节功能锻炼。

二　　　神经松解术

适　应　证　❶ 肌电检查神经传导速度减慢。

❷ 术中发现神经连续性存在，无明显神经瘤。

❸ 术中刺激神经病变的近端，远端肌肉有收缩反应。

禁　忌　证　无明确手术禁忌证。

术前准备　术前行肌电图检查。

麻　　醉　气管内插管全身麻醉。

体　　位　仰卧位。

手术步骤　❶ 神经外松解减压术　将神经干部从周围的瘢痕或骨痂中游离出来，并将附着于神经表面的瘢痕组织清除，直至健康的组织。①从正常神经部分向损伤部位解剖和游离，用锐利的剪刀剪去神经外膜的瘢痕组织（图19-1-7）。②如瘢痕与神经外膜紧密相连，不易分离，可将此处神经外膜一起切除。术中注意勿损伤神经表面的营养血管和神经纤维，并使松解后的神经位于比较健康的软组织中（图19-1-8）。

❷ 神经内松解减压术　此术在手术显微镜或手术放大镜下进行，用锐器切除神经束之间的瘢痕组织。①于损伤神经干一端正常的神经外膜下，用皮试针头注入少量生理盐水，使局部神经外膜与神经束分离（图19-1-9）；②从神经外膜剥离处切开神经外膜（图19-1-10）；③向损伤神经局部切开和剥离神经外膜（图19-1-11）；④切除神经束间的瘢痕组织（图19-1-12）；⑤切除损伤段的神经外膜（图19-1-13）。

术中要点　同神经缝合术。

术后处理　同神经缝合术。

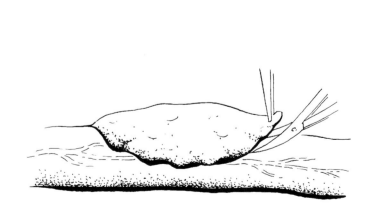

图 19-1-7

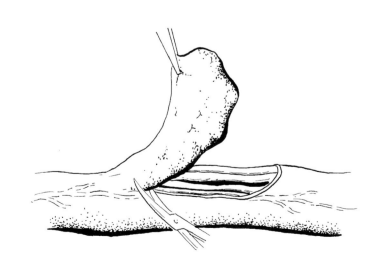

图 19-1-8

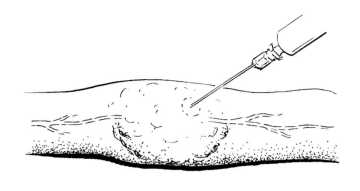

图 19-1-9

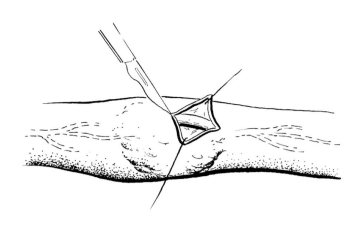

图 19-1-10

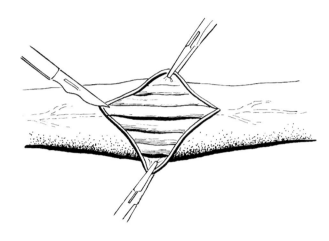

图 19-1-11

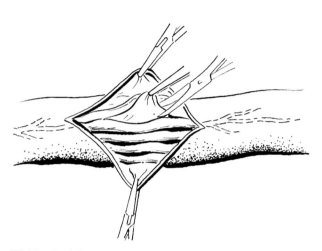

图 19-1-12

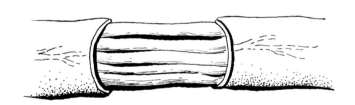

图 19-1-13

三 神经移植术

适 应 证	❶ 损伤呈完全性，临床肌电表现及术中发现均呈完全性神经损伤表现。
	❷ 神经病变切除后神经缺损是神经干直径的 4 倍以上，经游离神经和屈关节等方法仍达不到无张力吻合时，应考虑行神经移植术。
禁 忌 证	无明确手术禁忌证。
术前准备	术前行肌电图检查。
麻　　醉	气管内插管全身麻醉。

体　位	仰卧位。
手术步骤	❶ 移植神经的来源　常用对身体功能影响不大的前臂内侧皮神经、股外侧皮神经及腓肠神经等（图19-1-14）。
	❷ 神经束间游离移植术　①将损伤的神经游离，切除断端的瘢痕组织，显露出正常的神经组织，分离出相对应的神经束（图19-1-15）。②根据神经缺损的长度切取皮神经（图19-1-16）。③将移植的神经束置于相对应的神经束间做束膜缝合（图19-1-17）。
	❸ 电缆式神经游离移植术　根据神经缺损长度，取出皮神经。如移植的神经较细，应切成数段，缝合神经外膜，合成与待修复的神经等粗，准确地与待修复神经的两断端对合，用神经外膜缝合法缝合（图19-1-18）。
	❹ 带蒂神经移植术　如正中神经和尺神经并行的两根神经同时离断（图19-1-19），可将神经近段的假性神经瘤和瘢痕组织切除，显露出正常的神经组织，行端神经外膜缝合（图19-1-20）。6周后将次要的神经由近段切断，缝合于主要神经的远段（图19-1-21）。
术中要点	同神经缝合术。
术后处理	同神经缝合术。

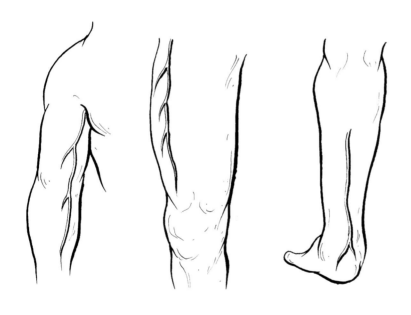

图 19-1-14

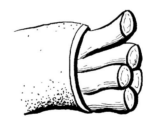

图 19-1-15

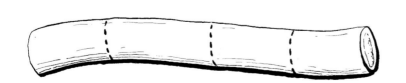

图 19-1-16

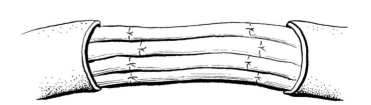

图 19-1-17

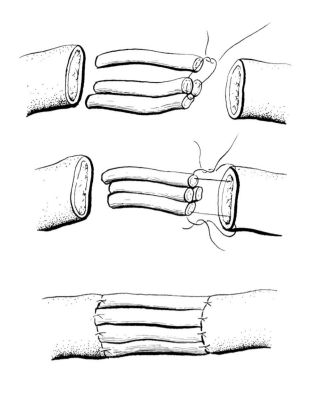

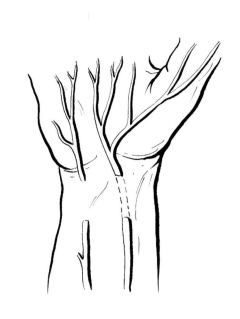

图 19-1-18

图 19-1-19

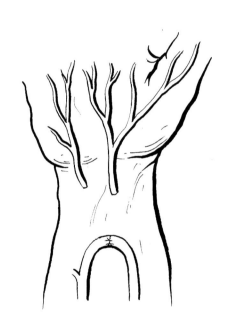

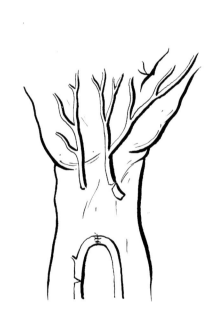

图 19-1-20

图 19-1-21

第二节 臂丛神经损伤的手术治疗

一 臂丛神经探查术

（一）锁骨上臂丛显露

适 应 证　❶ 闭合性臂丛神经节后损伤，经保守治 3 个月后无任何功能恢复者。

511

❷ 闭合性臂丛神经节后损伤，在保守治疗过程中虽有恢复，但肢体主要功能（如肩关节的外展、肘关节的屈曲、腕关节的背伸、拇指的对掌与屈伸、其他指的屈伸）未恢复者。

❸ 闭合性臂丛神经节后损伤，在保守治疗过程中虽有恢复，但恢复次序呈跳跃性者，如肘关节已恢复而肩关节仍未恢复或腕关节已恢复而肩、肘功能未恢复者。

❹ 闭合性臂丛神经节后损伤，在保守治疗过程中虽有恢复，但恢复有中断，持续超过3个月者。

❺ 闭合性臂丛神经节后损伤，合并有锁骨骨折、第1肋骨骨折或伴有腋部大血管损伤者。

❻ 对闭合性臂丛神经节前损伤，一旦诊断确定，应尽早进行手术。

❼ 开放性臂丛神经损伤。

❽ 臂丛损伤经各类手术和1~3年随访（根据损伤部位而定）无任何功能恢复者。

禁 忌 证	无明确手术禁忌证。
术前准备	术前行肌电图检查。
麻　　醉	气管内插管全身麻醉。
体　　位	平卧位。肩下垫枕，颈过伸，头转向健侧。切取肋间神经时可在胸背处垫枕。

手术步骤

❶ 切口　自胸锁乳突肌后缘中点，沿其后缘到胸锁关节，再沿锁骨上缘向外侧延长至锁骨中、外1/3交界处，整个切口呈"V"形（图19-2-1）。也可取锁骨上1.5cm与锁骨平行长5~7cm横切口。

❷ 显露　切开皮肤、皮下组织及颈阔肌，向外侧牵开皮瓣，并向内侧牵开颈外静脉及胸锁乳突肌（图19-2-2）。向前下方牵开前斜角肌即可显露臂丛神经根，注意不要损伤前斜角肌表面的膈神经及肩胛舌骨肌（图19-2-3）。

❸ 缝合　冲洗止血，放置引流管，逐层缝合切口。

术中要点　无。

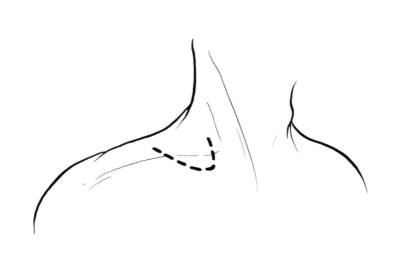

图19-2-1

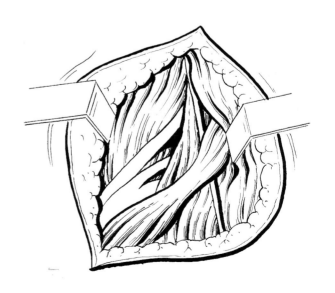

图19-2-2

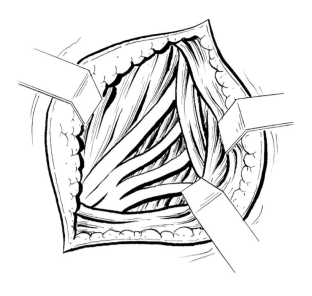

图 19-2-3

（二）锁骨后臂丛显露

适 应 证	见锁骨上臂丛显露。
禁 忌 证	无明确手术禁忌证。
术前准备	术前行肌电图检查。
麻 醉	气管内插管全身麻醉。
体 位	平卧位。肩下垫枕，颈过伸，头转向健侧。切取肋间神经时可在胸背处垫枕。

术 后 步骤

❶ 切口　将锁骨上切口下端再向外下方延长，越过锁骨，沿三角肌前缘向下达腋前皱襞（图19-2-4）。

❷ 显露　切开皮肤、皮下组织、颈阔肌及深筋膜，显露锁骨中段，横行切开骨膜并剥开。于锁骨中点用线锯锯断锁骨，牵开锁骨两断端，切断肩胛舌骨肌及前斜角肌，即可显露锁骨下动、静脉及臂丛神经（图19-2-5）。

❸ 缝合　冲洗止血，放置引流管，逐层缝合切口。

术中要点　无。

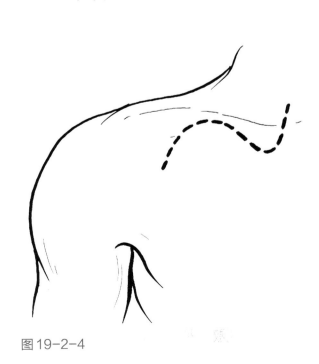

图 19-2-4

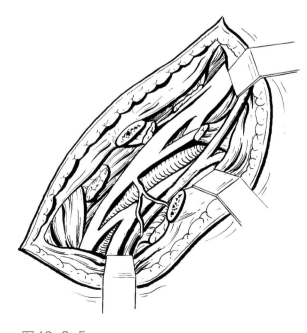

图 19-2-5

513

（三）锁骨下臂丛显露

适 应 证	见锁骨上臂丛显露。
禁 忌 证	无明确手术禁忌证。
术前准备	术前行肌电图检查。
麻 醉	气管内插管全身麻醉。
体 位	平卧位。肩下垫枕，颈过伸，头转向健侧。切取肋间神经时可在胸背处垫枕。

手术步骤

❶ 切口　由锁骨中点向外下，沿三角肌前缘至腋前皱襞，再沿肱二头肌内侧缘至内侧中点（图19-2-6）。

❷ 显露　切开皮肤、皮下组织及深筋膜，注意保护头静脉。向两侧牵开皮瓣，游离出胸大肌，在其距止点1cm处切断，并向内侧翻开，显露胸小肌。在喙突下1cm处切断，向内下翻转。在手术野外侧显露肱二头肌短头及喙肱肌，向外牵开，即可显露臂丛神经和腋动、静脉（图19-2-7）。

❸ 缝合　冲洗止血，放置引流管，逐层缝合切口。

术中要点　　无。

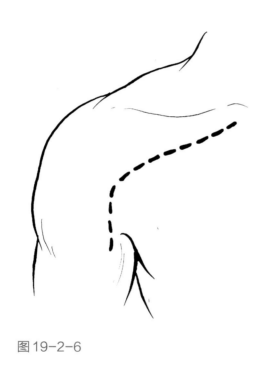

图19-2-6

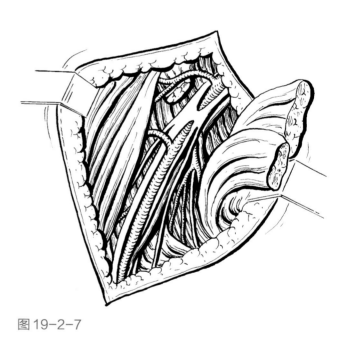

图19-2-7

二　臂丛神经根性（椎孔内）撕脱伤的神经移位术

（一）膈神经移位术

适 应 证

❶ 肱二头肌萎缩不严重，临床检查时尚可扪及萎缩肌腹。

❷ 膈神经功能健全（术前可做胸部透视观察膈肌活动情况及膈神经肌电检查，术中可用神经刺激仪进行刺激，观察膈肌的活动情况）。

禁 忌 证	无明确手术禁忌证。
术前准备	术前行肌电图检查。
麻　　醉	气管内插管全身麻醉。
体　　位	仰卧位。
手术步骤	❶ 切口　同锁骨上臂丛显露。
	❷ 显露膈神经　于前斜角肌表面分离出膈神经，在胸廓口附近直视下切断膈神经，切断前先用普鲁卡因做神经内封闭（图19-2-8）。
	❸ 显露肌皮神经　同锁骨下臂丛显露。将胸大、小肌于肌腱部切断（图19-2-9），掀起胸大、小肌显露肌皮神经。
	❹ 缝接神经　将膈神经与肌皮神经断端移位于锁骨上软组织内，进行束膜缝合（图19-2-10）。缝合要无张力，否则应做腓肠神经移植桥接膈神经与肌皮神经。
	❺ 缝合　冲洗止血，放置引流管，逐层缝合切口。
术中要点	见第一节周围神经损伤修复术。
术后处理	见第一节周围神经损伤修复术。

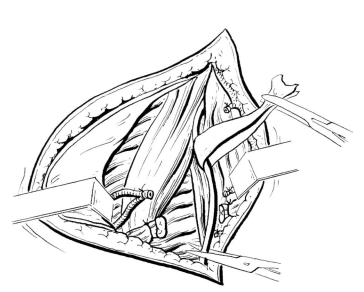

图19-2-8

图19-2-9

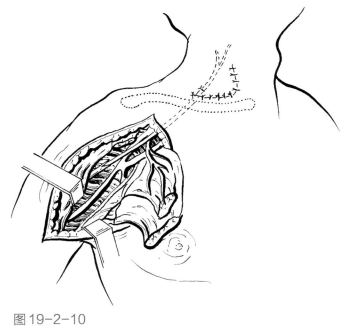

图19-2-10

515

（二）肋间神经移位术

适 应 证　❶ 被移位神经所支配的肌肉萎缩程度不严重，临床检查尚可扪及肌腹。

❷ 肋骨无骨折史，肋间神经正常者。

❸ 儿童肋间神经移位应与膈神经移位分期进行。

禁 忌 证　无明确手术禁忌证。

术前准备　术前行肌电图检查。

麻 醉　气管内插管全身麻醉。

体 位　仰卧位。

手术步骤　❶ 切口　①同锁骨下臂丛显露。②腋中线切口，上至腋部，下达第7、第8肋间（图19-2-11）。两切口可相连也可间断。

❷ 显露神经　锁骨下臂丛显露切口内显露出受区神经的远端侧，一般选用肌皮神经、腋神经、正中神经内侧头。腋中线切口处切开皮肤、皮下组织、深部筋膜及前锯肌，显露肋骨及肋间隙。在肋间肌的浅表可识别肋间神经外侧皮支，沿外侧皮支向后游离到肋缘下，并继续劈开肋间肌分离皮支直到皮支与肋间神经主干汇合处，再沿肋间神经向胸骨方向分离（图19-2-12）。

❸ 缝接神经　在手术显微镜下用9-0到11-0尼龙单丝线做肋间神经与相应受区神经的神经束束膜缝合。上位2、3肋间神经移位直接与肌皮神经缝合（图19-2-13）。中位肋间神经可采用腓肠神经移植，通过皮下隧道（图19-2-14）桥接肋间神经与肌皮神经（图19-2-15）。也可采用两根以上肋间神经进行移植（图19-2-16）。

❹ 缝合　冲洗止血，分别放置引流管，逐层缝合切口。

术中要点　见第一节周围神经损伤修复术。

术后处理　见第一节周围神经损伤修复术。

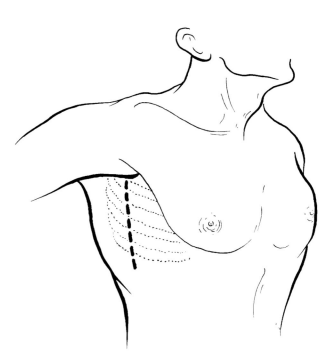

图19-2-11

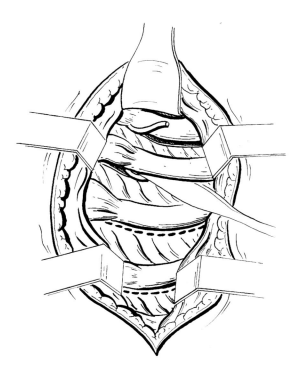

图19-2-12

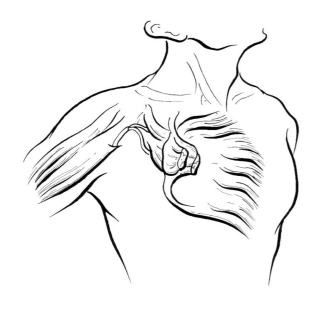

图 19-2-13

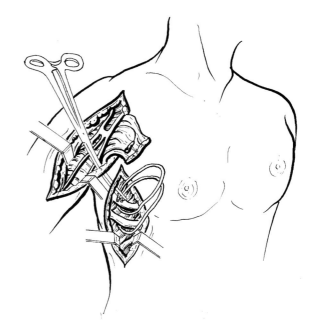

图 19-2-14

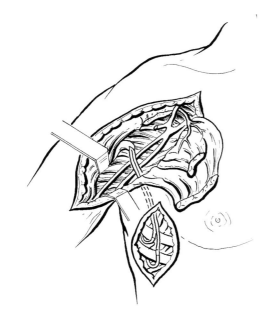

图 19-2-15

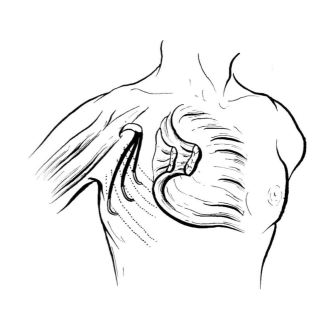

图 19-2-16

（三）副神经移位术

适 应 证   ❶ 臂丛神经根性撕脱伤病程在2年以内。

❷ 受区神经所支配的肌肉萎缩不严重。

❸ 副神经无损伤征象（临床检查斜方肌无明显萎缩，耸肩活动受限不严重，术时以电刺激副神经有斜方肌收缩活动）。

禁 忌 证   无明确手术禁忌证。

术前准备   术前行肌电图检查。

麻   醉   气管内插管全身麻醉。

体   位   仰卧位。

手术步骤   ❶ 切口   同锁骨上臂丛显露。

❷ 神经显露   方法一，在胸锁乳突肌中点后缘处先找到耳大与枕小神经，在其下方1～2cm肌肉后缘深层即可找到副神经近端。沿副神经主干向远端游离达锁骨上，在其进入斜方肌肌腹处切断备用。方法二，在斜方

517

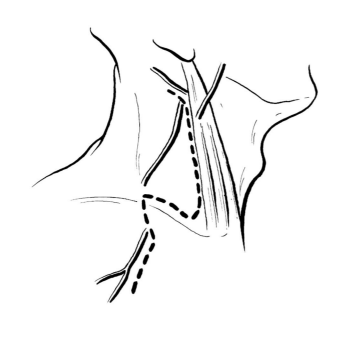

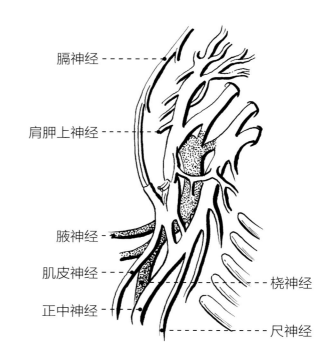

图 19-2-17

图 19-2-18

膈神经

肩胛上神经

腋神经

肌皮神经

正中神经

桡神经

尺神经

肌锁骨止点上方2cm处，于肌肉深层用电刺激检测引起斜方肌收缩的刺激点，在该处仔细分离，即可找到副神经的肌腹段（图19-2-17）。

❸ 缝接神经　将副神经直接或通过移植神经与肌皮神经吻合（图19-2-18）。副神经作为动力神经常与肩胛上神经直接吻合，对肩关节外展功能恢复较吻合腋神经更有价值。

❹ 缝合　止血，放置引流管，逐层缝合切口。

术中要点	见第一节周围神经损伤修复术。
术后处理	见第一节周围神经损伤修复术。

（四）颈丛运动支移位术

适 应 证	❶ 受区神经支配的肌肉萎缩不严重。
	❷ 颈丛运动支无损伤征象，术中探查电刺激运动支均有相应肌肉的收缩反应。
禁 忌 证	无明确手术禁忌证。
术前准备	术前行肌电图检查。
麻　　醉	气管内插管全身麻醉。
体　　位	仰卧位。
手术步骤	❶ 切口　同锁骨上臂丛显露。
	❷ 神经显露　在胸锁乳突肌中点后缘先找到颈浅丛，识别感觉支。牵开感觉支后，在其深层的斜角肌表面及前、后斜角肌间隙内即可找到运动支（图19-2-19）。
	❸ 缝接神经　颈丛运动支游离长度为2～3cm，常需做神经移植，以与相应受区神经缝合。臂丛颈$_5$、颈$_6$根性撕脱伤时，颈丛运动支移位常与腋神经或肩胛上神经缝合（图19-2-20）。颈$_8$、胸$_1$根性撕伤时，常与胸背

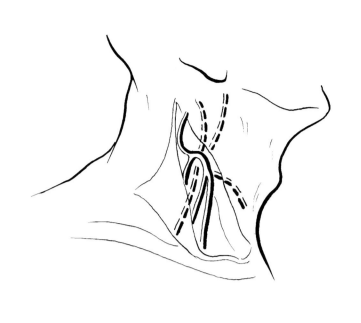

图 19-2-19

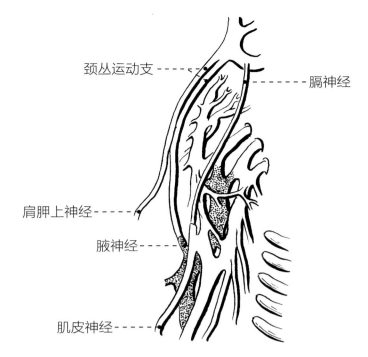

图 19-2-20

颈丛运动支 ----- 膈神经

肩胛上神经 -----

腋神经 -----

肌皮神经 -----

神经缝合。

❹ 缝合　冲洗止血，放置引流管，逐层缝合切口。

术中要点　　　　见第一节周围神经损伤修复术。

术后处理　　　　见第一节周围神经损伤修复术。

第三节　　上肢神经显露

一　　肌皮神经显露术

适 应 证　　❶ 肌皮神经松解术。

　　　　　　❷ 肌皮神经断裂吻合术。

禁 忌 证　　无明确手术禁忌证。

术前准备　　术前行肌电图检查。

麻　　醉　　气管内插管全身静脉麻醉。

体　　位　　仰卧位，上臂外展外旋。

手术步骤　　❶ 切口　自锁骨中点下方，沿胸大肌与三角肌间隙下行，过腋前皱襞后横
　　　　　　行向内，至臂内侧后再沿肱二头肌内侧向下达臂中下部（图19-3-1）。

　　　　　　❷ 显露　逐层显露，经胸大肌与三角肌间隙深入，分别向上、下牵开胸
　　　　　　小、大肌，显露臂丛支部。外侧束位于腋动脉的外侧浅面。于胸小肌

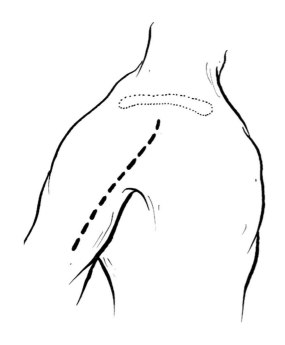

图 19-3-1

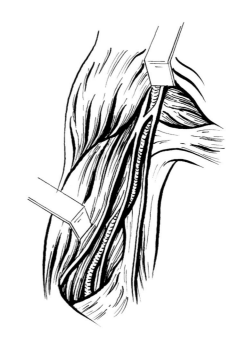

图 19-3-2

的下缘、外侧束的外缘找到肌皮神经，必要时可切断胸小肌的止点或胸大肌腱。在胸大肌下方，肌皮神经位于肱二头肌与肱肌之间（图19-3-2）。

❸ 缝合　冲洗止血，放置引流管，逐层缝合切口。

术中要点　由于肌皮神经的起始和走行常有变异，因而在肌皮神经修复术中应认真探查，正确判断其解剖变异，既要避免误伤正中神经，又要恢复肌皮神经功能。

二　腋神经显露术

适 应 证　❶ 闭合性腋神经损伤，经保守治疗3个月内无恢复者需探查腋神经。

❷ 腋神经断裂吻合术。

禁 忌 证　无明确手术禁忌证。

术前准备　术前行肌电图检查。

麻　　醉　气管内插管全身麻醉。

体　　位　患者平卧位或侧卧位（患侧朝上）。

手术步骤　❶ 切口　前路从锁骨中点下缘开始，沿胸大肌三角肌间隙下行，过腋前皱襞后横行向内（图19-3-3）；后路在腋后皱襞上5cm处做平行于三角肌后缘到肱骨的斜行切口（图19-3-4）。

❷ 显露神经　①前路显露神经：切开皮肤、皮下筋膜，在三角肌和胸大肌之间显露头静脉（图19-3-5）。将胸大肌向内侧牵开，头静脉和三角肌向外侧牵开，显露胸小肌（图19-3-6）。切断胸小肌在喙突上的起点，在臂

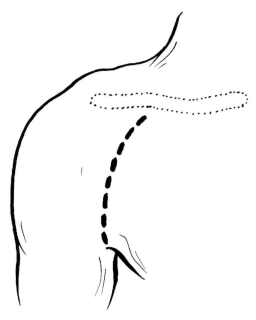

图19-3-3

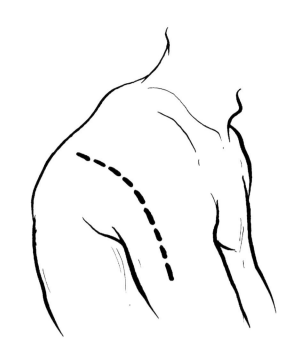

图19-3-4

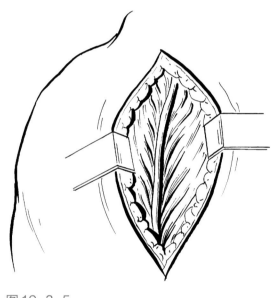

图19-3-5

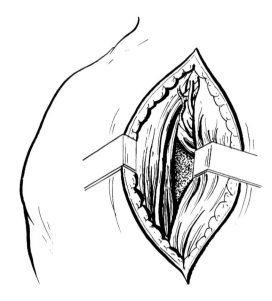

图19-3-6

丛外侧束及锁骨下动脉血管后方可找到腋神经（图19-3-7）。②后方切口显露神经：切开皮肤、皮下筋膜，显露三角肌后缘及小圆肌外下缘，将三角肌及小圆肌牵开，在深面可见肱三头肌长头与大圆肌组成的四边孔的内下边，显露腋神经与旋肱后动脉（图19-3-8）。

❸ 缝合　冲洗止血，放置引流管，逐层缝合切口。

术中要点　❶ 探查腋神经时，前路切口中需避免损伤腋动脉和腋静脉；后路切口中避免损伤旋肱后血管。

❷ 如前路手术发现腋神经病变不明显或远端病变仍较严重，需同时做后路切口探查腋神经。

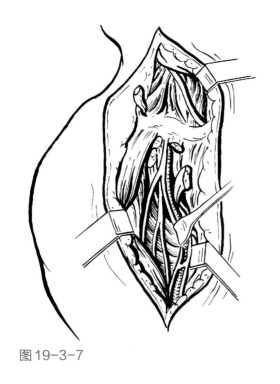

图19-3-7

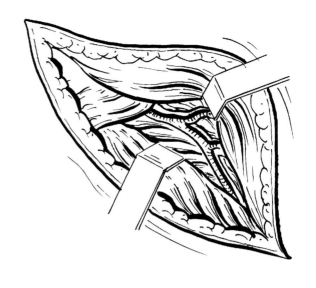

图19-3-8

三　正中神经显露术

（一）臂部正中神经显露

适 应 证　❶ 正中神经开放性断裂修复术。

　　　　　❷ 牵拉、挤压引起的正中神经损伤经非手术治疗3个月未见恢复征象者探查术。

　　　　　❸ 正中神经松解术。

禁 忌 证　无明确手术禁忌证。

术前准备　术前行肌电图检查。

体　　位　仰卧位，患肢外展90°，手掌朝上。

麻　　醉　臂丛神经阻滞麻醉。

手术步骤　❶ 切口　自胸大肌下缘，沿喙肱肌、肱二头肌内侧缘向远端切开（图19-3-9）。

　　　　　❷ 显露　沿切口切开皮肤、皮下组织及深筋膜，将喙肱肌、肱二头肌向外侧牵开，切开血管神经束的鞘膜，即可见到肱动脉及正中神经，后有尺神经与血管贴近。正中神经在臂部上1/3位于肱动脉外侧，在下1/3则位于肱动脉内侧（图19-3-10）。

　　　　　❸ 缝合　冲洗止血，放置引流管，逐层缝合切口。

术中要点　无。

（二）肘部正中神经显露

适 应 证　见臂部正中神经显露。

禁 忌 证　无明确手术禁忌证。

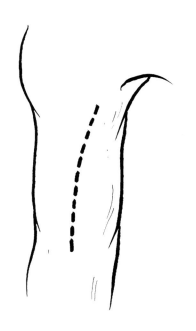

图 19-3-9

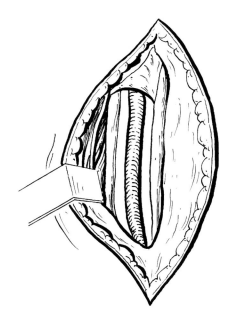

图 19-3-10

术前准备	术前行肌电图检查。
体　　位	仰卧位，患肢外展90°，手掌朝上。
麻　　醉	臂丛神经阻滞麻醉。
手术步骤	❶ 切口　由肱二头肌内侧向下，沿肘横纹向外，再沿肱桡肌前缘向下做"S"形切口（图19-3-11）。
	❷ 显露　切开皮肤、浅筋膜，结扎肘正中静脉，显露肱二头肌腱膜（图19-3-12）。切开肱二头肌腱膜，向尺侧牵开旋前圆肌，即可显露肱动脉内侧的正中神经（图19-3-13）。
	❸ 缝合　冲洗止血，放置引流管，逐层缝合切口。
术中要点	无。

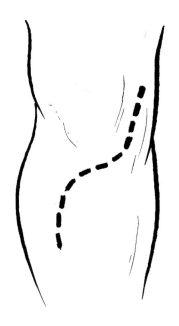

图 19-3-11

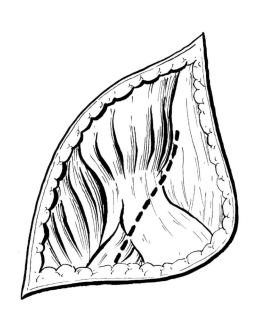

图 19-3-12

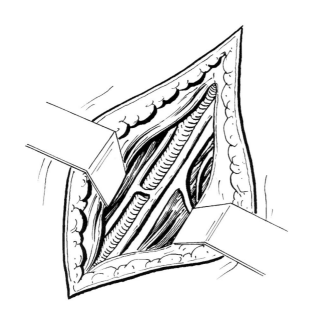

图 19-3-13

（三）前臂部正中神经显露

适 应 证	见臂部正中神经显露。
禁 忌 证	无明确手术禁忌证。
术前准备	术前行肌电图检查。
体 位	仰卧位，患肢外展90°，手掌朝上。
麻 醉	臂丛神经阻滞麻醉。
手术步骤	❶ 切口 从肘窝中点至腕中点做"S"形切口（图19-3-14）。
	❷ 显露 切开皮肤、皮下组织及深筋膜，显露旋前圆肌。正中神经穿过旋前圆肌的深、浅两头之间到达前臂。在进入旋前圆肌前，先分出两个较粗的分支到旋前圆肌，然后再发支到其他屈肌（图19-3-15）。
	❸ 正中神经前臂近侧段的显露 将旋前圆肌在桡骨止点处切断后向近侧牵开，将桡侧腕屈肌向内侧牵开，即可显示正中神经进入指浅屈肌腱弓的深面，切开腱弓可见前臂上1/2的正中神经（图19-3-16）。

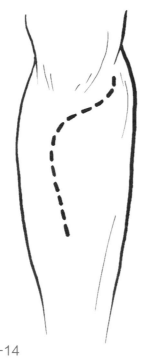

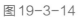

图 19-3-14

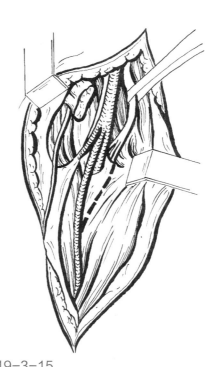

图 19-3-15

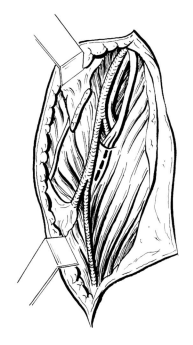

图 19-3-16

④ 正中神经前臂远侧段的显露 正中神经在腕上段位于桡侧腕屈肌和掌长肌之间的深面。切开指浅屈肌在桡骨上的起点，并向尺侧牵开，将桡侧腕屈肌向桡侧牵开即可显露前臂远侧 1/2 的正中神经。由于正中神经的分支由主干的内侧发出，因此解剖正中神经应在其外侧面进行。

⑤ 缝合 冲洗止血，放置引流管，逐层缝合切口。

术中要点　　　　无。

（四）腕掌部正中神经显露

适 应 证　　　　见臂部正中神经显露。

禁 忌 证　　　　无明确手术禁忌证。

术前准备　　　　术前行肌电图检查。

体　　位　　　　仰卧位，患肢外展90°，手掌朝上。

麻　　醉　　　　臂丛神经阻滞麻醉。

手术步骤　① 切口 掌腕联合切口，于近侧掌纹沿大鱼际基底至腕横纹做一弧形切口（图19-3-17）。

② 显露 切开皮肤、皮下组织及深筋膜，在掌部切开掌腱膜，在前臂切开掌长肌与桡侧腕屈肌之间的深筋膜，向尺侧牵开指浅屈肌，向桡侧牵开桡侧腕屈肌，即可显露正中神经（图19-3-18）。如正中神经在腕横韧带深面的损伤修复困难，可切断韧带，即可显露正中神经（图19-3-19）。

术中要点　① 切开皮肤和皮下组织时勿损伤头静脉和贵要静脉。

② 显露正中神经时要细心、轻柔，以免损伤伴行肱动脉、桡动脉或尺动脉。

③ 腕部要做弧形切口，以防术后发生瘢痕挛缩，影响手腕背伸。

④ 对掌筋膜的处理，最好是切除，以防术后发生掌筋膜挛缩。

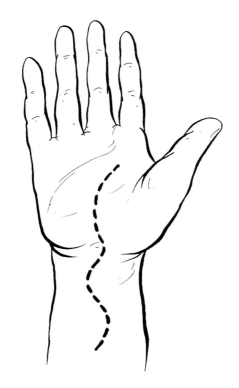

图 19-3-17

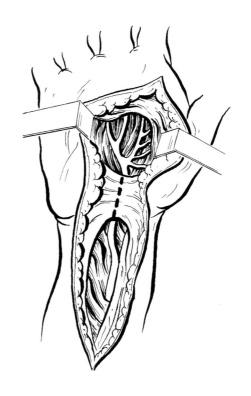

图 19-3-18

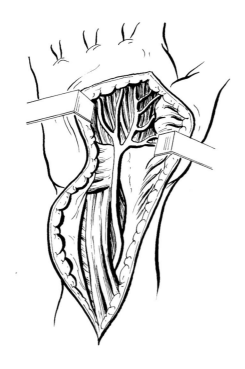

图 19-3-19

❺ 在切开腕横韧带时，要用蚊氏血管钳或有槽探针保护，以免损伤腕管内组织，远端切开时避免损伤正中神经返支。

四 尺神经显露术

（一）臂部尺神经显露

适 应 证　❶ 尺神经探查术。

❷ 尺神经松解术。

❸ 尺神经修复术。

❹ 肘部尺神经前移术。

禁 忌 证 无明确手术禁忌证。

术前准备 术前行肌电图检查。

麻 醉 臂丛神经阻滞麻醉。

体 位 仰卧位，患肢外展，肘关节屈曲，掌面向上，前臂用皮枕垫起。

手术步骤 ❶ 切口 以肱骨内上髁为标志，肱二头肌、肱三头肌内侧缘交界连线直线
向上至腋窝下缘作切口（图19-3-20）。

❷ 显露 沿切口依次切开皮肤、皮下组织和深筋膜，勿损伤筋膜下尺神经
及贵要静脉（图19-3-21）。尺神经位于肱二头肌与肱三头肌之间，肱动
脉及伴行静脉的内侧（图19-3-22）。

❸ 缝合 冲洗止血，放置引流管，逐层缝合切口。

术中要点 无。

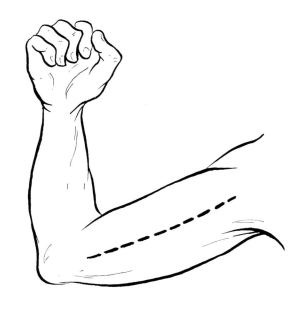

图19-3-20

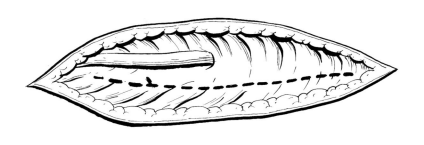

图19-3-21

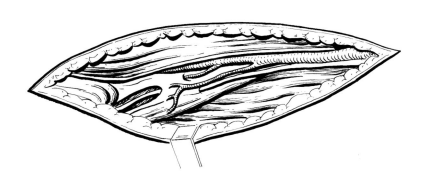

图19-3-22

（二）肘部尺神经显露及移位术

适 应 证	见臂部尺神经显露。
禁 忌 证	无明确手术禁忌证。
术前准备	术前行肌电图检查。
麻 醉	臂丛神经阻滞麻醉。
体 位	仰卧位，患肢外展，肘关节屈曲，掌面向上，前臂用皮枕垫起。
手术步骤	❶ 切口 以肱骨内上髁上、下方各7cm为切口两端的定点。以两点经过肘后尺神经沟的连线做切口（图19-3-23）。
	❷ 显露 沿切口方向切开深筋膜，在肱骨内上髁后方，神经沟内即可触及尺神经（图19-3-24）。沿尺神经走行的方向切开深筋膜，显露尺神经再沿尺侧腕屈肌的两头之间向远端分离，到前臂前面。在分离过程中不要损伤尺神经肌支（图19-3-25）。
	❸ 尺神经移位术 切开内上髁前面的深筋膜及少许肌纤维，尺神经充分游离后。将尺神经转移到内上髁前面（图19-3-26）。缝合筋膜，固定，勿使神经受压（图19-3-27）。
	❹ 缝合 冲洗止血，放置引流管，逐层缝合切口。

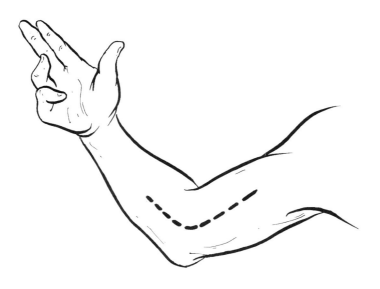

图19-3-23

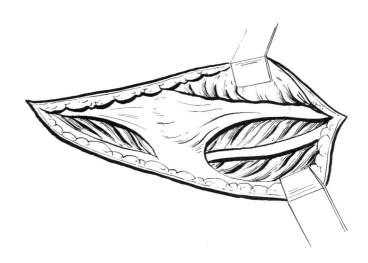

图19-3-24

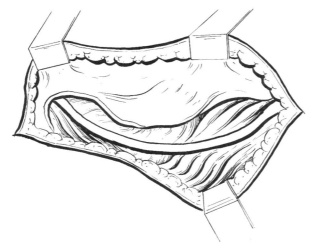

图19-3-25

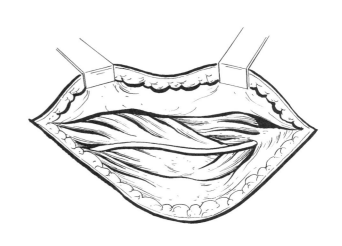

图19-3-26

术中要点	无。
术后处理	见第一节周围神经损伤修复术。

（三）前臂尺神经的显露

适 应 证	见臂部尺神经显露。
禁 忌 证	无明确手术禁忌证。
术前准备	术前行肌电图检查。
麻 醉	臂丛神经阻滞麻醉。
体 位	仰卧位，患肢外展，肘关节屈曲，掌面向上，前臂用皮枕垫起。
手术步骤	❶ 切口　在前臂掌面尺侧屈腕肌桡侧做一纵行切口（图19-3-28）。
	❷ 显露　沿切口方向切开深筋膜，显露尺侧腕屈肌和指浅屈肌（图19-3-29）。沿尺侧腕屈肌与指浅屈肌之间分开，向两侧牵开肌肉，即可显露尺神经（图19-3-30）。
	❸ 缝合　冲洗止血，放置引流管，逐层缝合切口。
术中要点	无。

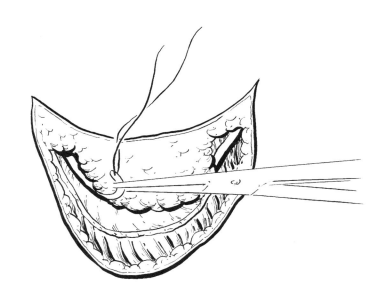

图 19-3-27

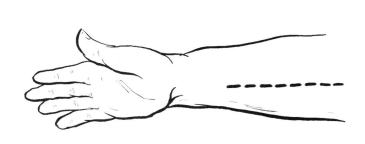

图 19-3-28

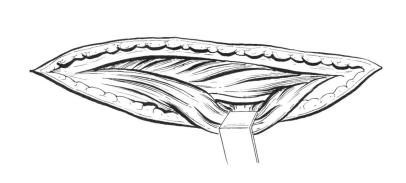

图 19-3-29

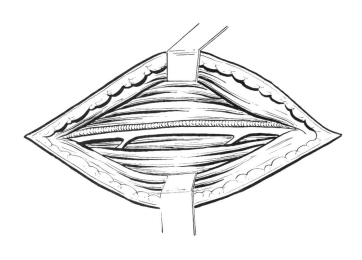

图 19-3-30

529

（四）腕掌部尺神经的显露

适 应 证　见臂部尺神经显露。

禁 忌 证　无明确手术禁忌证。

术前准备　术前行肌电图检查。

麻　　醉　臂丛神经阻滞麻醉。

体　　位　仰卧位，患肢外展，肘关节屈曲，掌面向上，前臂用皮枕垫起。

手术步骤　❶　切口　沿尺侧腕屈肌的桡侧缘向下经腕横纹转向桡侧至腕横纹中点。再经大、小鱼际之间向远端至近侧掌远纹的近侧，呈"S"形（图19-3-31）。

❷　显露　沿切口方向切开深筋膜，牵开皮瓣，即看到由腕掌侧韧带下穿出并走在屈肌支持带（腕横韧带）浅面的尺动、静脉及尺神经（图19-3-32）。切开腕掌侧韧带、掌短肌并向两侧牵开，即可显露尺神经、尺动脉。尺神经在尺动脉尺侧，在豌豆骨分为深、浅2支（图19-3-33）。

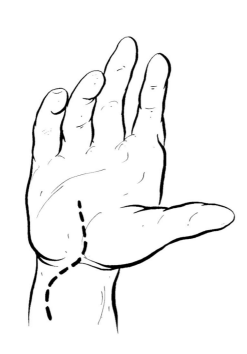

图19-3-31

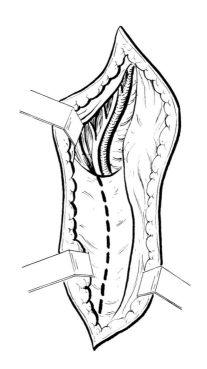

图19-3-32

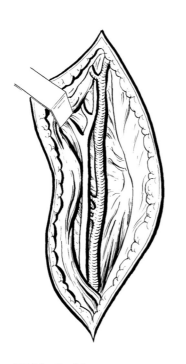

图19-3-33

术中要点	❶ 在臂近段时，要防止肱静脉等的损伤，常用蚊氏血管钳作保护，分离一段，切开一段。
	❷ 肘部切口要足够长，一般为 14～15cm，切忌做小切口，以防尺神经前置时上、下端折弯造成新的卡压损伤。
	❸ 肘部尺神经主干系膜上常有尺返动脉及伴行静脉附着，术时应尽可能将系膜血管连同主干一同游离，以确保尺神经的血供。
	❹ 切开尺神经表面筋膜、游离尺神经时，不要损伤尺神经的肌支和手背支。

五　桡神经显露术

（一）臂部桡神经的显露

适 应 证	❶ 桡神经臂段探查术。
	❷ 桡神经臂段断裂吻合术。
	❸ 桡神经臂段松解术。
禁 忌 证	无明确手术禁忌证。
术前准备	术前行肌电图检查。
麻　　醉	臂丛神经阻滞麻醉。
体　　位	仰卧位，患臂肘关节屈曲置于胸前。
手术步骤	❶ 切口　自三角肌后缘中上 1/3 交点开始向下，沿肱三头肌外侧头内侧缘向下至臂中部转向前外侧，止于肱肌与肱桡肌间沟（图19-3-34）。
	❷ 显露　沿切口方向切开深筋膜，牵开皮瓣，钝性分离肱三头肌长头与外侧头（图19-3-35）。显露臂部桡神经近段：向两侧牵开肱三头肌长头与外侧头，即可显露桡神经及伴行的肱深动脉（图19-3-36）。显露臂部桡神经远段：将臂外旋，沿切口切开深筋膜（图19-3-37），在肱肌与肱桡肌之间向深处分离，即可显露桡神经远段（图19-3-38）。

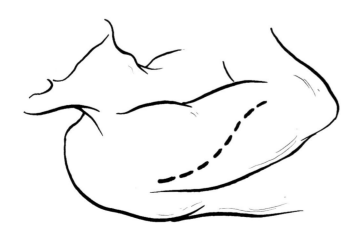

图 19-3-34

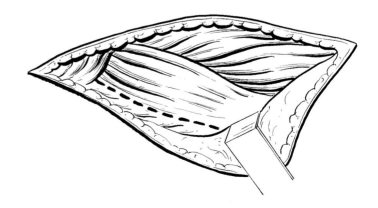

图 19-3-35

531

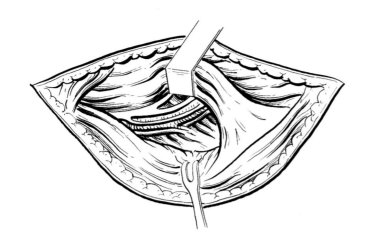

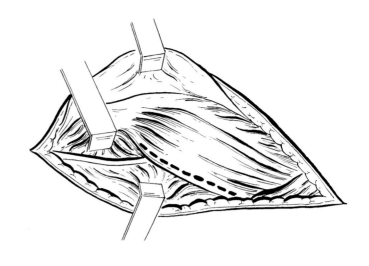

图19-3-36   图19-3-37

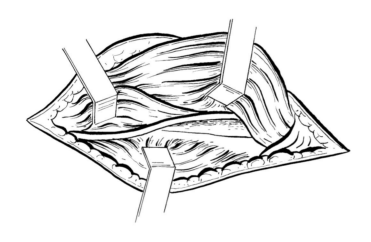

图19-3-38

❸　缝合　冲洗止血，放置引流管，逐层缝合切口。

术中要点　　　　　无。

（二）肘部及前臂上部桡神经的显露

适 应 证　　　　❶　桡神经探查术。

　　　　　　　　❷　桡神经松解术。

禁 忌 证　　　　无明确手术禁忌证。

术前准备　　　　术前行肌电图检查。

麻　　醉　　　　臂丛神经阻滞麻醉。

体　　位　　　　仰卧位，患肢外展，前臂置中间位。

手术步骤　　　　❶　切口　以肘关节为中心，沿肱桡肌内缘做切口，到肘关节前方时应避开

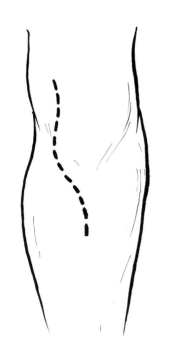

图 19-3-39

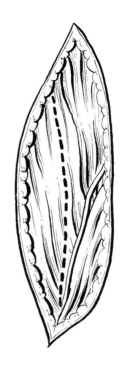

图 19-3-40

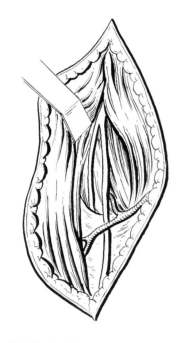

图 19-3-41

肘屈纹，弯向外侧做弧形切开，长 10 ～ 12cm（图 19-3-39）。

❷ 显露　沿切口方向切开深筋膜，上部沿肱桡肌与肱肌间隙分离，下部沿肱桡肌与肱二头肌和旋前圆肌之间分离（图 19-3-40）。将肱桡肌牵向外侧，肱二头肌和肱肌牵向内侧，在肱骨前面即可显露桡神经。桡神经在肘关节附近分为深、浅 2 支（图 19-3-41）。

❸ 缝合　冲洗止血，放置引流管，逐层缝合切口。

术中要点　　　　无。

（三）桡神经深支显露

适 应 证　　❶ 桡神经深支探查术。

❷ 桡神经深支断裂吻合术。

❸ 骨间背侧神经卡压综合征。

禁 忌 证　　无明确手术禁忌证。

533

术前准备	术前行肌电图检查。
麻　　醉	臂丛神经阻滞麻醉。
体　　位	仰卧位，上肢外展，前臂旋前，手掌向下置于手术台旁桌上。
手术步骤	❶ 切口　起于肱骨外上髁前方，略呈弧形转向后下方，沿桡侧腕短伸肌与指伸肌之间向远侧切开，长8～10cm（图19-3-42）。
	❷ 显露　沿切口切开深筋膜，在桡侧腕短伸肌与指总伸肌间隙分离（图19-3-43）。向桡侧牵开桡侧腕长、短伸肌，显露旋后肌，在旋后肌远侧缘即可找出桡神经深支及分支（图19-3-44）。在肱桡肌与桡侧腕长、短伸肌之间切开，沿该间隙分离，显露深面的旋后肌，在该肌上缘寻找桡神经，显露桡神经深支全长（图19-3-45）。小心切开部分旋后肌，即可充分显露桡神经深支穿过旋后肌的部分（图19-3-46）。
	❸ 缝合　冲洗止血，放置引流管，逐层缝合切口。

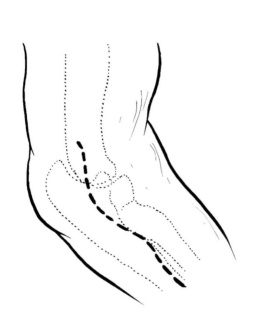

图19-3-42

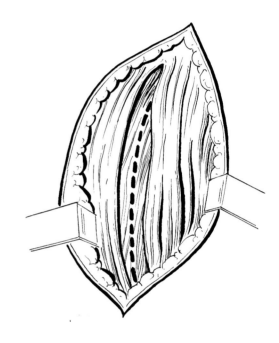

图19-3-43

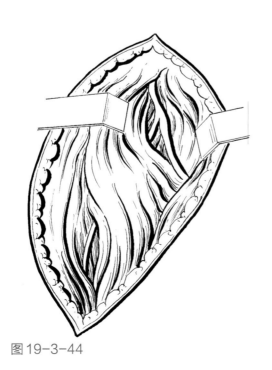

图19-3-44

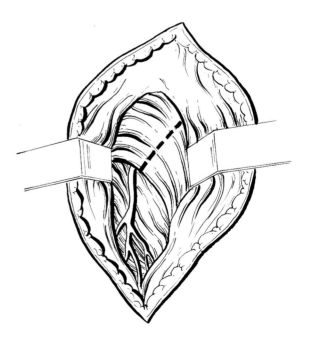

图19-3-45

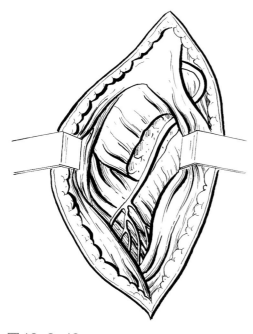

图 19-3-46

术中要点	❶ 在近段，桡神经紧贴腋动脉后走行，以动脉为标志较容易找到桡神经。
	❷ 在臂部，桡神经在外侧间隔后走行于其浅层，可见前臂后皮神经。有时该神经亦较粗大，易被误认为桡神经。所以见到一根神经后，应继续向下探查直至桡神经沟，接近骨缘，有无更大的神经，才判断其为桡神经。
	❸ 如桡神经断伤正好在进入桡神经沟时，两神经断端收缩，不可能在一个切口内全部显露，应分别做腋下切口和臂外侧切口分别显露桡神经近、远端。

第四节　下肢神经显露

一　坐骨神经显露术

（一）经臀部坐骨神经显露

适 应 证	坐骨神经损伤。
禁 忌 证	无明确手术禁忌证。
术前准备	术前行肌电图检查。
麻　醉	硬膜外阻滞麻醉。
体　位	俯卧位。

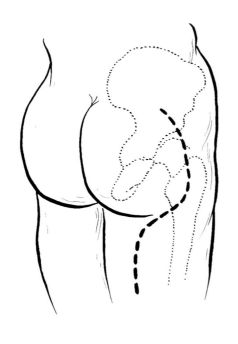 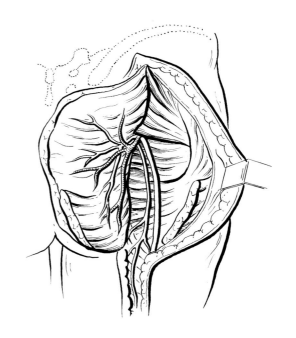

图 19-4-1   图 19-4-2

手术步骤   ❶ 切口   自髂后上棘下外 4～5cm，沿臀大肌斜向下、外到大转子内侧 2.5cm 处弯向内侧到臀沟中点，再向下沿股后中线下行切开（图19-4-1）。

❷ 显露   逐层显露，切开臀大肌筋膜，将臀大肌近其止端处切断，向内上方翻开，显露由梨状肌下孔穿出的坐骨神经，必要时可将梨状肌向上牵开或切断，以充分显露坐骨神经（图19-4-2）。

❸ 缝合   冲洗止血，放置引流管，逐层缝合切口。

术中要点   无。

（二）股部坐骨神经显露

适 应 证   坐骨神经损伤。

禁 忌 证   无明确手术禁忌证。

术前准备   术前行肌电图检查。

麻　　醉   硬膜外阻滞麻醉。

体　　位   俯卧位。

手术步骤   ❶ 切口   自臀沟沿股后正中线向远侧端延伸至腘窝近端（图19-4-3）。

❷ 显露   逐层显露，切开阔筋膜，保护好股后皮神经（图19-4-4）。将股二头肌与半腱肌、半膜肌分离，向两侧牵开（图19-4-5），分离深部，即可显露坐骨神经（图19-4-6）。分离坐骨神经应注意保护其肌支。

❸ 缝合   冲洗止血，放置引流管，逐层缝合切口。

术中要点   无。

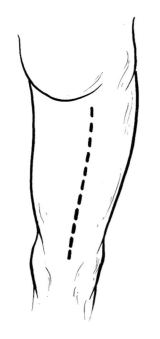

图 19-4-3

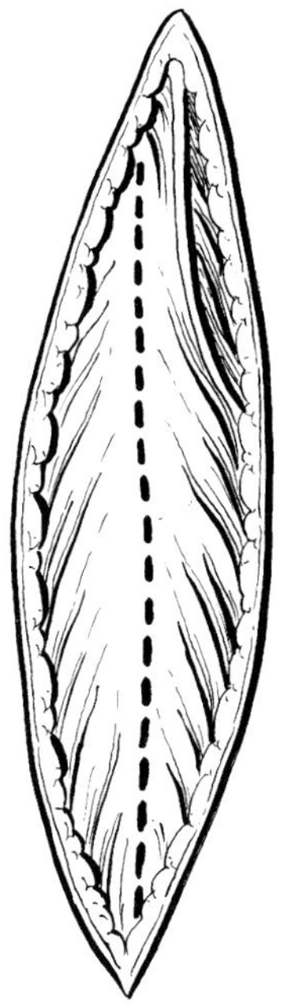

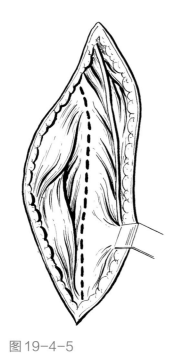

图 19-4-5

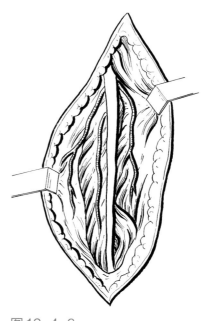

图 19-4-4

图 19-4-6

二 胫神经显露术

（一）腘窝部胫神经的显露

适 应 证	胫神经损伤。
禁 忌 证	无明确手术禁忌证。
术前准备	术前行肌电图检查。
麻　　醉	硬膜外阻滞麻醉。
体　　位	俯卧位。

手术步骤 ❶ 切口　由腘窝内上方向下，沿腘窝皮肤皱纹转向外，至腘窝外侧角转向下，切口呈"S"形（图19-4-7）。

❷ 显露　逐层显露，切开深筋膜，必要时结扎小隐静脉。在切口上部沿股

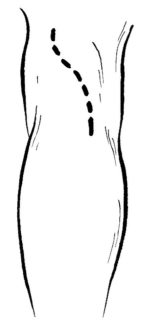

图19-4-7

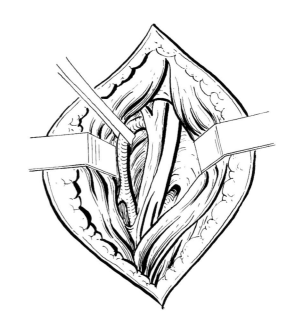

图19-4-8

二头肌与半腱肌、半膜肌之间分开并向两侧牵开，下部沿腓肠肌内外侧头之间分开即可显露腘窝部胫神经全段（图19-4-8）。

❸ 缝合　冲洗止血，放置引流管，逐层缝合切口。

术中要点　　　　　无。

（二）小腿部胫神经显露

适　应　证　　　　胫神经损伤。

禁　忌　证　　　　无明确手术禁忌证。

术前准备　　　　　术前行肌电图检查。

麻　　　醉　　　　硬膜外阻滞麻醉。

体　　　位　　　　患侧卧位，患肢在下，髋和膝关节屈曲，健肢伸直。

手术步骤　　❶ 切口　沿腓肠肌内侧缘下行，至内踝与跟腱内缘之间的中点切开，切口稍呈"S"形（图19-4-9）。

　　　　　　　❷ 显露　沿腓肠肌内侧缘切开深筋膜（注意保护隐静脉及隐神经），向外牵开腓肠肌，显露比目鱼肌。将比目鱼肌内侧缘切开后，连同腓肠肌一起向后牵开，显露血管神经束（图19-4-10）。胫神经先位于胫后血管内侧，继而越过血管浅面，至小腿下部转至血管外侧。

　　　　　　　❸ 缝合　冲洗止血，放置引流管，逐层缝合切口。

术中要点　　　　　无。

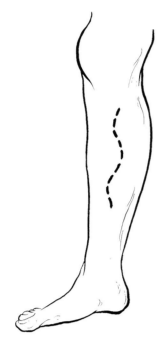

图 19-4-9

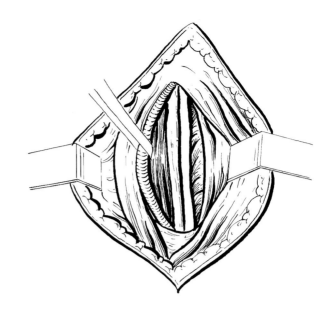

图 19-4-10

三　腓总神经显露术

（一）腘窝部腓总神经显露

适 应 证　　　腓总神经损伤。

禁 忌 证　　　无明确手术禁忌证。

术前准备　　　术前行肌电图检查。

麻　　醉　　　硬膜外阻滞麻醉。

体　　位　　　俯卧位。

手术步骤　　❶ 切口　由腘窝外上方沿股二头肌内侧缘向下至腓骨颈向前继而向下（图
　　　　　　　　19-4-11）。

　　　　　　❷ 显露　逐层显露，切开深筋膜，将股二头肌腱向外牵开，即可显露沿该
　　　　　　　　肌内侧缘下行的腓总神经。如需要显露腓浅神经及腓深神经，将腓骨长
　　　　　　　　肌和趾长伸肌在腓骨颈处切断，牵向后侧，即可显露（图19-4-12）。

　　　　　　❸ 缝合　冲洗止血，放置引流管，逐层缝合切口。

术中要点　　　无。

（二）小腿部腓深神经显露

适 应 证　　　腓神经损伤。

禁 忌 证　　　无明确手术禁忌证。

术前准备　　　术前行肌电图检查。

麻　　醉　　　硬膜外阻滞麻醉。

539

体　位　　　　俯卧位。

手术步骤　　　❶ 切口　由腓骨头开始向前下方，沿胫骨前肌外侧向远端纵行切开（图19-4-13）。

❷ 显露　沿切口切开深筋膜，在胫骨前肌与跗长伸肌之间分离并向两侧牵开，即可显露腓深神经及其伴行的胫前血管（图19-4-14）。

❸ 缝合　冲洗止血，放置引流管，逐层缝合切口。

术中要点　　　无。

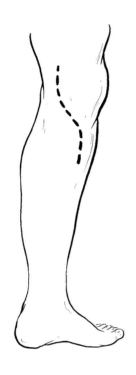

图19-4-11

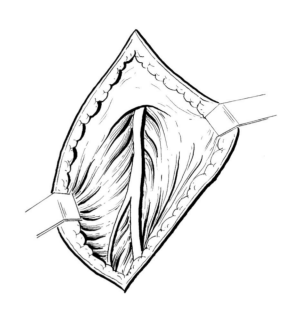

图19-4-12

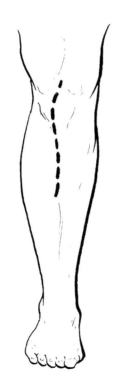

图19-4-13

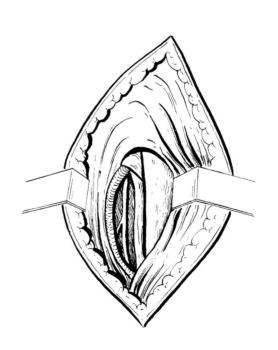

图19-4-14

第二十章
骨与关节化脓性感染手术

视频目录

扫描二维码，
观看本书所有
手术视频

第一节 急、慢性骨髓炎的手术治疗

一 急性骨髓炎开窗减压冲洗引流术

适 应 证
❶ 全身治疗2～3天或发病后6～7天，全身症状和局部症状改善不明显甚至加重者。

❷ 临床诊断脓肿形成者。

❸ 严重急性骨髓炎者。

❹ 急性骨髓炎穿刺吸引术效果不佳者。

禁 忌 证 全身情况差不能耐受手术者。

术前准备 改善全身营养状况。

麻 醉 气管内插管全身麻醉或上肢臂丛神经阻滞麻醉或下肢硬膜外阻滞麻醉。

体 位 仰卧位。

手术步骤
❶ 切口 在脓肿最明显部位做切口直达骨膜，纵行切开骨膜，即可发现骨膜下脓肿。

❷ 开窗 在皮质上有脓液渗出部位钻孔（图20-1-1），用电锯或骨刀长方形开窗（图20-1-2）。

❸ 放置冲洗引流管 吸尽脓液，不作搔刮，放置冲洗引流管。采用2根直径在3～5mm的引流管，将其一端剪成斜面或"V"形并开3～5个侧孔。出管必须与入管等粗或略粗，侧孔亦要相对多一些。两管平行置于骨髓腔内，入管要置于高位，出管要置于低位，以利于引流。出、入管均在正常组织处引出并用丝线固定牢固，以免脱落（图20-1-3）。

❹ 缝合 缝合皮肤，固定引流装置。

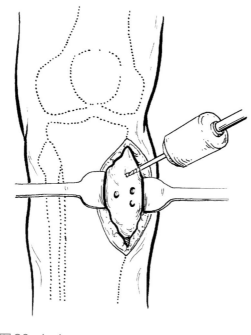

图20-1-1

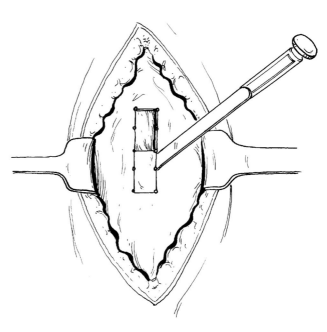

图20-1-2

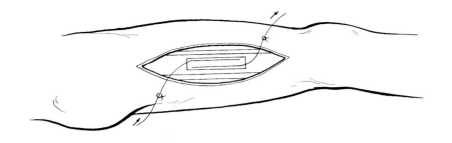

图 20-1-3

术中要点	❶ 勿损伤重要血管、神经和肌腱等。
	❷ 勿损伤骨骺。
	❸ 术中不做骨膜剥离，以免影响骨质血运。
	❹ 骨质开窗时要先钻孔再用骨刀或电锯开窗，以防骨折发生。
	❺ 脓液要做细菌培养和药物敏感试验。
	❻ 放置冲洗引流管要从正常组织戳孔引出，术后持续抗生素液体冲洗。
术后处理	❶ 合理应用全身抗生素，先应用广谱高效抗生素，后根据药物敏感试验予以调整。抗生素要应用至体温降至正常后2周。
	❷ 可用庆大霉素4万U/500ml盐水和氯霉素0.25g/500ml盐水交替冲洗，每天用量4000～6000ml。为保证术后冲洗引流管通畅，术后72小时内应每2～3小时快速冲洗引流管约半分钟，以免血凝块堵塞或脓栓堵塞。冲洗引流时间为1～2周。拔管指征为体温正常3天，局部无炎症，冲洗引流液清亮，培养无细菌生长。要先拔除入水管，数小时至24小时后再拔除出水管。若出水管拔除太晚，有逆行感染的可能。

二 慢性骨髓炎的手术治疗

适 应 证	凡是有死骨、死腔、窦道流脓并有充分新骨形成，包壳强度能支持肢体者。
相对禁忌证	骨性包壳未充分形成者，单纯采用开窗减压手术需慎重，避免术中或术后医源性骨折。
术前准备	❶ 根据术前估计的清创范围，若彻底清创后可能导致骨缺损或者不稳定，应准备相应的填充物、内固定或外固定材料。
	❷ 改善全身营养状况。
麻 醉	气管内插管全身麻醉或上肢臂丛神经阻滞麻醉或下肢硬膜外阻滞麻醉。
体 位	仰卧位。
手术步骤	❶ 切口 先切除窦道和瘢痕组织，根据病情作适当延长切口并直达深筋膜（图20-1-4）。
	❷ 碟形开窗 纵行切开骨膜，摘除死骨，用骨刀凿除骨腔边缘部分骨质，

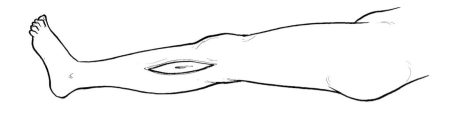

图 20-1-4

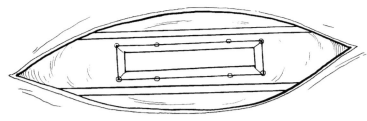

图 20-1-5

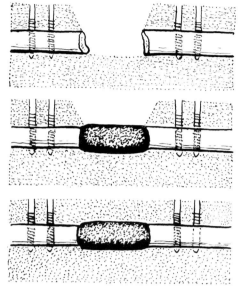

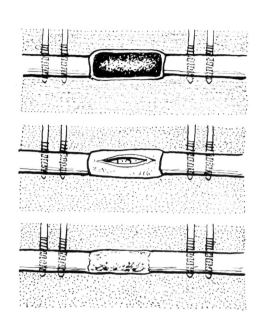

图 20-1-6

ER20-1-1
Masquelet
技术治疗糖
尿病足

使死腔成为碟形（图 20-1-5）。

❸ 彻底刮除炎性肉芽组织，根据不同情况选择以下一种或几种术式：

（1）消灭死腔：若病变浅小，周围有丰富的软组织，可将皮下组织和皮肤做全层间断缝合，使软组织向碟形腔内凹来消灭死腔。

（2）带肌蒂瓣填充：若死腔较大，可行带肌蒂瓣填充，即采用切口邻近的健康肌肉从远端游离一股，将有宽大蒂部且血液循环良好的肌瓣充填死腔。

（3）放置冲洗引流管：同急性骨髓炎开窗减压冲洗引流术。

❹ 缝合　冲洗，缝合切口。

❺ Masquelet 技术修复骨缺损　对于较大的死腔，或者清创后造成大范围的骨缺损，可采用该技术修复缺损区（图 20-1-6）。具体操作步骤为：①骨缺损部位彻底清创，对骨折进行稳定固定；②用抗生素骨水泥填充骨缺损部位；③软组织充分包裹骨水泥；④6～8 周后骨水泥周围诱导膜形成；⑤纵行切开诱导膜，移除骨水泥，填充自体松质骨（或皮质骨、同种异体骨与人工骨），之后缝合诱导膜；⑥移植骨与周围骨质融合。

术中要点

❶ 若在窦道内注射亚甲蓝可指导切除范围。

❷ 少剥离骨膜，以免影响血供而引起感染复发或死骨形成。

❸ 未准备固定材料时，开骨窗要先钻孔再用骨刀或电锯开窗，同时还要防止过多去除骨质，其目的均是防止骨折发生。

❹ 若行带肌蒂瓣填充术，应无张力缝合伤口。注意要保留肌瓣的血管、神

经；皮瓣张力要小，勿扭转；肌瓣不宜过长。

❺ 采用Masquelet技术治疗骨感染，诱导膜内植骨建议首选自体骨，采用混合方式植骨，自体骨需占一半以上的比例。

术后处理　同急性骨髓炎开窗减压冲洗引流术。

第二节　化脓性关节炎的手术治疗

一　四肢主要关节的穿刺吸引术

适 应 证　凡怀疑有关节感染者，均应采用穿刺吸引术。目的：①一旦吸出关节液混浊甚至脓性，经涂片发现有细菌或大量白细胞甚至脓细胞，诊断即可成立。②吸出关节渗出液，及时冲洗出纤维蛋白和细胞释出的溶酶体等有害物质，避免对关节软骨造成不可逆的损伤。③局部注入抗生素以达到消灭感染的治疗作用。

禁 忌 证　全身情况差不能耐受手术者。

术前准备　改善全身营养状况。

麻　　醉　局部浸润麻醉。

体　　位　取便于进针、舒适的体位为宜。

手术步骤　❶ 选用9号或更粗一些的长针头，注射器以20ml为宜。

❷ 按关节穿刺要求进针点进针（具体进针点的选择见下述）。

❸ 要尽量将脓液抽吸干净，并送涂片和细菌培养加药物敏感试验。

❹ 将针头留置原位，用另一支无菌注射器将抗生素注入。

主要关节穿刺点

❶ 腕关节　从腕背部鼻烟窝内侧或尺骨茎突外侧进针（图20-2-1）。

❷ 肘关节　肘关节屈曲，在肘后侧鹰嘴与肱骨外侧髁之间进针（图20-2-2）。

❸ 肩关节　可从前、外、后侧进针，但最常用的是前侧即从三角肌前缘进针（图20-2-3）。

❹ 踝关节　有两个部位可供选择：①在胫前肌腱与内踝之间进针。②在趾长伸肌腱与外踝之间进针（图20-2-4）。

❺ 膝关节　在髌骨外上角或内上角斜向下方刺入（图20-2-5）。

❻ 髋关节　①前方：腹股沟韧带中点下外各2.5cm处垂直进针，进针时要触摸股动脉，要在其外侧进入。②外侧方：大粗隆下沿股骨颈方向进

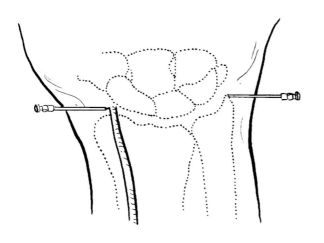

图20-2-1

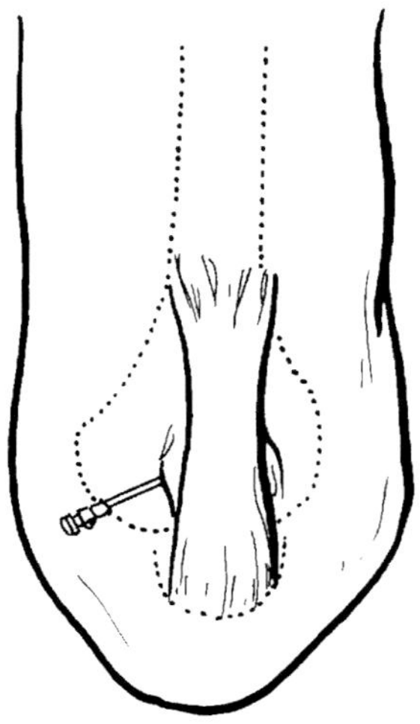

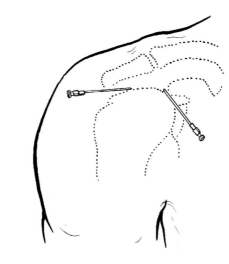

图20-2-3

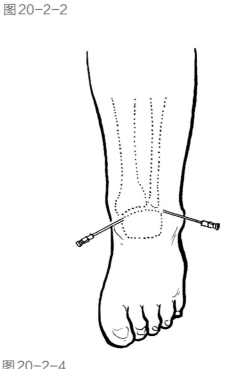

图20-2-2

图20-2-4

针。③后侧方：大粗隆中心与髂后下棘连线的中、外 1/3 交界处垂直进针（图20-2-6）。

术中要点

❶ 穿刺点要远离血管、神经和腱鞘，以免误伤。

❷ 要严格无菌操作。

❸ 若遇到阻力消失或有刺入充气的球囊样感，则表示进入关节。

❹ 若脓液浓稠或组织凝块阻塞针头而不能吸出时，可注入 1～2ml 生理盐水后再吸引，可反复使用。

术后处理

❶ 拔针后用无菌棉球或纱巾敷盖。

❷ 术后应及时送涂片和细菌培养加药物敏感试验。

❸ 穿刺后应向关节内注入抗生素，以后根据药物敏感试验情况及时调整。

❹ 全身合理应用抗生素。

❺ 穿刺关节要适当制动或固定。

❻ 每天穿刺一次，如果抽出液逐渐变清，局部症状和体征缓解，说明治疗有效，可以继续使用，直至关节积液消失，体温正常。如抽出液性质转劣而变得更为混浊甚至成为脓性，说明治疗无效，应改为切开引流或切开冲洗引流术。

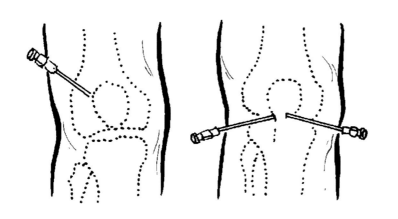

图 20-2-5

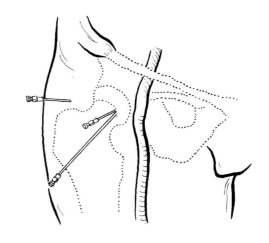

图 20-2-6

二　四肢大关节化脓性关节炎切开冲洗引流术

适 应 证　凡是急性化脓性关节炎诊断明确者，均应急诊行手术治疗。目的：①控制感染，防止关节软骨破坏。②减轻疼痛。③防止或减轻肌肉挛缩和关节畸形的发生。

禁 忌 证　全身情况差不能耐受手术者。

术前准备　改善全身营养状况。

麻　　醉　气管内插管全身麻醉或上肢臂丛神经阻滞麻醉或下肢硬膜外阻滞麻醉。

体　　位　除髋关节和肩关节后侧切开冲洗引流术需俯卧位外，余均可采用仰卧位。

手术步骤　❶ 膝关节　膝关节内侧弧形切口，长 10～12cm（图 20-2-7）。切开皮肤、皮下组织及内侧支持带、关节囊，使关节屈曲，将髌骨外翻，吸出脓液并用大量盐水冲洗，置冲洗引流管后闭合切口。

❷ 髋关节　由髂前上棘稍下开始，沿缝匠肌与阔筋膜张肌之间向下做 8～10cm 前切口（图 20-2-8）。将两肌向内、外侧牵开，显露股直肌并向内牵开，距其止点下约 5cm 处可见旋股外侧动、静脉越过切口，将其夹住、切断、结扎。显露并切开关节囊，吸出脓液，大量盐水冲洗，置冲洗引流管后闭合切口。

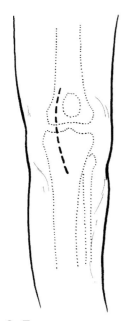

图 20-2-7

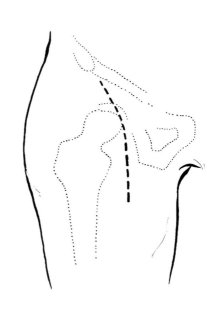

图 20-2-8

547

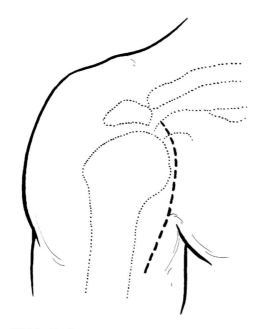

图 20-2-9

❸ 肩关节　从肩峰前缘沿三角肌与胸大肌间沟做"7"形切口，注意勿损伤头静脉（图20-2-9）。将三角肌向外牵拉显露关节囊并切开，同时还应切开肱二头肌长头腱鞘，但要注意勿损伤。吸出脓液，大量生理盐水冲洗，置冲洗引流管后闭合切口。

术中要点　❶ 如果关节内有大量积脓（液）或关节囊明显肿胀，可先行穿刺吸引或在关节囊上切一小口吸出脓液后再扩大切口，以防止周围组织被污染。

❷ 关节内的肉芽组织或坏死脱落的软骨应予以清除。

❸ 置管方法要正确。

术后处理　❶ 合理应用全身抗生素，先应用广谱高效抗生素，后根据药物敏感试验结果予以调整。抗生素要应用至体温正常后2周。

❷ 术后根据病情可行牵引或石膏外固定。

❸ 急性炎症消失后，应主动活动该关节。

❹ 冲洗引流管要保持通畅，一旦脱落或阻塞，经冲管无效，应进手术室重新置管。

❺ 拔管指征见第一节。

三　化脓性膝关节炎关节切开引流术

适 应 证　见四肢大关节化脓性关节炎切开冲洗引流术。

麻　　醉　硬膜外阻滞麻醉。

禁 忌 证　全身情况差不能耐受手术者。

术前准备　改善全身营养状况。

体　　位　仰卧位。

手术步骤　❶ 切口　于髌骨内、外侧1cm处各做一平行切口，长7～10cm，直至髌

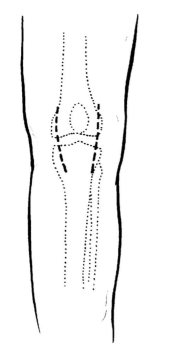

图20-2-10

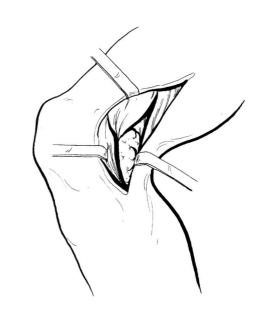

图20-2-11

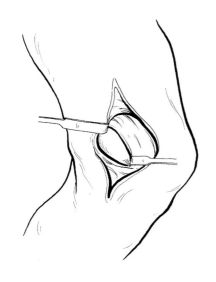

图20-2-12

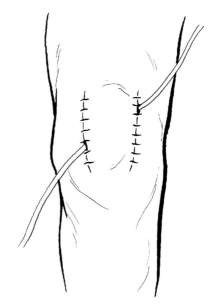

图20-2-13

韧带两侧，以防止日后形成积脓（图20-2-10）。

❷ 切开关节囊　切开皮肤、皮下组织和内、外侧支持带及关节囊，进入关节腔（图20-2-11）。大量盐水冲洗，去除脓液、纤维块和坏死脱落组织，注入抗生素（图20-2-12）。

❸ 缝合关节囊　行闭式引流吸引（图20-2-13）。

上述步骤可在膝关节镜下进行，术中仔细清理髌上囊、外侧间室、内侧间室后，如第3步骤放置引流管冲洗引流。

术中要点	见化脓性关节炎切开冲洗引流术。
术后处理	见化脓性关节炎切开冲洗引流术。

四　化脓性关节炎关节腔灌注术

适 应 证	见四肢大关节化脓性关节炎切开冲洗引流术。

禁 忌 证	❶ 全身情况差不能耐受手术者。
	❷ 脓性分泌物较多，估计灌洗无效者，建议行切开冲洗引流术。
术前准备	改善全身营养状况。
麻　　醉	硬膜外阻滞麻醉。
体　　位	仰卧位。
手术步骤	❶ 穿刺　用套管针于膝关节的两侧向关节腔方向穿刺（图20-2-14）。
	❷ 置管　经穿刺套管插入两根塑料管或硅胶管并留置在关节腔内，退出套管，用丝线缝合固定两管以防脱落，一根为灌注管，每天滴入带抗生素的生理盐水，另一根为引流管，接负压吸引装置（图20-2-15）。
术中要点	穿刺成功后，术中试行冲洗引流管，避免术后引流管堵塞效果欠佳。
术后处理	同急性骨髓炎开窗减压冲洗引流术。

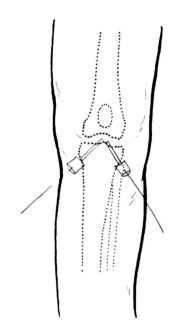

图20-2-14

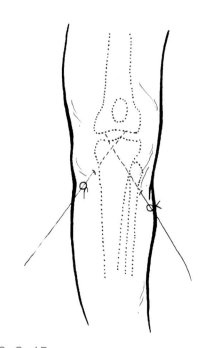

图20-2-15

第二十一章
截肢术

视频目录

扫描二维码，
观看本书所有
手术视频

适　应　证

❶ 全周围血管疾病　动脉硬化、动脉闭塞性疾病、动脉硬化伴有糖尿病等引起肢体缺血性坏死并发感染。这是老年人与和平时期截肢的常见原因。

❷ 肢体的严重创伤　肢体严重损伤而致缺血无法修复，肢体严重毁损伤无法重建其生理功能，以及烧伤、冻伤、电击伤等导致肢体坏死。这是截肢最常见的原因。

❸ 肢体肿瘤　尚未出现远处转移的肢体恶性肿瘤；已出现远处转移，但为了减轻因瘤体破溃、感染、病理骨折等引起剧痛的肢体恶性肿瘤；因瘤体巨大或局部切除仅能保留无功能肢体的良性肿瘤。肢体肿瘤要先考虑行保肢手术，只有在无法保肢的情况下才行截肢术。

❹ 肢体严重感染　气性坏疽，非气性坏疽性急性感染危及生命，慢性感染者长期不愈合并且肢体功能严重受损甚至癌变等。

❺ 神经疾病或损伤　神经疾病或损伤造成肢体瘫痪并发营养性溃疡甚至继发严重感染。

❻ 先天性或后天性畸形　如多指（趾）、巨指（趾）等畸形影响功能者，创伤后肢体严重畸形且不具备手术矫治条件者。

❼ 截肢术后残端不良　如残端骨质外露或残端骨髓炎等可考虑再截肢。

截肢平面

随着假肢技术的发展，截肢平面已不很重要，在满足外科治疗要求的前提下，要尽可能保留肢体长度，重要的是伤口要一期愈合，无痛，残端可持重等。术前通过对受损肢体脉搏、皮温、血流图等检查，可获得因血管疾患需截肢的截肢平面。术中可通过对小动脉喷血和肌肉收缩力的观察，进一步确定截肢平面合适与否。参考截肢平面见图21-1-1～图21-1-3。

止血带

除缺血性疾病外，均可采用止血带。但感染或恶性肿瘤的肢体不宜采用驱血带，而应采用肢体抬高5分钟后上止血带。

残端处理

❶ 皮瓣　覆盖残端的皮肤必须有良好的血运和感觉，皮瓣不宜过紧，以可以移动但不显多余为宜。深筋膜和皮肤之间要避免做不必要的分离，以免影响血供。皮瓣边缘出血是观察皮瓣有足够血供的标志。除个别部位外，切口两端的"猫耳朵"对安装假肢不利，应修整。

❷ 肌肉　一般要求保留在预计截骨平面下5cm长，然后在骨端钻孔固定，也可前后和左右的肌肉及筋膜互相缝合来完全覆盖骨端。避免将肌肉切成斜面而使缝合后形成"圆锥状残端"。

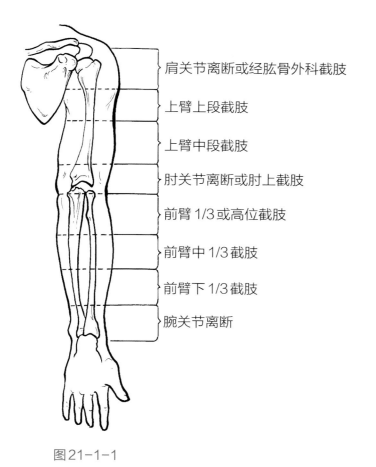

肩关节离断或经肱骨外科截肢

上臂上段截肢

上臂中段截肢

肘关节离断或肘上截肢

前臂 1/3 或高位截肢

前臂中 1/3 截肢

前臂下 1/3 截肢

腕关节离断

图 21-1-1

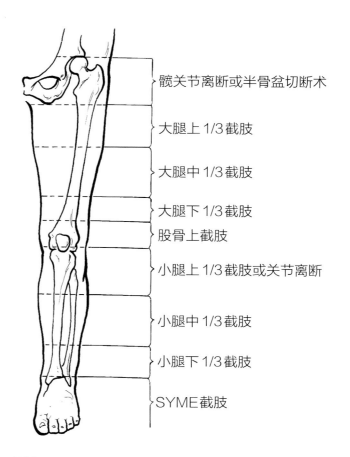

髋关节离断或半骨盆切断术

大腿上 1/3 截肢

大腿中 1/3 截肢

大腿下 1/3 截肢

股骨上截肢

小腿上 1/3 截肢或关节离断

小腿中 1/3 截肢

小腿下 1/3 截肢

SYME 截肢

图 21-1-2

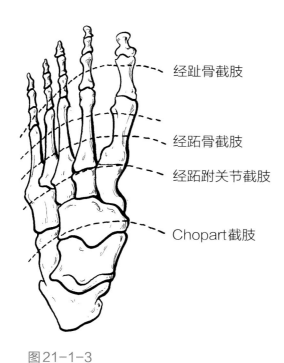

经趾骨截肢

经跖骨截肢

经跖跗关节截肢

Chopart 截肢

图 21-1-3

❸ 神经　将神经轻轻向远端牵拉，锐刀切断让其收缩在骨端之上的肌肉中，但不要强力牵拉，以免术后发生神经瘤和幻肢痛。对大的神经应先结扎血管再切断。

❹ 血管　知名动脉近端要结扎加缝扎，小血管行单一结扎即可。

❺ 骨　避免过多剥离骨膜而造成环形骨坏死，残留骨端用骨锉打磨光滑，没有良好软组织覆盖的骨凸部分应予以切除。

术后并发症及处理

❶ 血肿形成　主要是血管结扎不可靠所致。血肿形成将延迟伤口愈合，并可成为细菌生长的培养基而造成感染。截肢术后应常规在床头备好止血

带。较少的出血可采用抽吸或拆除2针缝线，将血肿引流后加压包扎，出血量大时应急诊手术止血。

❷ 感染　以周围血管疾病，尤其是糖尿病患者多见，也见于严重开放性创伤患者。若有脓肿形成，应拆除部分缝线引流并合理使用抗生素，严重者应行清创、冲洗引流术或在更高位行再次截肢术。

❸ 坏死　轻度的切口边缘坏死可保守治疗并愈合。严重的坏死则表示残端血供不足，应行更高位截肢术。

❹ 溃疡和窦道形成　为感染、皮肤坏死、异物等原因所致，可根据病因进行治疗。

❺ 挛缩　术后挛缩可通过残肢放置恰当位置、肌肉功能锻炼和关节活动以及支具的佩戴等预防和矫正，严重者可通过楔形管型石膏或手术松解来矫正。

❻ 神经瘤　神经瘤可以造成疼痛，可采用适当变动假肢和避免局部受压，严重者可考虑手术切除。

❼ 幻觉　主要是幻肢感和幻肢痛。幻肢感是常有的，但在装假肢后常常会减轻。幻肢痛极少出现，一旦出现就非常难治，应以预防为主。术后可应用1周左右的止痛剂来预防。治疗可采用药物治疗、心理治疗、超声波、水疗、经皮电刺激、残端上部筋膜腔封闭以及腰交感神经节封闭等。

❽ 死亡　多发于老年人及严重创伤和下肢截肢等。

第二节　上肢截肢术

一　截指术

适 应 证	见总论。
禁 忌 证	无明显禁忌证。
术前准备	截肢平面设计见总论。
麻　　醉	臂丛神经阻滞麻醉。
体　　位	仰卧位，患肢伸直外展置于上肢手术台上。
手术步骤	❶ 切口　掌侧长背侧短切口，长度比例为2：1（图21-2-1），用掌侧皮瓣覆盖残指端示指和第5指掌指关节离断的切口（图21-2-2）。

❷ 肌腱、神经和血管的处理　在皮瓣回缩的平面切断屈、伸肌腱任其自动回缩，结扎两侧指动、静脉，游离神经轻轻下拉用锐刀切断，任其自行回缩。

❸ 截骨　在预计截骨平面处环形切开骨膜并少许剥离，横行截骨，骨端边缘锉平。

❹ 缝合　冲洗伤口，间断缝合（图21-2-3）。

术中要点

❶ 为减少皮瓣的张力和不影响愈合，切掌侧皮瓣时应使该指伸直，切背侧皮瓣时应使该指屈曲。

❷ 如指间关节离断，骨端的扩大部分应做修整。

❸ 尽可能地保留手指的长度、感觉以及手的握力，手指的捏物和夹物等功能。

❹ 对损伤严重的拇指应设法保留，要绝对地保留其长度，若有组织缺损，可采用皮瓣转移来解决，而不要轻易缩短其骨长度。

❺ 经示指近节截骨，为了便于拇指与中指的捏物功能和改善外观，可做经第2掌骨截断远端去除，截骨的平面在第2掌骨基底部约2cm处（图21-2-4）。

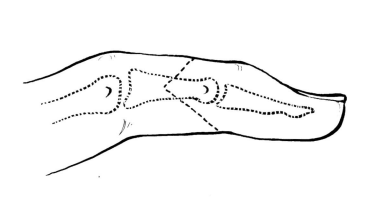

图21-2-1

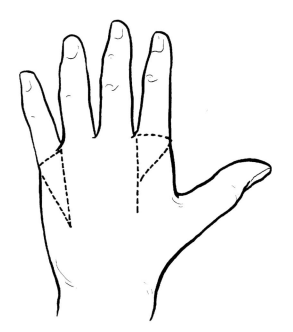

图21-2-2

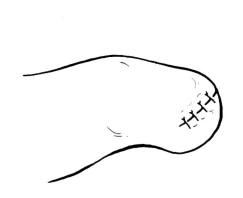

图21-2-3

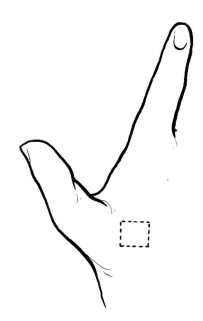

图21-2-4

555

术后处理　　局部加压包扎，患肢抬高，应用抗生素预防感染，2～3天后更换敷料，术后12～14天拆线。

二　腕关节离断术

适　应　证　　见总论。

禁　忌　证　　无明显禁忌证。

术前准备　　截肢平面设计见总论。

麻　　　醉　　臂丛神经阻滞麻醉。

体　　　位　　仰卧位，患肢伸直外展置于上肢手术台上。

手术步骤
① 切口　掌侧长、背侧短皮瓣，比例为2：1。切口从桡骨茎突远端1.5cm处开始，向远端延伸越过手掌，再转向近侧，止于尺骨茎突的远端约1cm处，背侧切口与掌侧切口相连成为一个短皮瓣（图21-2-5）。

② 肌腱、神经和血管的处理　在桡腕关节近侧游离，结扎后切断桡、尺动静脉，高位切断正中神经、桡神经和尺神经，切断所有屈、伸肌腱，任其回缩至关节之上。

③ 关节离断　环形切开关节囊将关节离断（图21-2-6）。切除桡、尺骨茎突并锉平。

④ 缝合　冲洗、松止血带后彻底止血，放置引流条，逐层缝合切口。

术中要点
① 术中不要损伤下尺桡关节和三角纤维软骨，以保全前臂旋转功能和避免关节疼痛（图21-2-7）。

② 如经腕骨截骨术，应将腕屈、伸肌腱止点切断后向上翻，然后在远近排

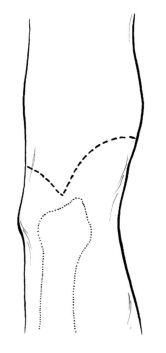

图21-2-5

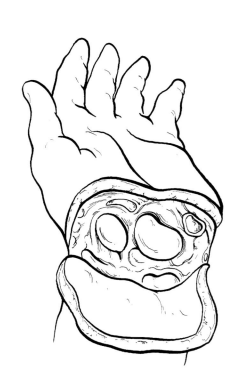

图21-2-6

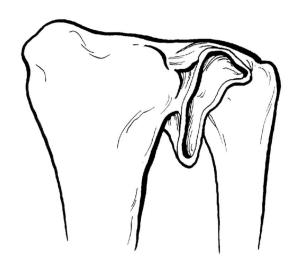

图21-2-7

腕骨间截骨并锉平，再将腕屈、伸肌腱止点固定于残留腕骨上。

术后处理　局部加压包扎，患肢抬高，应用抗生素预防感染，术后24～48小时拔除引流条，术后12～14天拆线。经腕骨截骨术后应适度做轻微的腕关节屈伸活动。

三　前臂截肢术

适 应 证　见总论。

禁 忌 证　无明显禁忌证。

术前准备　截肢平面设计见总论。

麻　　醉　臂丛神经阻滞麻醉。

体　　位　仰卧位，患肢伸直外展置于上肢手术台上。

手术步骤
❶ 切口　前后等长皮瓣（图21-2-8）。
❷ 肌腱、神经和血管的处理　在截骨平面近侧缝扎后切断桡、尺动脉和伴行静脉，高位切断正中神经、尺神经及桡神经，断端止血。在预计截骨平面远端切断肌肉让其回缩至截骨平面。
❸ 截骨　在预计截骨平面处环形切开骨膜并少许分离，然后横行截断尺、桡骨，边缘锉平。
❹ 缝合　冲洗，松止血带，彻底止血，放置引流条，逐层缝合切口，加压包扎。

术中要点
❶ 要尽可能长地保留前臂，但由于前臂下1/3软组织薄弱，对于血管损伤病例，中1/3要较下1/3更为安全。上1/3截肢，即使由于种种原因而保留肢体很短，也优于肘关节离断和肘上截肢。
❷ 如截骨平面在肱二头肌止点下4cm以内时，应将肱二头肌腱切除2.5cm

557

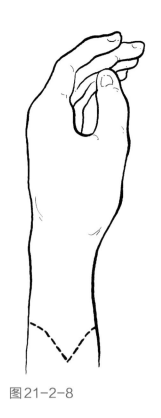

图21-2-8

以便于安装假肢，而肘关节屈曲功能可由肱桡肌和肱肌的替代而将不会受到很大影响。

❸ 大血管和神经伴行血管要处理确实可靠，以免术后出血。

术后处理 见总论。

四　肘关节离断术

适　应　证　见总论。

禁　忌　证　无明显禁忌证。

术前准备　截肢平面设计见总论。

麻　　　醉　臂丛神经阻滞麻醉、高位硬膜外阻滞麻醉或气管内插管全身麻醉。

体　　　位　仰卧位，患肢伸直外展置于上肢手术台上。

手术步骤　❶ 切口　做前后等长皮瓣，切口自肱骨内、外髁开始，前侧越过肱二头肌止点，后缘至尺骨鹰嘴远端2.5cm处（图21-2-9）。

❷ 肌腱、神经和血管的处理　在肱骨内上髁切断屈肌群，向远端翻开，显露肱二头肌腱内侧的血管、神经束，在肘关节近端双重结扎并切断肱动、静脉。高位切断正中神经，使其回缩至关节之上，断端止血，在肱骨内上髁后方的尺神经沟内游离并处理尺神经。切断肱二头肌腱和肱肌止点，在肱肌和肱桡肌之间显露桡神经并高位切断，断端止血。

❸ 关节离断　在距关节线平面以远5～6cm处横行切断伸肌群并向近端翻转，切断肱三头肌附着点，切开关节囊完成肘关节离断。

❹ 缝合　要保留完整的肱骨关节面，将肱三头肌和肱二头肌及肱肌缝合，将残留的伸肌内翻缝合于内上髁肌肉残端，从而覆盖裸露的骨凸部位，

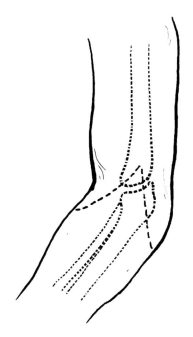

图21-2-9

冲洗、松止血带，彻底止血，逐层缝合切口，放置引流条，加压包扎。

术中要点　❶ 切口的皮瓣要宁长勿短，以免切口缝合时有张力。

❷ 为了能完成肘关节离断术，有时可做不规则皮瓣。

❸ 伸肌群切断至少要在肘关节平面以远5～6cm，否则不能向内翻与内上髁肌肉残端相缝合。

❹ 要保留完整的肱骨关节面。骨突起部位要用肌肉覆盖，以免日后出现残端痛或破损。

❺ 大血管和神经伴行血管的处理要确实可靠，以免术后出血。

❻ 松止血带后要对创面仔细止血后再缝合。

术后处理　同前臂截肢术。

五　上臂截肢术

适 应 证　见总论。

禁 忌 证　无明显禁忌证。

术前准备　截肢平面设计见总论。

麻　　醉　臂丛神经阻滞麻醉、高位硬膜外阻滞麻醉或气管内插管全身麻醉。

体　　位　仰卧位，患肢伸直外展置于上肢手术台上。

手术步骤　❶ 切口　可做前后等长皮瓣，每一皮瓣的长度应等于上臂截肢平面的1/2直径稍多些（图21-2-10）。

❷ 肌肉、血管及神经的处理　于截骨平面近端缝扎后切断肱动、静脉，高位切断正中神经、尺神经以及桡神经，断端止血。在截骨平面以远约1cm处切断肱骨前侧肌群，在截骨平面以远4～5cm处切断肱三头肌。

559

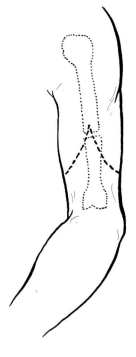

图 21-2-10

③ 截骨　在预计截骨平面处环形切开骨膜并少许剥离，然后横行截骨，骨端边缘锉平。

④ 缝合　松止血带，彻底止血，冲洗，修整肱三头肌成较薄的肌筋膜瓣，翻向前方与肱二头肌缝合，逐层关闭，放置对口引流条，加压包扎。

术中要点

❶ 要尽量不在同一平面上切断尺神经、正中神经和桡神经，以免在同一平面形成较大神经瘤而影响假肢的安装。

❷ 上肢截肢术较下肢易发生神经瘤或幻肢痛，因此处理神经时一定要轻柔，不可强力牵拉，特别是处理皮神经时更应如此。

❸ 肘上截肢后所安装的假肢有一个机械结构的"肘关节"，其长度需要3.8cm，因此肘上截肢时，其截骨平面至少要在肘关节上4cm。

❹ 大血管和神经伴行血管的处理要确实可靠，以免术后出血。

❺ 松止血带后要对创面仔细止血再缝合。

术后处理　术后应尽早锻炼残肢的外展和上举功能，以防顽固性残肢内收，其余同"肘关节离断术"。

六　　经肱骨外科颈截肢术

适 应 证　见总论。

禁 忌 证　无明显禁忌证。

术前准备　截肢平面设计见总论。

麻　　醉　臂丛神经阻滞麻醉、高位硬膜外阻滞麻醉或气管内插管全身麻醉。

体　　位　仰卧，患肩下垫沙袋，使躯干与手术台面呈45°角，患肢外展外旋位。

手术步骤　❶ 切口　经喙突开始，沿三角肌前缘，经其止点转向后缘达腋后皱襞，经

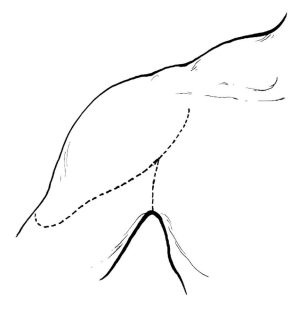

图 21-2-11

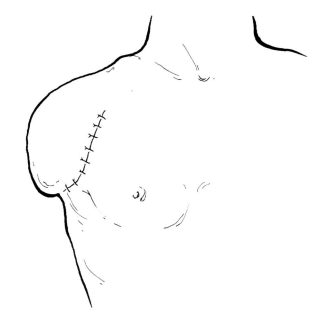

图 21-2-12

腋部前后相连（图21-2-11）。

❷ 肌腱、神经和血管的处理　将三角肌连同皮肤和皮下组织一并向外侧翻开，在胸大肌与三角肌之间双结扎并切断头静脉，在肱骨止点处切断胸大肌。在胸小肌与喙肱肌之间显露血管神经束，在胸小肌下缘双重结扎并切断腋动、静脉。分离正中神经、尺神经、桡神经以及肌皮神经并高位切断，断端止血，让其缩回胸小肌近侧。切断三角肌在肱骨止点处并向外上翻，将大圆肌和背阔肌在肱二头肌沟附近切断，在预截骨平面以远2cm处切断肱二头肌长、短头以及肱三头肌和喙肱肌。

❸ 截骨　沿外科颈方向截骨并锉平骨端边缘。

❹ 缝合　冲洗，止血。将肱三头肌长头、肱二头肌长、短头以及喙肱肌在骨端处缝合，将胸大肌转向外侧在骨端缝合，修整外侧三角肌皮瓣，覆盖伤口缝合，放置引流管（图21-2-12）。

术中要点

❶ 三角肌和皮下组织不要分离，以免皮瓣发生坏死。

❷ 切开前侧皮肤时不要用力过大，以免因过深而损伤头静脉。

❸ 处理腋部血管时要轻柔、仔细、准确，以防破裂出血，尤其是要防止腋静脉撕裂而发生空气栓塞。

❹ 大血管和神经伴行血管的处理要确实可靠，以免术后出血。

❺ 因腋部神经较多，术中不要将神经误认为血管而行结扎，否则术后会出现神经瘤而致残肢剧痛。

❻ 因创腔大、出血多，因此关闭伤口前要仔细检查并止血彻底，同时引流要通畅，建议用负压吸引为好。

术后处理

❶ 局部加压包扎。

❷ 保持引流通畅，若引流量较多，局部可加用纱带压迫并应用止血药。

❸ 术后48～72小时或24小时引流量少于50ml拔除引流管。

❹ 注意观察生命体征。

❺ 应用抗生素预防感染。

❻ 一般术后12～14天拆线。

561

七　　肩关节离断术

适 应 证	见总论。
禁 忌 证	无明显禁忌证。
术前准备	截肢平面设计见总论。
麻　　醉	臂丛神经阻滞麻醉、高位硬膜外阻滞麻醉或气管内插管全身麻醉。
体　　位	仰卧，患肩下垫沙袋，使躯干与手术台面呈45°角，患肢外展外旋位。

手术步骤　❶ 切口及显露　同经肱骨外科颈截肢术。

❷ 关节离断　将上臂内旋，显露并切断冈上、冈下、小圆肌等外旋肌群和关节囊。再极度外旋上臂，切断前关节囊和肩胛下肌，最后切断肱三头肌止点并切开肩关节下方关节囊完成关节离断（图21-2-13）。

❸ 缝合　止血，冲洗，将所有肌肉反折缝合拉拢填充关节盂处的空隙，将三角肌皮瓣内翻缝合伤口，放置引流管（图21-2-14）。

术中要点	同经肱骨外科颈截肢术。
术后处理	同经肱骨外科颈截肢术。

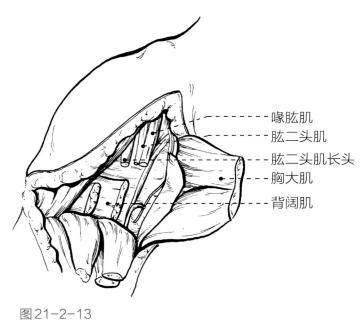

喙肱肌
肱二头肌
肱二头肌长头
胸大肌
背阔肌

图21-2-13

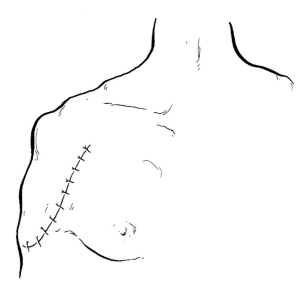

图21-2-14

八　　肩胛带离断术

适 应 证	见总论。
禁 忌 证	无明显禁忌证。
术前准备	截肢平面设计见总论。
麻　　醉	臂丛神经阻滞麻醉、高位硬膜外阻滞麻醉或气管内插管全身麻醉。

体　　位	健侧在下，患侧在上侧卧位。
手术步骤	❶ 后侧切口　从锁骨内侧端开始向外经肩峰转向腋后皱襞，沿肩胛骨的腋缘至肩胛下角下缘，最后弧向内侧距中线约5cm处（图21-2-15）。
	❷ 切断背部肌肉　从肩胛骨处向内上掀起皮肤连同筋膜。与肩胛骨内缘平行切断斜方肌，再切断肩胛提肌，大、小菱形肌，肩胛舌骨肌和前锯肌等。上述操作过程要特别注意彻底止血（图21-2-16）。
	❸ 锯断锁骨及血管、神经处理　切开锁骨部做骨膜下环形剥离，在胸锁乳突肌止点外缘用线锯切断锁骨，将上肢前移，此时锁骨下血管和神经因受牵拉而易被识别。显露臂丛神经，锁骨下动、静脉，双重结扎并切断血管，高位切断神经（图21-2-17）。
	❹ 前侧切口　从锁骨中1/3开始沿胸大肌和三角肌间沟向下至腋前皱襞再向后与后部切口相连（图21-2-18、图21-2-19）。
	❺ 切断胸大肌和背阔肌　分离胸大肌和胸小肌，在距胸大肌止点5cm处切断，而后自胸壁切断背阔肌（图21-2-20）。患肢完全离断。
	❻ 缝合　彻底止血，冲洗伤口，分层缝合筋膜和皮瓣。下端放置引流管，

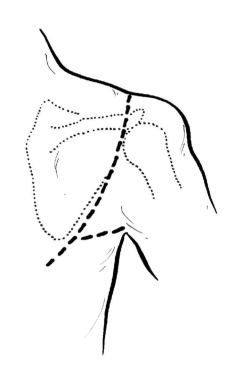

图21-2-15

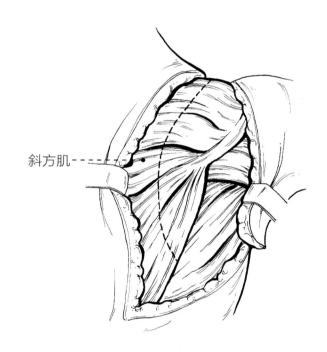

斜方肌

图21-2-16

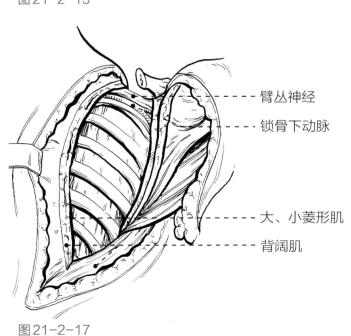

臂丛神经

锁骨下动脉

大、小菱形肌

背阔肌

图21-2-17

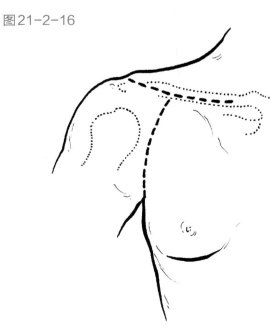

图21-2-18

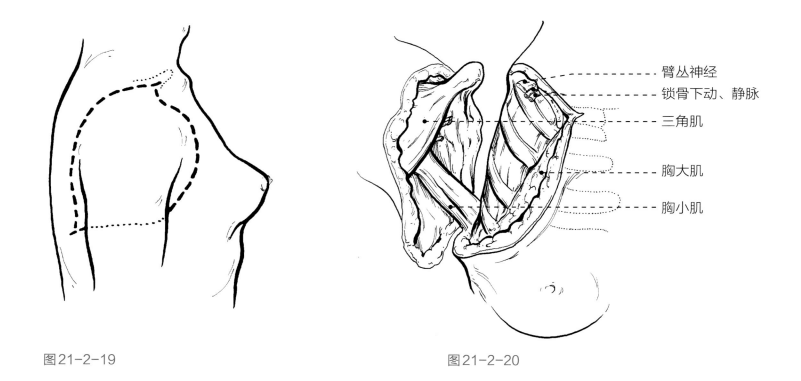

图 21-2-19

图 21-2-20

臂丛神经
锁骨下动、静脉
三角肌
胸大肌
胸小肌

加压包扎伤口。

术中要点　❶ 由于创伤大，失血量多，术前应备血 800 ～ 1200ml 以上。

❷ 术中勿损伤锁骨下血管，结扎要可靠。切断锁骨下的臂丛神经时断端要注意止血，注意勿损伤锁骨下静脉而造成空气栓塞。

❸ 由于创面大，关闭伤口前止血要彻底，以免造成术后血肿，引起感染，伤口愈合不良甚至大出血，危及生命。

❹ 引流要通畅，最好采用负压吸引。

❺ 伤口加压包扎要确实。

术后处理　同"经肱骨外科颈截肢术"。

第三节　下肢截肢术

一　截趾术

适 应 证　见总论。

禁 忌 证　无明显禁忌证。

术前准备　截肢平面设计见总论。

麻　　醉　腰丛阻滞麻醉、硬膜外阻滞麻醉。

体　　位　仰卧位患肢垫高。

手术步骤	❶ 切口　做跖侧长、背侧短皮瓣，两皮瓣在足趾内、外侧中点汇合。

手术步骤　❶ 切口　做跖侧长、背侧短皮瓣，两皮瓣在足趾内、外侧中点汇合。

❷ 肌腱、神经和血管的处理　向近侧翻开皮瓣，切断屈、伸肌腱，结扎并切断趾血管，分离、切断趾神经。

❸ 截骨　在预计截骨平面处环形切开骨膜并少许剥离，然后横行截骨并锉平骨端。

❹ 缝合　冲洗，止血，缝合皮瓣。

术中要点　❶ 行末节截趾或趾间关节离断时，背侧皮瓣切口应位于甲床近侧呈横形切口，而后分别由趾内外侧向远端切开使其在趾端相遇即形成一跖侧皮瓣（图21-3-1）。

❷ 行近节趾骨基底部截趾时，各趾皮瓣有差别，蹬趾应做一长的内后侧皮瓣，小趾应做一长的外后侧皮瓣，第2、3、4趾应做一侧等长皮瓣（图21-3-2）。

术后处理　局部加压包扎，患肢抬高，应用抗生素预防感染，术后2～3天更换敷料，术后12～14天拆线。

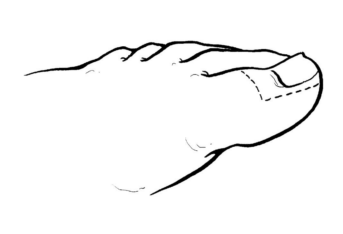

图21-3-1

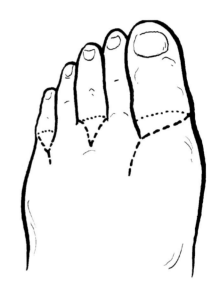

图21-3-2

二　经跖骨截趾术

适　应　证　见总论。

禁　忌　证　无明显禁忌证。

术前准备　截肢平面设计见总论。

麻　　醉　腰丛阻滞麻醉、硬膜外阻滞麻醉。

体　　位　仰卧位，患肢垫高。

手术步骤　❶ 切口　作背侧短、跖侧长皮瓣（图21-3-3）。跖侧皮瓣需超过跖骨头平面，并且内侧皮瓣应稍长于外侧以便于覆盖较大的创面。另外，还要求

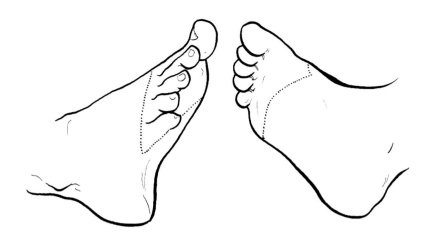

图 21-3-3

带皮下脂肪和一层略带斜形肌肉层。

❷ 肌腱、神经和血管的处理及截骨　各跖骨的截骨平面连线应和跖趾关节平行，第 1 跖骨内侧和第 5 跖骨外侧以及其余各跖骨跖侧均应做成斜面并锉光骨端，籽骨应切除。按要求处理肌腱、血管。

❸ 缝合　松止血带，彻底止血、冲洗。将跖侧肌皮瓣翻向背侧覆盖于骨端与背侧皮瓣缝合，放置引流条。

术中要点
❶ 跖侧皮瓣和内侧皮瓣不能过短，以免不能完全覆盖创面。
❷ 皮瓣要求带皮下组织和一层略带斜形肌肉层，以增加残端的耐磨能力。
❸ 各跖骨按要求进行截骨，否则易造成残端皮肤磨损。

术后处理　　术后 24 ~ 48 小时拔除引流条，其余处理同截趾术。

三　　第 4、5 跖跗关节离断术

适 应 证　　见总论。

禁 忌 证　　无明显禁忌证。

术前准备　　截肢平面设计见总论。

麻　　醉　　腰丛阻滞麻醉、硬膜外阻滞麻醉。

体　　位　　仰卧位，患肢垫高。

手术步骤
❶ 切口　自第 3、4 趾间开始斜向第 5 跖骨基底，跖侧皮瓣较背侧皮瓣偏向足外侧缘（图 21-3-4）。
❷ 关节离断　分离皮瓣，显露第 4、5 跖跗关节并离断。
❸ 缝合　止血，冲洗，缝合切口（图 21-3-5）。

术中要点　　跖侧皮瓣要足够宽，以免影响切口覆盖。

术后处理　　同经跖骨截趾术。

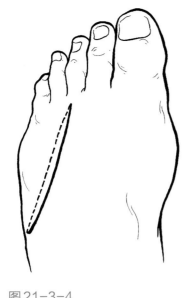

图21-3-4

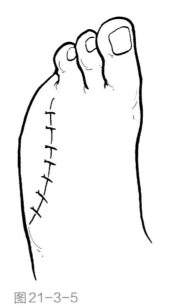

图21-3-5

四 踝部截肢术（SYME截肢术）

适 应 证	见总论。
禁 忌 证	无明显禁忌证。
术前准备	截肢平面设计见总论。
麻　　醉	腰丛阻滞麻醉、硬膜外阻滞麻醉。
体　　位	仰卧位，患肢垫高。

术前步骤

❶ 切口　以外踝尖与内踝下一横指作为切口起止点，背侧切口越过关节前方并相连，跖侧皮瓣以略向前呈弧形即可（图21-3-6）。

❷ 肌腱、神经和血管处理　切开前侧皮瓣，切断前侧肌腱，结扎并切断胫前动、静脉。跖屈，切开前侧关节囊并切断内、外侧韧带和侧方关节囊，放骨钩于跟骨后方使足进一步下垂，切开后侧关节囊，沿跟骨表面解剖至跟腱止点并切断，进一步跖屈，骨膜下剥离跟骨并切除。结扎并切断胫后动、静脉。切断跖内、外侧神经，此时除足跟皮瓣外，整个足已被离断。

❸ 截骨　在关节上0.5～1cm平面环形切开胫腓骨骨膜，少许剥离，然后行胫腓骨截骨，截骨线要求负重时与地面平行并正好通过踝关节中央圆的顶部，锉平骨端（图21-3-7）。

❹ 缝合　松止血带，止血，冲洗，缝合切口，放置对口引流条（图21-3-8）。

术中要点

❶ 为了防止术后跟垫滑移，在胫腓骨远端钻几个骨孔道，将深筋膜与跟垫缝骨端，术后加压包扎（图21-3-7）。

❷ 切除胫后动、静脉时要在皮瓣以远切断，否则会影响后侧皮瓣血运。

❸ 两侧"猫耳朵"不能切除，以免影响跟部皮瓣的血运（图21-3-8）。

❹ 胫骨截骨以见到圆顶的软骨面为宜，否则截骨过少或过多。

术后处理

❶ 局部加压包扎。

❷ 患肢抬高。

567

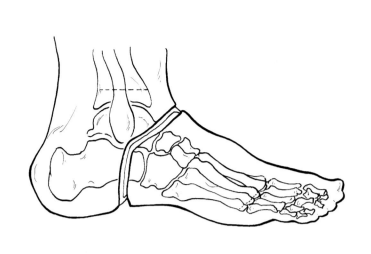

图21-3-6

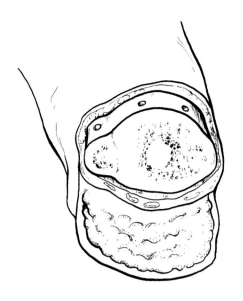

图21-3-7

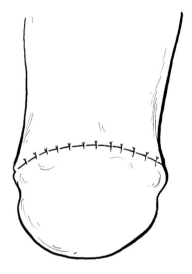

图21-3-8

五　　　小腿截肢术

适 应 证　　见总论。

禁 忌 证　　无明显禁忌证。

术前准备　　截肢平面设计见总论。

麻　　醉　　腰丛阻滞麻醉、硬膜外阻滞麻醉或气管内插管全身麻醉。

体　　位　　仰卧位患肢垫高。

手术步骤　　❶ 切口　由于小腿后侧软组织丰富以及血运较好，因此切口以前短后长为宜（图21-3-9）。切开皮瓣应直达深筋膜勿剥离皮下组织，后侧皮瓣亦不能与腓肠筋膜分离。切开前侧皮瓣时要直达胫骨骨膜，并在皮质骨上刻痕作为正确截骨和切除肌肉的标记。

② 肌腱、神经和血管的处理　在趾长伸肌和腓骨短肌之间切断腓浅神经，在截骨平面下0.5～1cm处切断前外侧肌群使其回缩与截骨平齐。游离、双重结扎并切断胫前动、静脉，高位切断腓深神经（图21-3-10）。

③ 截骨　在截骨平面下环形剥离骨膜，横行截断胫骨，胫骨断端前方胫骨嵴应做成斜面。在高于胫骨截骨面上2cm左右处截断腓骨，两骨端锉平。将胫腓骨截骨远端向前牵拉，显露小腿后侧肌群，游离胫后血管和神经，按要求处理（图21-3-11）。

④ 缝合　保留足够长的腓肠肌筋膜以完全覆盖骨端。松止血带，彻底止血，冲洗，缝合切口，放置对口引流条。

术中要点

① 小腿下1/3由于血运差，缺少软组织垫，安装假肢后皮肤易磨损，因此轻易不要在此处做截肢，尤其是糖尿病或血管疾患者更应如此。

② 膝下截肢保留骨的长度以12.5～17.5cm最为理想。

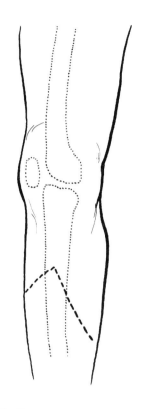

图21-3-9

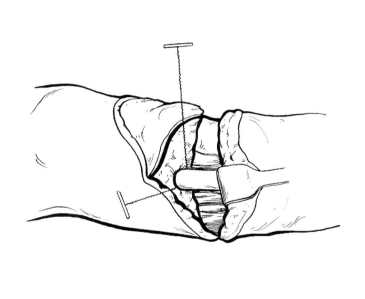

图21-3-10

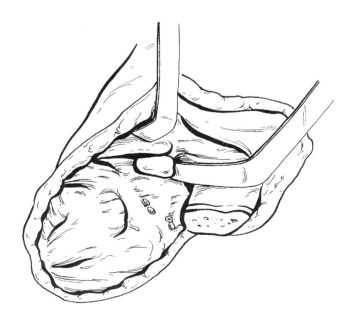

图21-3-11

③ 若膝下长度在5～9cm时，应切除腓骨或保留腓骨头而横行切断腘绳肌，以便残端能深入假肢套筒内。

④ 做前短后长皮瓣，勿做前后等长，更不要作前长后短皮瓣。

⑤ 切开前侧皮瓣时，切忌分离皮下组织，要应用止血带，若术中发现有小腿供血不足，要有改做膝上截肢的思想准备。

术后处理

① 要注意肢体肿胀情况，尤其是外伤性截肢，以免发生筋膜间隙综合征。

② 要注意切口皮肤和引流情况。

③ 为防止膝关节屈曲畸形，术后可行石膏、夹板固定或行皮肤牵引，另外要尽早行膝关节功能锻炼，尤其是伸膝功能锻炼。

④ 其余处理同"踝部截肢术"。

六　膝关节离断术

适应证　见总论。

禁忌证　无明显禁忌证。

术前准备　截肢平面设计见总论。

麻醉　腰丛阻滞麻醉、硬膜外阻滞麻醉或气管内插管全身麻醉。

体位　仰卧位，患肢垫高。

手术步骤

① 切口　切口以前侧皮瓣较宽并略长于后侧皮瓣较好。切口起止于内后方和外后方，前侧至胫骨结节下2.5cm，后侧至腘窝皮纹下方（图21-3-12）。

② 肌肉、血管和神经的处理　解剖内侧，显露半腱肌、半膜肌、股薄肌、缝匠肌等，并尽可能远切断。游离、双重结扎并切断腘血管，高位切断胫神经，断端止血。沿前侧皮瓣切开，切断髌韧带止点，将皮瓣、筋膜、髌韧带及关节囊等做一个复合瓣向上翻转。分离外侧，切断股二头

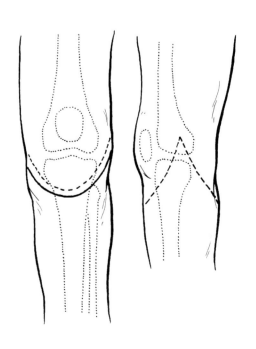

图21-3-12

肌和髂胫束，显露腓总神经，高位切断并结扎断端止血点。

❸ 关节离断　切断十字韧带和侧副韧带，剥离并切断腓肠肌股骨止点。移去小腿，切除髌骨，注意勿损伤股骨关节面。

❹ 缝合　松止血带，止血，冲洗，将髌韧带向后经髁间窝与腘绳肌残端缝合，缝合切口，放置对口引流条。

术中要点　❶ 关节离断时勿损伤股骨软骨面。

❷ 关节面和骨突部位要有丰富的软组织覆盖，以免日后发生局部溃疡。

❸ 大血管和神经伴行血管结扎要确实可靠，以免术后大出血。

❹ 松止血带以后要仔细再次止血。

❺ 引流要通畅，局部要加压包扎。

术后处理　❶ 局部加压包扎，引流要通畅，患肢抬高。

❷ 术后36～48小时拔除引流条。

❸ 应用抗生素预防感染。

❹ 术后12～14天拆线。

七　大腿截肢术（股骨中1/3截肢术）

适 应 证　见总论。

禁 忌 证　无明显禁忌证。

术前准备　截肢平面设计见总论。

麻　　醉　腰丛阻滞麻醉、硬膜外阻滞麻醉或气管内插管全身麻醉。

体　　位　仰卧位，患肢垫高。

手术步骤　❶ 切口　做前后等长皮瓣（图21-3-13）。

❷ 肌肉、神经和血管的处理　切开皮肤、皮下组织，将深筋膜和股四头肌略由远向近斜切，使其成一个厚1.5～2.5cm的肌筋膜瓣。在股管内分离股动、静脉，双重结扎并切断。切断隐神经。后方肌群横行切断，在内收肌和股四头肌间隔内双重结扎并切断股深动、静脉。在腘绳肌深面高位切断坐骨神经，断端止血。

❸ 截骨　环形切开骨膜，在预定平面截骨，骨端锉平（图21-3-14）。

❹ 缝合　松止血带，止血，冲洗，将前方股四头肌筋膜瓣向后翻转，覆盖骨残端并与后侧深筋膜缝合（图21-3-15）。关闭切口，放置对口引流管。

术中要点　❶ 要防止形成圆锥形残端。

❷ 行髁上截肢时，在切断坐骨神经后还应在股后筋膜下找出股后皮神经并按要求处理，以免术后因粘连、神经瘤而产生幻肢痛。

❸ 血管结扎要确实可靠。

❹ 股神经和坐骨神经处理时要注意结扎伴行血管。

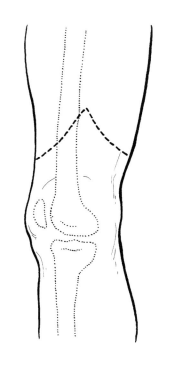

图21-3-13

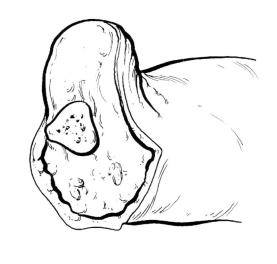

图21-3-14

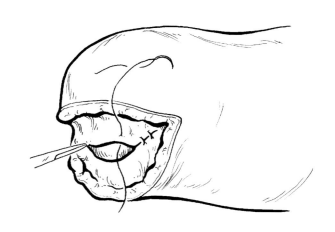

图21-3-15

❺ 松止血带后要仔细再次止血。

❻ 引流要通畅，局部要加压包扎。

术后处理　　　　为防止髋关节屈曲畸形，可行石膏、夹板外固定或皮肤牵引，并尽早行髋关节过伸功能锻炼。其余处理同"膝关节离断术"。

八　　髋关节离断术（Boyd离断术）

适应证　　　　见总论。

禁忌证　　　　无明显禁忌证。

术前准备　　　　截肢平面设计见总论。

麻　醉　　　　腰丛阻滞麻醉、硬膜外阻滞麻醉或气管内插管全身麻醉。

体　位	健侧在下，患侧在上的侧卧位。

手术步骤

❶ 切口　切口呈网球拍状（图21-3-16）。自髂前上棘开始垂直向下约3cm后分成前内和外下切口。前内切口与腹股沟韧带平行走行至内收肌结节下约5cm。外下切口呈弧形至大粗隆下约8cm。两者均向后于坐骨结节下约5cm处汇合。

❷ 肌肉、神经和血管的处理　切开皮瓣，显露股动、静脉，双重结扎并切断，注意要结扎其分支。高位切断股神经，断端止血。在髂前上棘和髂前下棘处切断缝匠肌和股直肌。距耻骨下约0.5cm处切断耻骨肌。外旋关节，在小粗隆处切断髂腰肌并向近端翻转（图21-3-17）。从耻骨剥离内收肌和股薄肌，将起于坐骨的大收肌部分在起点处切断。在耻骨肌和闭孔肌以及外旋肌群之间找到闭孔动脉，结扎并切断。切断闭孔外肌后内旋大腿，沿切口方向切断阔筋膜张肌，在大粗隆处切断臀中、小肌并向近端翻转。切断外旋肌群，在股骨粗线处切断臀大肌并向上牵开，在坐骨结节处切断腘绳肌。

❸ 关节离断　切开关节囊，切断圆韧带，完成关节离断。

❹ 缝合　止血，冲洗，将臀肌翻转与耻骨肌、股内收肌起点部分缝合，关闭切口，放置引流管（图21-3-18）。

术中要点

❶ 闭孔外肌要在股骨部附着点处切断，决不能在骨盆处切断，以免损伤闭孔动脉并回缩至骨盆内造成难以控制的出血。

❷ 皮瓣最好分两次切开完成，先做前、内切口，后做外、下切口，以减少术中出血。

❸ 大血管和神经伴行血管的处理要确实可靠。

❹ 关闭伤口前要仔细止血。

❺ 术腔不要留有腔隙，最好采用负压吸引并且局部要加压包扎。

术后处理

❶ 密切观察引流情况和生命体征，术后48～72小时或24小时引流量少于

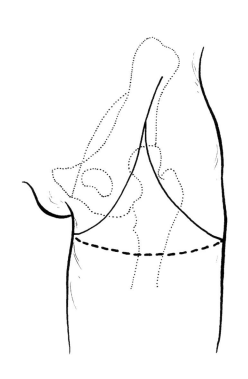

图21-3-16

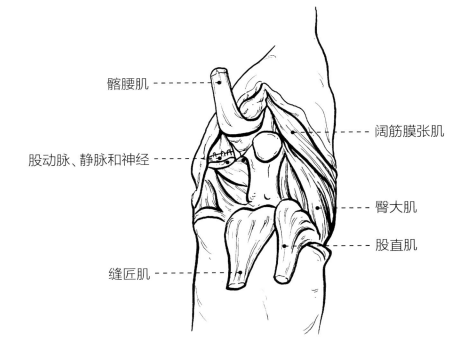

髂腰肌

股动脉、静脉和神经

缝匠肌

阔筋膜张肌

臀大肌

股直肌

图21-3-17

573

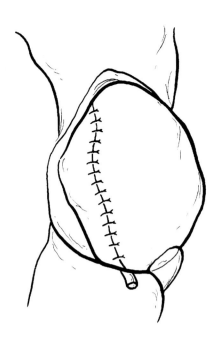

图21-3-18

50ml拔除引流管。

❷ 术后引流量多时，除局部加压包扎外，还可行沙袋压迫并应用止血药。

❸ 切口因靠近会阴易被尿、便污染，因此术后要注意敷料勿被污染并要及时更换，必要时敷料外可加用胶皮薄膜来封闭。

❹ 应用抗生素预防感染。

❺ 注意全身支持疗法。

九　　半骨盆切断术（King-Steelquist 半骨盆切除术）

适 应 证	见总论。
禁 忌 证	无明显禁忌证。
术前准备	截肢平面设计见总论。
麻　　醉	臂丛神经阻滞麻醉、高位硬膜外阻滞麻醉或气管内插管全身麻醉。
体　　位	健侧在下，患侧在上的侧卧位。
术前准备	由于创伤大，术前要常规备血，清洁灌肠，肠道消毒，留置导尿等，临时缝合肛门，阴囊和阴茎固定于双侧大腿上。

手术步骤

ER21-3-1
股骨远端截
肢术

❶ 切口　分为前切口、会阴切口及后切口三部分（图21-3-19）。

（1）前切口手术：自髂嵴至髂前上棘沿腹股沟韧带切开后，在髂嵴至髂前上棘处切断腹内、外斜肌和腹横肌及腹股沟韧带。显露精索，提向内侧，腹膜后钝性分离，将腹膜、腹腔内器官，包括膀胱推向内侧。自耻骨上缘和结节处切断腹直肌和腹股沟韧带，钝性分离显露膀胱前间隙，将膀胱牵至盆腔下部予以保护。分离髂外动、静脉，双重结扎并切断。再切断股神经，断端止血（图21-3-20）。

（2）会阴部切口手术：患肢外展，从耻骨结节开始沿大腿根部至坐骨结节，显露耻骨支和坐骨支，在其下缘分离坐骨海绵体肌和会阴浅横肌，用骨刀切断耻骨联合，注意勿损伤后尿道（图21-3-21）。

（3）后切口手术：沿髂嵴至髂后上棘，转向前外侧至大粗隆，而后转向后侧沿臀皱襞与会阴切口汇合。显露臀大肌，沿切口切断，将皮肤、筋膜和臀大肌一同向后翻转。显露臀中、小肌，外旋肌群以及坐骨神经（图21-3-22）。切断梨状肌和坐骨神经，断端止血。将线锯穿过坐骨大切迹，于骶髂关节前方锯断髂骨。切断骶结节韧带和骶棘韧带。外旋大腿，显露、结扎并切断闭孔动、静脉。切断闭孔神经。在骶髂关节面处切断腰大肌，在耻骨处切断肛提肌。将整个髋骨和下肢完全离断（图21-3-23）。

❷ 缝合　彻底止血，冲洗，将臀大肌瓣翻向前方与腹直肌、腹内肌、腰方肌和腰大肌等缝合。关闭切口，放置3～4根引流管（图21-3-24）。

术中要点　　❶ 术中注意勿损伤尿道肌精索。

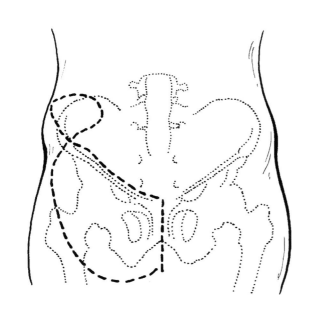

图21-3-19

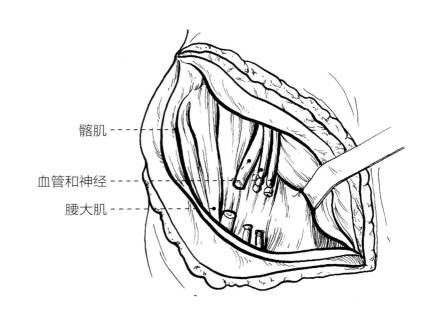

髂肌 - - - -
血管和神经 - - - -
腰大肌 - - - -

图21-3-20

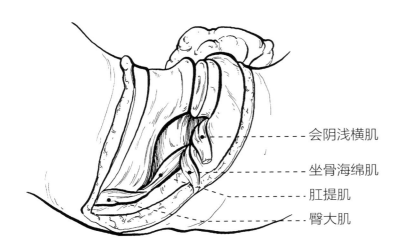

会阴浅横肌

坐骨海绵肌

肛提肌

臀大肌

图21-3-21

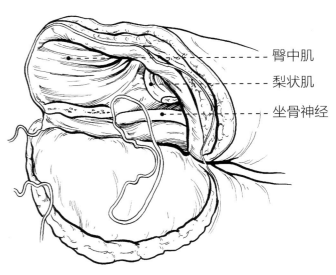

臀中肌

梨状肌

坐骨神经

图21-3-22

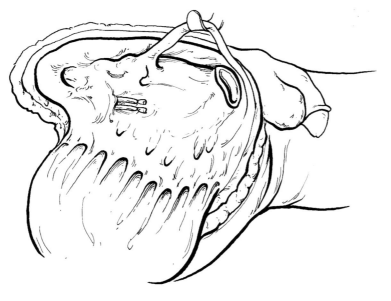

图 21-3-23

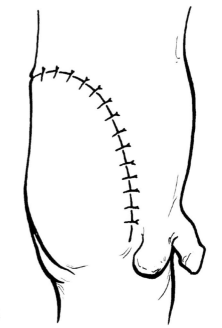

图 21-3-24

❷ 处理髂血管要确实可靠，切断神经后断端要止血。

❸ 创面要彻底止血，以免术后血肿形成和大出血的发生。

❹ 采用负压吸引，局部要加压包扎。

术后处理　　　　　术后及时拆除肛门缝合线，其余同前。

参考文献

1. 韩国脊柱外科神经协会.脊柱外科手术图谱[M].郭庆升，译.沈阳：辽宁科学技术出版社，2013.

2. 周东生.骨盆创伤学[M].济南：山东科学技术出版社，2003.

3. Richard E Buckley，Christopher G Moran，Theerachai Apivatthakakul，et al.骨折治疗的 AO 原则[M].3 版.危杰，刘璠，吴新宝，译.上海：上海科学技术出版社，2019.

4. 吕厚山.现代人工关节外科学[M].北京：人民卫生出版社，2006.

5. 丹尼·J·博瑞，威廉姆·J·麦勒尼.髋[M].3 版.张怡元，冯尔宥，译.沈阳：辽宁科学技术出版社，2006.

6. Sam W.Wiesel. WIESEL 骨科手术技巧：成人重建外科[M].张长青，译.上海：上海科学技术出版社，2015.

7. Bernard F.Morrey，Kai Nan An，John W.Sperling. 关节置换与成形术[M].4 版.张英泽，译.北京：人民卫生出版社，2014.

8. Canale S T，James H.Beaty.坎贝尔骨科手术学[M].12 版.王岩，陈继营，译.北京：人民军医出版社，2015.

正文中融合的手术视频

ER1-4-1	颈前路椎体次全切除及间盘摘除椎间融合术	
ER2-4-1	胸椎管内占位显微镜下切除术	
ER3-3-1	经椎间孔入路全内镜下髓核摘除术	
ER3-3-2	经椎板间入路全内镜下髓核摘除术	
ER3-4-1	斜外侧入路椎间融合术（OLIF术）	
ER4-2-1	胸椎管内脓肿椎板减压病灶清除术	
ER5-3-1	腰$_1$经皮球囊扩张椎体成形术	
ER7-2-1	肱骨近端骨折切开复位内固定术	
ER13-3-1	股骨粗隆间骨折闭合复位PFNA固定术	
ER13-4-1	人工髋关节置换术	

ER16-2-1	胫骨开放性骨折清创复位外固定术
ER17-2-1	三踝骨折切开复位内固定术
ER18-1-1	踇外翻手术（踇收肌切断＋跖骨截骨）
ER18-2-1	距骨软骨损伤病灶清除植骨术
ER20-1-1	Masquelet技术治疗糖尿病足
ER21-3-1	股骨远端截肢术

登录中华临床影像库步骤

公众号登录	扫描二维码 关注"临床影像库"公众号	
	点击"影像库"菜单 进入中华临床影像库首页	

临床影像及病理库　　发消息

人民卫生出版社有限公司

内容涵盖 200 多家大型三甲医院临床影像诊断和病理诊断中曾诊断的所有病种。每个病例在介绍病…

168篇原创内容
IP属地：北京
84个朋友关注

影像库

服务支持

内容支持　　技术支持　　我要投稿

网站登录	输入网址 medbooks.ipmph.com/yx 进入中华临床影像库首页	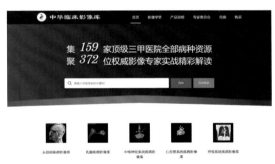

进入中华临床 影像库首页 注册或登录	PC 端点击首页"兑换"按钮 移动端在首页菜单中选择"兑换"按钮	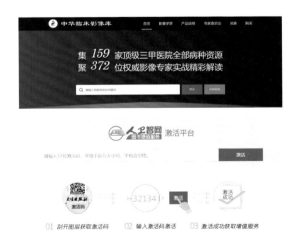
	输入兑换码，点击"激活"按钮 开通中华临床影像库的使用权限	

图书在版编目（CIP）数据

骨科手绘手术图谱：精准手绘＋操作视频＋要点注释 /
路磊，徐国成，韩秋生主编 . —北京：人民卫生出版社，
2023.5
ISBN 978-7-117-34374-9

Ⅰ. ①骨…　Ⅱ. ①路…　②徐…　③韩…　Ⅲ. ①骨科学
－外科手术－图谱　Ⅳ. ①R68-64

中国国家版本馆 CIP 数据核字（2023）第 020259 号

骨科手绘手术图谱——精准手绘 + 操作视频 + 要点注释
Guke Shouhui Shoushu Tupu——Jingzhun Shouhui + Caozuo Shipin + Yaodian Zhushi

主　　编　　路　磊　徐国成　韩秋生
出版发行　　**人民卫生出版社**（中继线 010-59780011）
地　　址　　北京市朝阳区潘家园南里 19 号
邮　　编　　100021
E－mail　　pmph @ pmph.com
购书热线　　010-59787592　010-59787584　010-65264830
印　　刷　　北京盛通印刷股份有限公司
经　　销　　新华书店
开　　本　　787×1092　1/8　　印张：75.5
字　　数　　1156 千字
版　　次　　2023 年 5 月第 1 版
印　　次　　2023 年 5 月第 1 次印刷
标准书号　　ISBN 978-7-117-34374-9
定　　价　　358.00 元

打击盗版举报电话　010-59787491　　E-mail　WQ @ pmph.com
质量问题联系电话　010-59787234　　E-mail　zhiliang @ pmph.com
数字融合服务电话　4001118166　　　E-mail　zengzhi @ pmph.com

52检